W0253810

HANDBUCH DER NEUROCHIRURGIE

HERAUSGEGEBEN VON

H. OLIVECRONA
STOCKHOLM

W. TÖNNIS
KÖLN/RH.

ZWEITER BAND

RÖNTGENOLOGIE

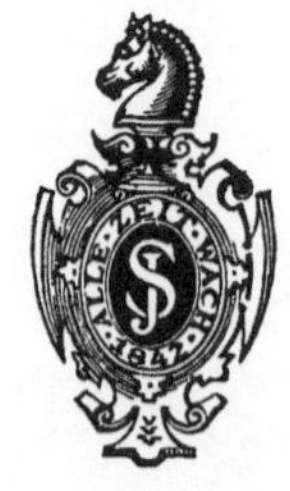

SPRINGER-VERLAG
BERLIN · GÖTTINGEN · HEIDELBERG
1954

RÖNTGENOLOGIE

EINSCHLIESSLICH KONTRASTMETHODEN

BEARBEITET VON

ERIK LINDGREN
STOCKHOLM

MIT 274 ABBILDUNGEN
IN 464 EINZELDARSTELLUNGEN

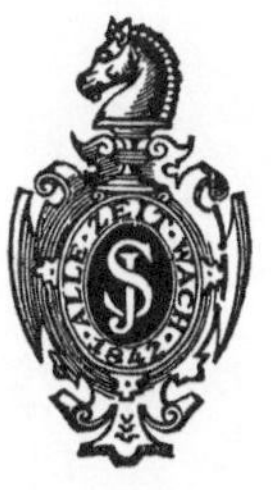

SPRINGER-VERLAG
BERLIN · GÖTTINGEN · HEIDELBERG
1954

ISBN-13: 978-3-642-48233-5 e-ISBN-13: 978-3-642-48232-8
DOI: 10.1007/978-3-642-48232-8

SOFTCOVER REPRINT OF THE HARDCOVER 1ST EDITION 1954

Inhaltsverzeichnis.

B. Wirbelsäule

Einleitung.

Die vorliegende Arbeit behandelt nicht die ganze Neuroradiologie, sondern, ohne näher auf die eigentliche Röntgentechnik einzugehen, nur die für die Neurochirurgie wichtigsten Untersuchungsmethoden, und was diese zu leisten vermögen. Weiterhin basiert die Darstellung hauptsächlich auf den Erfahrungen, die in der Röntgenabteilung des Serafimerlazarettes gewonnen wurden.

Die Röntgenuntersuchung des Schädels bei Verdacht eines intrakraniellen expansiven Prozesses besteht sowohl in der Untersuchung des knöchernen Schädels als auch der Liquorräume des Gehirns sowie der Gehirngefäße. Die verschiedenen Momente dieser Untersuchungen greifen mehr oder weniger ineinander und nur die Zusammenstellung der Resultate der verschiedenen Untersuchungen führt zur restlosen anatomischen Klarlegung des Zustandes. Die Beherrschung aller dieser röntgenologischen Untersuchungsmethoden ist somit für die Untersuchung von Patienten mit Symptomen intrakranieller Veränderungen notwendig. Dasselbe trifft bei Patienten mit spinal-pathologischem Prozeß zu. Auch hier ist sowohl eine Untersuchung des Skeletes der Wirbelsäule als auch des Inhalts des Spinalkanals mit Zuhilfenahme der Kontrastmyelographie erforderlich.

Die Neuroradiologie hat sich während der letzten zwei Jahrzehnte von der Röntgenologie zu einer besonderen Spezialität ausgewachsen, für deren Ausübung auf der Basis einer gründlichen allgemeinen röntgenologischen Ausbildung spezielle Erfahrung in den neuroradiologischen Untersuchungsmethoden gefordert werden muß. Jede Röntgenuntersuchung soll als eine „Sectio in Vivo" mit Zuhilfenahme der Röntgenstrahlen ausgeführt werden, und dies gilt gleichfalls für die Neuroradiologie, wenn dieser Zweig der Medizin alle die Aufschlüsse geben soll, die er geben kann. Eine vollständig ausgeführte Röntgenuntersuchung gibt einen objektiven Bescheid über einen Zustand. Die Auffassung, daß ein Röntgenbild etwas ist, was nur im Lichte des klinischen Befundes „gedeutet" werden kann, ist grundfalsch. Diese Tatsache wird nicht überall klar erkannt. Verschiedentlich besteht die Annahme, daß die Röntgendiagnostik von Klinikern als Nebenbeschäftigung, die keine Spezialkenntnis erfordert, ausgeübt werden kann. Wo diese Auffassung vertreten wird, beweist sie aber nur mangelnde Erkenntnis dessen, was die Röntgendiagnostik in Wirklichkeit ist und was sie zu geben vermag, wenn sie richtig betrieben wird. Ob im speziellen Falle eine vollkommene röntgenologische Klarlegung angestrebt werden soll oder nicht, beruht auf den Forderungen, die im vorliegenden Falle vor einem operativen Eingriff an die Kenntnis der Anatomie, die genaue Feststellung der Lage, Größe und Art des pathologischen Prozesses gestellt werden. Hiermit hängt zusammen, in welchem Umfange man explorative Trepanationen ausführen will. Die Anforderungen an exakte Diagnose scheinen — nach der Literatur zu urteilen — von Ort zu Ort innerhalb sehr weiter Grenzen zu schwanken. Die diagnostische Verwendung radioaktiver Isotopen hat sich in der Praxis noch nicht eingebürgert und wird dafür hier nicht behandelt. Namentlich amerikanische Verfasser (Moore et. al.) haben zwar gute Resultate publiziert, die doch später von englischer Seite nicht verifiziert werden konnten. Nach unseren Erfahrungen gibt die Verwendung radioaktiver Isotopen sehr unsichere Resultate und gar nicht den exakten anatomischen Bescheid über Lokalisation und Größe intrakranieller expansiver Prozesse, der vor einer Operation notwendig ist.

A. Schädel.

Allgemeiner Teil.

I. Röntgenuntersuchung des Schädels.

1. Allgemeine Gesichtspunkte.

Die Aufnahmetechnik muß immer die gleiche sein, so daß die bei verschiedenen Gelegenheiten gemachten Bilder wirklich miteinander verglichen werden können. Ebenso soll die Apparatur, die angewendet wird, genaue Einstellungen sowie Einstellungen, die — falls es gewünscht wird — reproduziert werden können, zulassen. Die Exponierungstechnik soll eine derartige sein, daß bei der Untersuchung des Skelets die Bilder den größtmöglichen Detailreichtum wiedergeben, während die Bilder der Kontrastuntersuchungen so exponiert sein sollen, daß die Knochenstruktur so wenig wie möglich hervortritt. Dadurch lassen sich die intrakraniellen Einzelheiten leichter beurteilen. Weiterhin ist es angebracht, mit nicht zu großem Röhrenabstand zu arbeiten. Ist der Röhrenabstand etwa 75 cm, nimmt man die Bilder mit einem relativ divergierenden Strahlenbündel. In diesem Falle werden z. B. auf einem Seitenbild beide Seiten des Schädels nicht gleich scharf abgebildet. Die gegen den Film gewandte Seite des Schädels wird so viel schärfer und nicht so viel vergrößert als die andere, daß das Bild dadurch einen stereoskopischen Eindruck hervorruft. Auf welcher Seite eine Fraktur sitzt, kann z. B. auf einem solchen Bilde ohne weiteres festgestellt werden. Die einzige Apparatur, die nach Ansicht des Verfassers genügend exakte Einstellungen zuläßt und einen geeigneten Röhrenabstand hat, ist der von Lysholm konstruierte Untersuchungstisch für Schädeluntersuchungen. Jede Untersuchung beginnt mit Übersichtsbildern über den Schädel. Diese müssen später in gewissen Fällen durch Bilder in speziellen Projektionen vervollständigt werden, damit die Untersuchungen auf die Frage Antwort geben können, ob sich in dem aktuellen Falle Knochenveränderungen finden. Angemessene Übersichtsbilder sind:

1. *Das Seitenbild.* Die eine Seite des Schädels soll gegen den Film gewandt sein, so daß eine Sagittalebene durch den Schädel mit dem Film parallel läuft. Der Zentralstrahl geht rechtwinklig zur Kassette durch einen Punkt, der ungefähr 2 Finger breit über dem äußeren Gehörgang liegt.

2. *Postero-Anteriorbild.* Der Patient liegt mit der Stirn und der Nase gegen den Untersuchungstisch mit vertikaler Auriculo-Orbitallinie (vgl. unten). Der Zentralstrahl soll scheitelwärts einen Winkel von 25° bilden.

3. *Antero-Posteriorbild* (Halbaxialbild in Rückenlage). Der Nacken liegt gegen den Film. Das Kinn des Patienten soll nach unten gegen die Brust liegen. Der Zentralstrahl ist um 30—35° scheitelwärts geneigt.

4. *Das Axialbild.* Der Patient liegt auf dem Rücken mit nach hinten gebeugtem, herunterhängendem Kopf. Der Zentralstrahl geht mitten zwischen den beiden äußeren Gehörgängen, rechtwinklig gegen den Film, der mit der Auriculo-Orbitallinie parallel sein soll.

Wenn sich auf einem dieser Bilder krankheitsverdächtige Zeichen zeigen, müssen Spezialbilder genommen werden. Diese müssen dem besonderen Falle angepaßt sein, und es ist nicht möglich, irgendwelche allgemeingültigen Regeln aufzustellen. Die Aufgabe, zu entscheiden, ob sich eine pathologische Veränderung findet oder nicht, muß mit Hilfe von Aufnahmen in verschiedenen Projektionen und Exponierungsdaten gelöst werden. In einigen Fällen, in denen sich starker klinischer Verdacht auf eine gewisse Tumorlokalisation findet, muß eine Spezialuntersuchung des verdächtigen Teiles auch dann vorgenommen werden, wenn krankheitsverdächtige Zeichen auf den Übersichtsbildern nicht vorhanden sind; z. B. bei klinischem Verdacht auf Acusticustumor oder Tumor im Brückenwinkel müssen demnach immer Spezialbilder von Porus acusticus int. gemacht werden. Bei Einzeluntersuchungen bestimmter Skeletteile kann in gewissen Fällen die Tomographie wertvolle Aufschlüsse geben. Dieses gilt weniger bei Veränderungen in der Kalotte, wo die Tomographie nach Ansicht des Verfassers keine weiteren Aufklärungen gibt, sondern hauptsächlich bei Veränderungen in der Schädelbasis, z. B. Zerstörungen im Clivus. Destruktionen in den hinteren Teilen der Orbita können in gewissen Fällen bei der Tomographie deutlicher zu sehen sein als bei gewöhnlicher Untersuchung, und Veränderungen in der Gegend der Incisura infra-orbitalis sind schwerer festzustellen, wenn die Tomographie nicht angewandt wird.

Zur Orientierung können verschiedene Linien gewählt werden. Die üblichste wäre wohl:

1. Auriculo-Orbitallinie oder Horizontale, auch die deutsche oder Frankfurter Horizontale genannt. Diese geht durch Margo infraorbitalis und Porus acusticus externus.
2. Die supraorbitale oder obere Horizontale verläuft parallel mit der ersten durch den Margo supraorbitalis.
3. Die Ohrvertikale ist eine Linie durch den äußeren Gehörgang rechtwinklig gegen die genannte Horizontale. (Gewisse andere Orientierungslinien, die in speziellen Fällen angewandt werden, werden in diesem Zusammenhang berührt.)

Für eine exakte Lokalisation eines Tumors ist es oft nützlich, den Abstand von einem gewissen Punkt der Kalotte, z. B. vom Nasion entlang der Sutura sagittalis oder von einem Bohrloch zu messen.

2. Anomalien und Deformitäten.

Der normale Schädel hat von Fall zu Fall unterschiedliches Aussehen. Drei verschiedene Hauptgruppen können unterschieden werden: Der *Brachycephale* (kurzer, breiter Schädel), der *Mesocephale* und der *Dolichocephale* (langer Schädel). Um zu unterscheiden, zu welcher Gruppe ein bestimmter Schädel gehört, wendet man die RETZIUS-Formel an:

$$I = \frac{\text{größte innere Breite} \times 100}{\text{größte innere Länge}} \qquad \text{(Das Maß in cm ausgedrückt.)}$$

Wo dieser Index zwischen 70 oder 80 liegt, ist der Schädel mesocephal, ist er unter 70, dolichocephal und über 80, brachycephal.

Der Schädel ist selten genau symmetrisch, aber die Abweichungen zwischen den beiden Seiten sind normalerweise gering. Ein normalgeformter Schädel ist also ein solcher, der keine deutlichen Mißverhältnisse in Länge, Breite oder Höhe aufweist. Ein frühzeitiger Gehirnschaden mit Volumverminderung eines bestimmten Gehirnteiles kann einen verminderten Zuwachs des entsprechenden Teils der Kalotte mit sich führen. Der Schädel wird also asymmetrisch. Dasselbe ist der Fall bei STURGE-WEBERS-Krankheit. Auch hier ist die Kalotte asymmetrisch mit vermindertem Volumen, entsprechend dem angegriffenen Gebiet des Gehirns. Bei einem zeitig eingetretenen Gehirnschaden, der auf Grund verminderten Volumens eines Gehirnteils eine Erweiterung des einen Seitenventrikels mit sich führt, liegt demzufolge das Septum pellucidum und der 3. Ventrikel in der Mittellinie, da die Volumverminderung durch die Wachstumsstörung des entsprechenden Teils der Kalotte ausgeglichen wird. Wenn ein Patient mit ausgewachsenem Schädel von einem solchen Gehirnschaden betroffen wird, der eine Volumverminderung von einem Teil des Gehirns zur Folge hat, entsteht dagegen eine Dislokation des Ventrikelsystems (mit oder ohne Erweiterung des Seitenventrikels), da die Volumverminderung nicht durch vermindertes Wachstum der Kalotte ausgeglichen werden kann. Der verhältnismäßig weiche Schädel kleiner Kinder kann schon allein dadurch, daß das Kind mit dem Kopf immer auf die gleiche Weise liegt, deformiert werden. Das gilt besonders für rachitische Kinder.

Durch zu zeitiges Schließen einer oder etlicher Suturen entstehen mehr oder weniger starke Veränderungen der üblichen Kopfform. Je nach dem Platz der vorzeitigen Synostosebildung entstehen symmetrische oder asymmetrische Mißbildungen. Die gewöhnlichste Form der Anomalie ist *Oxycephalie, Turmschädel.* Dieser entsteht durch prämature Synostose der Sutura coronaria. Dadurch wird die vordere Schädelgrube kurz und verhältnismäßig schmal, während statt dessen die Kalotte höher wird. Zwei Formen können unterschieden werden: teils die gewöhnlichere mit dünner Kalotte und kräftigen Impressiones digitatae, besonders im vorderen Teil des Schädels, teils eine seltenere Form, der hyperostotische Typ genannt. In diesen Fällen finden sich keine markierten Impressionen und der vordere Teil der Kalotte ist erheblich dicker als gewöhnlich. Patienten mit Oxycephalie weisen oft Symptome auf, die in gewissem Maß auf einen expansiven intrakraniellen Prozeß hindeuten können.

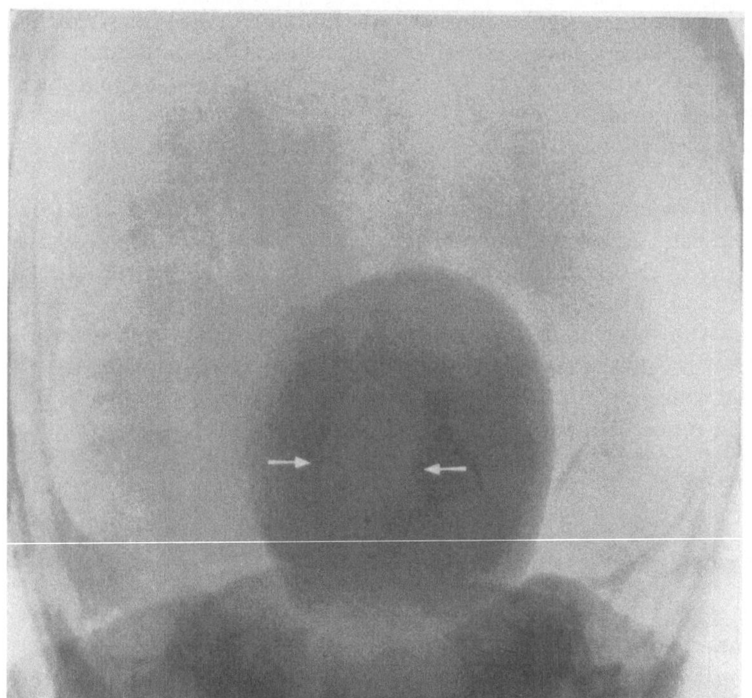

Abb. 1. Meningocele in der Mittellinie occipital über dem Foramen magnum. Bohnengroßer ovaler Defekt im Knochen.

Andere Anomalien sind *Plagiocephalie*, eine in milder Form nicht ungewöhnliche Anomalie, und *Scaphocephalie*, die ziemlich selten ist. Der zuerst erwähnte Schädel ist asymmetrisch, eine Seite ist größer als die andere und die Kalotte ist auf der unterentwickelten Seite gleichsam abgeplattet. Die Dicke des Knochens ist nicht verändert und ebensowenig findet man markierte Impressiones digitatae. Scaphocephalie nennt man auch Bootschädel. Dies ist also ein langer, niedriger, nach oben relativ spitziger Schädel, der auf vorzeitigem Schluß der Sutura sagittalis beruht. Impressiones digitatae sind im allgemeinen nicht verstärkt. Mit *Mikrocephalie* bezeichnet man einen Schädel, der im Vergleich zu der üblichen Größe in einem gewissen Alter bedeutend kleiner ist. Es findet sich ein starkes Mißverhältnis zwischen Gesichtsknochen und Kalotte. Die Gesichtsknochen wirken demnach relativ groß. Bei Mikrocephalia vera finden sich keine vorzeitig geschlossenen Suturen.

Andere Schädelanomalien sind *Hypertelorismus, Lückenschädel*, Schädelveränderungen bei *Dysostosis cleido-cranialis*, aber in diesem Zusammenhang entbehren sie näheren Interesses.

Als *Sinus pericranii* bezeichnet man eine venöse Anomalie auf der Außenseite der Kalotte, die mit dem intrakraniellen venösen System kommuniziert. Er findet sich gewöhnlich längs der Mittellinie und frontal. Die Öffnung im Knochen kann in gewissen Fällen durch Röntgenuntersuchung ohne Kontrastmitteleinspritzung in die

Auftreibung der Weichteile auf die Kalotte schwer nachzuweisen sein. Klinisch hat Sinus pericranii ein typisches Bild. Wenn der intrakranielle Druck steigt, entweder durch pathologische oder physiologische Umstände, füllt sich der Sinus und die Auftreibung der Weichteile nimmt daher zu. Dies kann z. B. durch VALSALVAS Versuch demonstriert werden.

Bei *Encephalocelen* und *Meningocelen* handelt es sich um hernienförmige Ausstülpungen durch einen Defekt im Schädel hindurch, die entweder nur Teile der Hirnhäute (Meningocele) enthalten oder außerdem auch Hirngewebe (Encephalocele). In diesen Fällen sieht man somit einen Weichteiltumor und an dessen Basis findet man einen größeren oder kleineren Schädeldefekt. Dieser Knochendefekt (Abb. 1) ist für die Differentialdiagnostik bei Weichteilprozessen anderer Art, z. B. Dermoidcysten, von Bedeutung. Die üblichsten Stellen für Meningo- oder Encephalocelen sind die Nasenwurzel, die Occipitalregion, aber auch im Schlund können sie vorkommen. In gewissen Fällen können sie durch das Foramen magnum passieren, das in diesem Falle häufig keine normale Form hat.

a) Basiläre Impression.

Mit basilärer Impression (Abb. 2—5) wird ein Zustand bezeichnet, bei dem sich das Gebiet um das Foramen magnum gegen das Innere des Schädels einbuchtet. Ähnliche Zustände findet man in der Literatur unter einer Menge verschiedener Namen: Deformation plastique du crâne, plastische Deformation, aplatissement de la base du crâne, und vor allem Platybasie. Unter Platybasie versteht man indessen eigentlich eine Abflachung des Basalwinkels des Schädels, d. h. des Winkels zwischen Planum sphenoidale und Clivus. Dieser pflegt zwischen einer Linie vom Nasion bis zur Mitte auf der Sella turcica und einer Linie von diesem Punkt zur vorderen Kante des Foramen magnum gemessen zu werden. Einige ziehen jedoch die zuerst erwähnte Linie vom Nasion durch das Tuberculum sellae anstatt durch das Zentrum der Sella turica. Der Unterschied zwischen diesen beiden Verfahrungsarten ist so gering (einige wenige Grade), daß er in der praktischen Arbeit keine Rolle spielt. Im großen und ganzen kann man sagen, daß dieser Winkel normalerweise zwischen 120—150° liegt. In Fällen mit geringer basilärer Impression ist dieser Winkel nicht verändert, was darauf beruht, daß der Winkel nur Aufschlüsse über die Zustände in der Mittellinie gibt, und in hochgradigen Fällen läßt dieser keinen exakten Aufschluß über den Grad der Veränderung zu; dies beruht wiederum darauf, daß die Verschiebung der Condyluspartien gegenüber den anderen Veränderungen überwiegt. Der Basalwinkel hat somit keine Bedeutung für die Diagnose der basilären Impression. Außerdem kommt eine Abflachung des Schädelbasiswinkels auch bei anderen Zuständen als nur bei basilärer Impression vor, so z. B. bei Hydrocephalus.

Eine basiläre Impression kann *primär* oder *sekundär* sein. Die erstere wird als kongenital angesehen, aber ihre genaue Ursache ist unbekannt. Die Skeletstruktur im Schädel ist röntgenologisch normal. Diese Gruppe ist häufiger als die sekundäre Form, die bei jedem Krankheitsprozeß, der eine verminderte Widerstandskraft des um das Foramen magnum gelegenen Knochens mit sich führt, vorkommen kann. Der Schädel kann da gleichsam über das Halsrückgrat hinabsinken. Vom praktischen Gesichtspunkt aus kann man sagen, daß die sekundäre basiläre Impression heutzutage eigentlich nur bei PAGETS disease (Ostitis deformans) vorkommt. Bei dieser Krankheit ist die basiläre Impression häufig (MORETON, BULL), so häufig, daß RAY 1942 sogar der Ansicht war, daß diese Mißbildung in gewissem Grade in den meisten Fällen von PAGETS disease vorkommt. Mehrere andere Ursachen sind indessen in der älteren Literatur beschrieben, so z. B. Osteomalacia, Rachitis, senile Atrophie, aber spätere Beobachtungen sind selten und kaum überzeugend. Ferner gibt man an, daß Ossifikationsstörungen bei Chondro-Osteodystrophie (BRAILSFORD) und Cranio-Cleidodysostosis eine basiläre Impression zur Folge haben können. Aber auch andere Ursachen sind herangezogen worden, obschon diese nach Ansicht des Verfassers nicht überzeugend sind.

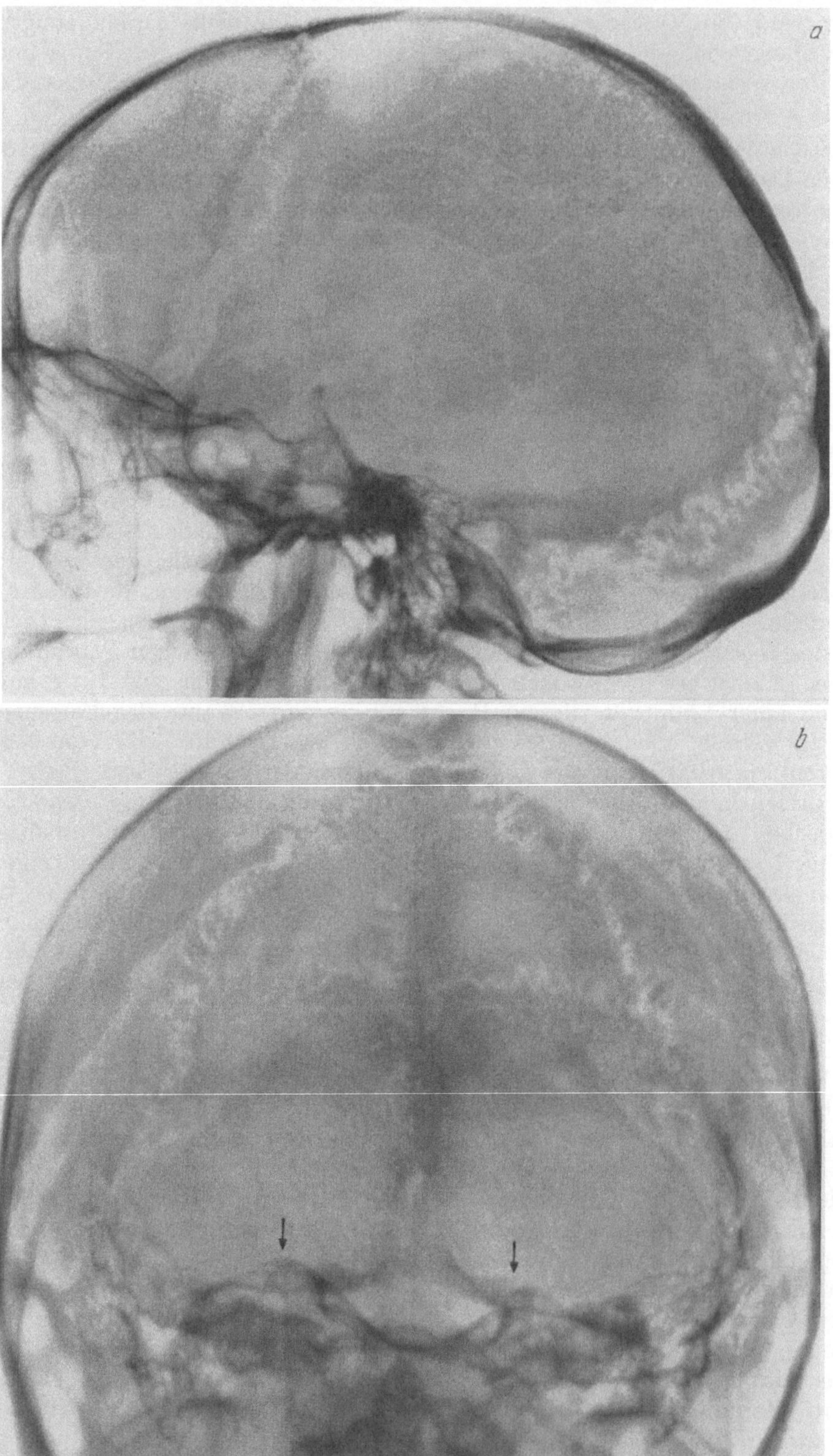

Abb. 2a u. b. Basiläre Impression geringen Grades ohne allgemeine Deformierung der Schädelform. Auf dem halbaxialen Bilde in Rückenlage sieht man (b) die Einpressung der Kondylengebiete seitlich vom Foramen magnum. Sie ist auf der rechten Seite etwas größer als auf der linken.

Die Unterstützungspunkte des Schädels sind neben dem Foramen magnum die Condylusregionen und es sind diese Bezirke, die zuerst in das Schädelinnere verschoben

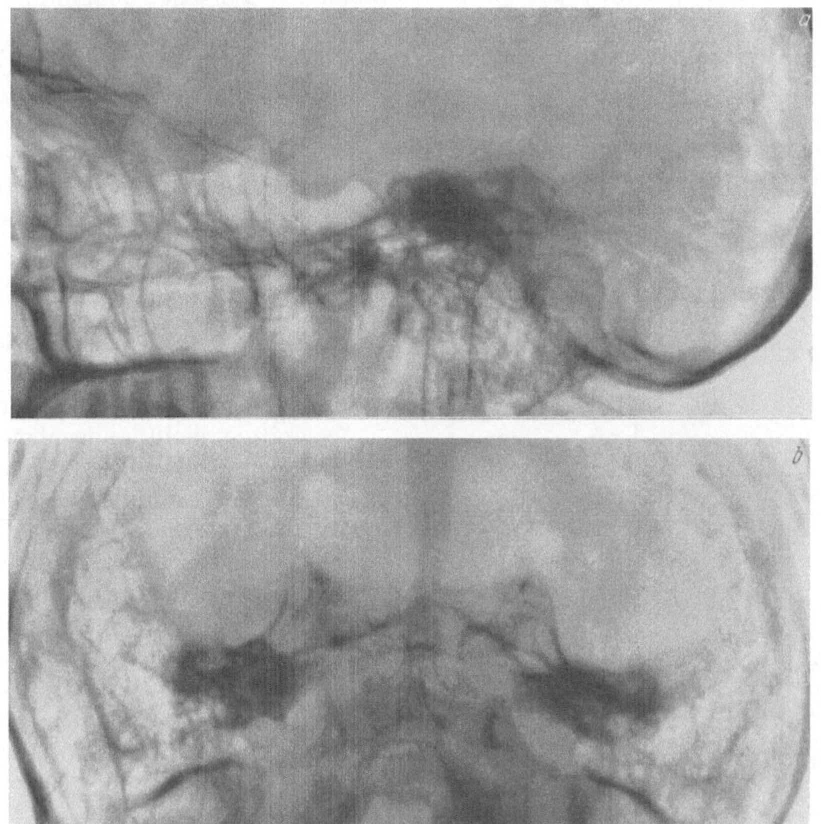

Abb. 3 a u. b. Hochgradige basiläre Impression.

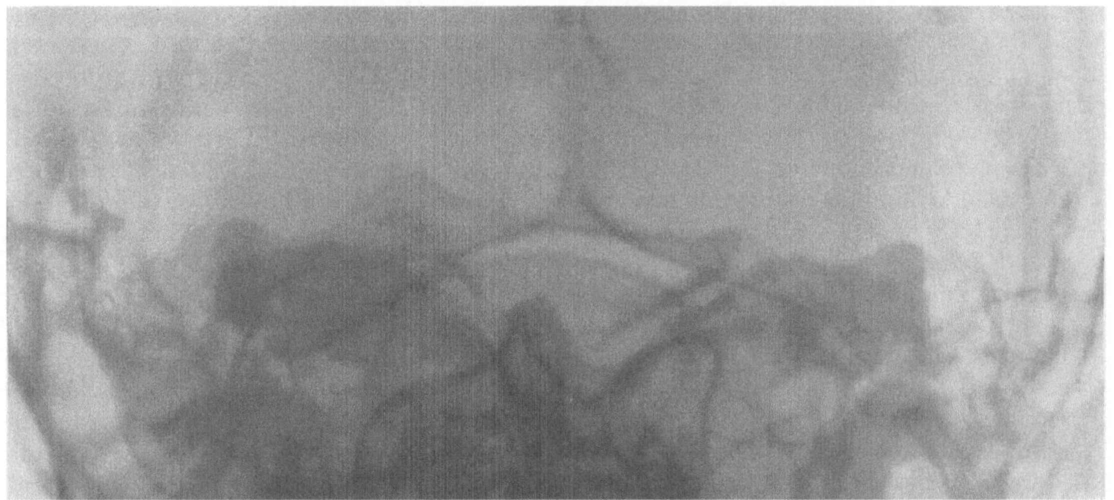

Abb. 4. Asymmetrische basiläre Impression mit bedeutend stärkerer Einpressung des Kondylengebietes auf der rechten Seite.

werden, späterhin verschieben sich der Clivus und eventuell auch die hintere Grenze des Foramen magnum. Hierdurch kommt der Atlas höher zu liegen als normal und pflegt auch so gedreht zu werden, daß sein vorderer Teil höher steht als der hintere. Um zu entscheiden, ob der Atlas höher als normal liegt, sind verschiedene Meßmethoden vorgeschlagen worden. CHAMBERLAIN hat eine Linie von der hinteren oberen Ecke des harten Gaumens zu der oberen Kante der hinteren Grenze des Foramen magnum gezogen und den Abstand von dieser Linie zu dem obersten Punkt auf dem Dens gemessen. Normalerweise sollte die Spitze des Dens unterhalb der genannten Linie liegen, jedoch bei basilärer Impression pflegt sie sich oberhalb zu befinden. Spätere Untersuchungen (SAUNDERS, McGREGOR) haben indessen gezeigt, daß die Spitze des Dens sogar im Normalfall nicht selten bis zu einigen Millimetern über die angegebene Linie hinaufragt. In gewissen Fällen ist die hintere Kante des Foramen magnum ebenfalls nicht leicht festzustellen, nicht einmal durch Tomographie, und außerdem wird die Hinterkante des Foramen magnum bei hochgradigen Fällen von basilärer Impression gegen den Schädel hinein verschoben. Deshalb hat McGREGOR eine andere Linie, die von dem gleichen Punkt auf dem harten Gaumen ausgeht, aber bis zum untersten Punkt des Occipitale reicht, angegeben. Die Spitze des Dens soll normal nicht höher als höchstens $^1/_2$ cm über dieser Linie liegen, die McGREGOR die Basallinie nennt. Fernerhin hat BULL darauf aufmerksam gemacht, daß Atlas und harter Gaumen normalerweise ungefähr in der gleichen Ebene liegen oder höchstens einen sehr unbedeutenden Winkel gegeneinander bilden. Bei basilärer Impression sollte dagegen ein deutlicher Winkel entstehen. Dies ist auch in den meisten Fällen zutreffend. In gewissen Normalfällen liegen indessen die genannten Ebenen nicht parallel, sondern bilden miteinander einen deutlichen Winkel. Das Verhältnis zwischen den Ebenen ist bei starker Vornüber- bzw. Zurückbeugung des Kopfes auch nicht ganz konstant. Andererseits ist bei einem Teil der Fälle von basilärer Impression der Winkel nicht ersichtlich größer als es in manchen Normalfällen vorkommen kann. Diese Methode ist also mit einer gewissen Unsicherheit behaftet. FISCHGOLD gibt an, daß bei frontalem Tomogramm eine Linie durch die untersten Punkte der Warzenfortsätze ungefähr in einer Ebene mit den Atlanto-Occipitalgelenken liegt. Der obere Punkt des Dens liegt ungefähr auf dieser Linie oder einige Millimeter darüber. Eine Linie, die den Boden der Fossa digastrica auf beiden Seiten verbindet, liegt ungefähr 1 cm über der genannten Linie. Diese beiden Linien sollten demnach auch für die Beurteilung, ob eine Basilarimpression vorliegt oder nicht, angewandt werden können. Demgegenüber kann eingewendet werden, daß die Spitze des Processus mastoideus etwas hinter einer Ebene durch den Dens liegt, und daß beide also nicht in demselben Tomographieplan abgebildet werden. Die Methode ist folglich relativ grob. Auf einem Bild, das in Nackenlage mit Strahlrichtung 35° von oben genommen wird, ist jede Einbuchtung der Gebiete an der Seite des Foramen magnum sichtbar. Diese einfache Untersuchung erscheint dem Verfasser mindestens ebenso sicher wie irgendeine der genannten Meßmethoden. Auf derartigen Bildern ist auch zu sehen, daß die Einpressung auf den beiden Seiten meistens nicht gleichförmig ist (Abb. 2, 4), sondern daß der eine Condylus sich mehr nach oben schiebt als der andere. Alle vorher erwähnten Meßmethoden haben die gleiche Fehlerquelle. Bei einem kleinen unterentwickelten Atlas (Hypoplasie) kann, ohne daß darum Basilarimpression vorliegt, die Spitze des Dens höher liegen als es normal ange-

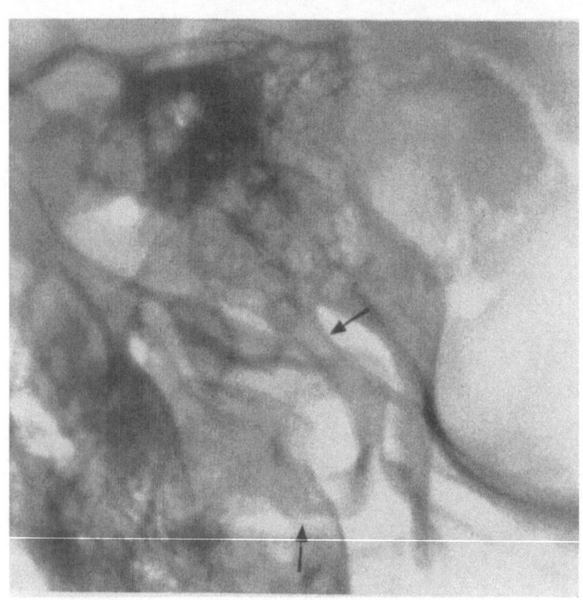

Abb. 5. Schrägprojektion zur Freiprojizierung des Atlas bei basilärer Impression.

sehen wird. In diesem Fall sieht man auf einem Bild mit der beschriebenen Strahlenrichtung allerdings keine Einbuchtung der Condylen, und daher sollte ein Fehlschluß nicht vorzukommen brauchen. Bei einer Basilarimpression kann es bei gewöhnlicher Untersuchung schwer sein, die vordere und hintere Grenze des Foramen magnum sowie den Clivus genau wahrzunehmen, und hier ist die Tomographie oft notwendig. Um eine

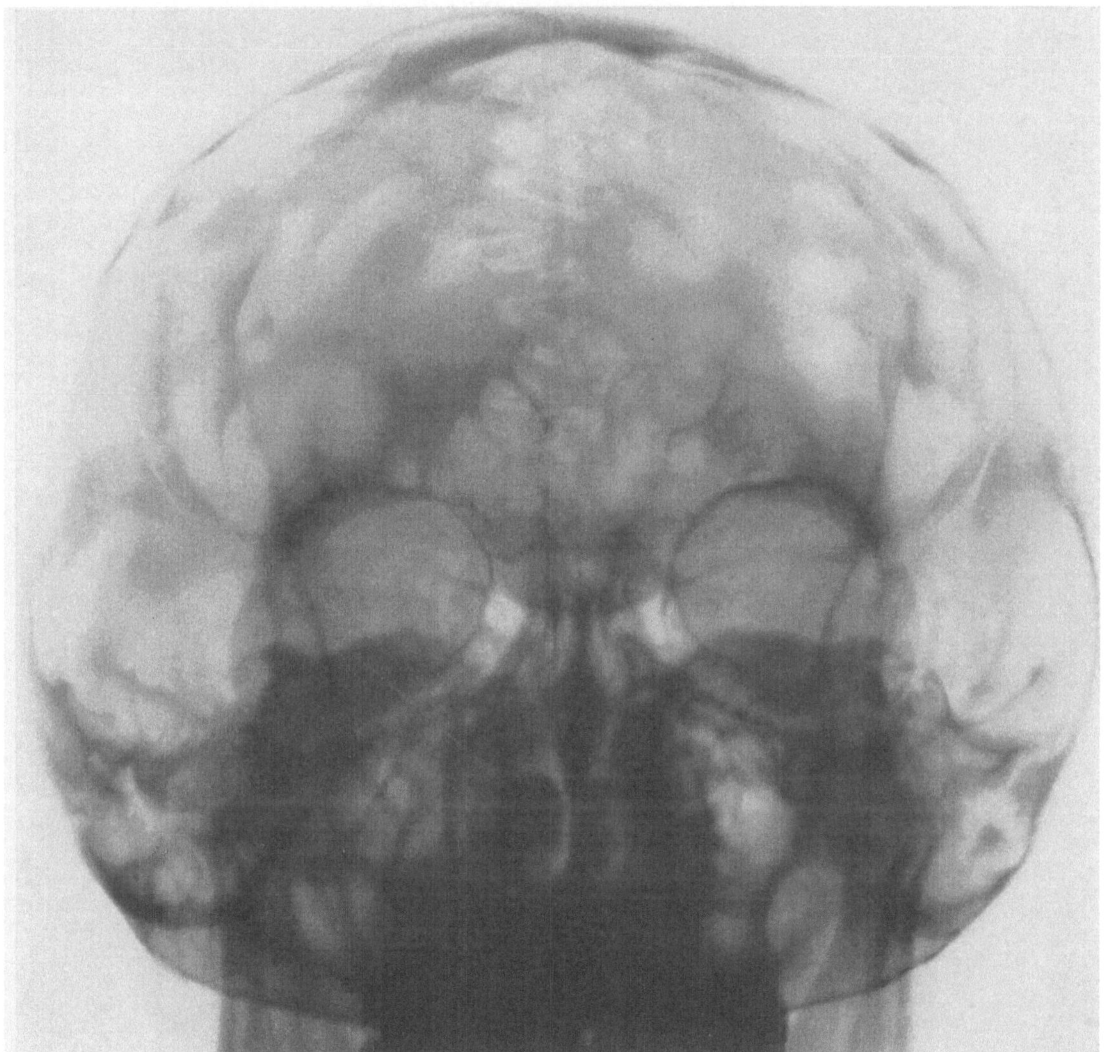

Abb. 6. Hochgradige basiläre Impression mit allgemeiner Veränderung der Schädelform. Der Schädel ist breit. Die Pyramidenspitzen weisen nach aufwärts.

klare Auffassung von dem Aussehen des Atlas zu erhalten, sind außer bloßen Seiten- und Axialbildern auch Seitenbilder, mit einer Strahlenrichtung 20° von oben aufgenommen, von Wert (Abb. 5). Bei hochgradigen Fällen von Basilarimpression wird die Form des Schädels insoweit verändert, als die Pyramidenspitzen mehr als gewöhnlich aufwärts gerichtet sind und der Schädel breiter wird (Abb. 6).

In der Literatur wird angegeben, daß primäre Basilarimpression oft zusammen mit Mißbildungen im Halsrückgrat vorkommt, besonders in der Form von Atlasassimilation. Von den 25 Fällen von primärer Impression, die der Verfasser beobachtet hat, haben nur 2 Atlasassimilation gehabt. In 5 Fällen war der Atlas deutlich kleiner als gewöhnlich (hypoplastisch), hatte aber im übrigen normales Aussehen. In den übrigen Fällen fanden sich keine Veränderungen im Halsrückgrat. Diese Erfahrung weicht also von der allgemein herrschenden ab. Von den 25 Fällen hatten 8 Zeichen verstärkten intrakraniellen Druckes: 2 in der Form verstärkter Impressionen, Suturdiastase undSelladestruktion und 6 nur in Form von Selladestruktion. Die übrigen hatten keine lokalen

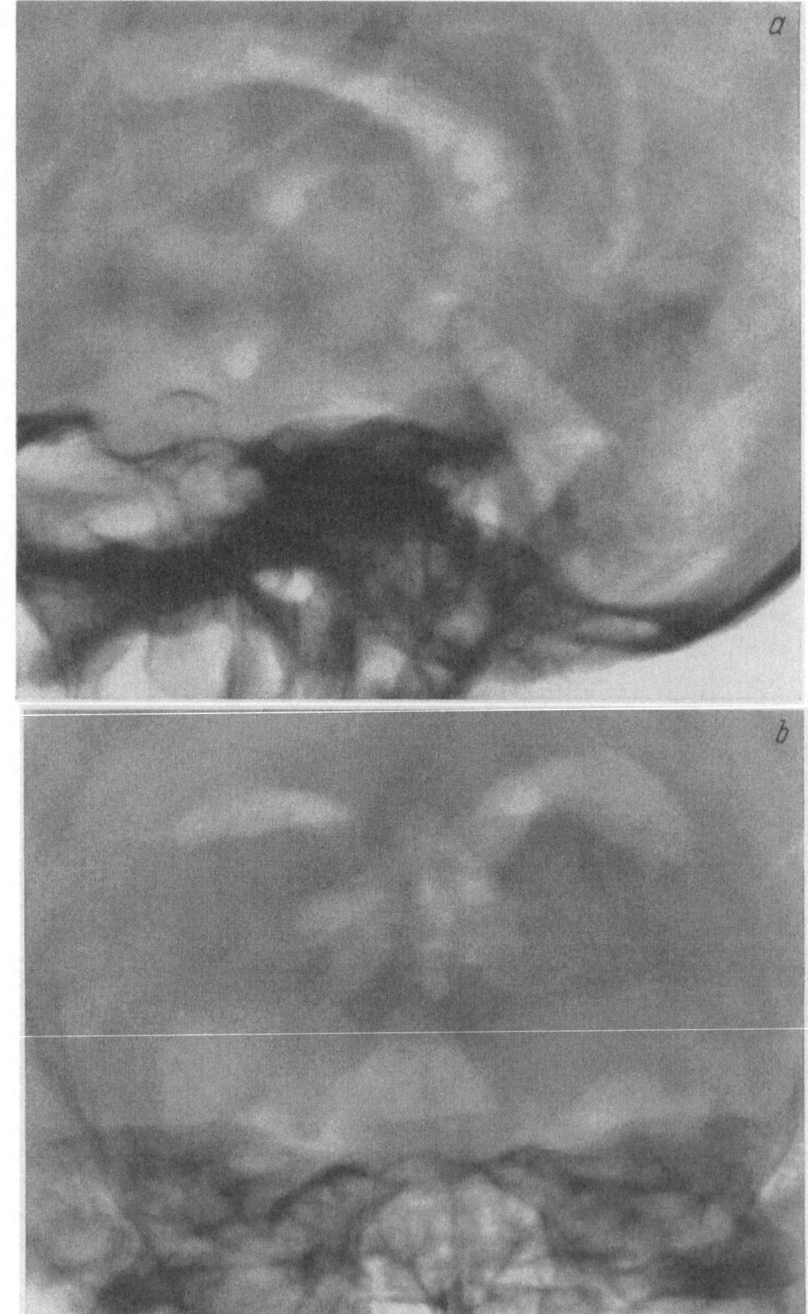

Abb. 7a u. b. Basiläre Impression. Encephalographie: der 4. Ventrikel ist etwas nach hinten oben verschoben, und sein Boden ist abgeplattet.

Schädelveränderungen (außer einem Falle, der intrakranielle Verkalkungen, die in einem Chondrom am Clivus lagen, hatte). Außer denen, die bei Skeletuntersuchung Zeichen von gesteigertem Druck hatten, hatten 2 Dilatation des Ventrikelsystems bei Pneumographie.

Um die Einwirkung der Schädelbasisdeformierung auf den intrakraniellen Raum zu beurteilen, ist Pneumographie von Wert. In weniger hochgradigen Fällen passiert bei der Encephalographie die Luft unbehindert in den 4. Ventrikel hinein, und die Lage des Ventrikelsystems sowie das Aussehen der Zisternen in der hinteren Schädelgrube kann klargelegt werden. In hochgradigen Fällen ist der 4. Ventrikel so stark verschoben, daß keine Luft durch das Foramen magendi passieren kann, und die Ventriculographie muß angewandt werden. Die pneumographischen Veränderungen bestehen in einer Ausweitung des ganzen Ventrikelsystems, eventuell inklusive des 4. Ventrikels und außerdem sind 4. Ventrikel und Aquädukt aufwärts nach hinten verschoben (Abb. 7).

b) Atlasassimilation.

Atlasassimilation oder, wie man diese auch nennt, Occipitalisation des Atlas ist eine Verschmelzung von Atlas und Occipitale (Abb. 8, 9). Dieser Zustand wird hier behandelt, da er vom klinischen Gesichtspunkt mit der Pathologie der hinteren Schädelgrube mehr zusammengehört als mit der des Rückgrats. Der Ausdruck Assimilation sollte den kongenitalen Fällen vorbehalten werden und von diesen Fällen sollten die, die extrauterin durch pathologische Veränderungen der Schädel-Halsgrenze mit partieller Destruktion des Skelets und mehr oder weniger ausgebreiteten Verschmelzungen von Occipitale und Atlas entstanden sind, abgesondert werden. Durch solche Prozesse können Kompressionssymptome von der Medulla oblongata hervorgerufen werden, nicht nur durch den Druck, der von den Granulommassen und Abscessen ausgeübt wird, z. B. bei Tuberkulose, sondern auch durch die veränderte Lage der angegriffenen Skeletteile. Auch die kongenitale Veränderung kann klinische Bedeutung haben.

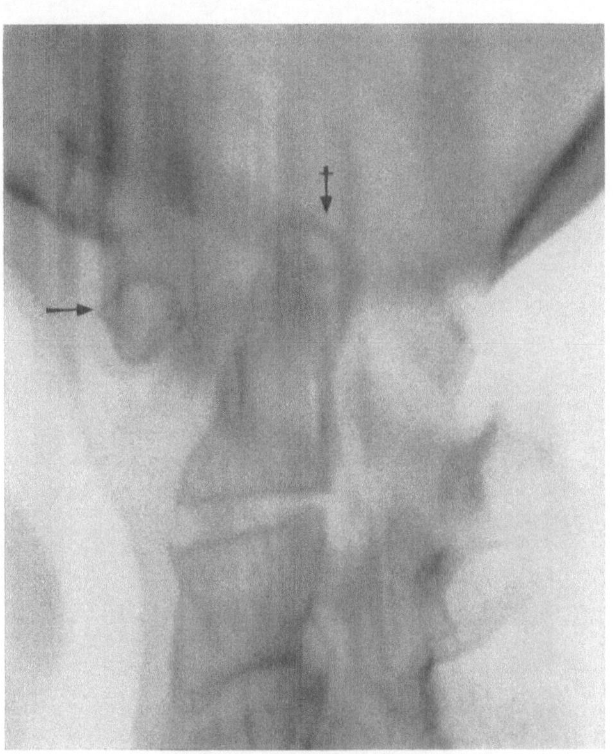

Abb. 8. Atlasassimilation. Tomographie: bei → der vordere Atlasbogen, bei +→ die Spitze des Dens, die sich durch das Foramen magnum schiebt.

Bei Atlasassimilationen kann der Atlas gleichsam an der Schädelbasis festgeklebt sein. Dies gilt besonders für den vorderen Teil. Spatium atlanto-occipitale ant. pflegt sich immer zu finden und dadurch kann immer, mehr oder weniger deutlich, eine bogenförmige Bildung beobachtet werden, die ungefähr das Aussehen des Arcus ant. atlantis hat. Der Sulcus vertebralis atlantis ist in solchen Fällen, wo eine Assimilation auch des hinteren Bogens vorliegt, in einen Kanal verwandelt. Der hintere Atlasbogen kann entweder ganz mit Occiput verschmelzen, so daß man wenigstens bei Röntgenuntersuchung keine Spur von ihm wahrnehmen kann, oder er kann auch frei sein. In diesem Fall ist er meistens nicht geschlossen. In einem vom Verfasser beobachteten Falle fand sich eine freiliegende Knocheninsel unmittelbar unter dem Occiput, die möglicherweise ein Rest des hinteren Atlasbogens war. In anderen Fällen kann der hintere Bogen in Form einer exostoseähnlichen Auflagerung an der hinteren Kante des Foramen magnum auftreten.

Die Röntgenuntersuchung ist unsere einzige Möglichkeit, in vivo eine Assimilation nachzuweisen. In der Regel gibt ein reines Seitenbild solche Aufschlüsse, daß man

Klarheit über die Grundzüge der anatomischen Verhältnisse erhält. Bei Atlasassimilation ist der Atlas indessen rotiert oder etwas nach vorn oder der einen Seite verschoben und

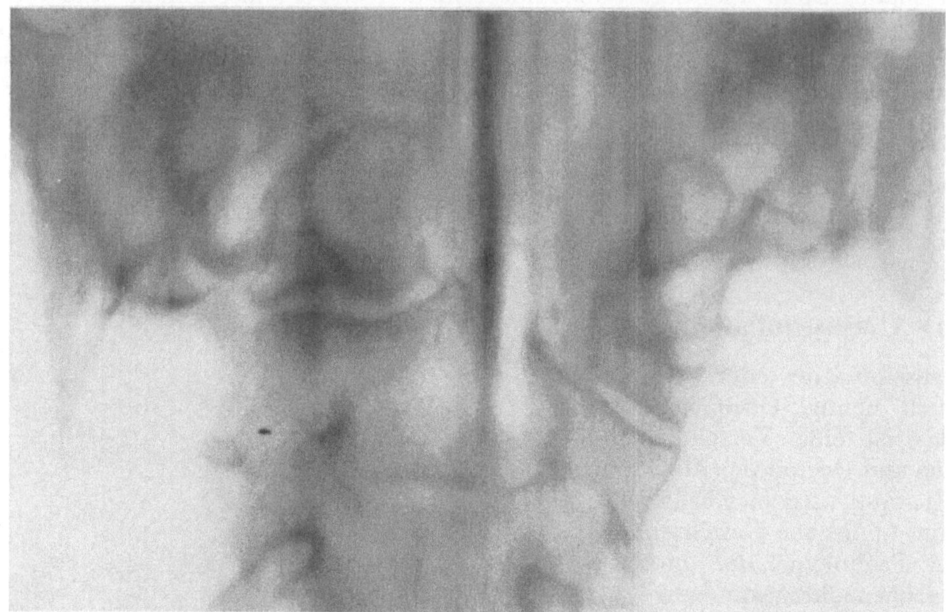

Abb. 9. Asymmetrische Atlasassimilation. A. p.-Bild. Tomographie.

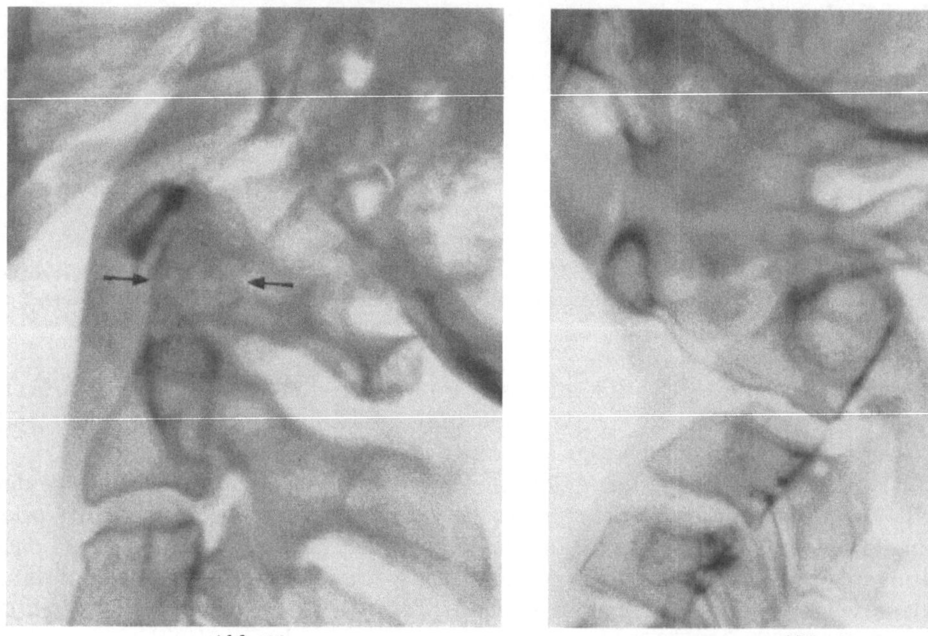

Abb. 10. Abb. 11.

Abb. 10. Kongenitale Mißbildung ohne klinische Symptome (zufälliger Befund). Der Schädel nach hinten luxiert. Der oberste Teil des Dens epistrophei bildet einen selbständigen Knochen. Die Spalte zwischen diesem und den übrigen Teilen bei →.

Abb. 11. Fraktur des Dens mit starker Dislokation. (Klinisch nur vorübergehende Paraesthesien in den Armen, aber sonst keine Nervensymptome.)

in manchen Fällen ist es daher zweckmäßig, bei Durchleuchtung Kopf und Hals so einzustellen, daß die anatomischen Zustände möglichst deutlich klargelegt werden. Auf einem Axialbild erscheint in der Regel der vordere Atlasbogen auch bei Atlasassimilation deutlich. Den hinteren Teil des Foramen magnum studiert man am besten auf einem Nackenlagebild, das mit einer Strahlenrichtung von 30—35° von oben her genommen ist. Für die Klarlegung gewisser Einzelheiten kann die Tomographie von Wert sein.

Das praktisch Wichtige bei Röntgenuntersuchung ist die Bestimmung der Lage des Dens und ob diese so ist, daß der Raum im Foramen magnum vermindert ist oder nicht. Dadurch wird klargelegt, ob die anatomische Voraussetzung für eine Kompression des Rückenmarks vorliegt. In Maßzahl anzugeben, wieviel der Dens disloziert sein muß, um die Medulla zu komprimieren, dürfte dagegen nicht möglich sein. Encephalographie mit einer Untersuchung sowohl der Zisternen an der Rückseite des Clivus wie auch der Lage des 4. Ventrikels kann dazu beitragen, eine eventuelle Einwirkung auf die Liquorräume klarzulegen.

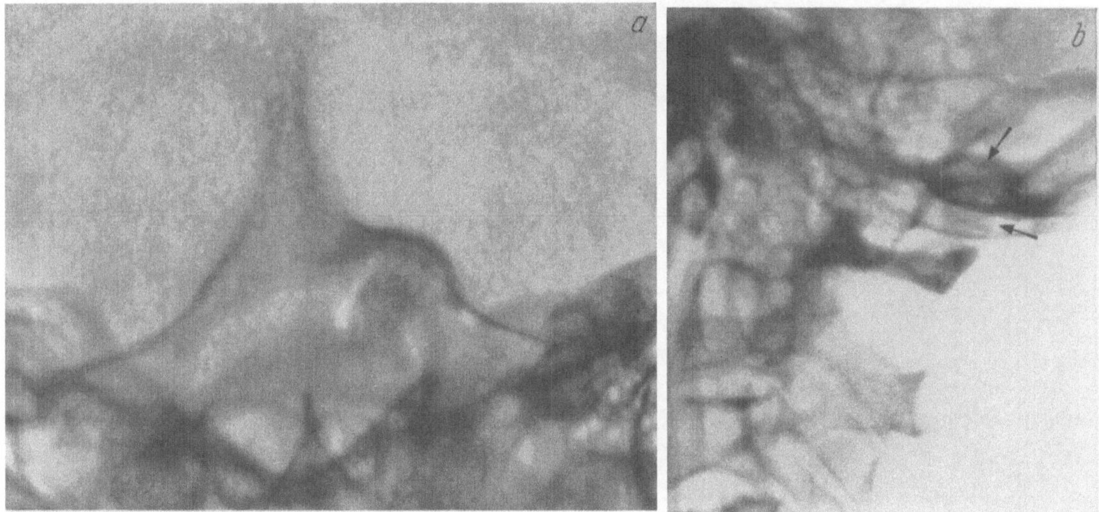

Abb. 12a u. b. Exostose des hinteren Atlasbogens, die sich in eine Grube des Occipitale einbuchtet. Keine klinischen Symptome.

3. Allgemeine Hirndrucksteigerung.

Gesteigerter intrakranieller Druck kann folgende Veränderungen verursachen: 1. Veränderungen in der Sella turica. 2. Vermehrung der Impressiones digitatae. 3. Suturdiastasis. 4. Gefäßveränderungen. 5. Knochenatrophie — bestehend sowohl in vermindertem Kalkgehalt als auch in verminderter Dicke der Schädelknochen.

a) Sellaveränderungen.

Die durch Druck entstehenden Veränderungen in der Sellaregion können in zwei Gruppen eingeteilt werden. Die eine kommt bei einer allgemeinen Drucksteigerung ohne lokalen Druck der Sella turcica vor (Abb. 13), die andere findet sich bei solchen Prozessen, die auch eine Erweiterung des 3. Ventrikels mit sich führen (Abb. 14, 15). Der dilatierte vordere Teil des 3. Ventrikels buchtet sich gegen den Sellaeingang hinab aus und übt einen lokalen Druck auf die Sella aus. Die hervorgerufenen Veränderungen sind auch denen sehr ähnlich, die bei suprasellären Tumoren vorkommen. Die frühesten Veränderungen, die man bei der ersten Gruppe in der Sella turcica beobachten kann, sind, daß die Corticalis dünner wird und daß die der Corticalis zunächst gelegenen Teile der Spongiosa an Kalkgehalt verlieren. Die Veränderungen sind in der Regel in und unweit der vorderen Wand des Dorsums am deutlichsten zu beobachten, mitunter im Sellaboden. Die Form der Sella ist erhalten. Wird die Ursache für den gesteigerten Druck entfernt, so bekommt die Sella turcica schnell ihr normales Aussehen wieder.

Diese Veränderungen bezeichnen wir als Veränderungen ersten Grades. Bei Veränderungen zweiten Grades ist die Corticalis auf kürzeren oder längeren Strecken nicht länger

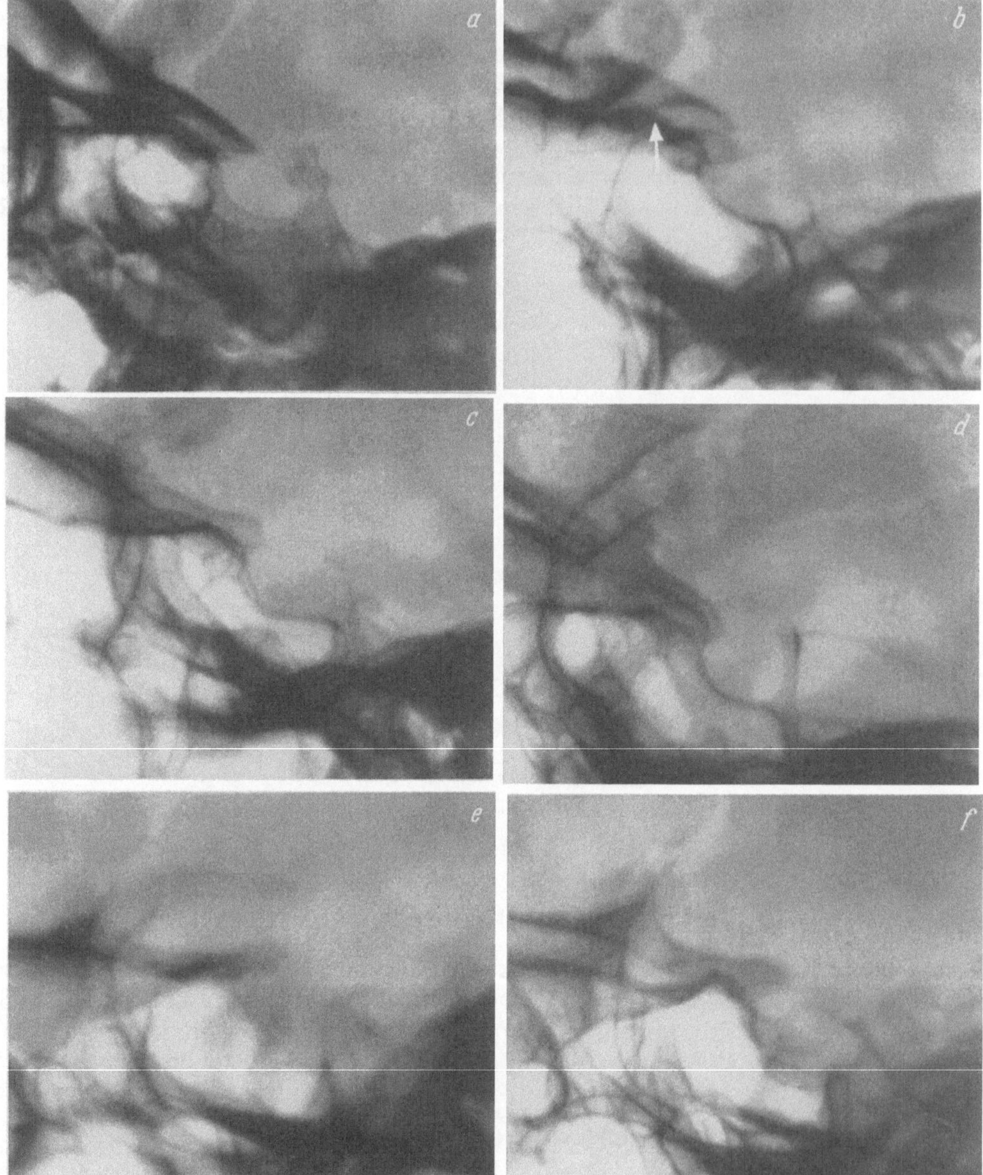

Abb. 13a—f. Verschiedene Veränderungen in der Sellaregion bei allgemein vermehrtem intrakraniellem Druck. a) Schmale Entkalkungszone in der Spongiosa längs dem Boden der Sella unmittelbar unter der Corticalis. Defekt in der Corticalis in der Basis des Dorsum sellae (40 j. ♀ mit rechtsseitigem, frontal gelegenem intracerebralem Gumma). b) Die Corticalis ist relativ beibehalten gegen den Sinus sphenoidalis, fehlt hinter dem Sinus. Nur ein basaler Rest des Dorsum ist übrig (24 j. ♀ mit Cyste im Schläfenlappen). c) Dorsum sellae entkalkt. Corticalis fehlt auf der Vorderseite (45 j. ♂, Cancermetastase im Vermis). d) Corticalis fehlt an der Basis des Dorsum sellae (35 j. ♂ mit Falxmeningeom). e) Ausgedehnte Destruktion des Sellabodens und Dorsum sellae. Proc. clin. ant. beibehalten (31 j. ♂ mit Tentoriummeningeom). f) Derselbe Fall. 9 Monate nach Operation. Die Sella hat Kalkgehalt wiederbekommen, aber die Form ist nicht vollkommen normal.

wahrzunehmen, und im Dorsum und eventuell auch im Sellaboden finden sich oberflächliche aber vollkommen deutliche Defekte. Sogar in dieser Gruppe bekommt die Sella ihr normales Aussehen zurück, einige Zeit nachdem die Ursachen für die Drucksteigerung beseitigt sind. Bei den Veränderungen, die wir den dritten Grad nennen, entstehen in der Sellaregion größere Defekte; größere Teile des Dorsum fehlen und erst in dieser Gruppe nimmt man Druckveränderungen in den Wänden des Sinus sphenoidalis wahr. Wir haben Destruktionen im Tuberculum sellae oder Proc. clin. ant. in keinen anderen Fällen beobachten können als in solchen, in denen ein lokaler Druck auf diese Teile ausgeübt werden konnte. Wird in den Fällen dritten Grades die Ursache für den verstärkten Druck entfernt, so wird die Sella danach niemals wieder vollständig normal. Die

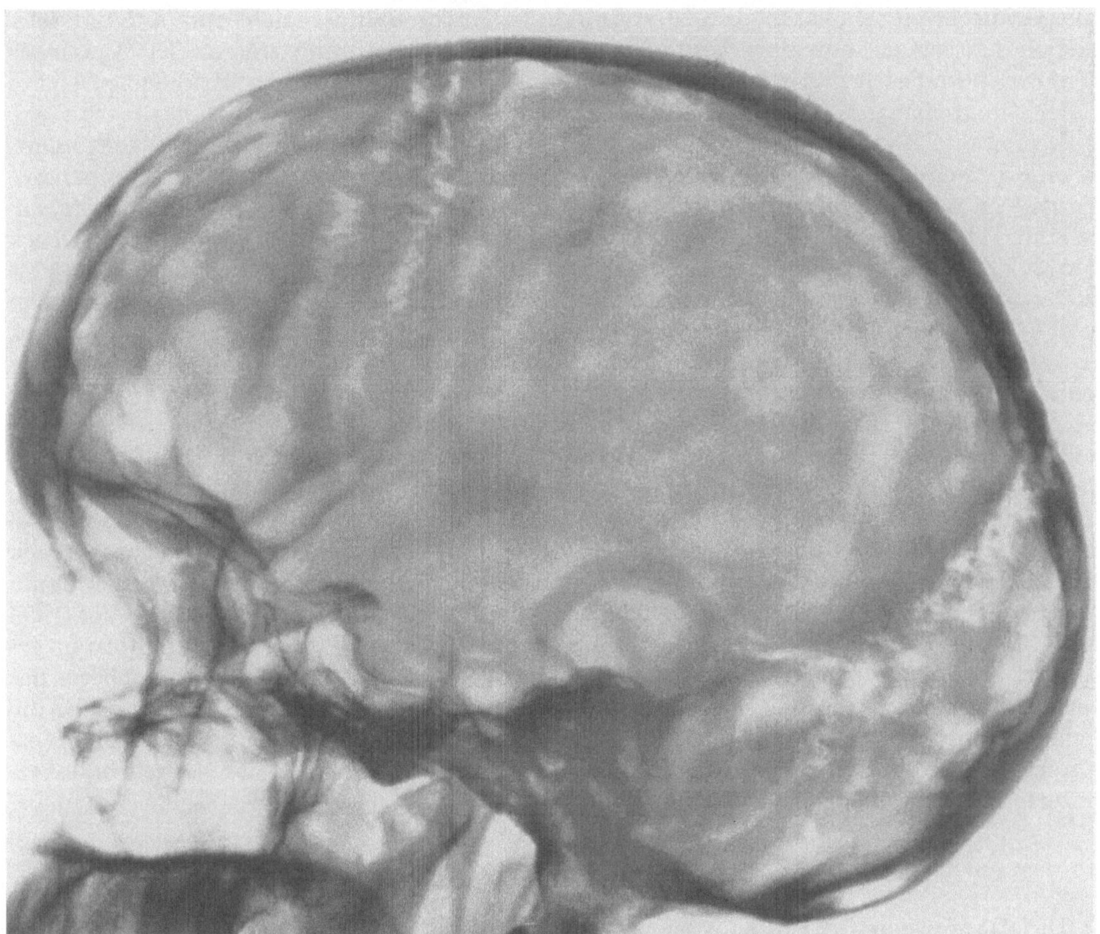

Abb. 14. Allgemein vermehrter Druck mit vermehrten Impressiones digitatae und großen Sellaveränderungen vom Typ, bei dem Erweiterung des 3. Ventrikels vorkommt, aber relativ unbedeutender Suturdiastase (26jähriger mit hinterem Schädelgrubentumor).

Veränderungen beginnen und sind immer in den Teilen der Sella am deutlichsten, wo spongiöser Knochen nach den Wänden der Sella hin liegt. Der Sinus sphenoidalis streckt sich mehr oder weniger weit unter den Sellaboden hin und eventuell sogar hinauf ins Dorsum und wo die Sella corticalis an die Sinuswand grenzt, entstehen Druckveränderungen überhaupt nicht oder erst spät. Der Sinus sphenoidalis scheint somit größere Widerstandskraft gegen den gesteigerten intrakraniellen Druck zu haben als die Spongiosa. Unserer Erfahrung nach kommen Stauungspapillen und Druckveränderungen in der Sellaregion ungefähr in der gleichen Frequenz vor, aber die Stauungspapillen können im allgemeinen etwas zeitiger nachgewiesen werden als die Sellaveränderungen. In gewissen Fällen finden sich indessen Druckveränderungen in der Sellaregion auch ohne Stauungspapillen. Während es leicht ist, die beiden ersten Grade von Druckveränderungen, die durch allgemein verstärkten Druck verursacht werden, von Veränderungen zu unterscheiden, die durch einen lokalen Druck hervorgerufen sind, z. B. durch einen suprasellären Tumor, ist dies nicht immer bei den Veränderungen dritten Grades der Fall, wenn diese sehr hochgradige sind. Das Vorkommen von Druckveränderungen berechtigt nicht zu irgendwelchen Schlußfolgerungen bezüglich der Art des Prozesses, der die Drucksteigerung verursacht, auch nicht auf die Malignitätsgrade. In unserem Material finden sich demnach Druckveränderungen in der Sellaregion bei malignen Gliomen des Großhirns in ungefähr 59% und bei benignen Gliomen in ungefähr 56% der Fälle. Bei alten Menschen entsteht physiologisch verminderter Kalkgehalt im Schädelskelet, der in gewissen Fällen relativ hohe Grade erreichen kann. Dieser verminderte Kalkgehalt ist nicht nur auf die Sella lokalisiert, aber er kann dort besonders deutlich in Erscheinung treten. Die Corticalis ist indessen in diesen Fällen niemals lokal verändert und irgendwelche wirklichen Defekte in der Umgrenzung der Sella entstehen niemals.

Der zweite Typ der Sellaveränderungen ist der, welcher bei Prozessen vorkommt, die eine Erweiterung des vorderen Teils des 3. Ventrikels mit sich führen, z. B. expansive Prozesse in der hinteren Schädelgrube. In diesen Fällen entstehen Sellaveränderungen, die zum Teil auf der allgemeinen Drucksteigerung beruhen, zum Teil auf direktem Druck vom 3. Ventrikel. In gewissen Fällen bekommt die Veränderung völlig den Charakter lokalen Drucks von oben her. Die erweiterten vorderen Rezesse des 3. Ventrikels drängen in den Sellaeingang hinab und erweitern ihn, eventuell auch den Sulcus chiasmatis. Nach und nach kann die ganze Sella gleichsam ballonförmig aufgetrieben werden. Die Sella turcica kann demnach in manchen Fällen ein Aussehen bekommen, das dem gleicht, das man bei intrasellären Tumoren beobachtet. In anderen Fällen wird der Druck mehr auf die Spitze des Dorsum ausgeübt, der die Corticalisbekleidung auf der Spitze verliert und allmählich immer kürzer wird. Nach unserer Erfahrung ist das weniger häufig. In diesen Fällen bekommt die Sella ein Aussehen wie bei suprasellären Tumoren. Bei dieser Art Tumoren findet sich auch Druckatrophie des Dorsum sellae sowie Druck auf den Proc. clin. ant., der schmaler, zugespitzt und niederwärts gebeugt werden kann. Dies beobachtet man in der Regel nicht bei Druck von einem erweiterten 3. Ventrikel her. Ebensowenig wird die Sella bei reinen suprasellären Tumoren ballonförmig erweitert. Bei einer gründlichen Analyse der Veränderung sieht man demnach in der Regel Einzelheiten, die die richtige Natur der Veränderungen angeben. Hat z. B. die Sella Ballonform mit erweitertem Eingang und ist der Sulcus chiasmatis außerdem erweitert, so deutet dies darauf hin, daß die Veränderungen durch den Druck eines erweiterten 3. Ventrikels verursacht sind und z. B. nicht durch einen intrasellären Tumor.

b) Impressiones digitatae.

Die Impressiones digitatae variieren bei verschiedenen Menschen sehr, sowohl an Zahl als auch an Tiefe. Oft können sie während der ersten 2—3 Jahre nicht wahrgenommen werden. Später werden sie immer deutlicher, und bei jungen Menschen bis zu 20—25 Jahren können sie in gewissen Fällen sehr tief sein, besonders frontal und temporal. Bei Erwachsenen und besonders in höherem Alter erscheinen die Impressionen wieder weniger deutlich, wenn sie auch selbst in relativ hohem Alter bestehen können. Eine Drucksteigerung kann eine Zunahme der Impressionen sowohl an Zahl wie an Tiefe mit sich führen. Dies geschieht im allgemeinen zuerst an den Stellen, an denen sie normalerweise vorkommen, kann später aber gleichmäßiger über die Kalotte erfolgen. Hat der gesteigerte Druck lange bestanden, so können die Impressionen dadurch auf den Bildern weniger deutlich werden, daß eine Entkalkung der Kanten der Impressionen und der zwischen ihnen befindlichen Erhebungen stattgefunden hat. Der Verfasser ist der Ansicht, daß eine röntgenologische Diagnose gesteigerten intrakraniellen Drucks, praktisch genommen, niemals allein auf markierten Impressionen basiert sein kann, da diese bei verschiedenerlei Menschen große Variationen aufweisen. Es müssen sich daneben noch weitere Veränderungen finden, die darauf hindeuten, daß der intrakranielle Druck gesteigert ist.

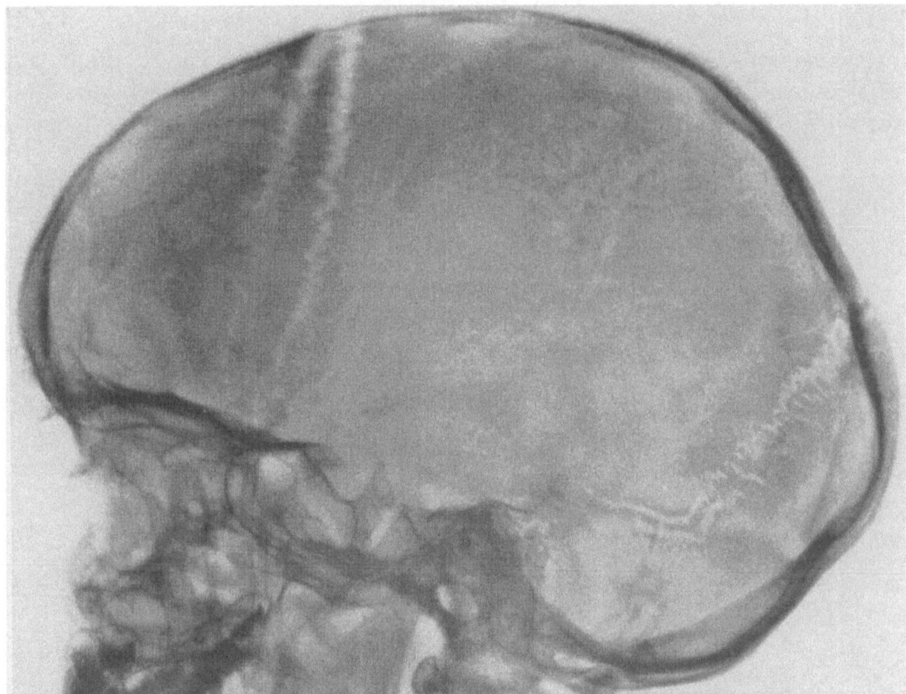

Abb. 15. Vermehrter intrakranieller Druck mit Suturdiastase und Sellaveränderungen vom Typ, der bei Erweiterung des 3. Ventrikels vorkommt (6jähriger mit hinterem Schädelgrubentumor).

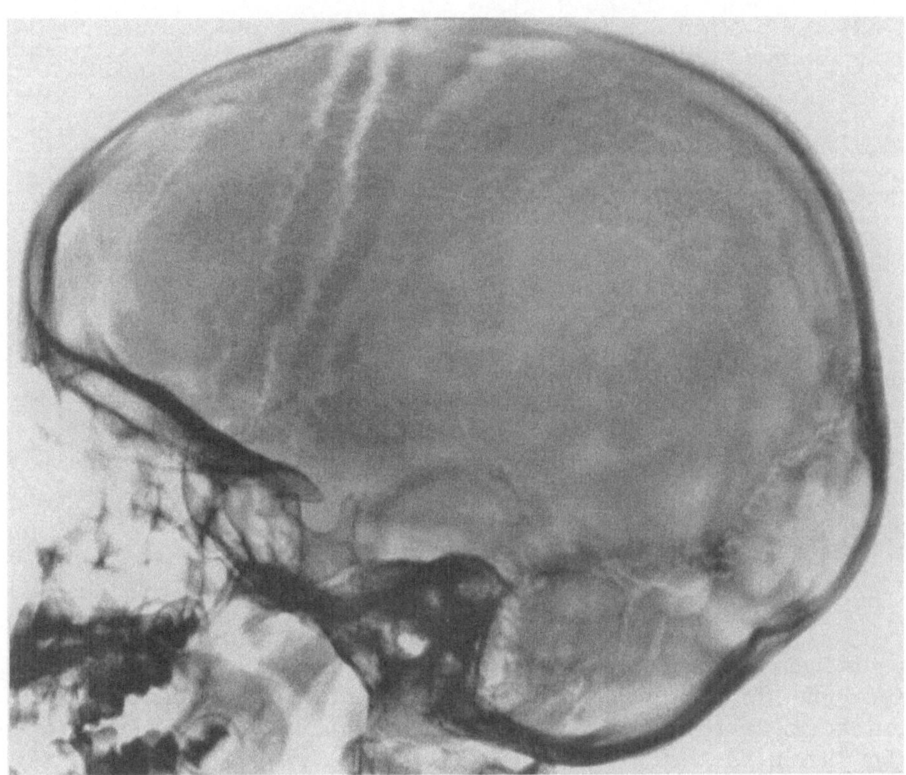

Abb. 16. Vermehrter intrakranieller Druck mit Suturdiastase, aber ohne Sellaveränderungen (6 j. ♂ mit zentralem Gliom).

c) Suturdiastase.

Suturdiastase entsteht nur dann, wenn die Suturen sich noch nicht geschlossen haben. Mit anderen Worten heißt das, daß Suturdiastase praktisch nur bei Kindern beobachtet wird. Bei Kindern im Alter bis zu 6—7 Jahren ist in der Regel das erste

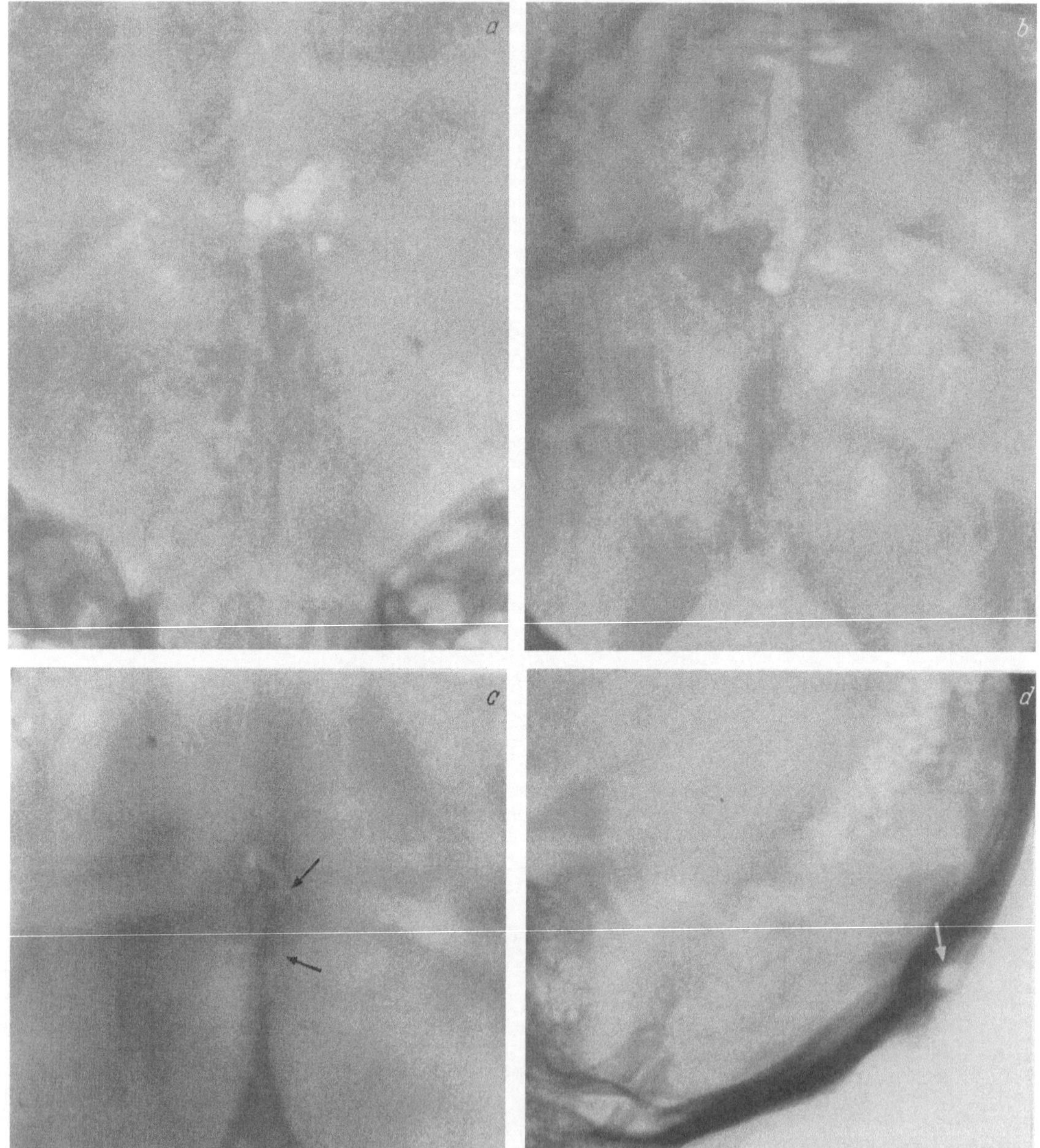

Abb. 17 a—d. Verschiedene Formen von erweitertem Emissarium occip. bei intrakranieller Drucksteigerung.

Zeichen gesteigerten intrakraniellen Drucks eine Erweiterung der Suturen (Abb. 16). Erst, wenn die Sutursprengung nicht genügt, um den gesteigerten Druck einigermaßen zu kompensieren, entstehen Sellaveränderungen (Abb. 15). Diese sind demzufolge bei älteren Kindern üblicher. Bei Erwachsenen dagegen, bei denen die Suturen geschlossen sind, entstehen keine Suturdiastasen, sondern statt dessen nur Sellaveränderungen.

d) Gefäßveränderungen und Knochenatrophie.

Die meisten der Kanäle und Foramina, die den intrakraniellen Raum mit den Weichteilen der Schädelaußenseite verbinden, enthalten Venen, die man unter dem Namen Venae emissariae zusammenfaßt. In einem Teil dieser Kanäle nehmen die Venen nur einen geringen Raum ein und beeinflussen kaum das Aussehen des Kanals (Foramen ovale, Foramen rotundum). Andere Knochenkanäle sind so schmal, daß ihre Weite durch Röntgenuntersuchung nicht wahrgenommen werden kann, und schließlich können sie normal in Größe so sehr variieren, daß es unmöglich ist, zu entscheiden, ob eine Erweiterung vorliegt oder nicht, wenn sich nicht zum Vergleich frühere Röntgenbilder finden (z. B. Emissarium mastoideum, Foramen condyloideum, Canalis hypoglossi). Anders verhält es sich mit dem Emissarium occipitale, das entweder aus verschiedenen kleinen oder einem gröberen Kanal besteht. Normal haben diese Kanäle eine Weite, die 2 mm nicht übersteigt. Nur das Emissarium occipitale kann demnach röntgenologisch mit genügender Sicherheit beurteilt werden. Erweiterung des Emissarium occipitale kommt relativ oft als ein Ausdruck gesteigerten intrakraniellen Druckes vor (Abb. 17). In LINDBLOMS Material von über 520 Fällen von expansiven intrakraniellen Prozessen fand sich eine Erweiterung des Emissarium occipitale in ungefähr 10% der Fälle. Bei Erweiterung des Emissariums findet man einen abgerundeten oder trichterförmigen Defekt in der Tabula externa in der Gegend von Protuberantia occipitalis externa, der mit einem oder mehreren venösen Kanälen im Knochen in Verbindung steht. Die Öffnung der Kanäle in der Tabula interna ist immer kleiner als der Defekt in der Tabula externa. In der Region, in der das Emissarium occipitale liegt, kommen bisweilen normale PACCHIONI-Grübchen vor. Diese liegen indessen in der Tabula interna und haben im allgemeinen sogar eine Form, die es zuläßt, sie leicht vom Emissarium zu unterscheiden. Dergleichen PACCHIONI-Grübchen haben keine diagnostische Bedeutung. Nachdem die Ursachen für den intrakraniellen Druck entfernt sind, kann in manchen Fällen eine Verringerung des Emissarium occipitale beobachtet werden.

Besteht ein gesteigerter intrakranieller Druck längere Zeit, so bewirkt er sowohl verminderten Kalkgehalt wie verminderte Dicke der Schädelknochen. Diese Veränderung entbehrt im allgemeinen nennenswerter praktischer Bedeutung, da sie ziemlich spät kommt. Bei Röntgenuntersuchung ist sie oft im Boden der mittleren Schädelgrube, im hinteren Teil der Orbitae und im Boden der vorderen Schädelgrube am deutlichsten. In gewissen Fällen langdauernder Drucksteigerung kann man eine Ausweitung des Porus acusticus internus beobachten. Diese ist in solchen Fällen auf beiden Seiten gleich hochgradig und die Form des Porus bleibt unverändert. Durch die allgemeine Knochenatrophie verlieren die venösen Gefäßfurchen in der Kalotte an Deutlichkeit. Ohne Kenntnis des früheren Aussehens der Furchen ist es schwer oder sogar unmöglich, dergleichen Veränderungen richtig zu beurteilen. Die einzigen vasculären Veränderungen, die somit praktische Bedeutung für die Diagnose von gesteigertem intrakraniellem Druck haben, bestehen in der Erweiterung des Emissarium occipitale.

4. Lokale Druckveränderungen.

Außer den Skeletveränderungen, die ein gesteigerter intrakranieller Druck an und für sich hervorrufen kann, kann ein intrakranieller expansiver Prozeß lokale Druckveränderungen verursachen. Diese bestehen entweder in durch Druck des wachsenden Prozesses entstehender Kalkatrophie und dem Untergang von Knochengewebe oder, bei langsam wachsenden Prozessen, in einer Ausbuchtung des Teiles der Kalotte, der mit dem Prozeß im Kontakt steht. Dieser ausgebuchtete Teil pflegt dann auch dünner zu werden als die Kalotte im übrigen. Was die Knochenatrophie anbelangt, entsteht diese namentlich an bestimmten Stellen, wie z. B. im Boden der mittleren Schädelgrube, in den hinteren Teilen der Orbitae, im Boden der vorderen Schädelgrube. Ausbuchtung und Verdünnung des Knochens kann am häufigsten in der Temporalregion beobachtet werden, kann aber manchmal auch in anderen Teilen der Kalotte nachgewiesen werden. Dergleichen Veränderungen geben nicht nur Aufschluß darüber, daß ein intrakranieller expansiver Prozeß vorliegt, sondern zeigen auch die Lokalisation des Prozesses. Dahingegen geben sie nur in gewissen Fällen Aufschluß über die Art des Prozesses. Im allgemeinen veranlassen Gliome keine lokalen Knochenveränderungen von diagnostischer

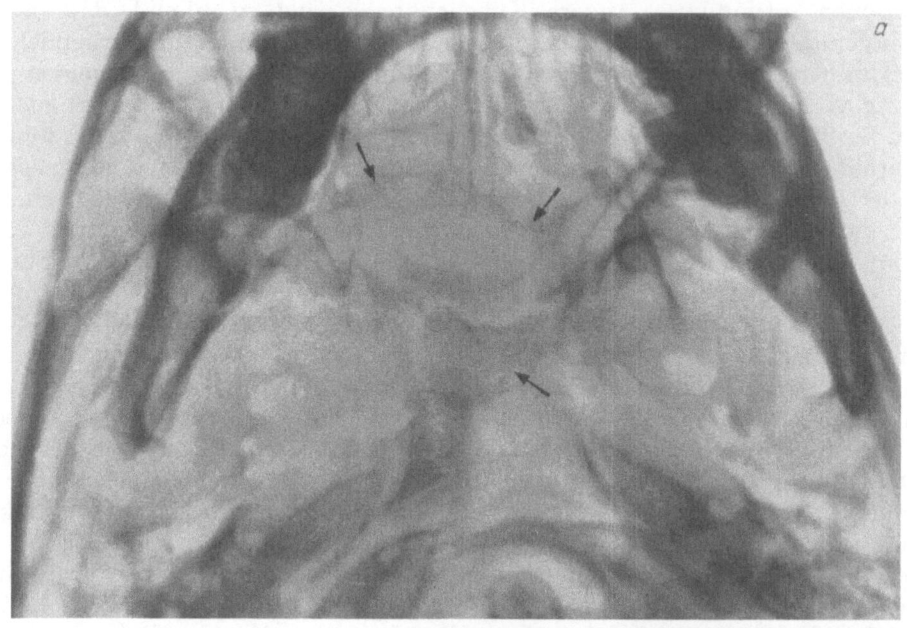

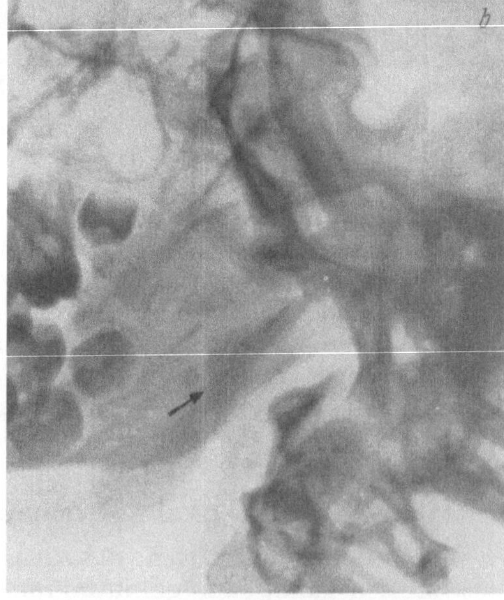

Abb. 18. Zerstörung der Schädelbasis auf der rechten Seite bei Nasenrachenfibrom. Der Weichteiltumor ist der Luft im Nasopharynx gegenüber sichtbar.

Bedeutung, mit Ausnahme langsam wachsender Gliome besonders in der Temporalregion. Bei solcher Lokalisation entsteht nicht selten Druckatrophie im Boden der mittleren Schädelgrube oder im hinteren Teil der Orbita, in manchen Fällen kann auch die Temporalregion auf der kranken Seite aufgetrieben sein. Andere expansive Prozesse in dieser Region können indessen Anlaß zu ähnlichen Veränderungen geben. Über der Gehirnkonvexität beobachtet man dagegen selten eine Auftreibung über einem Gliom. Eigentlich haben wir das nur bei langsam wachsenden Gliomen im Großhirn und bei relativ jungen Menschen beobachtet. Es scheint jedoch weniger bekannt zu sein, daß nach Entbindungsschäden mit Cephalhämatom Kalottenveränderungen vorkommen können, die beinahe genau so aussehen, als bestände ein expansiver Prozeß unmittelbar unter der Kalotte. Nur die Pneumographie kann in solchen Fällen vollständige Klarheit über die Art der Veränderungen schaffen (Abb. 245).

Wenn ein Tumor durch Kontrastuntersuchung lokalisiert ist, kann bei näherer Untersuchung des Skeletes über dem Tumor dieses in manchen Fällen zwar dünner befunden werden als die Kalotte im übrigen, aber die Veränderungen sind in der Regel nicht so hochgradig, daß sie an und für sich von diagnostischer Bedeutung wären. Das Opticusgliom kann eine Erweiterung der Foramina optica ergeben, eventuell sogar auch des

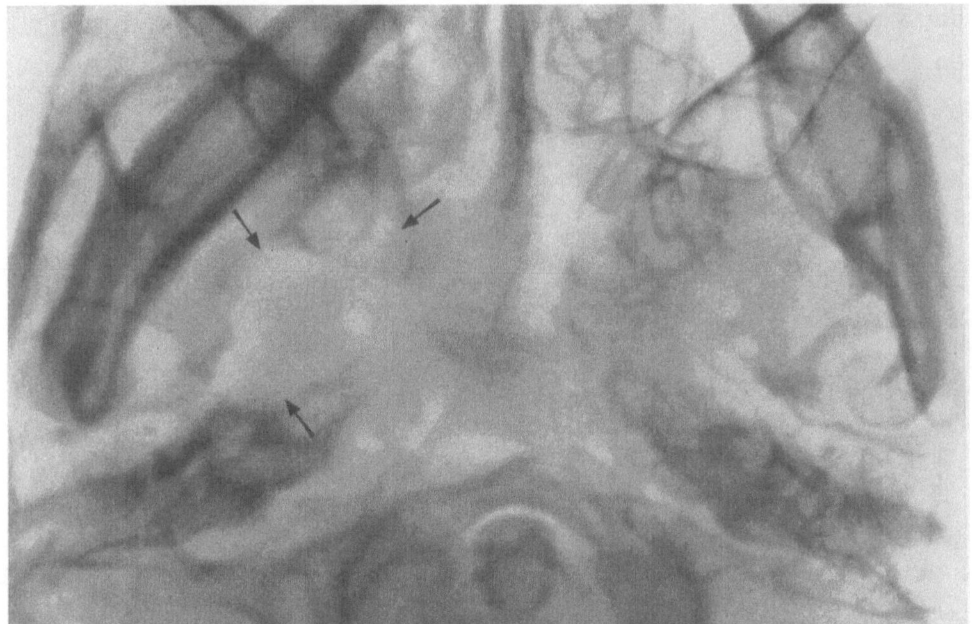

Abb. 19. Zerstörung der Schädelbasis bei einem rechtsseitigen Nasopharynxtumor.

Sulcus chiasmatis, aber diese Veränderungen sind nicht pathognomonisch. Dilatation von Foramen opticum kann auch bei erweiterten Gefäßen vorkommen (z. B. beim arteriovenösen Aneurysma) oder beim Hypophysenadenom.

Ein Meningeom am Boden der mittleren Schädelgrube gibt oft Anlaß zu Knochenabsorption durch Druck. Derartige Druckveränderungen sind indessen schwer von wirklichen Knochendestruktionen zu unterscheiden, die auf in das Skelet hineinwachsenden malignen Tumoren beruhen, naso-pharyngealen Tumoren (lympho-epitheliale Geschwülste, Carcinom, Sarkom) oder Metastasen. Die Destruktionen, welche sie verursachen (Abb. 18, 19), sind besonders in der Gegend des Foramen ovale und Foramen spinosum belegen, können sich aber auch nach vorn bis zur Basis des Proz. pterygoideus erstrecken. Auch bei Reticulose können Destruktionen in der Schädelbasis vorkommen (Abb. 88), aber bei dieser pflegen sich meistens auch Veränderungen in anderen Teilen der Kalotte zu finden, ebenso wie da, wo die Destruktionen von Metastasen verursacht sind. Für eine exakte Beurteilung von Knochenveränderungen im Boden der mittleren Schädelgrube müssen daher auch andere Faktoren berücksichtigt werden: ob außerdem noch Zeichen einer allgemeinen Drucksteigerung vorliegen, ob die Zerstörung der Schädelbasis mehr die innere oder die äußere Seite betrifft, und ob ein Weichteiltumor im Nasopharynx nachgewiesen werden kann. In der Regel sind außerdem Kontrastuntersuchungen erforderlich (Pneumographie, Angiographie).

Im Boden der vorderen Schädelgrube kommen Druckatrophien des Knochens hauptsächlich bei Olfactoriusmeningeom vor, die sogar, wenn sie auf der einen Seite belegen sind, die vordere Schädelgrube auf dieser Seite dadurch vergrößern können, daß die Crista galli über die entgegengesetzte Seite hinübergebogen wird und die Decke der Orbita auf der Tumorseite gleichsam abgeplattet wird.

Bei Neurofibromatose (RECKLINGHAUSEN) können bisweilen kleine abgerundete Defekte oder Einbuchtungen in der Tabula externa beobachtet werden, die auf Druckusuren vom Neurinom in den periostalen Nerven beruhen.

Dadurch, daß manche Tumore eine intimere Verwandtschaft mit dem Skelet haben als andere, entstehen in solchen Fällen konstantere lokale Druckveränderungen und sie haben ein so typisches Aussehen, daß sie differentialdiagnostischen Wert besitzen. Auf Grund des Aussehens der Knochenveränderungen kann demnach nicht nur die Stelle des Tumors, sondern auch seine Art angegeben werden. Solche Veränderungen

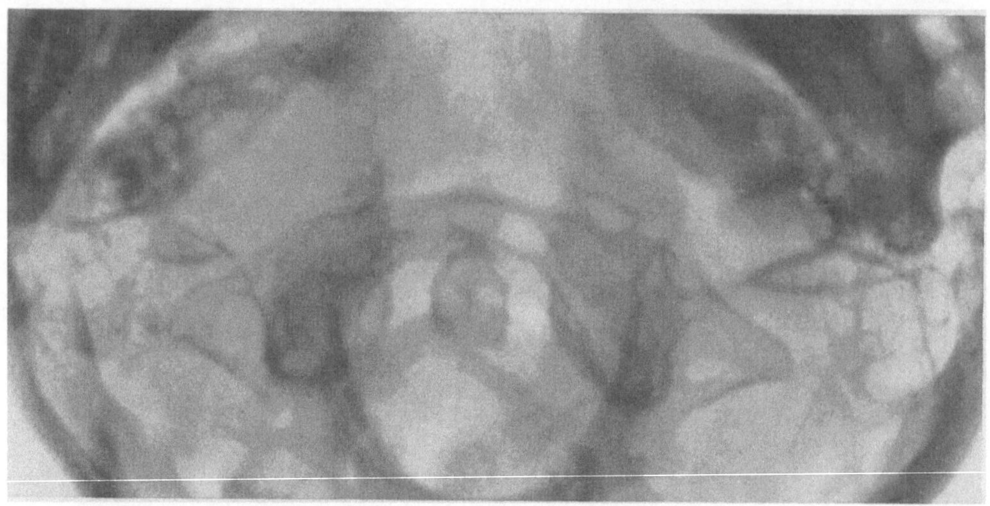

Abb. 20. Meningeom im Foramen jugulare, eine scharfkantige Erweiterung des Foramens verursachend.

entstehen bei Meningeom im Foramen jugulare, die eine scharf abgegrenzte Ausweitung des Foramen verursachen (Abb. 20), bei Ganglion Gasseri-Tumoren, Acusticustumoren, Hypophysentumoren und bei expansiven Prozessen nicht tumorartiger Natur — chronischen subduralen Hämatomen.

a) Acusticustumoren.

Um den Porus und Meatus acusticus int. zu beurteilen, müssen Spezialbilder benutzt werden. Viele derartige sind angegeben. Bilder, nur in einer Projektion aufgenommen, sind für eine vollständige Beurteilung des Aussehens des Meatus unzureichend. Folgende Projektionen geben zusammen ein vollständiges Bild des Meatus: Axialprojektion, das Bild aufgenommen mit dem Patienten in Rückenlage und die Röhre 30° bis 35° scheitelwärts gewinkelt (halbaxiales Rückenlagebild), sowie LYSHOLMS Projektion, der entsprechend, die von STENVERS angegeben wurde. Bei STENVERS' Originalprojektion dreht man den Kopf des Patienten so, daß die Strahlrichtung ungefähr rechtwinklig zur Längsachse der Pyramide geht. Dadurch kommt die Pyramide in relativ großem Abstand von der Filmfläche zu liegen und es ist schwer, genau gleiche Projektionen auf beiden Seiten und bei verschiedenen Untersuchungen zu bekommen. Von diesen Gesichtspunkten aus ist die von LYSHOLM angegebene Projektion besser. Die Schädelseite liegt bei dieser gegen die Kasette und die Röhre wird etwa 30° occipital und 10—12° distal gewinkelt. Für alle Projektionen gilt dasselbe, nämlich, daß die in dem speziellen Falle erforderlichen Strahlrichtungen erst berechnet werden können, wenn die präliminären Bilder geprüft worden sind. Der Meatus soll in jeder Projektionsrichtung frei von anderen Skeletteilen projiziert werden. Im allgemeinen kann man sagen, daß der Kopf bei den axialen

Projektionen nicht ganz so weit nach hinten gebeugt werden soll, wie im vorhergehenden auf S. 2 für das axiale Übersichtsbild der Schädelbasis angegeben wurde. Es ist notwendig, den Meatus in allen erwähnten Richtungen zu studieren, weil eventuell Veränderungen in manchen Fällen nur in einer bestimmten Projektion wahrgenommen werden können. Der Meatus hat normal oft nicht genau gleiche Weite auf beiden Seiten, und der Unterschied kann bis zu 2—3 mm betragen (Abb. 21). In dem halbaxialen Rückenlagebild hat der Meatus normalerweise Flaschenform, d. h. er ist gegen die Mündung

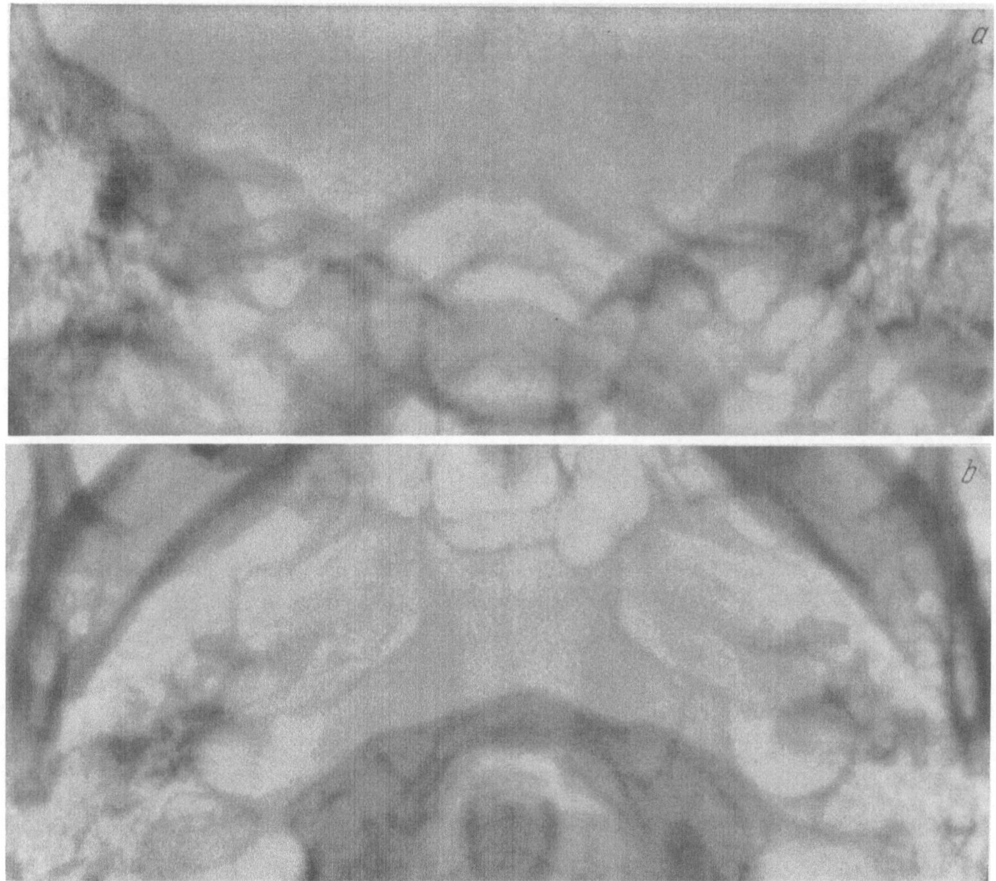

Abb. 21 a u. b. Normale Variationen des Porus acust. int. Axialbild (b) und halbaxiales Rückenlagebild (a).

hin schmäler. Dasselbe gilt für die modifizierte Stenvers-Projektion. Auf einem Axialbild hat der Porus dagegen in der Regel ein etwas anderes Aussehen und kann oft eine gewisse Trichterform zeigen. Bei einer durch einen Acusticustumor verursachten Erweiterung des Porus bekommt dieser in der Regel auch in der einen oder in den beiden anderen Projektionen Trichterform. Ein völlig im Meatus gelegener Tumor kann wohl eine Ausweitung des Meatus ergeben, jedoch nicht eine der Mündung selbst, und die Flaschenform bleibt dabei in gewisser Weise bestehen. Der tiefe Teil des Meatus wird indessen runder. Bevor eine deutliche Erweiterung des Meatus wahrgenommen werden kann, entsteht in manchen Fällen eine Destruktion der Corticaliswände im Meatus. Wenn die Veränderung hochgradiger geworden ist, ist nicht nur der Porus und Meatus erweitert und die Wände destruiert, sondern die Destruktion umfaßt ebenfalls größere oder kleinere Gebiete nahe gelegener Teile der Pyramide, eventuell sogar der einen Seite des Dorsum sellae (Abb. 23). Unter unserem Material von 296 Fällen von Acusticustumor fanden sich in 85% Knochenveränderungen. In den 15%, in denen keine Knochenveränderungen bei Röntgenuntersuchung festgestellt waren, konnte man ebensowenig bei der Operation mit Ausnahme von einem Fall irgendeine makroskopische Ausweitung des Porus wahrnehmen. Eine Beziehung zwischen der Größe des Tumors und der Knochenveränderung findet sich in diesem Material nicht. Mithin gibt es große Tumoren ohne

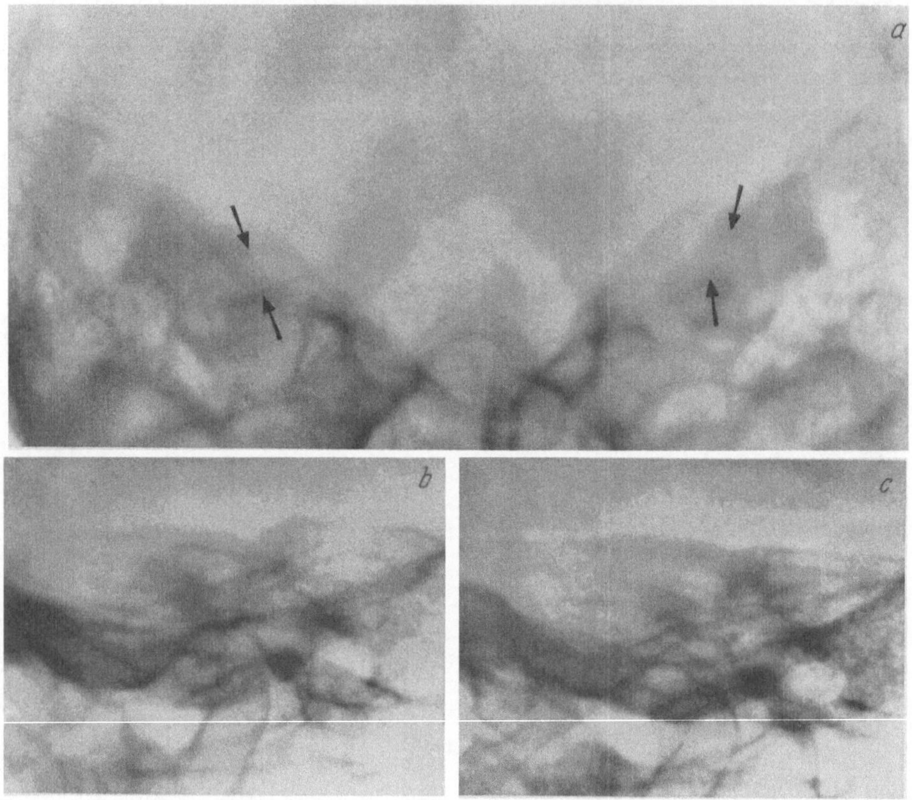

Abb. 22a—c. Linksseitiger Acusticustumor. a) Halbaxiales Rückenlagebild. Linker Porus erweitert, hat nicht wie der rechte „Flaschenform". b) Rechte Seite. c) Linke Seite. In dieser Projektion sieht man keine deutliche Erweiterung des linken Porus, aber Destruktion der Corticalis.

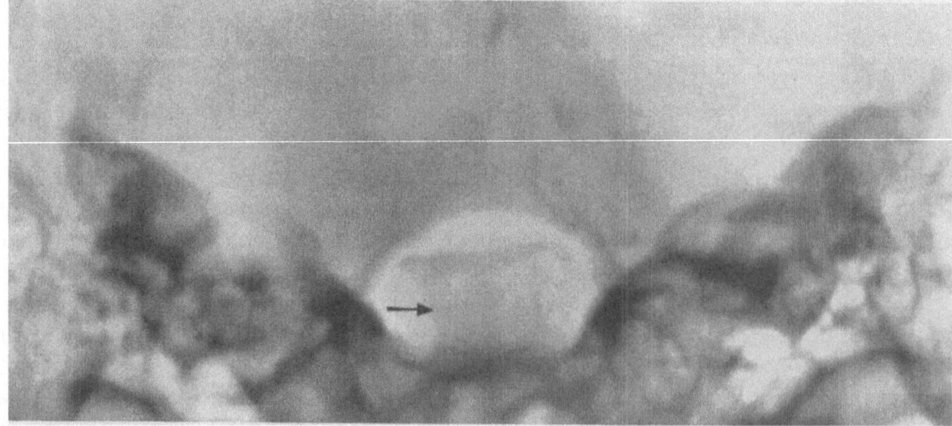

Abb. 23. Rechtsseitiger Acusticustumor mit großer Destruktion des Porus und Meatus sowie „Aushöhlung" der rechten Seite des Dorsum sellae.

Ausweitung des Meatus und kleine Tumoren mit starker Erweiterung. Diese Erfahrung stützt demnach die Auffassung, daß Acusticustumoren ihren Ursprung auch in den zentralen Teilen des Nervus acusticus haben können (was Brunner mediale Acusticustumoren nennt.) Eine einseitige Erweiterung des Porus acusticus int. haben wir niemals

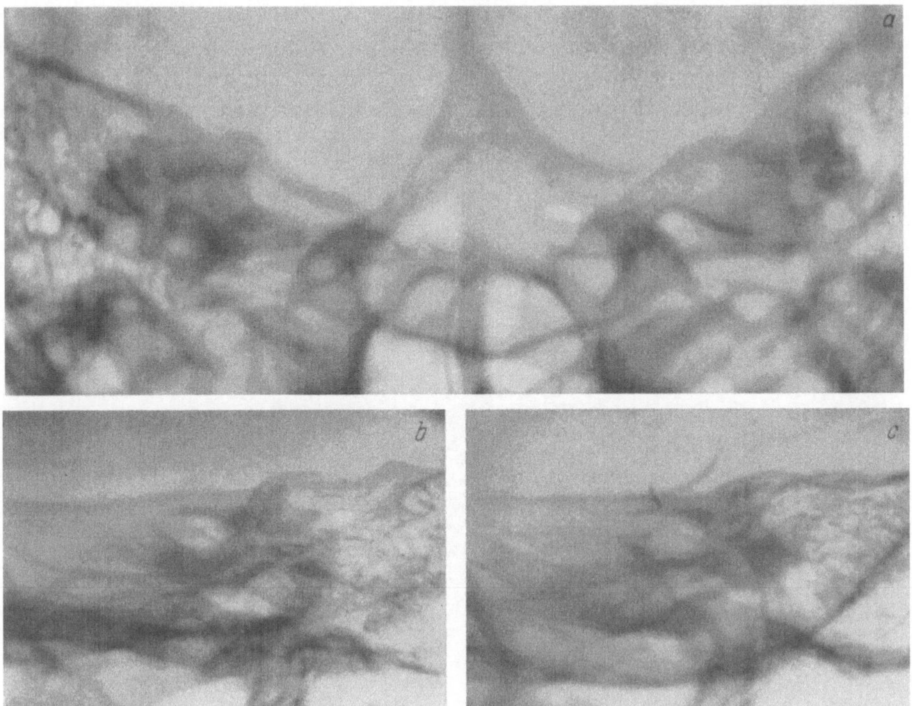

Abb. 24 a—c. Linksseitiger Acusticustumor. Die Erweiterung des linken Meatus erscheint am besten auf dem halbaxialen Rückenlagebild (a), aber auch auf Bild c). Die Mündung ist nicht deutlich erweitert.

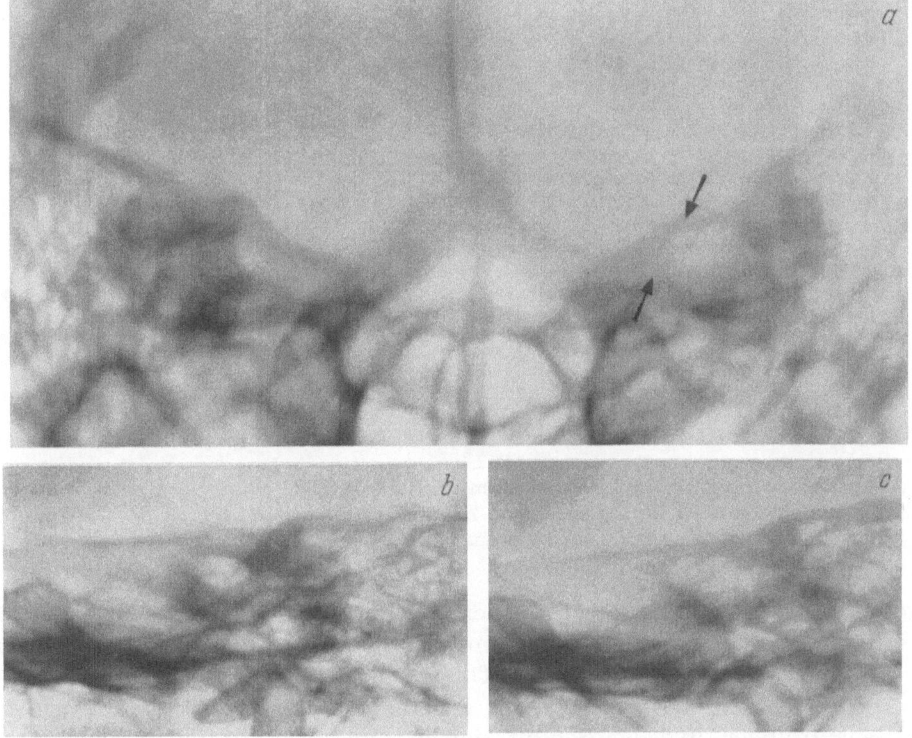

Abb. 25 a—c. Derselbe Patient, 2 Jahre später. Ungewöhnlich schnelles Fortschreiten. Auch die Mündung ist nun erweitert (a) als Zeichen dafür, daß der Tumor nun durch den Porus hinauswächst; (c) zeigt dasselbe nicht so klar.

bei einem anderen Tumor als dem Acusticustumor beobachtet, dieses Symptom kann also als pathognomonisch angesehen werden und hat anderen Kleinhirnbrückenwinkeltumoren gegenüber differentialdiagnostische Bedeutung. In der Literatur finden sich viele abweichende Angaben über den Wert von Röntgenuntersuchungen bei diesen

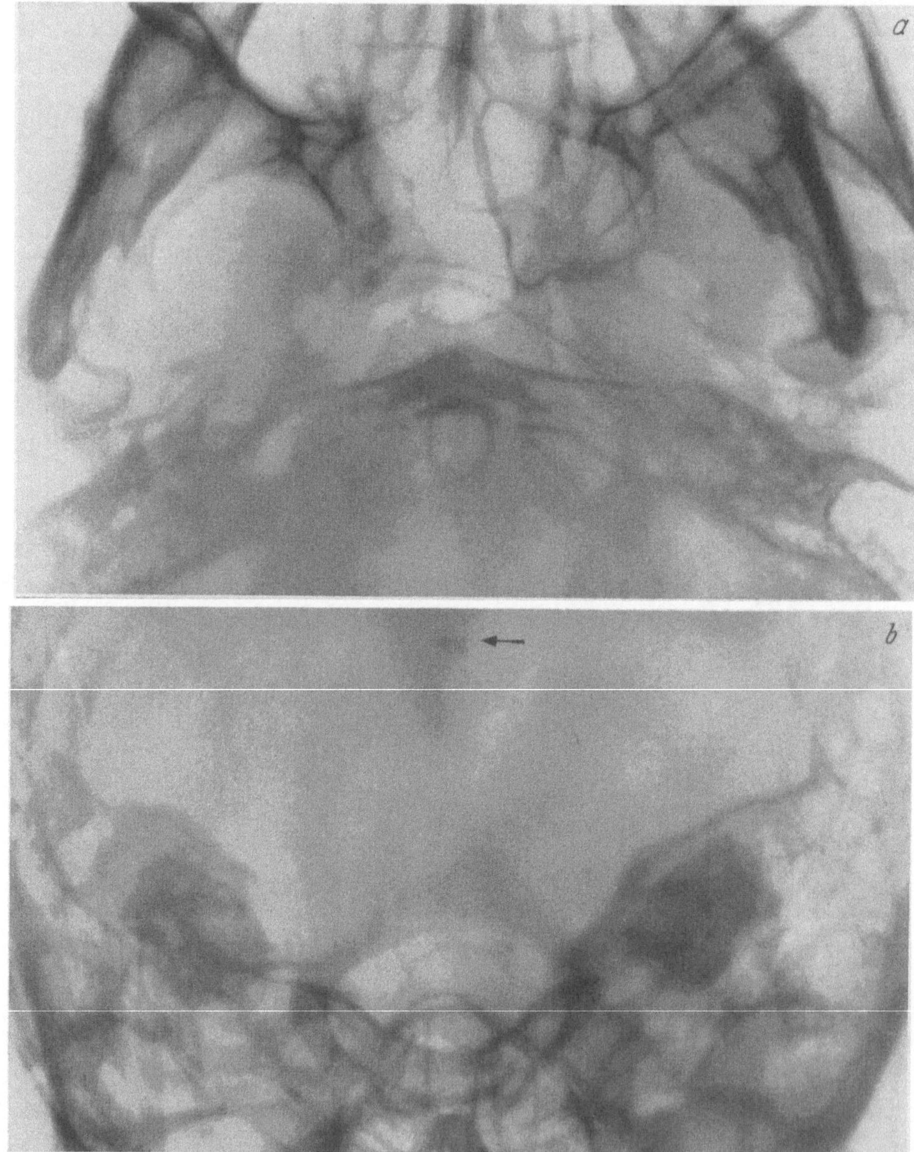

Abb. 26a u. b. Scharfkantiger Defekt in der rechten mittleren Schädelgrube rechterseits beim Trigeminusneurinom. Die Pyramidenspitze ist destruiert zum Zeichen für das Hinabwachsen des Tumors auch in die hintere Schädelgrube. Das Corpus pineale ist nicht seitenverschoben.

Tumoren. So ist Listwan-Susser (1947) der Meinung, daß ein erweiterter Porus röntgenologisch selten wahrgenommen werden kann, Bailey (1948), daß Röntgenuntersuchung selten eine Hilfe bei der Diagnose ist, Olsen und Horrax sind ungefähr derselben negativen Ansicht. Auf Grund unserer eigenen Erfahrungen können wir aus dergleichen Behauptungen nur den Schluß ziehen, daß die Betreffenden keine zufriedenstellende röntgenologische Untersuchungstechnik besitzen oder keine genügende Erfahrung haben.

b) Ganglion Gasseri-Tumoren.

Ein Neurinom, das von Ganglion Gasseri ausgeht, wird durch die über ihm liegende Dura und das Ligamentum clino-petrosum gegen den Knochen gedrückt. Dies dürfte die Erklärung dafür sein, daß diese Tumoren die Veranlassung zu einem scharfen, wohl abgegrenzten Defekt im Boden der mittleren Schädelgrube geben, entsprechend der Impressio trigemini und einem größeren oder kleineren Gebiet benachbarter Teile, gewöhnlich der Gegend des Foramen ovale und spinosum (Abb. 26). In manchen Fällen streckt sich der Tumor so weit nach vorn, daß ein scharfkantiger, gleichsam ausgestanzter Defekt im hinteren Teil der Orbita entsteht (Abb. 27). Der kleine Keilbeinflügel kann etwas nach oben verschoben werden. Druckveränderungen können auch in dem gegen den Tumor gewandten Teil des Dorsum sellae vorkommen. Einen Knochendefekt von

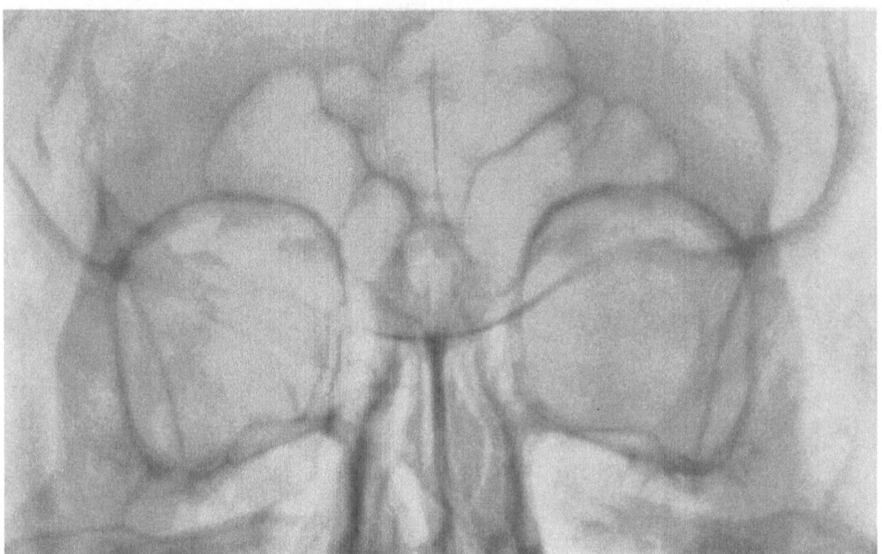

Abb. 27. Trigeminusneurinom mit scharfkantigem Defekt im hinteren Teil der linken Orbita.

derartigem ausgestanzten Aussehen im Boden der mittleren Schädelgrube haben wir niemals bei anderen basalen Tumoren beobachtet. Wenn die hintere obere Kante der Pyramide gleichfalls defekt ist oder wenn sich ein Defekt im Apex findet, ist dies ein Zeichen dafür, daß der Tumor in die hintere Schädelgrube hinabwächst. Ein Defekt in der oberen Pyramidenkante berechtigt indessen an und für sich nicht zur Diagnose Neurinom, weil eine solche Veränderung auch bei Meningeomen vorkommen kann, die auf der oberen Pyramidenkante reiten.

c) Hypophysenadenom.

Die Sella turcica hat normalerweise ziemlich variierende Form. In manchen Fällen ist sie ziemlich rund, in anderen flacher, länger und tiefer. Es besteht ein gewisser Zusammenhang mit der allgemeinen Schädelform, so daß die rundere Sellaform in der Regel bei Brachycephalie vorkommt, während die langgestreckte Form sich bei Dolichocephalie findet. Im allgemeinen wird die Länge der Sella bei Erwachsenen normalerweise mit 12—15 mm und die Tiefe mit 10—12 mm angeben. Verschiedene gründlichere Meßmethoden sind veröffentlicht worden, um die normale Größe der Sella zu bestimmen, haben aber nach der Erfahrung des Verfassers, wie die erwähnten Maße, relativ begrenzten Wert. Irgendeine Parallelität zwischen der Größe der Sella und der Größe der Hypophyse braucht ebenfalls nicht vorhanden zu sein. Auffallend kleine Sella scheint jedoch bei Myotonia atrophica vorzukommen.

Intraselläre Tumoren haben ihr Expansionszentrum in der Sella. Sie vergrößern sie also dadurch, daß der Sellaboden basal verschoben wird, das Dorsum sellae nach hinten, Proc. clin. ant. eventuell aufwärts. Die Corticalisbegrenzungen der Sella sind lange beibehalten (zum Unterschied von den Verhältnissen bei allgemeinem gesteigertem Druck). Extraselläre Geschwülste dagegen, die die Sella beeinflussen, drücken auf diese von der Seite her oder von oben. Die Druckveränderungen sind im ersteren Fall mehr nach der einen Seite hin lokalisiert: einseitige Zerstörung des Dorsum, Druckusur des einen Proc. clin. ant., eventuell Vergrößerung der einen Sellaseite. Supraselläre Tumoren üben ihren Druck von oben her aus. Das Dorsum wird also von oben zerstört. Der Proc. clin. ant. ist zugespitzt und hinunter gegen die Sella gedrückt. Der Sellaeingang wird eventuell erweitert. Diese Beschreibung der Veränderungen ist zwar schematisch,

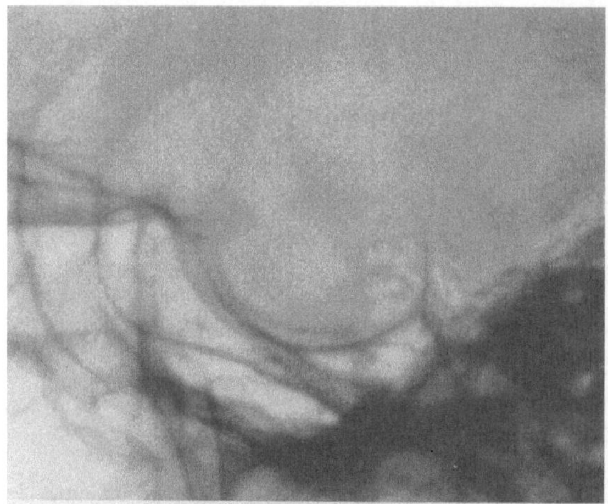

Abb. 28.
Sellaveränderungen bei chromophobem Adenom (schalenförmige Sella).

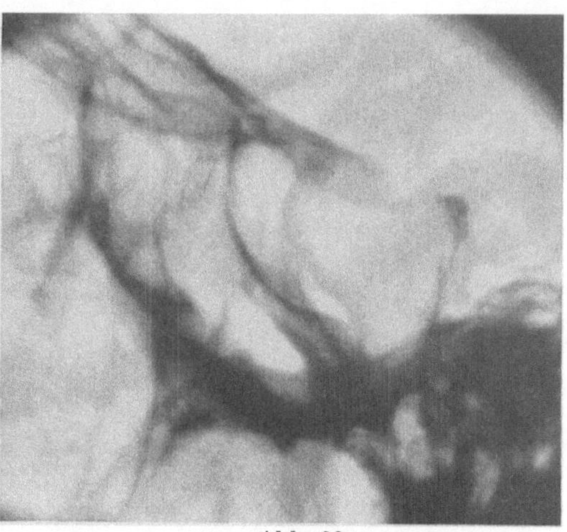

Abb. 29.
Sellaveränderungen bei acidophilem Adenom. Der Sellaeingang ist unbedeutend erweitert.

verhilft aber in der Mehrzahl der Fälle zu einer richtigen Auffassung der Ursachen der beobachteten Veränderungen. Es kann jedoch auch einseitige Entwicklung eines Hypophysenadenoms vorkommen. So kann ein Adenom aus der Sella herauswachsen und ausschließlich auf der einen Seite gelegen sein oder es kann heraufwachsen und der supraselläre Teil des Tumors kann vollständig dominieren. In diesen Fällen erhält die Skeletveränderung somit nicht das typische Aussehen eines Hypophysenadenoms, sondern die Sellaveränderung gleicht eventuell ganz der, die bei einem parasellären oder einem suprasellären Tumor vorkommt.

Die Sellaveränderungen, die sich bei *chromophoben* bzw. *chromophilen* Adenomen finden, weisen gewisse Verschiedenheiten auf, die es in vielen Fällen möglich machen, schon allein aus dem Aussehen des Skeletes diese Adenome voneinander zu unterscheiden. Die *chromophilen* Tumoren verschieben hauptsächlich den Sellaboden: das Dorsum sellae ist gewöhnlich besser erhalten als bei chromophoben Adenomen. Es ist nach hinten verschoben und weil der Sellaboden basal verschoben ist, wird das Dorsum auffallend lang. Der Sellaeingang ist nicht oder nur ganz unbedeutend erweitert. Diese Tumoren haben eine Tendenz, in die Sinus sphenoidales hineinzuwachsen, und können sogar weiter vorwachsen. Die *chromophoben* Adenome dagegen legen mehr den Grund zu einer Vergrößerung der Sella in der Richtung von vorn nach hinten, und der Sellaeingang wird erweitert. Das Dorsum sellae ist mehr oder weniger zerstört, was wahrscheinlich mehr auf den suprasellär gelegenen Teilen des Adenoms beruht als auf den in der Sella gelegenen Teilen des Tumors. Die beschriebenen Veränderungen bringen außerdem mit sich, daß im allgemeinen bei den chromophoben Adenomen der Winkel zwischen der vorderen Sellawand und dem Planum sphenoidale stumpf ist, während dieser Winkel bei den chromophilen spitzer ist. Das Vorhergehende kann schematisch dahingehend zusammengefaßt werden, daß die Sella bei chromophilem Adenom ballonförmig wird (Abb. 29), bei chromophoben aber schalenförmig (Abb. 28). Ein erstes Zeichen dafür, daß ein Hypophysenadenom eine Tendenz hat, vorwärts zu wachsen, ist, daß die Knochenspange zwischen Foramen opticum und Fissura orbitalis sup. verschwindet. Die innersekretorischen Störungen, die esosinophile Adenome begleiten (Akromegalie), zeigen sich, was den Schädel anbelangt, außerdem in einer Verdickung der Kalotte, großem vorbuchtenden Frontalsinus und einer kräftigen Protuberantia occipitalis externa (Abb. 30).

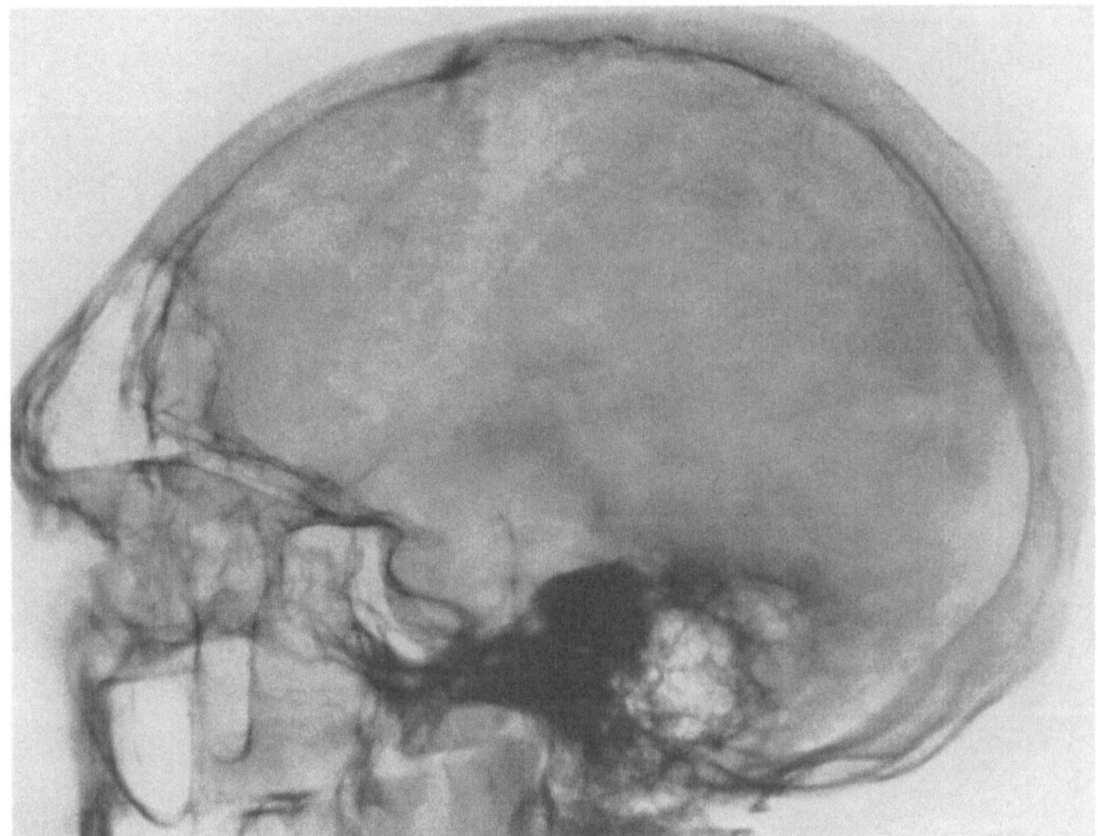

Abb. 30. Aussehen des Schädels bei Akromegalie.

Bei den chromophoben Adenomen können die Zerstörungen der Sellaregion so groß werden, daß alles Charakteristische verlorengeht und die Destruktion nicht von denen, die bei suprasellären Tumoren entstehen, unterschieden werden kann. Die *basophilen* Adenome rufen in gewöhnlichen Fällen keine röntgenologisch nachweisbaren Veränderungen der Sella hervor.

d) Chronisches juveniles Subduralhämatom.

Während ein Subduralhämatom bei Erwachsenen zu keinen Kalottenveränderungen führt, entstehen solche, wenn das Hämatom in frühem Alter entsteht. Das Hämatom ist gewöhnlich auf die Temporalregion lokalisiert, und die Skeletveränderung besteht in einer Vergrößerung der mittleren Schädelgrube: die vordere Wand biegt sich vorwärts. Der kleine Keilbeinflügel wird mehr oder weniger aufwärts verschoben, besonders in den lateralen Teilen. Die Temporalregion buchtet sich lateral aus. Der Knochen in diesem ausgebuchteten Teil der Kalotte ist dünner als im übrigen. In manchen Fällen streckt sich das Hämatom weiter hinauf, bisweilen auch hinüber in die vordere Schädelgrube. Die Ausbuchtung und die Verdünnung der Kalotte streckt sich in solchen Fällen also auch höher hinauf oder weiter vor, aber solche Fälle scheinen relativ selten zu sein. Bei einem Kinde kommt praktisch genommen intrakraniell niemals irgendeine so langsam wachsende expansive Bildung vor, und die Druckveränderungen, die von dem Hämatom verursacht sind, werden daher auch hochgradiger, als man es in anderen Fällen beobachten kann. Dadurch konnte man beinahe sagen, daß die beschriebenen Veränderungen für ein chronisches Subduralhämatom pathognomonisch sind (Abb. 31).

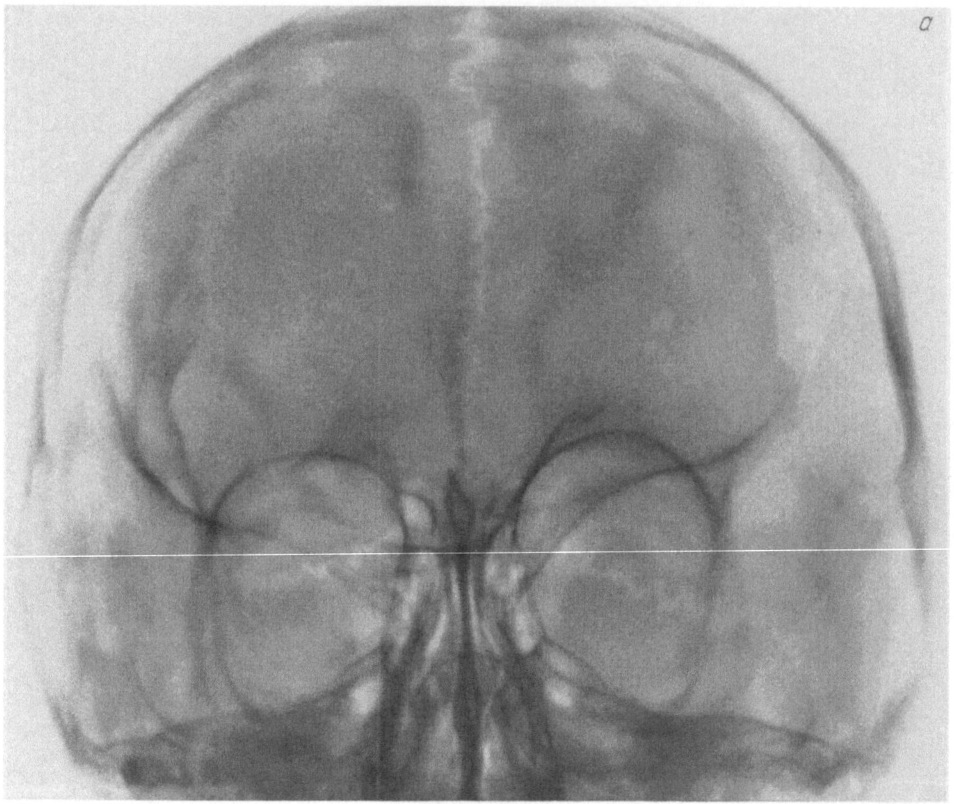

Abb. 31 a.

5. Intrakranielle Verkalkungen.

Die intrakraniellen Verkalkungen sind teilweise solche, die — soweit man weiß — keine klinische Bedeutung haben, teilweise solche, die in Tumoren oder in gewissen nicht neoplastischen Neubildungen wie Tuberculom, Aneurysma, alten Abscessen oder nach Blutungen aufkommen. Die erstere Art umfaßt Verkalkungen im Corpus pineale, dem Plexus chorioideus sowie in verschiedenen Teilen der Dura.

a) Nicht pathologische Verkalkungen.

α) Duraverkalkungen.

Verkalkungen in der Dura sind ziemlich gewöhnlich und können an jeder beliebigen Stelle vorkommen, treten aber vorzugsweise an bestimmten Stellen auf. So sieht man längs der Wand des Sinus long. sup. sehr oft Verkalkungen. Ihre Lage entspricht vor allem dem mittleren Sinusdrittel, und auf Bildern, die in a. p. oder p. a. Richtung genommen wurden, bilden diese Verkalkungen somit gleichsam ein „V“ mit der Spitze

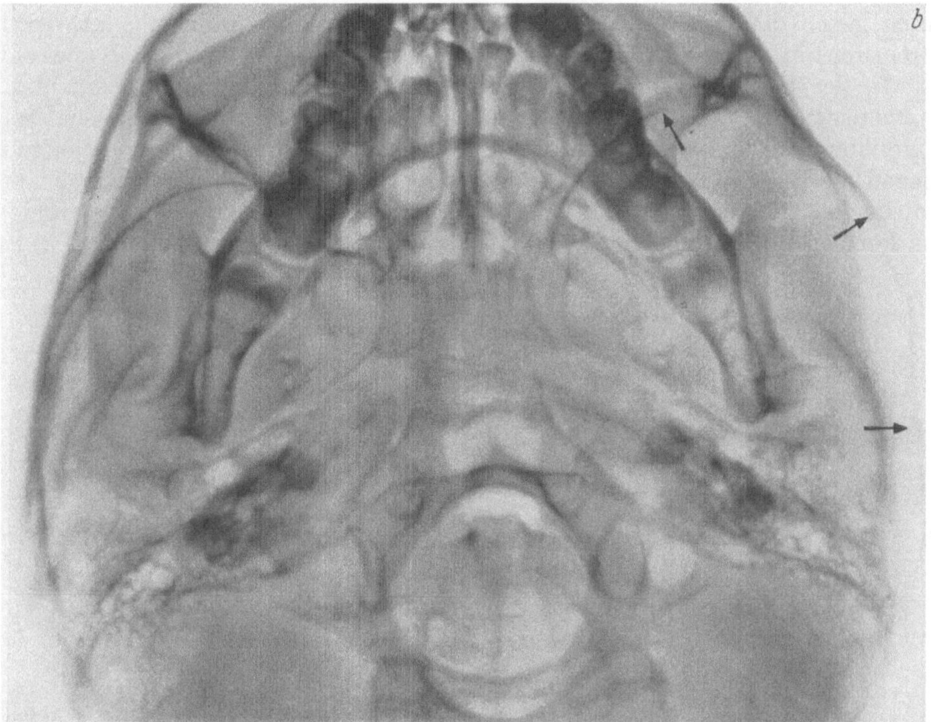

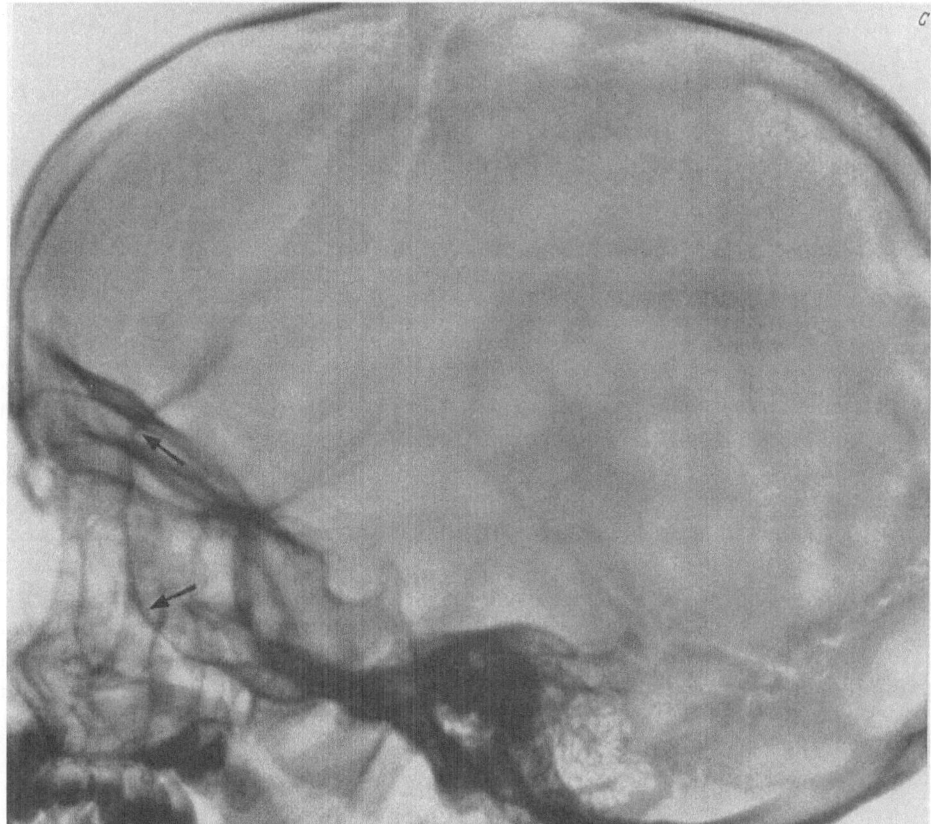

Abb. 31 a—c. Schädelveränderungen bei chronischem juvenilen Subduralhämatom linkerseits. a) Der kleine Keilbeinflügel ist nach oben verschoben. Die linke Temporalregion buchtet sich lateral aus, was besser zu sehen ist auf b) Axialbild. Hier sieht man auch die Verschiebung der vorderen Wand der mittleren Schädelgrube nach vorn, so wie auf dem Seitenbild c).

nach innen gegen den Schädel (Abb. 32). Ein anderer gewöhnlicher Platz ist in Falx cerebri (meistens in den vorderen oder mittleren Teilen), wo oft wirkliche Knochenbildung entsteht. In der Regel liegen diese Knochenbildungen auf der einen Seite der beiden Blätter, aus denen die Falx besteht. Die gegen die Falx gewandte Fläche der Verknöcherung ist vollkommen gerade und dann streckt sich die Verknöcherung mehr oder weniger hinein gegen die Hemisphäre. Ab und zu finden sich solche Verknöcherungen mit Ausgang von beiden Blättern der Falx und dann erscheint im Bilde eine vertikale Spalte zwischen den Verknöcherungen. Die Falx ist so fest fixiert, daß irgendeine Verschiebung

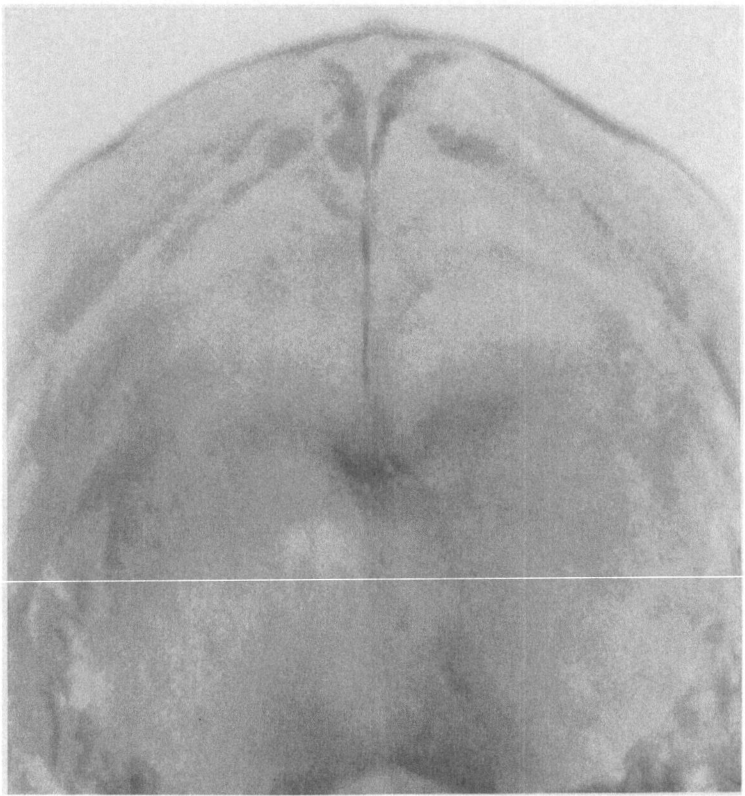

Abb. 32. Verkalkungen der Dura längs der Wand des Sinus long. sup. und in der Falx.

sogar bei großen expansiven Prozessen nicht zu entstehen pflegt, und die Lage der Verkalkungen oder Verknöcherungen in der Falx kann somit keinen Aufschluß geben, ob ein intrakranieller expansiver Prozeß vorliegt oder nicht. In der Dura um die Sella turcica herum entwickeln sich auch sehr oft Verkalkungen oder Verknöcherungen, besonders im Ligamentum clino-petrosum und im Diaphragma sellae. In der freien Kante des Tentorium können hin und wieder größere oder kleinere Verkalkungen oder Verknöcherungen beobachtet werden, aber diese sind nicht ebenso häufig (Abb. 33). In den Pacchionigranulationen kommt nicht selten Kalk in solcher Ausdehnung vor, daß dieser bei Röntgenuntersuchung nachgewiesen werden kann. Manchmal bestehen diese Verkalkungen aus kleinen mehr oder weniger dicht gelagerten Körnern, aber nicht selten bilden sie zusammenhängende, ovale, Bohnengröße erreichende Verkalkungen in der Einbuchtung der Tabula interna der Kalotte, die ein Pacchionigrübchen bildet.

β) Verkalkungen im Plexus chorioideus.

Verkalkungen von solcher Dichte, daß sie durch Röntgenuntersuchung zu beobachten sind, können an jeder beliebigen Stelle im Plexus der Seitenventrikel auftreten, manchmal auch im Plexus des 3. Ventrikels, sind aber, so weit der Verfasser weiß, nicht in dem des 4. Ventrikels beobachtet worden. In der Regel liegen die Verkalkungen im Glomus, können aber in seltenen Fällen über den ganzen Plexus zerstreut sein, so daß man ein Bild von deren vollständiger Ausdehnung in den Seitenventrikeln erhalten kann. In manchen Fällen sehen die Verkalkungen wie viele kleine übereinander gelagerte Fleckchen aus, in anderen Fällen mehr wie ein Knäuel ringförmiger Schatten. Gewöhnlich sind sie bilateral, aber nicht selten kommen sie nur auf einer Seite vor. In einer

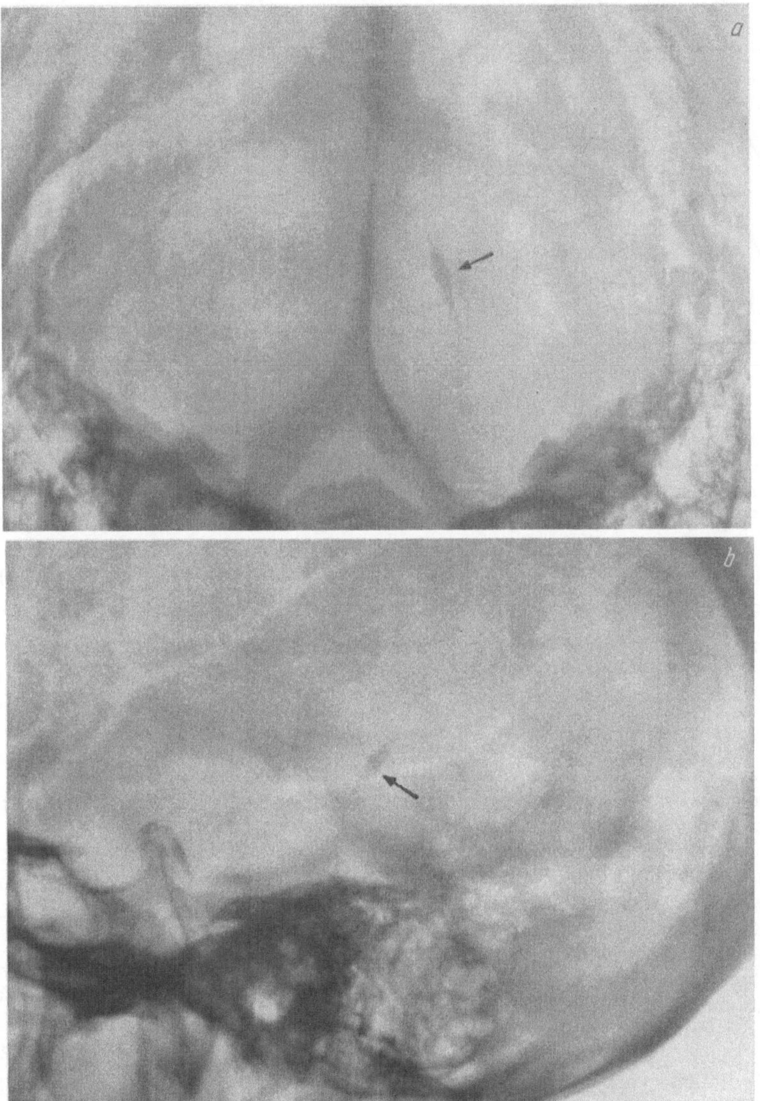

Abb. 33 a u. b. Verkalkungen in der Tentoriumkante.

Serie von 250 Schädeluntersuchungen konnten in ungefähr 10% Plexusverkalkungen beobachtet werden. Bei Personen unter 40 Jahren fanden sich in 2% Verkalkungen, bei denen über 40 Jahren ungefähr 18%. Gewöhnlich liegt der Glomuskalk auf einem Seitenbild des Schädels, ungefähr 1 cm hinter und $^1/_2$ cm oberhalb des Corpus pineale. Der Abstand zwischen den Verkalkungen auf einem A. P.-Bild ist ungefähr 5 cm. Dies Maß ist natürlich kein absoluter Wert und variiert etwas je nach der Form des Schädels. Auf einem halbaxialen Rückenlagebild liegen demnach die Glomusverkalkungen und die Verkalkungen im Corpus pineale in der Ecke eines gleichschenkligen Dreiecks und mit dem Corpus pineale in der Spitze des stumpfen Winkels. In der Regel sind die Verkalkungen über das ganze Glomus verbreitet und haben auf beiden Seiten die gleiche Ausdehnung, aber in bestimmten Fällen kommt eine asymmetrische Verteilung des Kalkes vor. Dies kann die irrige Auffassung hervorrufen, daß der eine Plexus disloziert ist. Dieser Umstand scheint beinahe allen, die sich mit Plexusverkalkungen und deren Bedeutung für die Tumordiagnostik beschäftigt haben, entgangen zu sein. So wird in dem sehr verbreiteten Lehrbuch von SCHINZ angegeben, daß diese Verkalkungen insoweit diagnostische Bedeutung haben, als die verschiedene Lage des Kalks auf den beiden Seiten entweder auf einen expansiven Prozeß oder eine einseitige Gehirnatrophie hindeutet. Dies ist ein Schluß, der nach unseren Erfahrungen nicht aus solch einem Umstand gezogen werden kann. Die Glomusverkalkungen können normal einen Höhenunterschied von mehr als 1 cm haben, und da so bedeutende Variationen vorkommen können, kann nur die Encephalographie entscheiden, ob die Verkalkungen asymmetrisch im Glomus liegen oder ob eine wirkliche Glomusdislokation als Folge eines intrakraniellen expansiven Prozesses vorliegt. Eine andere Fehlerquelle ist technischer Natur. Ist die eine Verkalkung weiter vorn gelegen als die andere, so kommt sie auf einem halbaxialen Rückenlagebild auf Grund der gewinkelten Projektion scheinbar tiefer zu liegen als die andere. Liegt die Verkalkung in Wirklichkeit nicht nur weiter vorn, sondern auch höher, so wird der Höhenunterschied in einer solchen Projektion noch größer. Ein Nachweis von Verkalkungen im Plexus berechtigt nicht ohne weiteres zu der Schlußfolgerung, daß der Betreffende eine Toxoplasmoseinfektion gehabt hat, wenn auch bei Toxoplasmose Verkalkungen im Plexus in vielen Fällen nachgewiesen werden können.

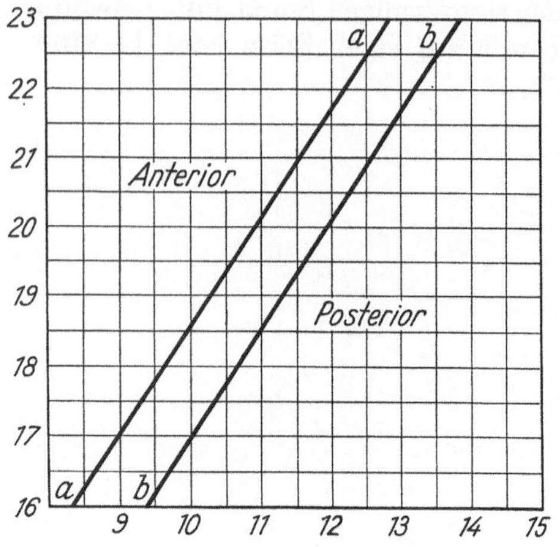

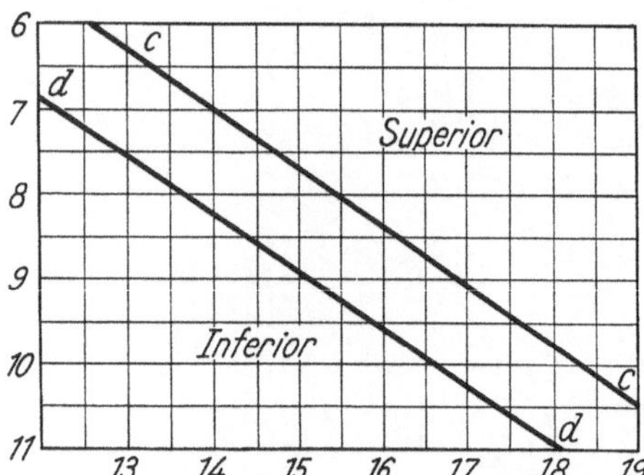

Abb. 34. Diagramm über die Lage des Corpus pineale nach VASTINE und KINNEY (nach SCHWARTZ und COLLINS). Folgende Maße sind genommen vom Corpus pineale zu: *1* dem entferntesten Punkt der Tabula interna des Frontale, *2* dem entferntesten Punkt der Tabula interna des Occipitale, *3* der Innenseite der Kalotte beim Vertex, *4* dem tiefsten Punkt der hinteren Schädelgrube. Im Diagramm (*a*) ist *1* als Abszisse eingesetzt und die Summe von *1* und *2* als Ordinate. Im Diagramm (*b*) ist *3* als die Ordinate und die Summe von *3* und 4 als Abszisse eingesetzt. Liegt das Corpus pineale zwischen den Linien der Diagramme, so wird die Lage als normal angesehen.

γ) Verkalkungen im Corpus pineale.

Im Corpus pineale gibt es oft Verkalkungen, ungefähr zu 55 % bei Fällen über 20 Jahren. Die Verkalkungen bestehen aus kleinen Flecken, entweder vereinzelten oder in Form kleinerer oder größerer Konglomerate. Wird eine Pneumographieuntersuchung gemacht, so ist ersichtlich, daß diese Verkalkungen rund um den Recessus pinealis gesammelt liegen. In anderen Fällen gibt es eine kleine bogenförmige Verkalkung. Diese zeigt sich bei Pneumographie entlang der hinteren Wand des 3. Ventrikels zwischen der Basis des Recessus suprapinealis und der oberen Wand des Recessus pinealis gelegen. Eine ähnliche bogenförmige Verkalkung entlang der unteren Wand des Recessus pinealis kann auch vorkommen. In Ausnahmefällen tritt eine bogenförmige Verkalkung hervor, gelegen rund um den hinteren Pol des Corpus pineale, also mit der Konkavität vorn. Manchmal findet sich auch eine Kombination der 2 Verkalkungstypen. Schließlich findet man in gewissen Fällen bloß eine streifenförmige Verkalkung längs dem Boden des Recessus suprapinealis.

In der Literatur finden sich verschiedene Angaben darüber, daß eine Verschiebung des Corpus pineale wertvolle Aufschlüsse darüber geben kann, ob ein intrakranieller pathologischer Prozeß vorliegt oder nicht. Verschiebungen des Corpus pineale sind demnach bei expansiven Prozessen beobachtet worden. Dagegen ist es ungewöhnlich, daß atrophische Prozesse und Schrumpfungen des Corpus pineale gegen den pathologischen Prozeß hin dislozieren. Das Corpus pineale liegt normal in der Mittellinie und eine Lateralverschiebung des Corpus pineale kann daher mit ziemlich großer Sicherheit bestimmt werden. Die Verkalkungen brauchen indessen keine symmetrische Lage in der Epiphyse zu haben, was manchmal den scheinbaren Eindruck einer Verschiebung machen kann. Dagegen ist die Lage des Corpus pineale in Richtung von vorn nach hinten oder von oben nach unten ziemlich großen normalen Variationen unterworfen. VASTINE und KINNEY haben ein Schema für die Bestimmung der normalen Lage des Corpus

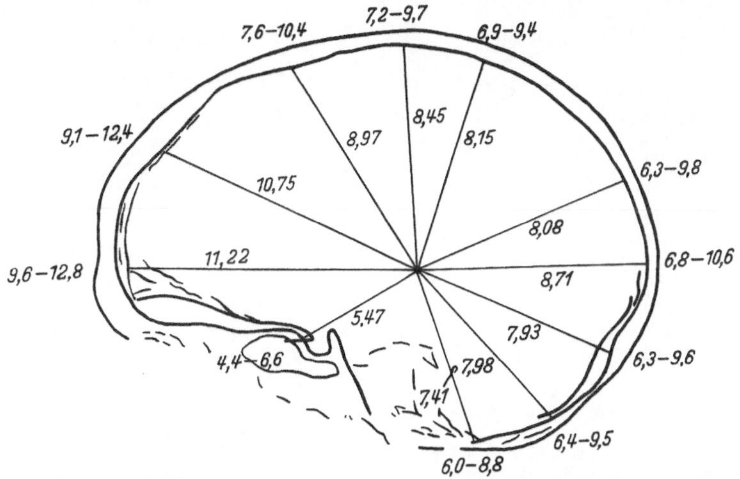

Abb. 35. Diagramm über die Lage des Corpus pineale nach LILJA. Die äußeren Zahlen bezeichnen die Variationsbreite ± *3* sigma, die inneren die Mittelzahl.

pineale gegeben (Abb. 34). Die Maße, die sie angeben, sind genommen vom Corpus pineale bis: 1. dem entferntesten Punkt der Tabula interna auf dem Stirnbein, 2. dem entferntesten Punkt der Tabula interna auf dem Hinterhauptbein, 3. zur Tabula interna des Scheitelbeins an der Schädelspitze, 4. „The level of the base of the skull". Auf dem Bild, das deren Originalpublikationen beigegeben ist, scheint darunter der Abstand vom Corpus pineale zu einer Linie verstanden zu sein, die die oberen Punkte der vorderen und hinteren Begrenzung des Foramen magnum vereinigt — Punkte, die sehr oft nur auf Tomographiebildern exakt gemessen werden können. Spätere Verfasser geben an, daß das Maß zur Tabula interna im tiefsten Teil der hinteren Schädelgrube genommen werden soll. LILJA hat auf der Grundlage einer statistischen Erfassung der Lage des Corpus pineale in 200 Fällen ein anderes Schema angegeben (Abb. 35). Nach der Ansicht des Verfassers haben beide Methoden nur einen begrenzten Wert, weil die Lage des Corpus pineale großen normalen Variationen unterworfen ist. Dieses kann auch verschoben sein, ohne daß der abgemessene Abstand außerhalb des als normal Angesehenen liegt. Keine Meßmethode berücksichtigt, daß die Verkalkungen in verschiedenen Teilen des Corpus pineale oder in dessen unmittelbarer Umgebung gelegen sein können. Das Vorkommen einer Seitendislokation hat dagegen als Zeichen eines intrakraniellen pathologischen Prozesses ganz anderen Wert, da das Corpus pineale normalerweise stets in der Mittellinie liegt. In welchem Teil der Schädelhöhle ein Tumor auch liegen mag, kann er das Corpus pineale verschieben (selbst Tumoren, die unter dem Tentorium gelegen sind, sie verschieben jedoch nicht so häufig das Corpus pineale wie die, die oberhalb des Tentoriums liegen). Aus der Verschiebung des Corpus pineale kann also kein anderer Schluß auf die Lage des expansiven Prozesses gezogen werden als der, auf welcher Seite der pathologische Prozeß liegt.

b) Pathologische intrakranielle Verkalkungen.

Die pathologischen intrakraniellen Verkalkungen haben sehr wechselndes Aussehen. Mit nodulären Verkalkungen werden in dieser Arbeit kleine, ungefähr stecknadelkopfgroße oder etwas größere, fleckenförmige Verkalkungen bezeichnet. Kleinere Kalkkörner als diese werden granuläre genannt. Die Verkalkungen, die in einer Kapsel oder einer Cystenwand liegen und also den Eindruck einer verkalkten Schale machen, werden als cystische bezeichnet. In tangentiellen Projektionen sehen sie wie bogenförmige, relativ dünne Verkalkungen von längerer oder kürzerer Ausdehnung aus. Tumorverkalkungen gehören in der Regel zu einer dieser Typen. Verkalkungen in den Gefäßwänden sind streifenförmig und in der Regel dünner als die übrigen Verkalkungen.

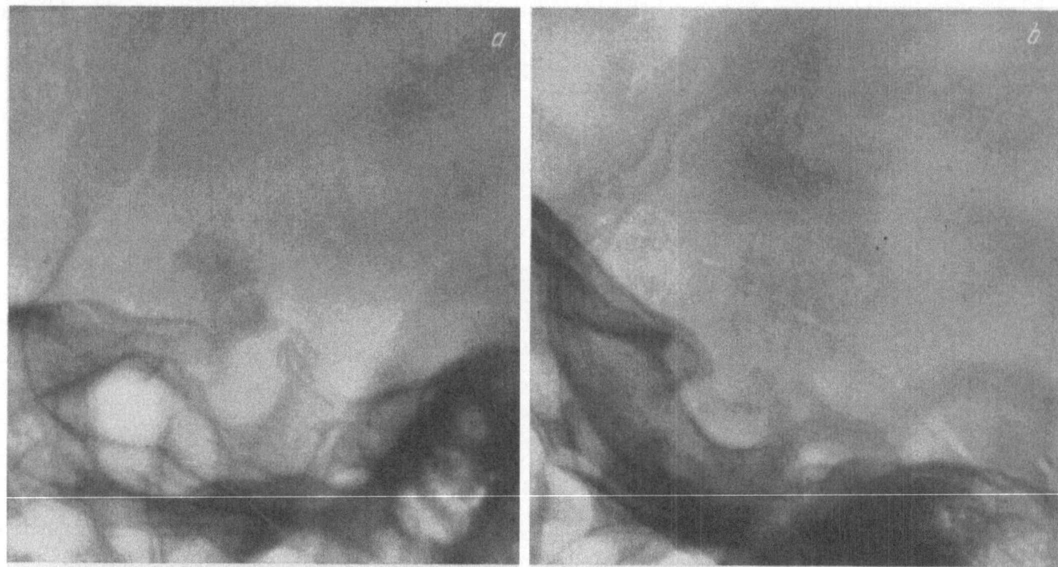

Abb. 36a u. b. Supraselläre Verkalkungen bei verschiedenen Fällen von Opticusgliom.

Verkalkungen in nekrotischem Gewebe, z. B. in Tuberculom, nach Blutungen, bilden in der Regel größere unregelmäßige Bezirke, die oft auch dichter sind als die vorherigen. Eine sorgfältige Analyse des Aussehens und der Struktur einer Verkalkung, nach diesen Richtlinien vorgenommen, erleichtert das Urteil über ihre Ursache.

α) Tumoren.

Im **Gliom** kommen nicht selten Verkalkungen vor (*c:a* 10%). Im allgemeinen bestehen die Verkalkungen aus kleinen mehr oder weniger zerstreuten Kalkkörnern (granuläre oder noduläre), die sich ganz unregelmäßig in größeren oder kleineren Bezirken zusammenfinden können. Gliome wachsen infiltrativ, Verkalkungen von Kapseltyp pflegen also nicht vorzukommen.

Oligodendrogliome sind meistens verkalkt (Abb. 37), aber da diese Tumorform relativ selten ist, ist die Ursache für die Verkalkungen, die in der praktischen Arbeit beobachtet werden, öfters ein Astrocytom. Im *Astrocytom* pflegen die Verkalkungen klein zu sein, ziemlich verstreut und von relativ geringer Zahl. Demnach sind sie oft schwer nachzuweisen. Die Oligodendrogliome verkalken dagegen in größerem Umfang und die Kalkkörner sind oft zu unregelmäßigen streifenförmigen Gebieten zusammengefügt. Die Verkalkungen entstehen in kleinen hyalinisierten Gefäßen, die nicht nur in dem Tumorgewebe selbst, sondern auch in dem umgebenden Gehirnparenchym belegen sind. Wo die Verkalkungen sich in ausreichender Menge bis in die Gehirnrinde ausdehnen, entstehen auf dem Röntgenbild gewundene, linienartige, mehr oder weniger parallel verlaufende

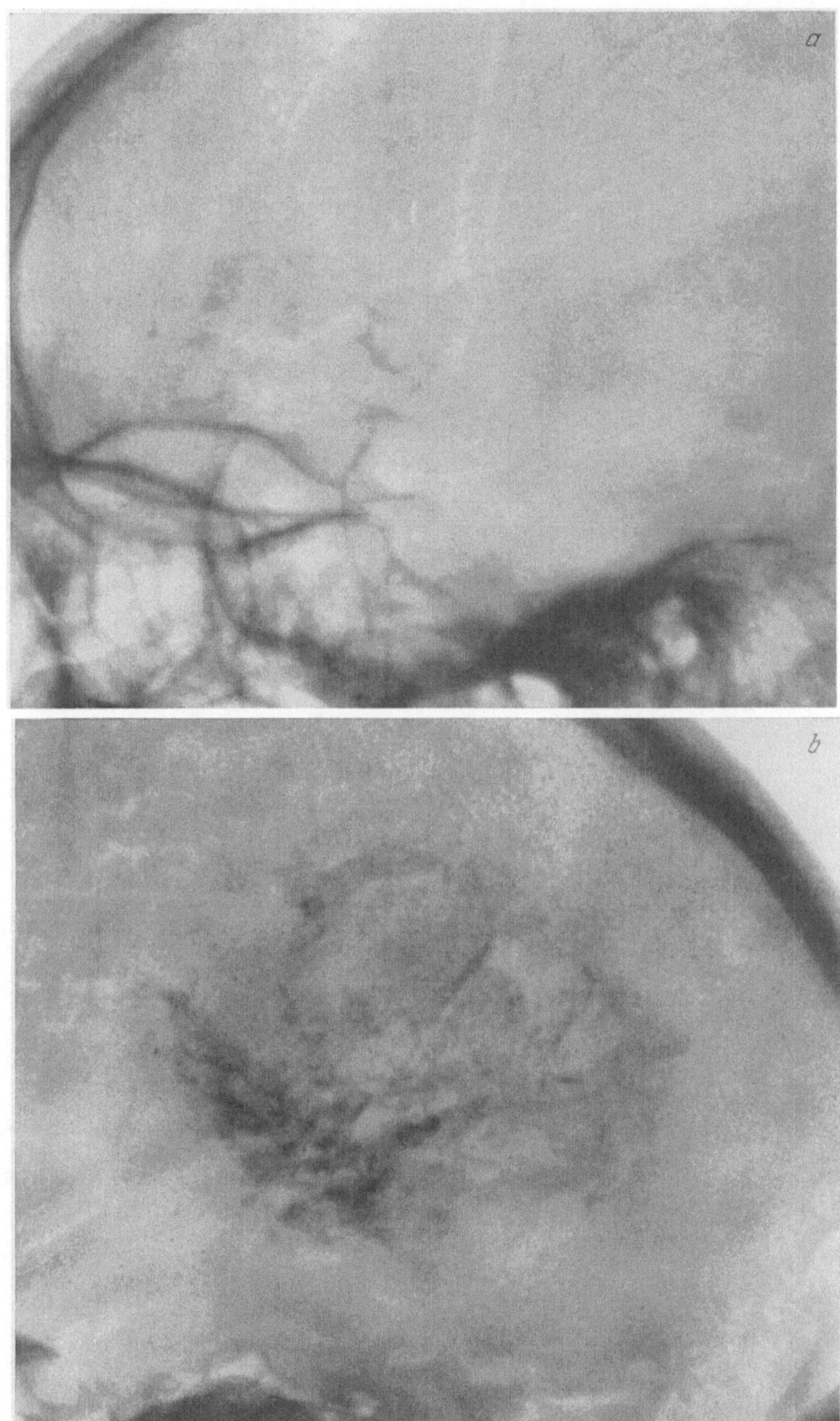

Abb. 37a u. b. Verschiedene Typen von Verkalkungen bei Oligodendrogliom. In Bild a) haben die Verkalkungen teilweise gyriforme Struktur.

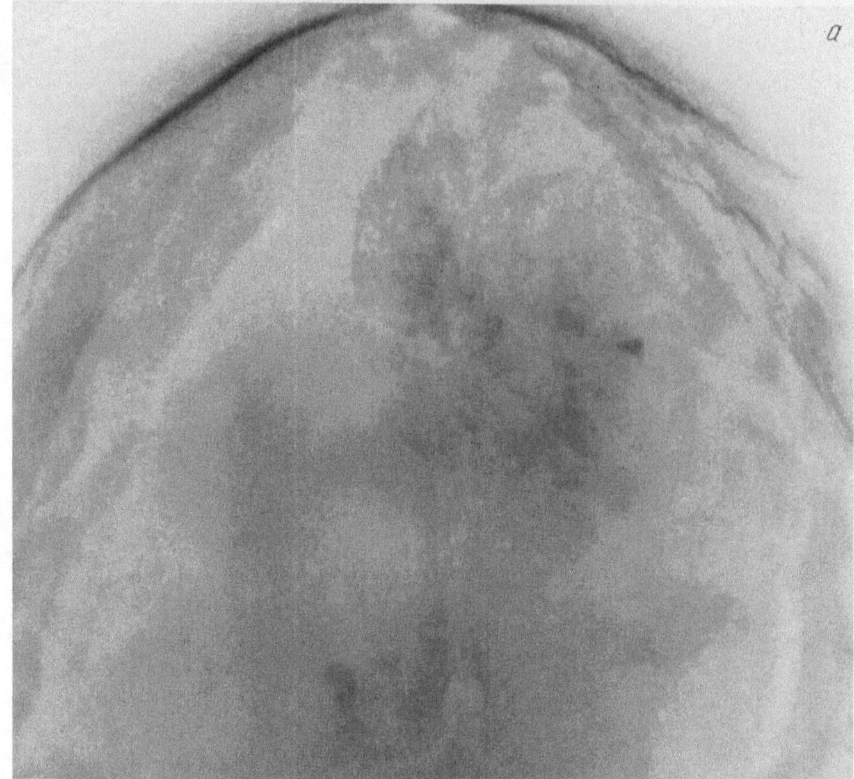

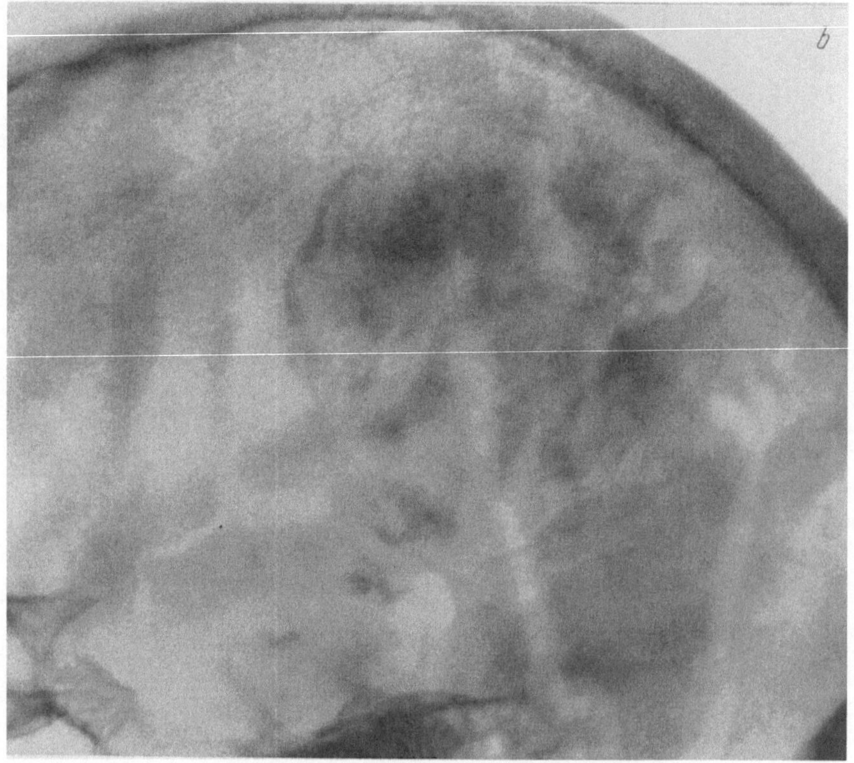

Abb. 38 a u. b. Meningeomverkalkungen.

Verkalkungen von derselben Art wie bei STURGE-WEBERs Krankheit. Da sie bei diesen Gehirnen von einem expansiven Prozeß mit verschiedenartiger Deformierung der Hirnrinde verursacht sind, erhält die gyriforme Struktur der Verkalkungen ein nicht so regelmäßiges Aussehen wie bei der STURGE-WEBERschen Krankheit. Außer bei den erwähnten Gliomtypen können Verkalkungen von nodulärem Typ in vereinzelten Fällen auch in anderen Gliomen beobachtet werden.

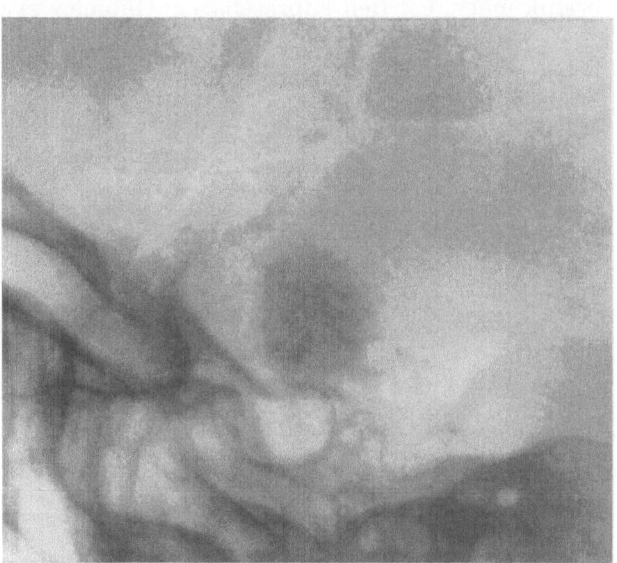

Abb. 39. Verkalktes supraselläres Meningeom.

In **Meningeomen** kommen nicht oft Verkalkungen von derartiger Größe vor, daß sie bei Röntgenuntersuchung nachgewiesen werden können. Wenn sie vorkommen, bestehen sie aus nodulären oder granulären Verkalkungen, die meistens dichter gestellt sind als beim Gliom (Abb. 38). Die suprasellären Meningeome scheinen öfter als Meningeome mit anderer Lokalisation Kalkkorn zu enthalten. Diese Verkalkungen sind in der Regel etwas weiter vorwärts gelegen als die bei Craniopharyngeom. In allen den Fällen, die wir beobachtet haben, und in den wenigen Fällen in der Literatur, in denen es möglich war, einigermaßen eine Auffassung von dem Aussehen der Verkalkungen zu erhalten, hatten die Verkalkungen das gleiche Aussehen, das also typisch zu sein scheint: Sehr kleine Kalkkörner (granuläre), einheitlich und kompakt gesammelt, so daß man beinahe den Eindruck einer homogenen Bildung hat (Abb. 39). Andere Meningeome haben mehr verstreute Verkalkungen nodulären Typs, aber besonders das Meningeom in der hinteren Schädelgrube scheint Verkalkungen von mehr atypischem Aussehen zu haben.

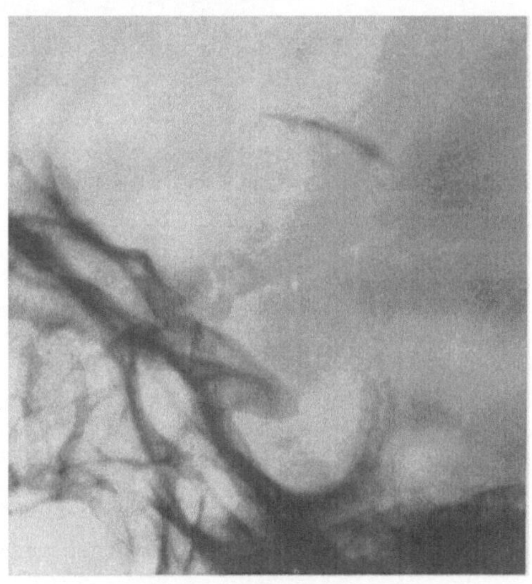

Abb. 40. Cystische Verkalkung im oberen Pol eines Craniopharyngeoms.

Craniopharyngeom. Oft betrachtet man supraselläre Verkalkungen als ein Zeichen dafür, daß ein Craniopharyngeom vorliegt; aber das ist keineswegs der Fall. Die Mehrheit suprasellärer Prozesse kann Kalk enthalten. Craniopharyngeome verkalken in 55—60 %. Die Verkalkungen sind entweder noduläre, cystische (Abb. 40, 41) oder eine Mischung von beiden. Unter unseren 54 verifizierten Craniopharyngeomfällen fand man bei 30 supraselläre Verkalkungen. Von diesen 30 hatten 7 cystische, 19 noduläre und die übrigen Verkalkungen beider Typen. In den Fällen, die nur cystische Verkalkungen hatten, erwies sich der Tumor bei der Operation als solitäre Cyste. Bei den nodulären Typen, ebenso wie bei den kombinierten Verkalkungen, war der Tumor in der Regel teils cystisch, teils solid. Die soliden Tumoren hatten niemals cystische Verkalkungen. Bei anderen suprasellären Prozessen, die Verkalkungen enthalten können, ist die Differentialdiagnose gegenüber suprasellärem Gliom (Gliom im Chiasma opticum oder im Hypothalamus) schwer und häufig ohne Kontrastuntersuchung unmöglich. Unter 14 suprasellären

Gliomen (Opticusgliom und Gliom im Hypothalamus) fanden sich in unserem Material 7 mit Verkalkungen. Die Verkalkungen lagen in allen Fällen gleich über der Sella und hatten stets noduläres Aussehen (Abb. 36). Möglicherweise kann man sagen, daß die Verkalkungen bei den suprasellären Gliomen etwas kleiner sind und weniger verstreut

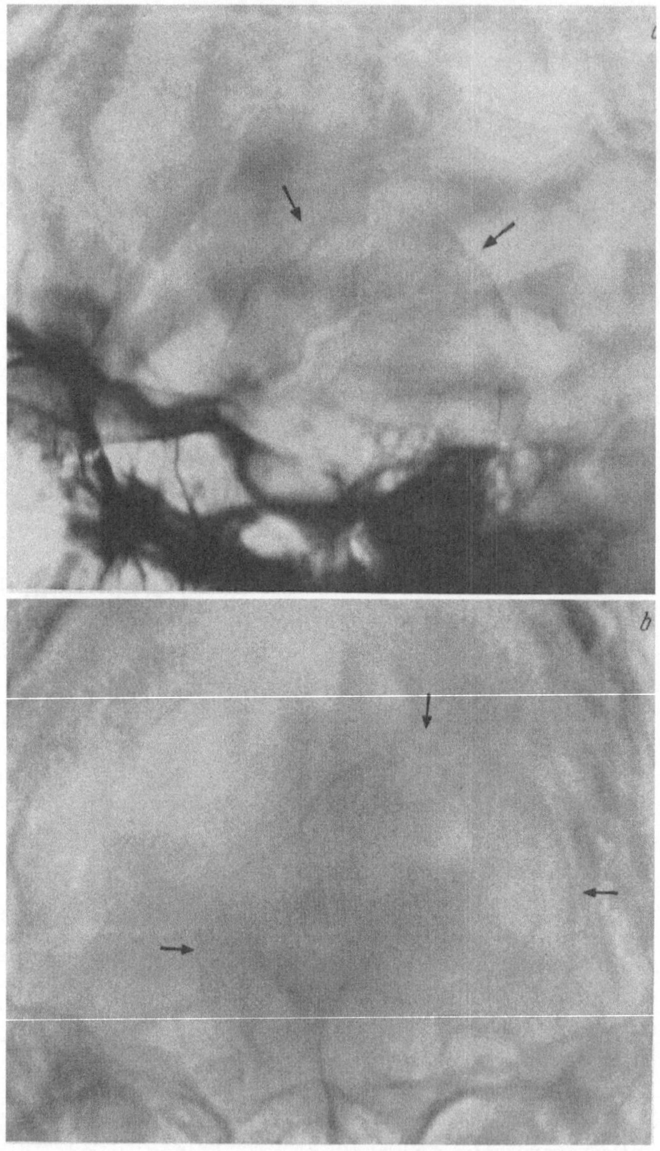

Abb. 41 a u. b. Craniopharyngeom mit Verkalkung von cystischem Typ.

liegen, aber irgendwelche deutlichen Unterschiede vom nodulären Typ des Craniopharyngeoms finden sich nicht.

Hypophysenadenom. Bei einem Material von 285 Fällen verifizierter Adenome fand Deery in 6% Verkalkungen gleich über der Sella. In unserem Material von 345 Fällen fanden sich in 3,2% (11 Fälle) Verkalkungen. Die Verkalkungen waren in 1 Fall nodulär und in 10 Fällen cystisch, und in 8 von diesen 10 Fällen hatten die Verkalkungen eine solche Lage, daß sie sich gleichsam am Dorsum sellae ein kürzeres oder längeres Stück nach aufwärts fortsetzten. In den anderen 2 Fällen fand man eine cystische Verkalkung, die den ganzen Tumor abgrenzte und von der völlig verkalkten Kapsel verursacht war.

Alle 11 Adenome waren chromophob. Einzig auf röntgenologischem Wege kann ein Adenom mit verkalkter Kapsel nicht vom Cranio-Pharyngeom mit Verkalkungen des cystischen Typus unterschieden werden, weder auf Grund des Aussehens der Verkalkungen, noch mit Kontrastuntersuchungen. Verkalkung bei Adenom ist ja doch

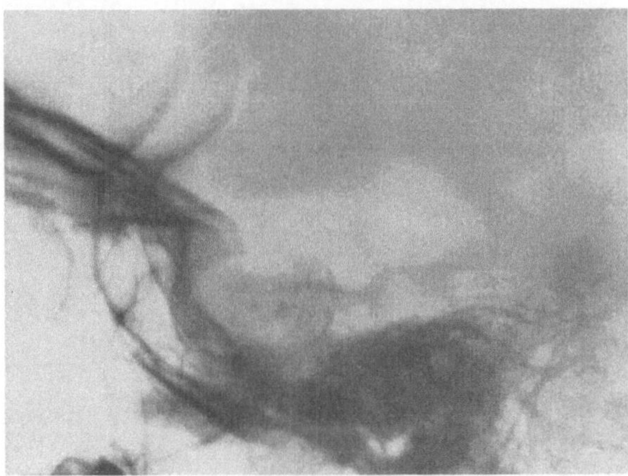

Abb. 42. Noduläre Verkalkung in einem intrasellären Craniopharyngeom.

selten und auch das Alter der Patienten kann eine gewisse Hilfe leisten. Bei Adenom haben wir niemals vermehrte Impressionen oder Suturdiastase beobachtet.

Chordom. Diese Tumoren gehen vom Zellelement der Chorda dorsalis aus und ihre gewöhnlichste intrakranielle Lokalisation ist demnach die Region, die unmittelbar hinter

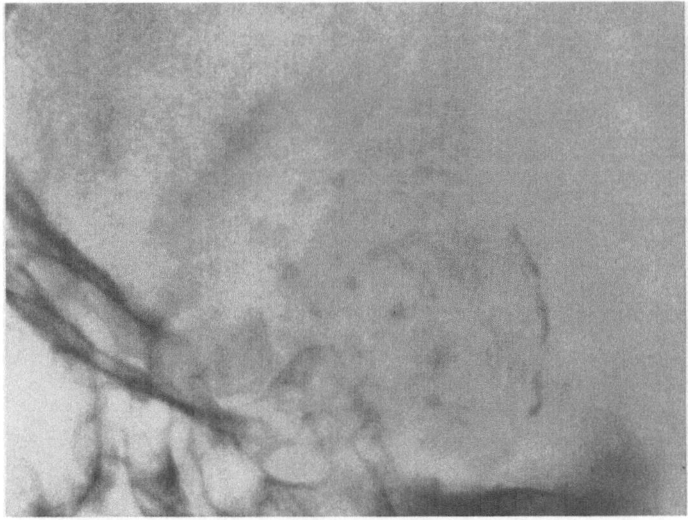

Abb. 43. Chordomverkalkungen.

der Sella gelegen ist. EPPLE und RUCKENSTEINER meinen (1946), „Verkalkungen scheinen in Chordomen ausnahmsweise vorzukommen“. CAIRNS und JUPE sagen, daß das intrakranielle Chordom „is not calcified“. Wir verfügen über 4 Chordome in der Sellaregion, alle sind verkalkt. In einem Fall lagen die Verkalkungen nur suprasellär, in den anderen 3 sowohl über, seitlich vor und hinter der Sella. Die Verkalkungen sind im großen gesehen unregelmäßiger, etwas größer und dichter als die nodulären. Zusammen geben sie oft ein mehr oder weniger deutliches Bild der Kapsel (Abb. 43). Sowohl das Aussehen der Verkalkungen, ihre Lage, als auch der Umstand, daß diese Tumoren den Grund zu lokalen Knochendestruktionen im Clivus, eventuell sogar im Dorsum sellae und Apex der einen Pyramide abgeben, ermöglicht es nach Ansicht des Verfassers, diese Tumoren von anderen expansiven Prozessen in dieser Region ohne Kontrastuntersuchungen zu

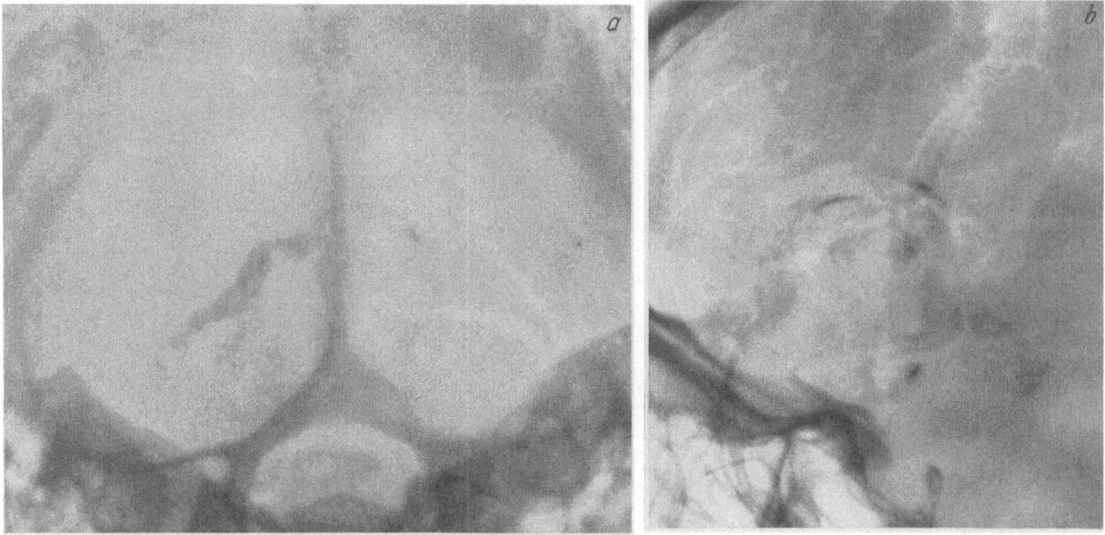

Abb. 44 a u. b.
Intrakranielles Dermoid in der vorderen Schädelgrube. Die cystischen Verkalkungen überwiegen.

unterscheiden. Das Aussehen der Verkalkungen erinnert doch an und für sich an das, was man in gewissen Fällen intrakranieller *Dermoider* (Abb. 44) oder *Epidermoider* (Abb. 45) wahrnehmen kann. Die einzelnen Kalkelemente sind auch in diesen Fällen größer und unregelmäßiger als bei Craniopharyngeom und Gliom.

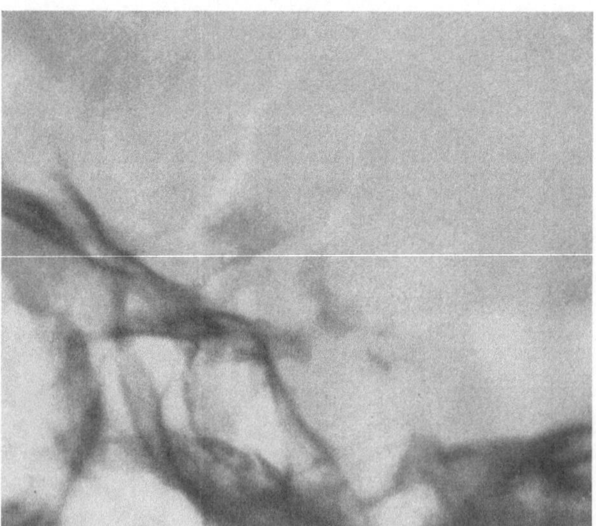

Abb. 45. Verkalkungen im suprasellären Epidermoid.

Lipom. Lipome sind selten intrakraniell und selbst, wenn sie vom pathologisch-anatomischen Gesichtspunkt aus benigne sind, haben sie eine solche Lage, daß sie nicht erfolgreich behandelt werden können. Lipome liegen gewöhnlich in der Mittellinie auf dem Platz des Corpus callosum und ihre Kapsel ist in größerem oder geringerem Umfang verkalkt. Da der Tumor aus Fettgewebe besteht, erhält man innerhalb der Verkalkungen ein Gebiet, das weniger Dichte gegenüber den Röntgenstrahlen hat als die Umgebung. Die Lokalisation, das Aussehen der Verkalkungen und die Dichte des Tumors ermöglichen demnach eine exakte Artdiagnose (Abb. 46).

β) Verkalkungen in nicht neoplastischen Bildungen.

Abscesse. In alten Abscessen können Verkalkungen entstehen. Diese Verkalkungen sind in der Regel dicht und haben stark unregelmäßige Form und wechselnde Größe. Sogar im *Tuberculom* können Verkalkungen entstehen, die sehr variierendes Aussehen

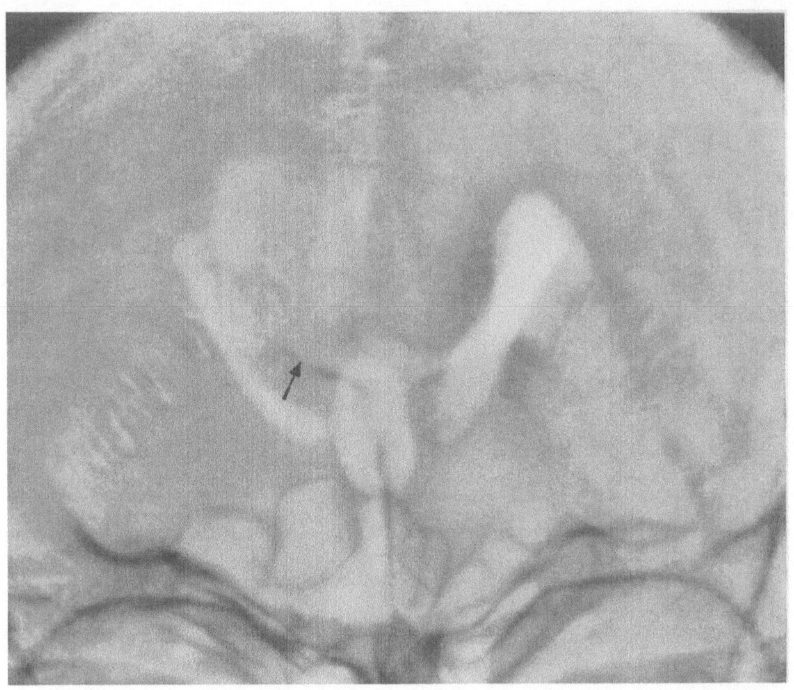

Abb. 46. Lipom im Corpus callosum. Die Verkalkung in der Tumorkapsel ist am deutlichsten nach rechts unten hin sichtbar. Innerhalb der Verkalkungen tritt der Tumor dadurch hervor, daß er im Verhältnis zur Umgebung geringere Dichte besitzt. Die Seitenventrikel sind um das Lipom herum bogenförmig verschoben.

haben. Keine dieser Ursachen intrakranieller Verkalkungen ist in unseren Tagen häufig. Aus dem Aussehen der Verkalkungen ist es in der Regel nicht möglich, irgendwelche Schlüsse über die Art des Prozesses zu ziehen. Im allgemeinen sind sie indessen unregelmäßiger, dichter und größer als das bei Tumoren der Fall ist. Tuberculome kommen meist in der hinteren Schädelgrube vor. In keinem unserer Tuberculomfälle mit dieser Lokalisation haben wir Verkalkungen beobachtet. Dagegen haben sämtliche im Großhirn gelegenen Kalk enthalten. Diese Erfahrung stimmt nicht mit dem, was in der Literatur angegeben wird, überein; da die Anzahl der Fälle klein ist, kann das vielleicht nur ein Zufall sein.

Toxoplasmose. Tuberöse Sklerose. Torulose. Bei Toxoplasmose können kleine fleckenförmige Verkalkungen entstehen, die subcortical über das ganze Cerebrum und in den basalen Ganglien verstreut sind. Die Verkalkungen sind häufig multipel, wenn auch in einigen Fällen einzelne Verkalkungen gefunden wurden. Sie bestehen teils aus größeren oder kleineren fleckenförmigen Kalkablagerungen, teils aus linearen, oft schwach bogenförmigen. Die ersteren sind gewöhnlich subcortical, die letzteren finden sich gewöhnlich in den basalen Ganglien (Abb. 47, 48). In ausgeprägten Fällen mit Verkalkungen beider Typen kann man sagen, daß das Röntgenbild pathognomonisch ist. So verstreute Verkalkungen wie bei Toxoplasmose kommen in anderen Fällen nicht vor, abgesehen möglicherweise von *tuberöser Sklerose*. Bei dieser können sogar verstreute intrakranielle Verkalkungen in Form von Flecken vorkommen, in der Regel von relativ kleinen, aber

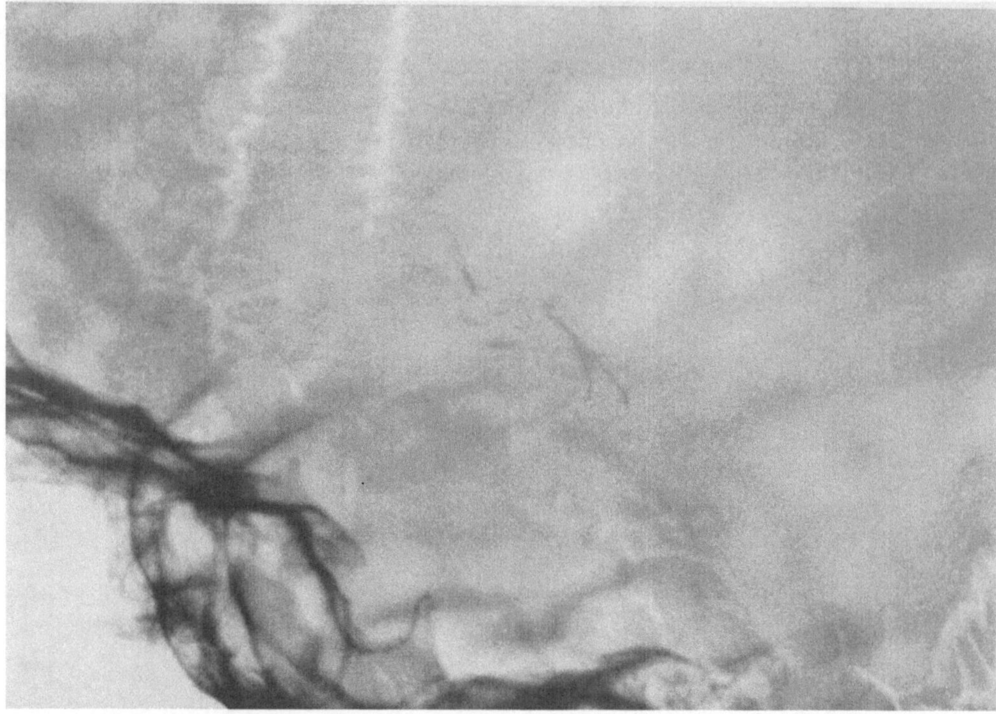

Abb. 47. Toxoplasmose. Lineare bogenförmige Verkalkungen in den basalen Ganglien (vermehrter Druck mit Suturdiastase und Sellaveränderungen, auf erweiterten 3. Ventrikel hinweisend). Bei Pneumographie Aquäduktstenose.

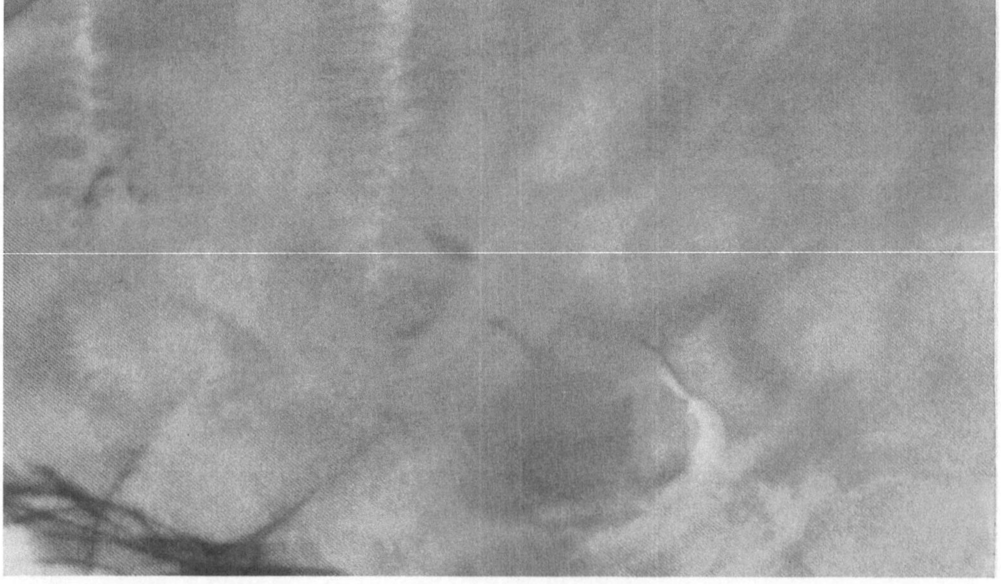

Abb. 48. Subcorticale fleckenförmige Verkalkungen, in den zentralen Ganglien bogenförmig lineare.

hin und wieder auch größeren verkalkten Gebieten mit einem Durchmesser bis zu einem oder anderem Zentimeter. Die Verkalkungen scheinen im allgemeinen dünner zu sein und lineare Verkalkungen scheinen nicht beobachtet worden zu sein. Sogar *Torulose* ist als Ursache für intrakranielle Verkalkungen angegeben werden und für subcorticale und solche in den basalen Ganglien bei Kindern (NEUHAUSER und TUCKER 1948). Die Verkalkungen sollen denen sehr ähnlich sein, die man bei Toxoplasmose sieht, aber auch hier ist der lineäre Typ nicht beobachtet worden.

Parasiten. Bestimmte Parasiten können im Gehirn vorkommen und gelegentlich verkalken. Dies ist der Fall bei *Cysticercus*, der indessen viel seltener im Gehirn als in den Muskeln verkalkt, und die Verkalkungen sind in der Regel weniger dicht und kleiner als in den Muskeln. Auch bei solchen Patienten, bei denen durch Röntgenuntersuchung mit Leichtigkeit reichliche intramuskuläre Verkalkungen nachgewiesen werden können, ist es selten, daß solche intrakraniell wahrgenommen werden, und dann in Form von vereinzelten, weniger kalkdichten, kleinen spulförmigen Körpern. Auch *Echinococcus* kann in Ländern, in denen Taenia Echinococcus verbreitet ist, intrakraniell vorkommen. Verkalkungen können teilweise in der Cystenwand, teilweise im Detritinhalt der Cyste vorhanden sein (Abb. 49).

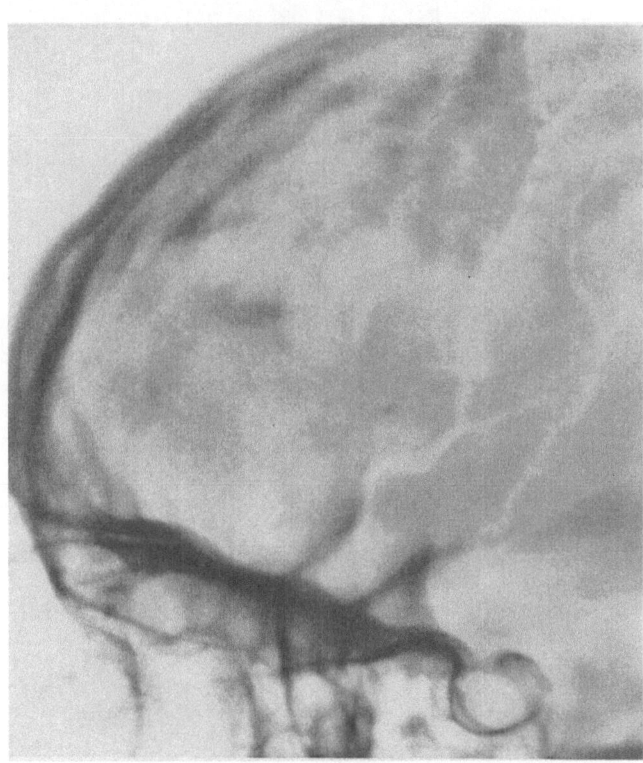

Abb. 49. Verkalkungen in Echinococcuscyste.

Gefäßverkalkungen. Bei Arteriosklerose können Verkalkungen in den Gefäßwänden in einem solchen Grad vorhanden sein, daß sie bei Röntgenuntersuchung wahrgenommen werden können. Im allgemeinen ist es nur möglich, diese Verkalkungen in der A. carotis nachzuweisen. Die Verkalkungen zeigen sich als dünne, streifenförmige Linien (Abb. 50). Beobachtet man solche Linien parasellär und haben sie eine solche Ausbreitung und Lage, daß sie den Eindruck machen, die Carotiswand sei verkalkt, dann kann die Diagnose relativ sicher sein. Verkalkungen in der Dura sind indessen sehr oft parasellär. Sie können ähnliches Aussehen haben und werden tatsächlich oft fälschlicherweise als Verkalkungen

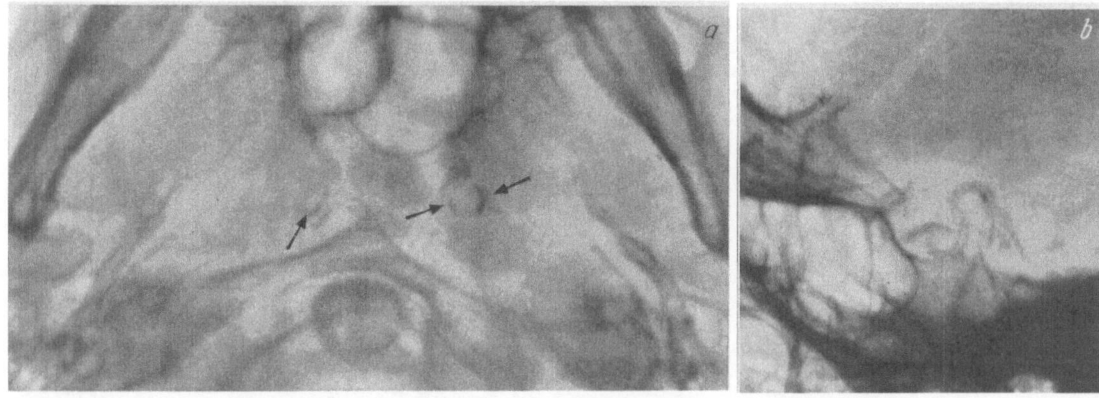

Abb. 50 a u. b. Verkalkungen in den Wänden des Carotissiphons.

der Gefäßwände gedeutet. Durch Arteriographie kann die Lage der Verkalkungen bestimmt werden. In anderen intracerebralen Gefäßwänden pflegen Verkalkungen nicht

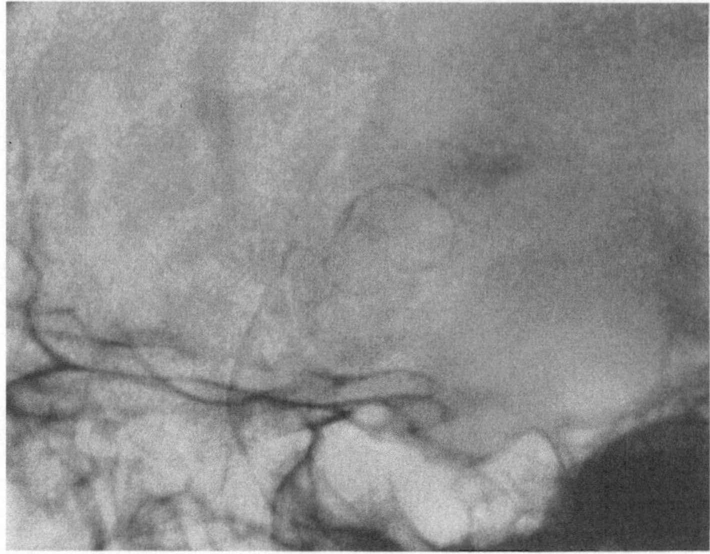

Abb. 51. Aneurysmaverkalkungen.

beobachtet zu werden, abgesehen von Gefäßmißbildungen (arteriovenöse Aneurysmen) oder bei arteriellen Aneurysmen (Abb. 51). In einer Zusammenstellung von 47 arterio-

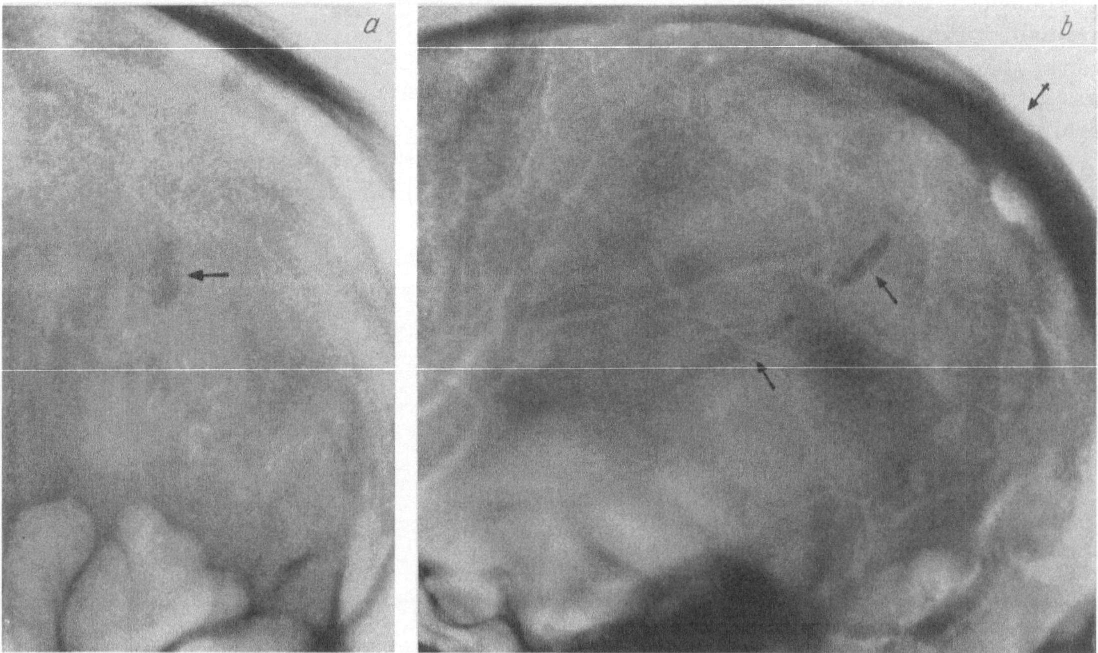

Abb. 52a u. b. Verkalkungen in dem einen Stichkanal nach Ventriculographie. → Bohrloch. Unter dem anderen Bohrloch sind keine Verkalkungen.

venösen Aneurysmen, die in der Röntgenabteilung im Jahre 1948 von Holmgren gemacht wurde, fand man ungefähr 16% Verkalkungen. In der Literatur ist das Vorkommen von Kalk in der Wand des arteriellen Aneurysma mit ungefähr 15% angegeben. Die umfangreichere Anwendung der Arteriographie bei Subarachnoidalblutungen während der letzten Jahre hat indessen gezeigt, daß Gefäßmißbildungen oder Aneurysmen in beträchtlich größerer Ausdehnung vorkommen, als es früher angenommen wurde, und diese Prozentziffern dürften unseren heutigen Erfahrungen nach viel zu hohe sein. Auch die Verkalkungen, die bei Aneurysma entstehen, sind dünn, streifenförmig und bilden oft einen größeren oder kleineren Teil des Umkreises eines Ringes. In bestimmten Fällen liegen die Verkalkungen nicht in den Gefäßwänden, sondern in Blutungen oder nekrotischem Gehirngewebe um das Aneurysma herum und können da unregelmäßiger und atypisch sein.

Blutungen. Bei alten subduralen Hämatomen können Verkalkungen in der Kapsel vorkommen, die ganz oder teilweise verkalkt sein kann. Wenn die Verkalkungen ausgebreitet sind und das Hämatom eine typische Lage hat, bietet die Diagnose keine größeren Schwierigkeiten.

Verkalkungen können, jedoch relativ selten, nach intracerebralen Blutungen oder in nekrotischem Gehirngewebe auftreten. Diese Verkalkungen haben ein völlig atypisches Aussehen mit folgenden praktisch bedeutungsvollen Ausnahmen.

Nicht selten treten nach Ventriculographie intrakranielle Verkalkungen auf. In einem Material von 203 Patienten, die von FALK in der Röntgenabteilung des Serafimerlazarettes von 1 bis zu 15 Jahren nach der Ventriculographie untersucht worden sind, zeigte es sich, daß nicht weniger als 27, d. h. 13,3%, Verkalkungen bekommen hatten. Diese waren von zweierlei Art und bestanden entweder aus Verkalkungen unter dem Bohrloch oder aus größeren oder kleineren Verkalkungen längs des Stichkanals (Abb. 52), der in gewissen Fällen völlig verkalkt war. Die Stichkanalverkalkungen müssen ein Resultat von Verletzungen des Gehirngewebes sein, verursacht durch die Punktionskanüle, während die ersteren vielleicht eher auf Blutung in den Gehirnhäuten beruhen. Der Umstand, daß dergleichen Verkalkungen nach Ventriculographie entstehen können, bildet neben verschiedenen anderen einen (in der Literatur nicht beachteten) Anlaß, diese Untersuchungsmethode nur anzuwenden, wenn andere nicht zum Ziele führen.

STURGE-WEBERs Krankheit. Bei diesem Zustand kommen in den meisten Fällen charakteristische Veränderungen in Form von gewundenen doppeltkonturierten Verkalkungen vor, von denen man zuerst annahm, sie seien in den Gefäßwänden belegen. Das ist indessen nicht der Fall. Die Verkalkungen bestehen aus dichtgestellten kleinen Körnern, die in der Rinde liegen. Eine auf dem Bild sichtbare Verkalkungslinie besteht aus übereinander projizierten, in der Wand einer Hirnfurche gelegenen Kalkkörnern, und die parallel verlaufende Linie beruht auf den Verkalkungen in der anderen Wand der Furche. Die beiden Verkalkungsgrenzen geben also ein Bild der Gehirnrinde und der Abstand zwischen den verschiedenen Verkalkungsgrenzen ist ein Maß für die Breite der Gehirnwindungen. In der Literatur betrachtet man im allgemeinen diese parallelen, streifenförmigen Verkalkungen als pathognomonisch für STURGE-WEBERs Krankheit (Abb. 53), aber ähnliche Veränderungen können, wie vorhin im Zusammenhang mit den Gliomverkalkungen hervorgehoben, auch bei Gliomen vorkommen, die die Gehirnrinde infiltrieren. In der Regel haben indes die Veränderungen bei STURGE-WEBERs Krankheit eine mehr regelmäßige Anordnung, selbst wenn Heterotopie oder Mikrogyrie sehr oft bei diesem Zustand vorkommen. Die Verkalkungen bei STURGE-WEBERs Krankheit sind zwar in der Mehrzahl der Fälle typische, d. h. sie treten in so großem Umfang auf, daß sie ein Bild des Aussehens der Hirnrinde geben, aber in gewissen Fällen kommen uncharakteristische fleckenförmige Kalkansammlungen in der Hirnrinde vor (Abb. 54) und in vereinzelten Fällen überhaupt keine Verkalkungen, die röntgenologisch nachweisbar sind. Bei den langsam wachsenden verkalkten Gliomen können Zeichen für gesteigerten intrakraniellen Druck oder lokale Druckveränderungen vorliegen, was dagegen bei STURGE-WEBERs Krankheit nicht der Fall ist. Bei diesem Zustand finden sich dagegen andere Zeichen, die zu einer Diagnose beitragen können. Asymmetrie des Schädels ist z. B. ein gewöhnliches Vorkommnis (Abb. 53). Der weniger entwickelte Teil der Kalotte entspricht immer den cerebralen Veränderungen. Zweifellos

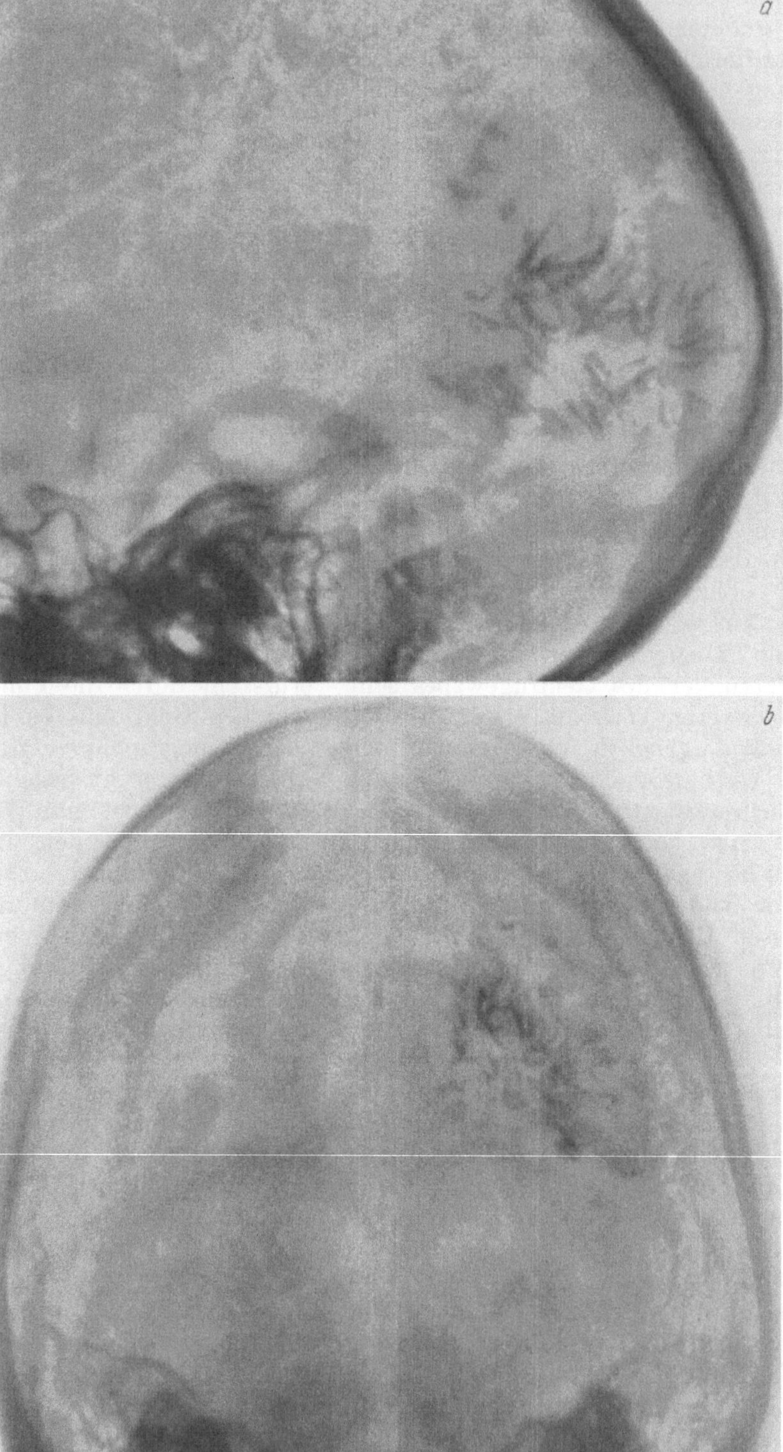

Abb. 53a u. b. STURGE-WEBERS Krankheit. Typische gyriforme Verkalkungen. Auf dem halbaxialen Bild (*b*) sieht man, daß die Kalotte unsymmetrisch ist: kleiner über der affizierten Hemisphäre.

verdient die Asymmetrie des Schädels mehr Aufmerksamkeit als aus der Literatur ersichtlich ist. In vereinzelten Fällen können auch erweiterte Diploevenen beobachtet werden. Schließlich kann lokale Erweiterung des entsprechenden Teils eines Seitenventrikels und lokale Erweiterung des Subarachnoidalraumes mit Encephalographie nachgewiesen werden (Abb. 55).

Verkalkungen im Corpus striatum. Histologisch können nicht selten Verkalkungen an der Basis der Hyalindegeneration im und rund um das Gefäß in der Gegend des

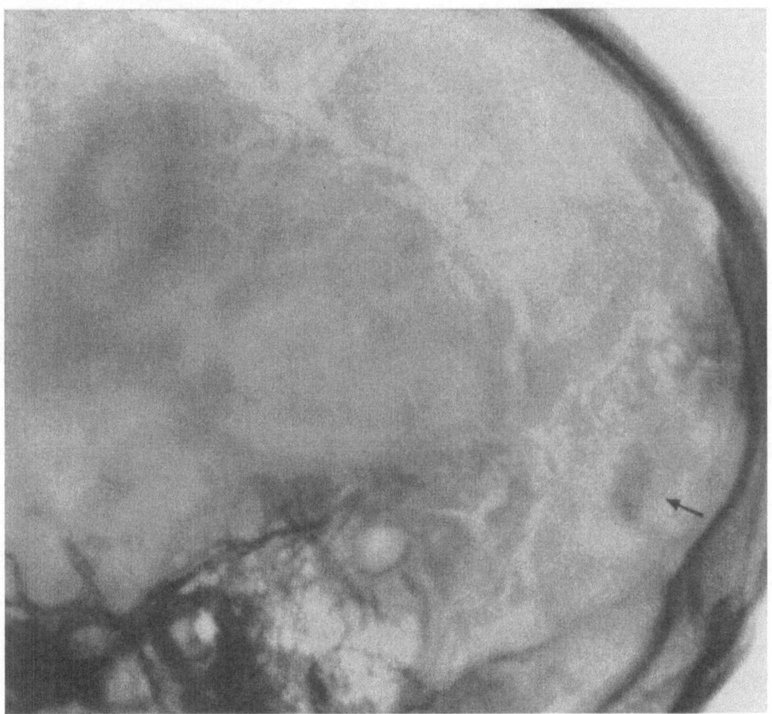

Abb. 54. Atypische Verkalkung bei STURGE-WEBERS Krankheit.

Corpus striatum und des Nucleus dentatus beobachtet werden, aber Verkalkungen von einer solchen Ausdehnung, daß sie röntgenologisch nachweisbar sind, kommen selten vor

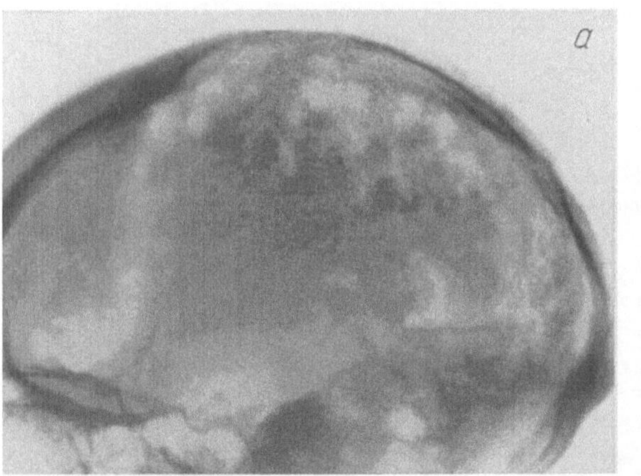

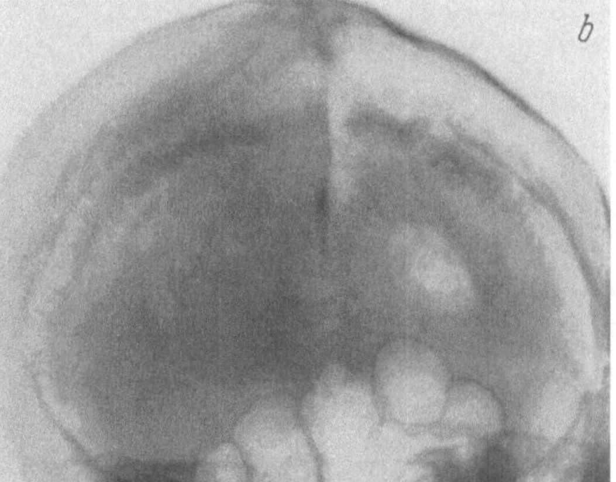

Abb. 55 a u. b.
Bei Encephalographie ist der stark erweiterte Subarachnoidalraum über der affizierten Hemisphäre sichtbar.

und dann bei zwei Zuständen: In Vereinigung mit Hypoparathyreoidismus und bei bestimmten seltenen familiären Zuständen. Es ist kein irgendwelcher röntgenologischer Unterschied zwischen den familiären Formen und denen, die mit Parathyreoideainsuffizienz verbunden sind. Die Verkalkungen sehen wie multiple, dichte granuläre oder noduläre Flecke aus oder in bestimmten Fällen mehr wie streifenförmige oder amorphe

Massen, die ein anatomisches Bild des Nucleus caudatus, lenticularis und dentatus geben (Abb. 56). Sie kommen niemals im Thalamus vor und sind gewöhnlich im Nucleus dentatus weniger markiert. Die Veränderungen haben symmetrische Ausbreitung.

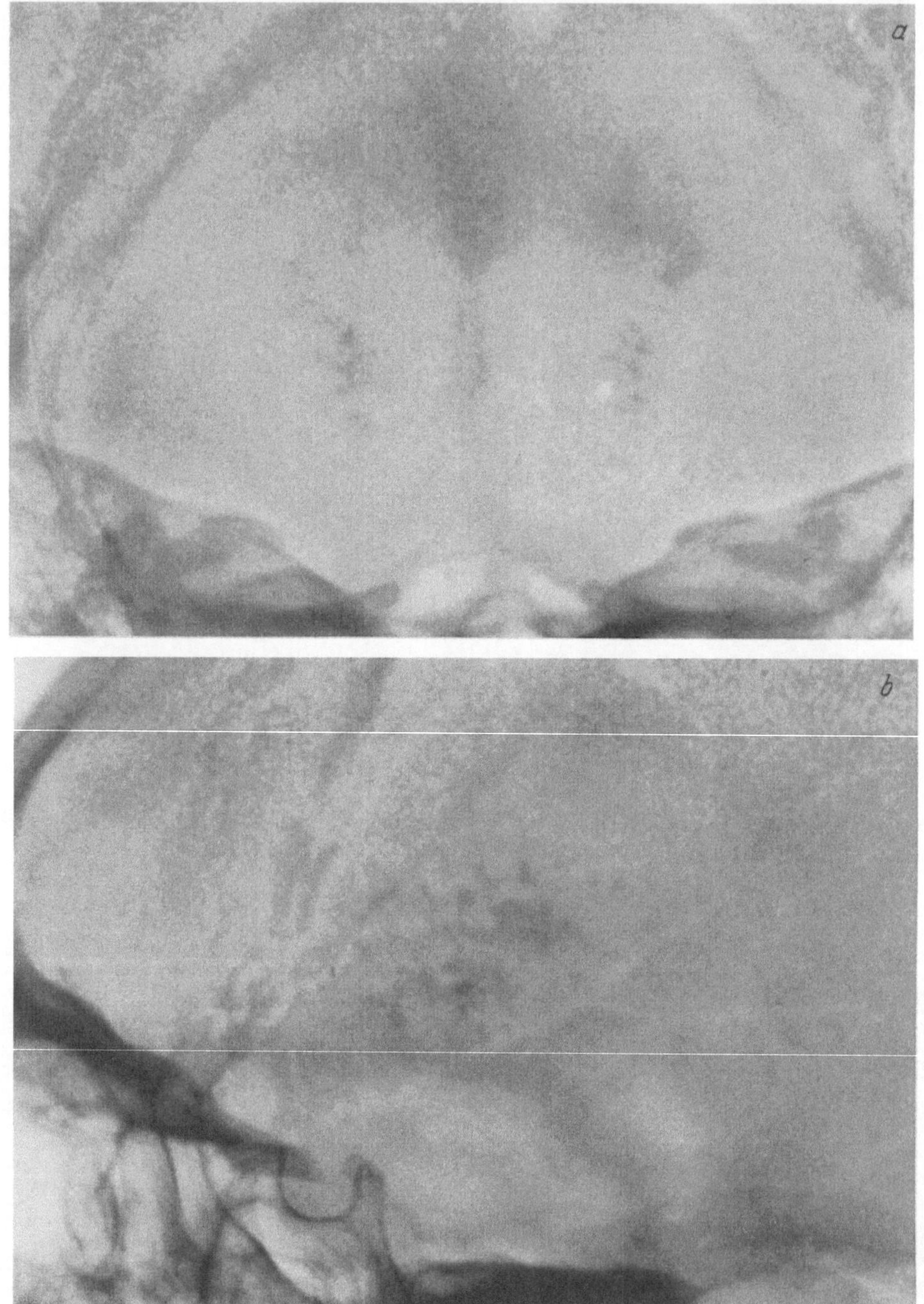

Abb. 56. Symmetrische Corpus striatum-Verkalkungen (außerdem Verkalkungen im Corpus pineale).

Sie sind nicht immer von klinischen Symptomen begleitet, die man mit einem Gehirnprozeß in Verbindung bringen kann. Die Lage und das Aussehen der Veränderungen machen das Röntgenbild typisch.

Zusammenfassende Gesichtspunkte. Aus dem obigen kurzgefaßten Bericht über das bei verschiedenen pathologischen Zuständen vorkommende Aussehen intrakranieller

Verkalkungen ist zu ersehen, daß in bestimmten Fällen die Verkalkungen ein Aussehen haben, das einen sicheren oder ziemlich sicheren Schluß auf die Art des Prozesses zuläßt, der sie hervorgerufen hat, daß sie aber in manchen Fällen bei ganz verschieden gearteten Prozessen sehr ähnliches Aussehen haben können. Verkalkungen in Tumoren können manchmal beinahe dasselbe Aussehen haben wie Verkalkungen bei nicht neoplastischen Veränderungen. In der praktischen Arbeit ist es daher in der Regel notwendig, auch eventuell andere vorkommende Skeletveränderungen zu berücksichtigen. Eine lokale Druckveränderung in den in der Nähe der Verkalkungen gelegenen Teilen des Skeletes oder Zeichen allgemein gesteigerten intrakraniellen Druckes können also wegweisend sein. Erweiterte Gefäßfurchen in der Kalotte können in anderen Fällen als Hilfe dienen. Beobachtet man z. B. noduläre Verkalkungen und besteht Zweifel darüber, ob diese in neoplastischem Gewebe, im Gliom oder Meningeom, gelegen sind, dann geben erweiterte Meningea media-Furchen direkten Aufschluß über die Art des Prozesses. Zwar können Gefäßerweiterungen auch bei arteriovenösen Aneurysmen vorkommen, aber die Verkalkungen, die dabei in Erscheinung treten, sind nicht nodulär. Die Menge oder die Ausdehnung der Verkalkungen gibt keine Aufklärung über die Größe des Tumors, außer in den Fällen, in denen die Tumorkapsel zum größten Teil verkalkt ist. Ein großer Tumor braucht bloß kleine Mengen Kalk zu enthalten und in anderen Fällen kann ein kleiner Tumor beinahe vollständig verkalkt sein. Sowohl um die Art als auch um die exakte Größe des Prozesses und seine Lage beurteilen zu können, ist somit in der Regel in jedem Falle Kontrastuntersuchung erforderlich, wo „nichtnormale" intrakranielle Verkalkungen nachgewiesen worden sind.

6. Schädelveränderungen beim Meningeom.

Das Meningeom kann den Grund zu verschiedenen Skeletveränderungen geben: teils zu solchen, die nur anzeigen, daß überhaupt ein intrakranieller expansiver Prozeß vorhanden ist, teils zu lokalen Veränderungen, die den Platz des expansiven Prozesses angeben und in gewissen Fällen auch die Art des Prozesses. Zeichen allgemeiner Drucksteigerung in Form von Druckveränderungen in der Sellaregion sind bei den meisten Meningeomen gewöhnlich. Parasagittale Meningeome, solche über der Konvexität und Falxmeningeome machen in unserem Material Druckveränderungen in der Sellaregion zu zwischen 50 und 60%. Olfactoriusmeningeome, Meningeome vom Proc. clin. ant. und sphärische Meningeome vom Pterion machen nach unseren Erfahrungen sogar in noch etwas größerer Ausdehnung als die zuerst erwähnten Druckveränderungen in der Sellaregion. So haben in einer Serie von 25 sphärischen Pterionmeningeomen, die in den letzten Jahren untersucht wurden, 22 deutliche Druckveränderungen in der Sellaregion gemacht. Ebenso sind Druckveränderungen bei Meningeomen in der hinteren Schädelgrube gewöhnlich. Da diese Meningeome oft die Ursache einer Ausweitung des 3. Ventrikels sind, sind die Druckveränderungen in diesen Fällen von der Art, wie sie bei Erweiterung des 3. Ventrikels vorkommen, das will sagen, daß die Sella vergrößert und der Sellaeingang erweitert wird. Dagegen geben supraselläre Meningeome und besonders Meningeome en plaque vom Keilbeinrücken selten Anlaß zu Druckveränderungen in der Sellaregion.

Ein anderes Zeichen eines intrakraniellen expansiven Prozesses bildet die Verschiebung des Corpus pineale. Eine solche Verschiebung kommt vor, ist aber nach unserer Erfahrung nicht so gewöhnlich. Dies kann jedoch mit der Schwierigkeit zusammenhängen, genau zu unterscheiden, wann das Corpus pineale in der Richtung von vorn nach hinten oder von oben nach unten verschoben ist.

Die lokalen Veränderungen, zu denen das Meningeom Anlaß gibt, haben größere Bedeutung, da sie außer der Lokalisation des Tumors auch dessen Art anzeigen. Verkalkungen im Meningeom können vorkommen, sind aber ziemlich selten (Abb. 38, 39). Sie treten in der Form von sog. Psammomkörnern auf. Wenn sich nur vereinzelte solcher

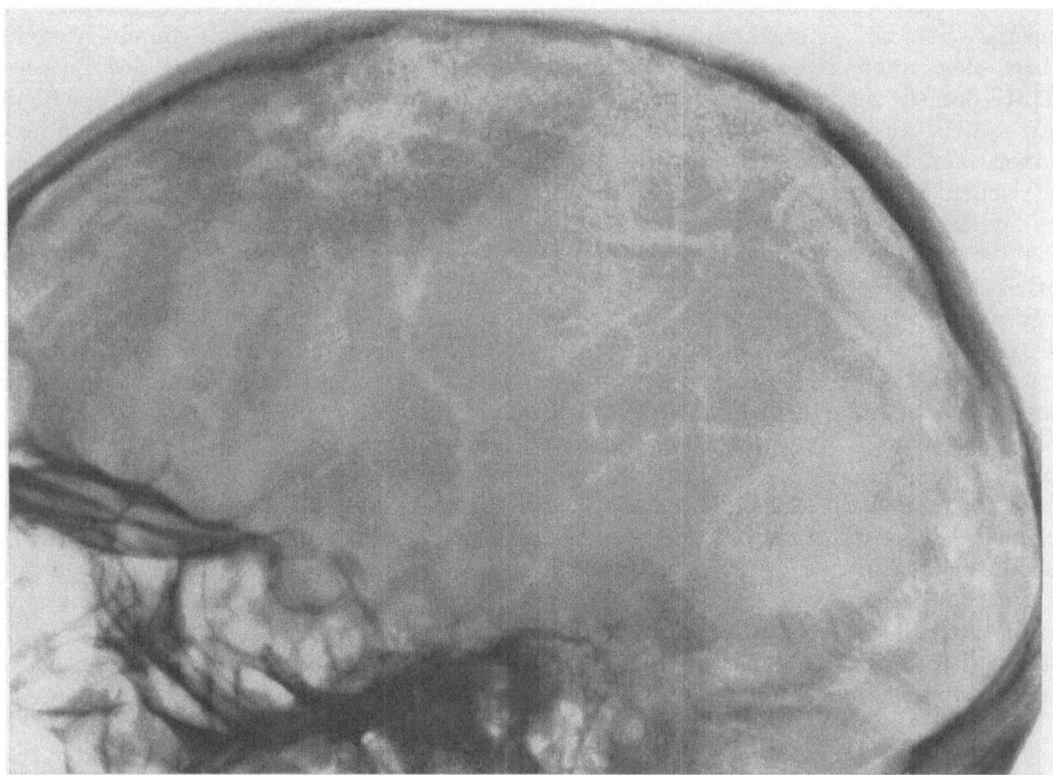

Abb. 57. In den Knochen einwachsendes Meningeom. Im Zentrum der Knochenveränderung überwiegt Destruktion, in der Peripherie Sklerose. Erweiterte zuführende Arterienfurchen und abführende Venenfurchen.

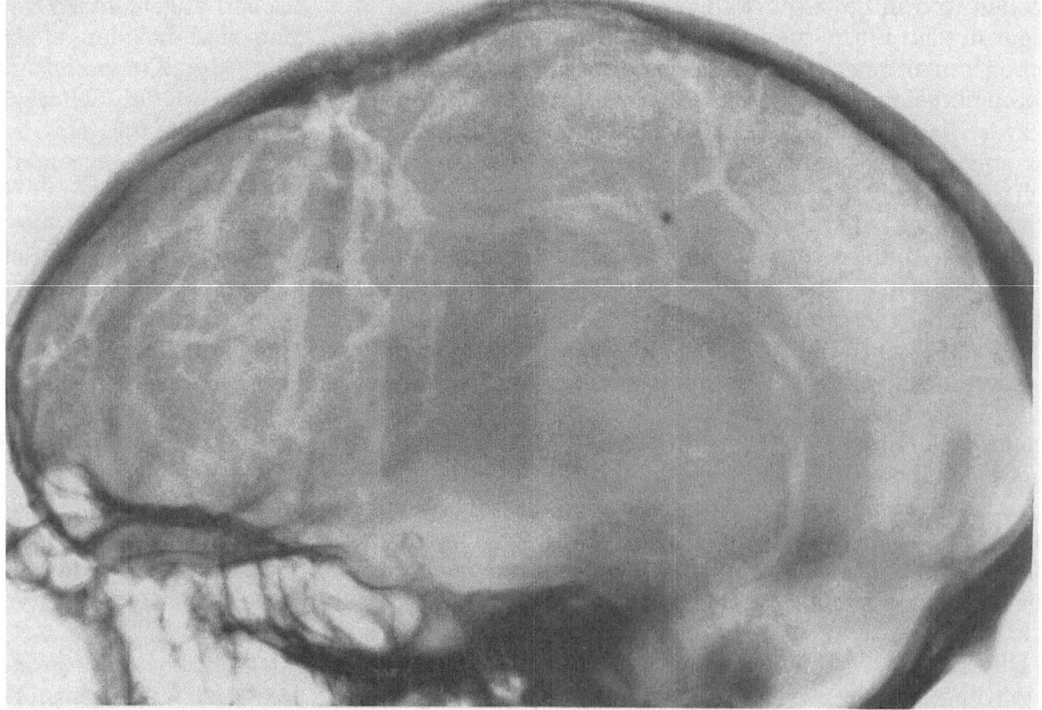

Abb. 58. In den Knochen einwachsendes Meningeom beim Bregma mit hypervascularisierter Kalotte; überwiegend erweiterte Venenfurchen.

Körner finden, ist eine Differentialdiagnose gegenüber Verkalkungen im Gliom, z. B. Astrocytom, unmöglich. Je reichlicher sie vorkommen, um so typischer wird indessen das Bild. Das Meningeom hat eine starke Tendenz, in die nahe gelegenen Skeletteile hineinzuwachsen. Dadurch, daß Zellstränge vom Tumor in die HAVERSschen Kanäle hineinwachsen, entsteht eine Erweiterung dieser und sie können mehr oder weniger miteinander verschmelzen. Das Hineinwachsen in den Knochen regt indessen auch das Knochengewebe zur Knochenneubildung, zur Sklerose oder zu beidem an (Abb. 57, 58). Wächst der Tumor durch den Knochen hindurch, so erfolgt auch Knochenneubildung vom Periost aus. Dieser neugebildete Knochen erhält eine radiäre Anordnung, sog. spiculae. Diese werden bei einem hindurchwachsenden Meningeom gröber und plumper

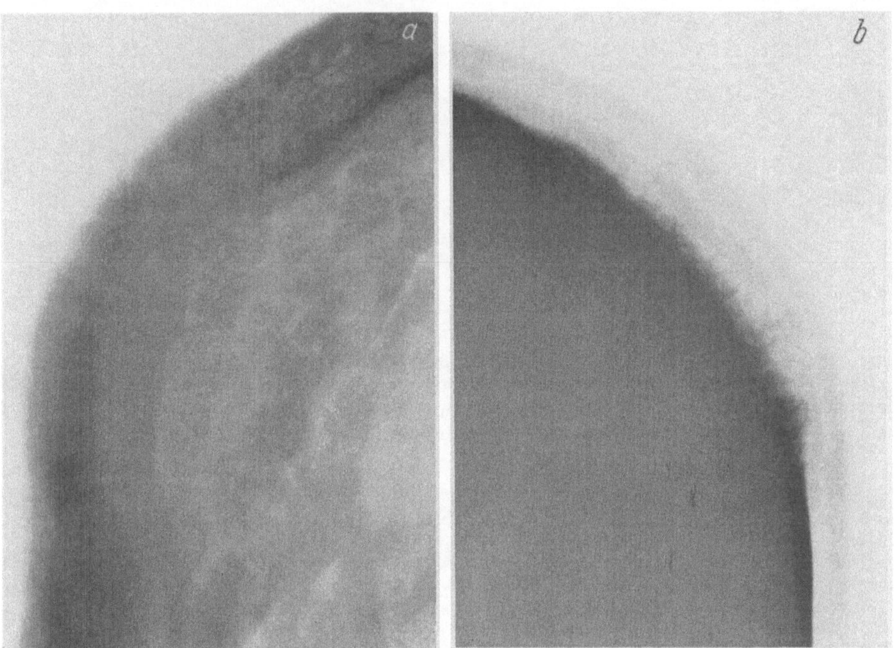

Abb. 59 a u. b. Durchwachsendes Meningeom mit ziemlich groben spiculaähnlichen Knochenbalken (a) und feineren, sarkomähnlichen (b).

(Abb. 59). als bei den osteogenen Sarkomen, wo sie feinere, dünnere Zäpfchen bilden. Radierende spiculaähnliche Bildungen können manchmal auch bei Hämangiom beobachtet werden, und hin und wieder kann sogar mehr oder weniger regelmäßige Spiculabildung bei chronischer Osteomyelitis wahrgenommen werden. Spiculabildung ist also an und für sich nicht charakteristisch für Meningeom. Sowohl Knochendestruktion als auch Knochenneubildung kommt oft gleichzeitig vor, und je nach Überwiegen eines Teils des Prozesses kann das Aussehen der Veränderungen ziemlich stark variieren. Bei gewissen Typen von Meningeom kommt überhaupt keine Knochendestruktion vor. Der Knochen wird statt dessen sklerotisch und dicker als normal. Dies gilt besonders für gewisse Formen von basalen Tumoren (Abb. 70, 71).

Meningeome sind in großem Maße gefäßreich. Ungefähr $^1/_3$ ist ausgesprochen gefäßreich, ungefähr ebenso viele sind gefäßarm und die übrigen liegen zwischen diesen beiden Extremen. Namentlich das auf der Konvexität und das parasagittale Meningeom gehören dem gefäßreichen Typus an. Die gefäßreichen Meningeome verursachen einen verstärkten Blutzufluß zum Kopf und dieser verstärkte Blutzufluß kann entweder durch die cerebralen oder die meningealen Gefäße vor sich gehen oder gewöhnlich durch beide. Erweiterungen der Aa. meningea ant. und post. können im allgemeinen bei Röntgenuntersuchung nicht wahrgenommen werden, sondern nur Erweiterung der A. meningea media. Dabei kann eine Erweiterung des Foramen spinosum entstehen.

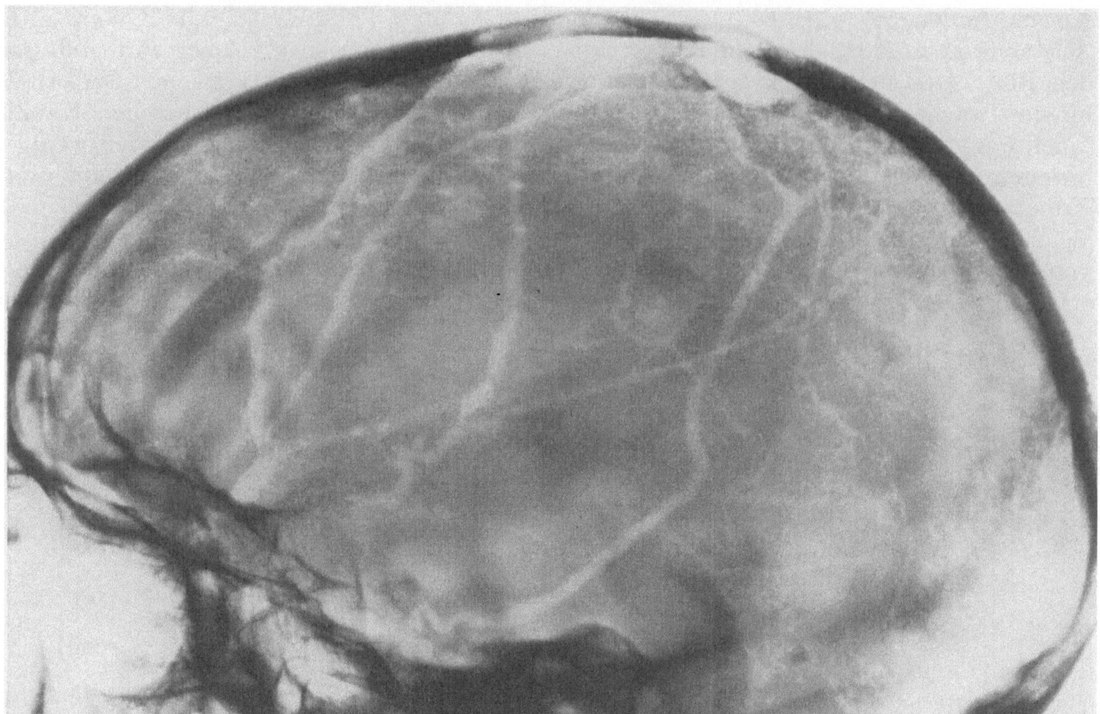

Abb. 60. Meningeom, in den Sin. longit. sup. hineinwachsend und ihn obliterierend. Der venöse Abfluß erfolgt statt dessen durch zahlreiche abnorme Venenfurchen.

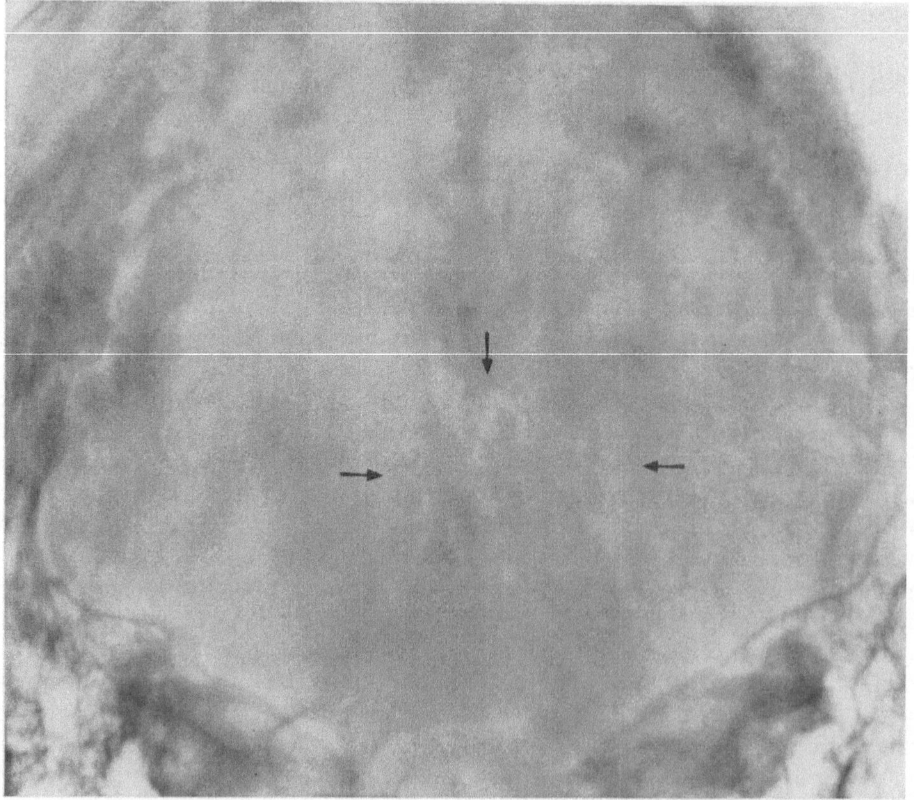

Abb. 61. Meningeom der hinteren Schädelgrube in der Mittellinie. Lokale Hypervascularisierung und „wurmzerfressener“ Knochen im Tumorbett.

Eine solche Ausweitung kann indessen, wenn sie nicht hochgradig ist, sehr schwer zu beurteilen sein, da diese Foramina normalerweise auf beiden Seiten von ungleicher Größe sein können und in der Größe innerhalb ziemlich weiter Grenzen variieren. Eine Erweiterung der Meningea media kann sogar Anlaß zu einer Erweiterung der Gefäßfurchen geben, in denen die Verzweigungen der Arterie verlaufen. Wenn ein erweitertes Foramen spinosum auf der einen Seite beobachtet wird, muß dieses mit der Weite der Meningea media-Furchen zusammengehalten werden, damit die Ursache für das weite Foramen spinosum entschieden werden kann. Wo die Gefäßfurchen sich erweitern, werden die Kanten in der Tabula interna schärfer abgesetzt. Wenn eine Anomalie von

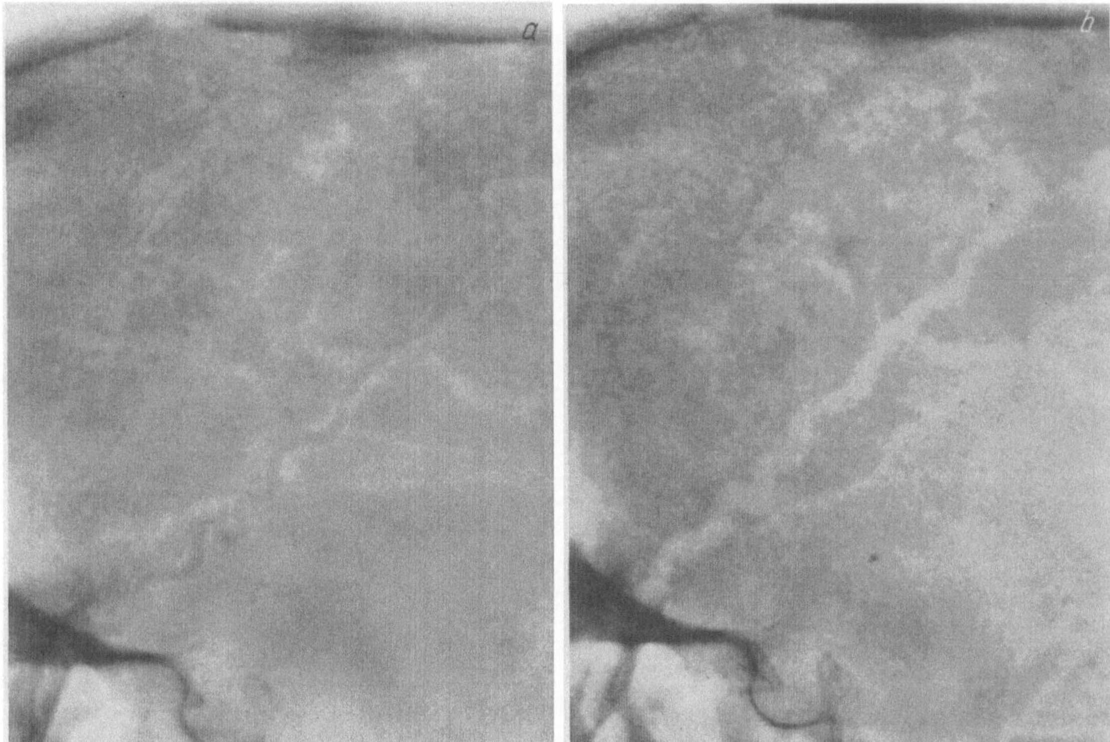

Abb. 62a u. b. a) Die erweiterte Arterienfurche beim Meningeom. b) Der in der Furche gelegene Meningea-media-Ast bei Angiographie kontrastgefüllt.

solcher Art vorliegt, daß die Gefäßfurchen weiter sind, als man es üblicherweise sieht, eine Arterienhypertrophie jedoch nicht vorliegt, sind die Kanten der Furchen weniger scharf und haben statt dessen eine abgerundete Form. Wenn Gefäßhypertrophie vorliegt, werden die Gefäßfurchen auch stärker gewunden als normal, was am deutlichsten nahe der Schädelbasis beobachtet werden kann, besser als weiter außen an der Kalotte (Abb. 62). Das erweiterte Gefäß teilt sich besenförmig in zahlreiche kleine, zum Tumorbett gehende Äste. Erfolgt verstärkter Blutzufluß durch A. carotis oder A. vertebralis, so können seltener Skeletveränderungen beobachtet werden, die auf die Erweiterung dieser Gefäße hindeuten. Im ersteren Falle geschieht eine Erweiterung des Canalis caroticus (auf dem Axialbild zu beobachten), im letzteren Falle eine Erweiterung der Foramina transversalia. Die letzteren werden am leichtesten am Atlas und Epistropheus beurteilt. Es ist jedoch eine ziemlich hochgradige Erweiterung der Gefäße erforderlich, ehe sichere pathologische Skeletveränderungen wahrgenommen werden können.

Wenn der Tumor dem Sinus nicht so nahe liegt, daß dieser den venösen Abfluß direkt aufnehmen kann, erhält man auch erweiterte venöse Gefäßfurchen, das will sagen, kleine, zahlreiche Venenstämme vom Tumorbett vereinigen sich zu größeren Stämmen, die zu einem Sinus verlaufen. Die erweiterten venösen Gefäßfurchen haben niemals den gewundenen Verlauf, den die arteriellen haben. Erweiterte Arterien- oder Venenfurchen können nicht nur bei Meningeom vorkommen, sondern auch bei anderen Zuständen, die einen verstärkten Blutzufluß zum Gehirn mit sich führen, vor allem arteriovenösen Aneurysmen. Diese geben jedoch selten den Grund zu Druckveränderungen in der Sellaregion oder Verschiebungen des Corpus pineale. Pathognomonisch für Meningeom ist das Röntgenbild nur, wenn Gefäßerweiterungen zusammen mit Knochenveränderungen im Tumorbett vorkommen (Abb. 57). Außer den genannten direkten Tumor-

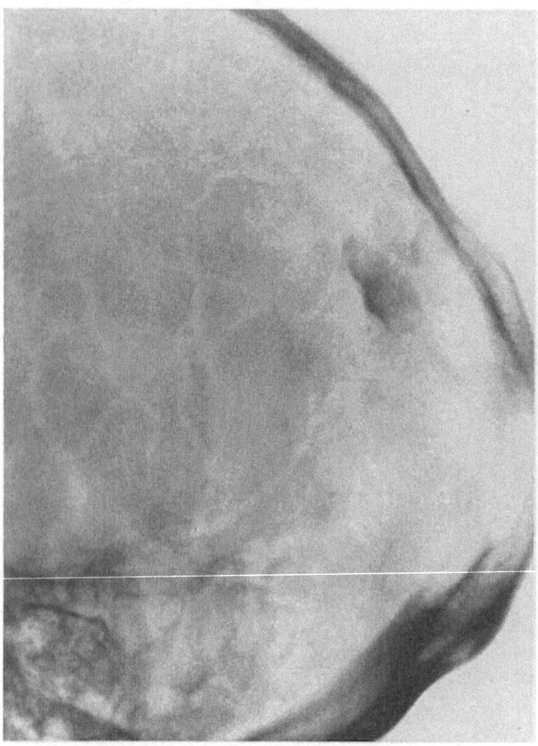

Abb. 63. Konvexitätsmeningeom mit ungewöhnlicher Skeletveränderung: ausschließlich Sklerose am Tumoransatz, erweiterte Gefäße der Umgebung.

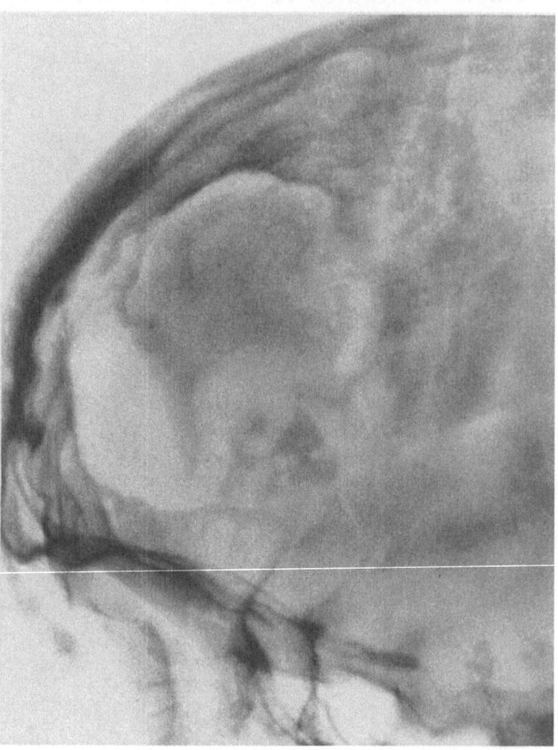

Abb. 64. Konvexitätsmeningeom mit überwiegender Destruktion.

einwachsungen in den Knochen tragen alle diese Kleingefäße, die in den Tumor hinein verlaufen, dazu bei, dem Tumorbett ein mehr oder weniger hochgradig poröses Aussehen zu verleihen. Das Skelet ist auch als „wurmzerfressen“ bezeichnet worden.

α) Parasagittale Meningeome.

In unserem Material haben ungefähr 25% eine lokale Knochenveränderung ergeben. Diese Knochenveränderung hat im allgemeinen aus einem zentral wurmzerfressenen Gebiet bestanden, umgeben von einer unregelmäßigen, unscharf abgegrenzten etwas dichteren Zone. Das wurmzerfressene Gebiet kann wirkliche Defekte in der Tabula interna und in bestimmten Fällen sogar in der Tabula externa bilden. Dort wo der Tumor durch den Knochen gewachsen ist, konnte man mehr oder weniger spiculaähnliche Bildungen beobachten. In der Hälfte der Fälle mit solcher Knochenveränderung haben sich außerdem erweiterte Arterienfurchen gefunden, die zu den lokalen Knochenveränderungen führten, und von dort aus weite Venenkanäle, während beinahe alle der anderen Hälfte nur erweiterte Arterienfurchen hatten, da der venöse Abfluß des Tumors direkt obliteriert, so führt dies dazu, daß der venöse Abfluß sich einen anderen Weg als den üblichen suchen muß, und dies hat weite, abnorm liegende Venenfurchen zur Folge (Abb. 60), die nicht immer von der Stelle des Tumors ausgehen. Außer diesen für Meningeom typischen Veränderungen können sehr oft andere pathologische Veränderungen in Form von einzig und allein abnormer Vascularisation des Schädels, bloß erweiterten Arterienfurchen, nur erweiterten Venenfurchen beobachtet werden oder beides, aber ohne lokale Knochenveränderungen, Zeichen für allgemeinen intrakraniellen Druck, Verschiebung des Corpus pineale, Verkalkungen im Tumor. Solche Veränderungen kamen in unserem Material zu 45—50 % vor und die Untersuchung des Skeletes bei diesen Tumoren gibt in 75 % der Fälle pathologische Veränderungen irgendwelcher Art.

β) Falxmeningeome.

Diese Tumoren veranlassen oft Druckveränderungen in der Sellaregion. So war das bei 6 Fällen einer Serie von 10 Falxmeningeomen in unserem Material. Irgendwelche andere Skeletveränderungen haben wir niemals beobachtet und die Röntgenuntersuchung des Skeletes ist demnach bei dieser Form von Tumoren von geringer Bedeutung.

γ) Konvexitätsmeningeome.

In ungefähr 40 % unseres Materials haben diese Tumoren für Meningeome typische Veränderungen gezeigt, d. h. Skeletveränderungen im Tumorbett, erweiterte Arterien- und Venenfurchen. Die Diagnose kann demnach bei diesen Tumoren in noch größerem Ausmaße als bei den parasagittalen Meningeomen allein nach dem Aussehen des Skeletes gestellt werden. Außer den typischen Veränderungen haben wir abnorme Vascularisierung, Druckveränderungen in der Sellaregion und Verschiebungen des Corpus pineale beobachtet, aber in keinem Fall Tumorverkalkungen. Nur in ungefähr 10 % unseres Materials hat man überhaupt keine Skeletveränderungen bei diesen Tumoren sehen können.

δ) Olfactoriusmeningeome.

Diese Meningeome sind sehr oft die Ursache von Druckatrophie des Knochens im Boden der vorderen Schädelgrube (in ungefähr $^1/_3$ unseres Materials). Die Lamina cribrosa wahrzunehmen kann indessen auch im Normalfall oft schwer und die Tomographie dann als Ergänzung der gewöhnlichen Untersuchungen von großem Wert sein. Durch die Druckatrophie entsteht nicht selten der Eindruck, daß „the olfactory groove" erweitert ist. In 9 von 34 Fällen, deren klinische Symptome auf Olfactoriusmeningeom hindeuten, haben wir außerdem eine Sklerose und Verdickung des Planum sphenoidale beobachtet. Dieses war beinahe immer symmetrisch. Eine Sklerose im Planum sphenoidale kann sogar bei solchen Tumoren vorkommen, die sich klinisch wie supraselläre Meningeome verhalten. Dagegen haben wir niemals andere Veränderungen als Druckatrophie vor dem Planum wahrgenommen. Vasculäre Veränderungen in Form von weiten Venenfurchen, frontal auf der einen Seite, haben wir nur einmal bemerkt. In keinem Falle haben sich Tumorverkalkungen gefunden. Druckveränderungen in der Sellaregion kommen dagegen in mehr als der Hälfte der Fälle vor. Verschiebung des Corpus pineale ist relativ selten.

ε) Supraselläre Meningeome.

Diese Meningeome haben in unserem Material in ungefähr 50 % eine pathologische Veränderung in Form von Verdickung und Sklerose des Knochens vor der Sella turcica gezeigt: beim Limbus sphenoidalis oder mehr oder weniger nach vorn im Planum sphenoidale bis zu dessen vorderer Kante (Abb. 67, vgl. Abb. 65, 66). Die Veränderung ist somit der sehr ähnlich, die man bei bestimmten Fällen von Olfactoriusmeningeom beobachtet hat. Vasculäre Veränderungen haben wir niemals gesehen und Druckveränderungen in der Sellaregion in ungefähr 20 %, eine Zahl, die sich von dem, was im allgemeinen in der Literatur angegeben wird, unterscheidet. Die suprasellären Meningeome pflegt man nämlich zu denen zu rechnen, die keine Sellaveränderungen machen. In bestimmten Fällen verkalken diese Meningeome und diese Tumoren bekommen dann ein ziemlich typisches Aussehen, indem die Psammomkörner sehr dicht liegen, so daß man beinahe den Eindruck eines homogen verkalkten Tumors erhält.

ζ) Keilbeinrückenmeningeome.

Diese Meningeome pflegt man in 3 Gruppen einzuteilen: 1. tiefe oder clinoidale, von dem inneren Teil des Keilbeinrückens und Proc. clin. ant. (Proc. alae parvae), 2. alare oder Meningeom vom mittleren Teil und 3. pterionale oder Meningeom vom lateralen Teil und Pterion.

In unserem Material hat die mittlere Gruppe nur Anlaß zu Druckveränderungen in der Sellaregion gegeben, aber nicht zu irgendwelchen Veränderungen, mit denen man den Tumor hätte lokalisieren können. Die tiefen haben in ungefähr der Hälfte der Fälle

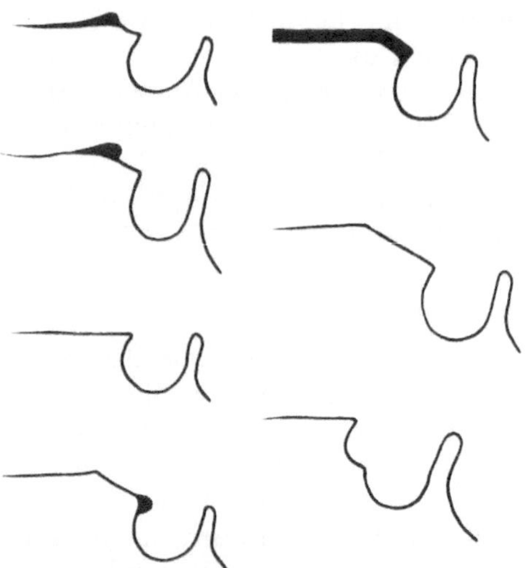

Abb. 65. Diagramm der gewöhnlichsten normalen Variationen der Sellaregion.

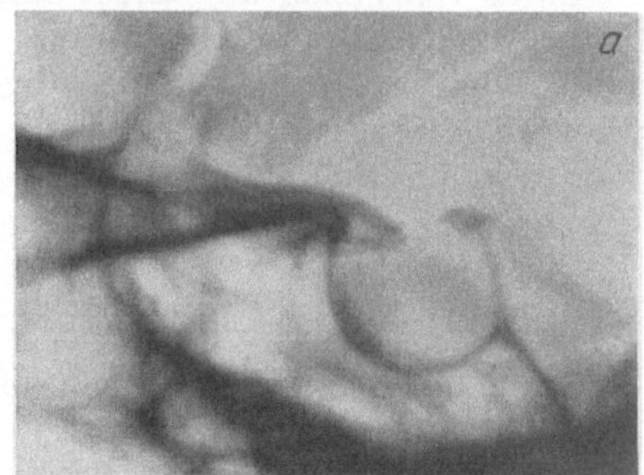

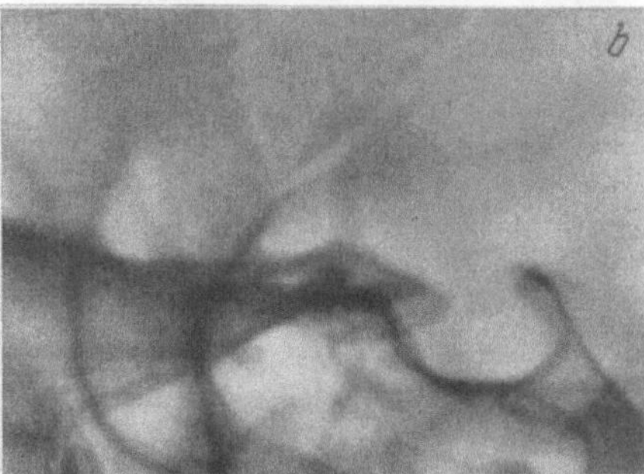

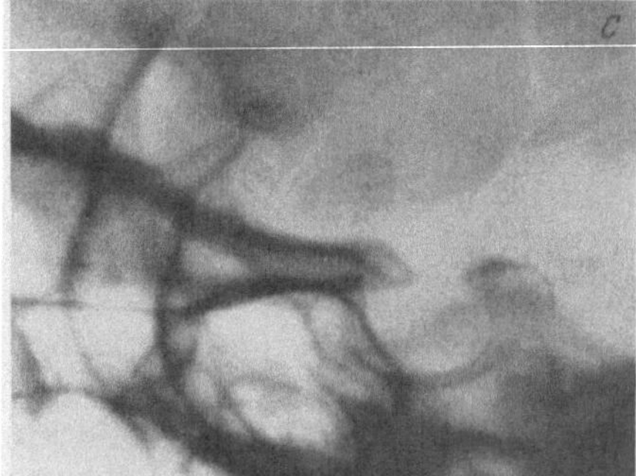

Abb. 66a—c. Normale Variationen der präsellären Region.

Sklerose und Verdickung des Proc. alae parvae und des innersten Teils des kleinen Keilbeinflügels gezeigt (Abb. 68, 69). Irgendwelche vasculären Veränderungen sind nicht vorgekommen. In einem Falle haben wir Tumorverkalkungen gesehen und in ungefähr der Hälfte der Fälle fanden sich Druckveränderungen in der Sellaregion. Die pterionalen Meningeome bestehen aus zwei Arten: Teils die, die en plaque wachsen, und teils die sphärischen. Alle der ersten Art hatten eine sklerotische Verdickung des Knochens in der Pterionregion sowie mehr oder weniger weit hinein in die angrenzenden Teile des Skeletes gezeigt: die Ala parva, das Orbitaldach und den Boden der mittleren Schädelgrube (Abb. 70). Von einer diffusen Knochenverdickung dieses Typus in der Pterionregion kann man beinahe sagen, sie sei für Meningeom en plaque an dieser Stelle pathognomonisch. Das Fibroosteom kann jedoch in Ausnahmefällen Ursache zu einer sehr ähnlichen Skeletveränderung sein. Nach unseren Erfahrungen sind Druckveränderungen in der Sellaregion und vor allem vasculäre Veränderungen bei diesem Tumortyp selten. Die sphärischen Meningeome geben dagegen in geringerem Maße Anlaß zu lokalen

Knochenveränderungen. Solche können jedoch in ungefähr 20—25% nachgewiesen werden, wenn man Bilder in solchen Projektionen nimmt, daß die Knochenstruktur der Pterionregion deutlich studiert werden kann. Die Veränderung, die in solchem

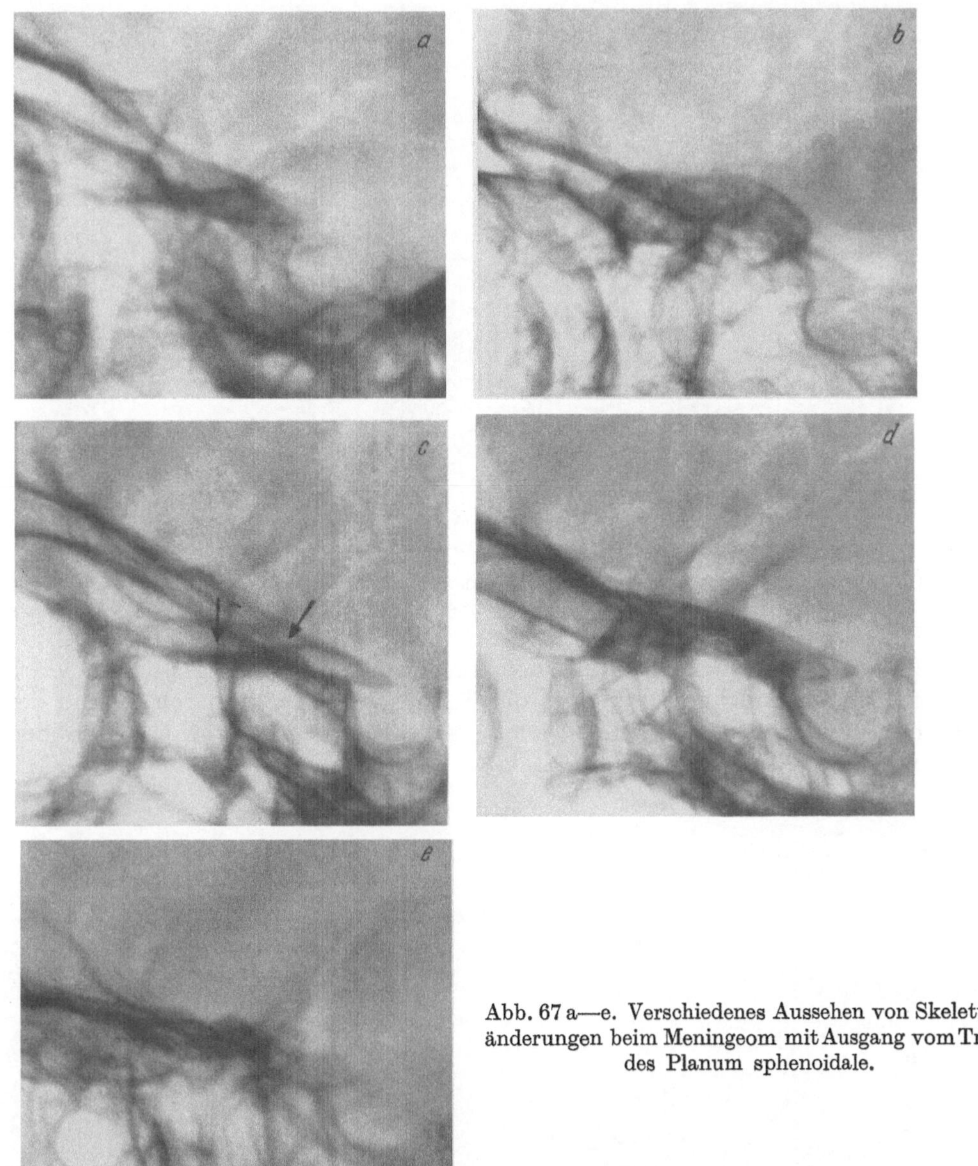

Abb. 67 a—e. Verschiedenes Aussehen von Skeletveränderungen beim Meningeom mit Ausgang vom Trakt des Planum sphenoidale.

Falle beobachtet werden kann, ist die gleiche wie bei parasagittalen und Konvexitätsmeningeomen, d. h., daß der Knochen ein mehr oder weniger wurmzerfressenes Aussehen hat, in der Regel mit einer gewissen größeren Dichte in der Peripherie. In den meisten Fällen mit dergleichen Knochenveränderungen findet man oft eine abnorme Vascularisierung in der Kalotte. In ungefähr $^2/_3$ der Fälle sind Druckveränderungen in der Sellaregion vorgekommen und in einigen Fällen außerdem Verschiebung des Corpus pineale.

η) Infratemporale Meningeome.

Derartige Meningeome sind selten. Sie gehen von der Dura zentral im Boden der mittleren Schädelgrube aus oder etwas mehr lateral. Wir haben nur 4 solcher Tumoren beobachtet. Diese haben Druckatrophie des Bodens der mittleren Schädelgrube lateral um und in der Gegend des Foramen spinosum und ovale hervorgerufen. Die Knochenveränderung war an und für sich nicht von wirklichen Knochendestruktionen zu unter-

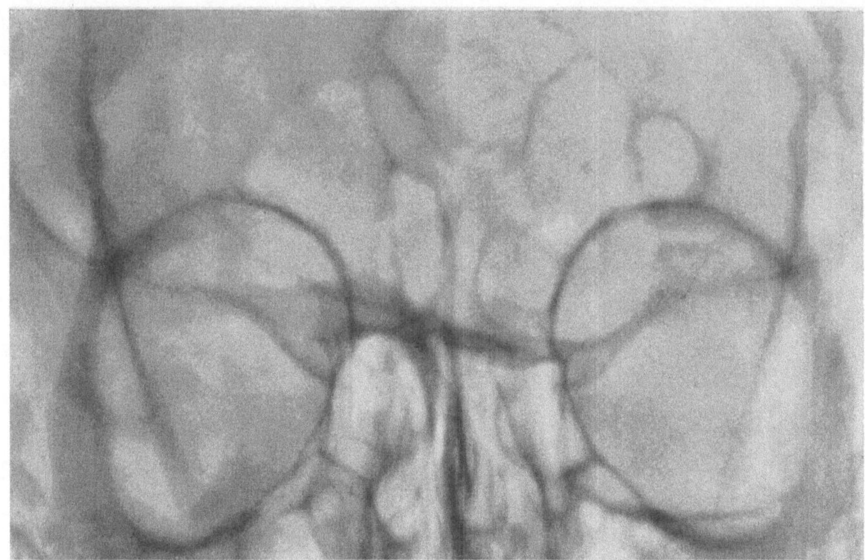

Abb. 68. Clinoidales Meningeom der rechten Seite mit typischer Knochenveränderung: Knochenverdickung und Sklerose des kleinen Keilbeinflügels.

scheiden, die von Metastasen oder von den Nasopharynx direkt überwachsenden Tumoren verursacht sind. Druckveränderung in der Sellaregion ist gewöhnlich. Wenn der Tumor in die hintere Schädelgrube hineinwächst, scheint er eine Druckatrophie der oberen Pyramidenkante hervorzurufen.

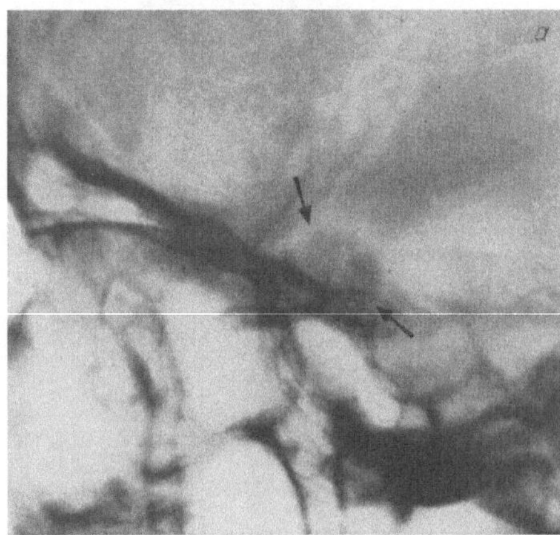

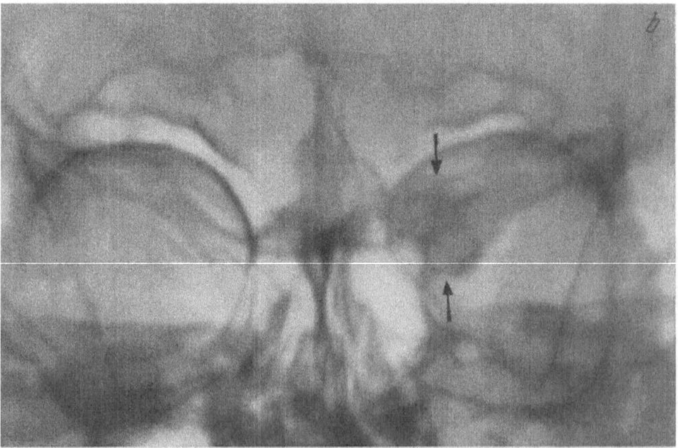

Abb. 69a u. b. Sklerose und Knochenverdickung bei clinoidalem Meningeom.

ϑ) Hintere Schädelgrubenmeningeome.

Clivusmeningeome machen keine lokalen Skeletveränderungen, aber Druckveränderungen in der Sellaregion können vorkommen, als Zeichen für allgemeine Drucksteigerung. Meningeome von der Pars petrosa her zeigen in der Mehrzahl der Fälle ebensowenig irgendwelche typischen Knochenveränderungen, aber eine lokale Verdickung und Sklerosierung der Pars petrosa soll doch in bestimmten Fällen vorkommen können. Auch Druckveränderungen in der Sellaregion können vorhanden sein. Einmal haben wir in einem solchen Meningeom Verkalkungen beobachtet. Meningeome im Foramen jugulare setzen eine scharfkantige Erweiterung des Foramen (Abb. 20). Bei Meningeom über den Kleinhirnhemisphären sind nur Druckveränderungen in der Sellaregion beobachtet worden. Meningeom am Foramen magnum scheint keine anderen

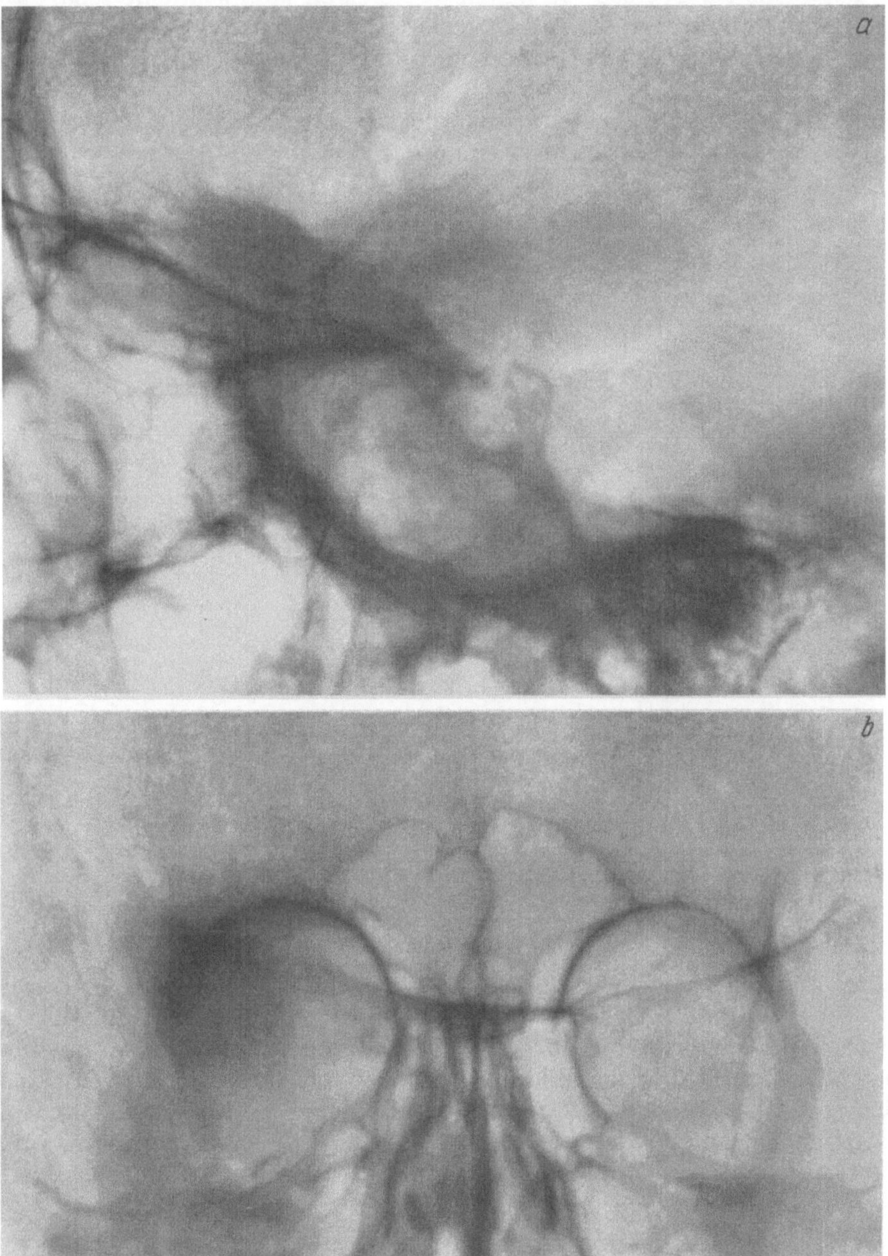

Abb. 70. Ausgedehnte Sklerose des Knochens im Pteriontrakt, bei Pterionmeningeom en plaque wachsend.

Veränderungen hervorzurufen als solche, die auf allgemein verstärktem Druck beruhen. In 2 von 3 von uns während der letzten Jahre beobachteten Fällen ist indessen die Kante des Foramen magnum unscharf und unregelmäßig gewesen und hat den Eindruck einer Druckdestruktion gemacht. Ein solches Zeichen kann sich also als wertvoll erweisen. Da die hintere Kante des Foramen magnum normalerweise ein sehr verschiedenes Aussehen haben kann, kann es indes oft schwer sein, zu entscheiden, ob ein pathologischer Prozeß vorliegt oder nur eine normale Variante. In unserem Material haben 3 von 13 Meningeomen aus dem Tentorium Knochenveränderungen gehabt. In 2 Fällen hatte diese Knochenveränderung ein typisches Aussehen, mit einem wurmzerfressenen Zentrum, umgeben von einer gewissen Sklerose (Abb. 61). Die Knochenveränderung lag unmittelbar längs des Sinus transversus. In einem dritten Fall fand sich eine scharf abgegrenzte Destruktion von Haselnußgröße im Knochen. Die Knochenveränderung hatte also ein ganz atypisches Aussehen. Tentoriummeningeome sind oft die Ursache von Druckveränderungen in der Sellaregion. Nach unserer Erfahrung zu urteilen, geben somit Meningeome in der hinteren Schädelgrube nur selten Anlaß zu Veränderungen, die ausreichen, eine exakte Lokalisation des Tumors vorzunehmen.

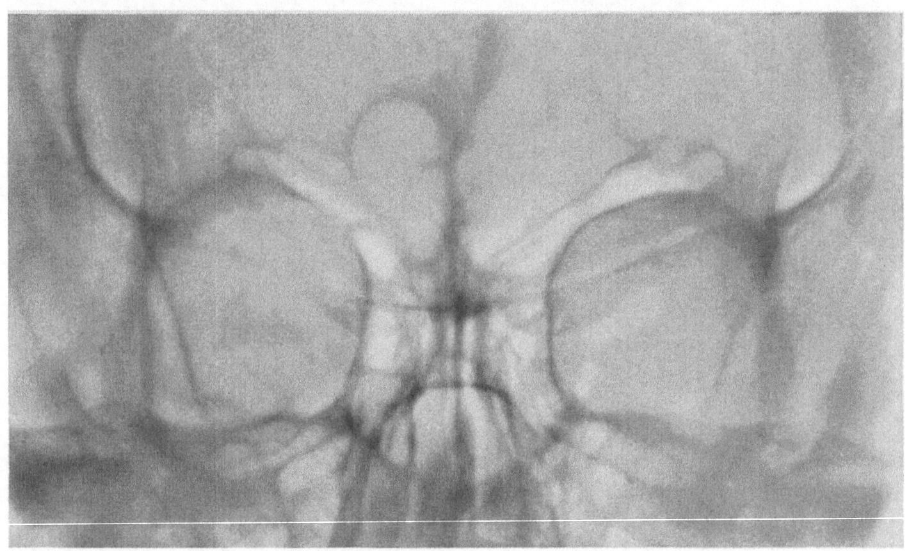

Abb. 71. Undeutliche Sklerose im Trakt des linken Pterion bei en plaque wachsendem Pterionmeningeom.

7. Geschwülste des Schädels.

a) Maligne Geschwülste.

α) Osteogene Sarkome.

Primäre osteogene Sarkome im Schädel sind selten. Entweder geben sie Anlaß zu osteolytischen Veränderungen oder zu Knochenbildung. Im allgemeinen überwiegen die osteolytischen Veränderungen (Abb. 72, 73). Die Knochenneubildung kann sich in Form von Spiculae äußern. Ähnliche Bildungen können bei durchwachsenden Meningeomen vorhanden sein, aber die Spiculae der Sarkome kommen in der Regel dünner, schmäler und unregelmäßiger vor, während beim Meningeom die Knochenbalken gröber sind. Beide Tumorformen können in der Umgebung erweiterte Gefäßfurchen haben, doch sind diese bei Meningeom gewöhnlicher.

β) Metastasen.

Metastasen geben entweder Anlaß zu Knochendestruktionen oder zu Knochenneubildungen. Eine Kombination von Veränderungen beider Art kommt oft vor, aber im allgemeinen überwiegen die destruktiven Veränderungen. Die Skeletveränderungen sind in der Regel mehr oder weniger unregelmäßig (Abb. 74). Die malignen Tumoren, die vor allem nach dem Schädel metastasieren, sind die, die in den Mammae, der Thyreoidea, den Nieren vorkommen. Von diesen gehen destruktive Metastasen aus. Überwiegend osteosklerotische Metastasen mit mehr oder weniger unregelmäßiger Sklerose und Knochenneubildung findet man vor allem bei malignen Tumoren, die von der Prostata oder in gewissen Fällen von den Mammae ausgegangen sind. Lymphoepitheliome verbreiten

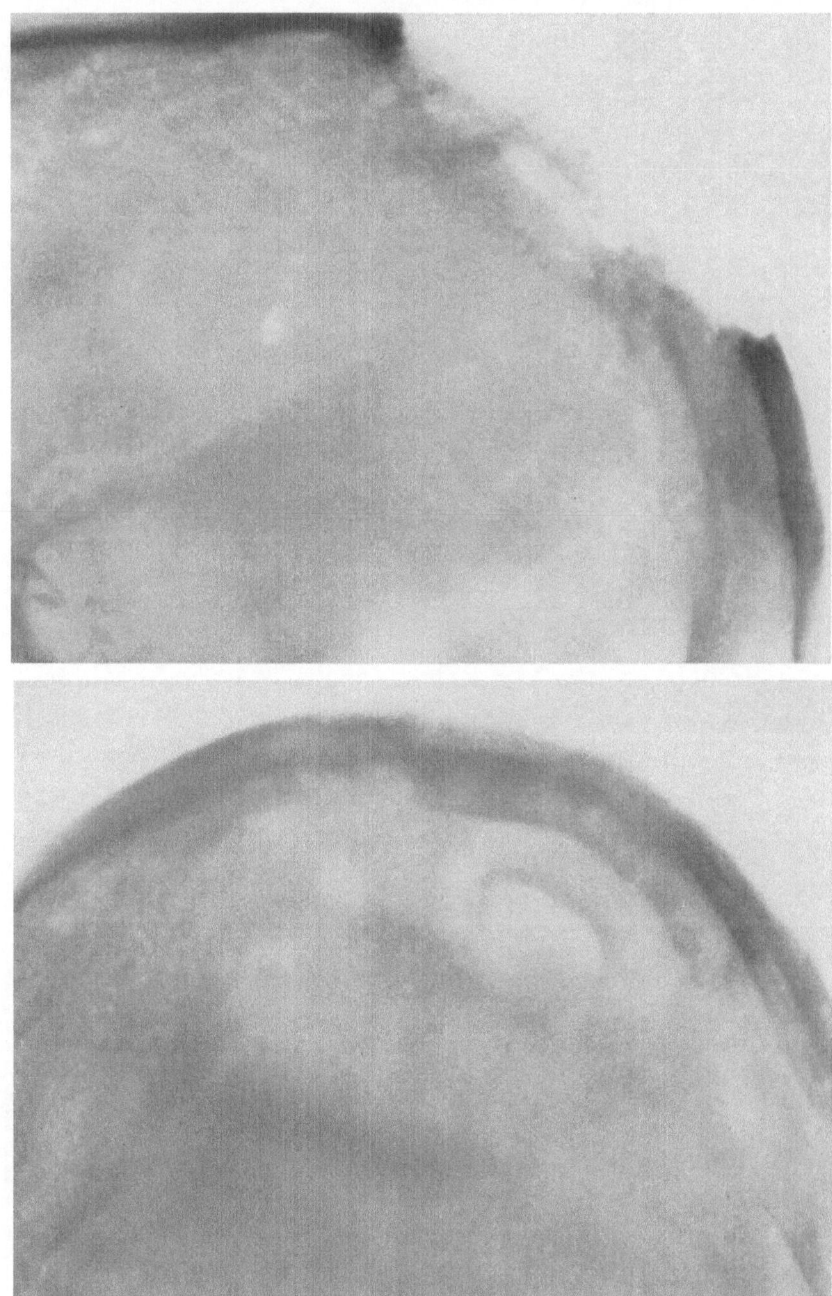

Abb. 72 u. 73.

Abb. 72. Knochendestruktion bei osteogenem Sarkom.
Abb. 73. Osteogenes Sarkom mit Knochendestruktion unmittelbar links von der Mittellinie.

sich durch die Lymphbahnen und rufen Destruktionen in der Schädelbasis hervor, entweder durch direktes Übergreifen auf die Schädelbasis oder durch Metastasen. Die nasopharyngealen Tumoren haben eine ausgesprochene Neigung, frühzeitig auf den Knochen überzugreifen. Beim *Myelom* entstehen multiple, runde, gleichsam ausgestanzte Defekte, diffus über den ganzen Schädel verstreut. Eine Reaktion in der Umgebung

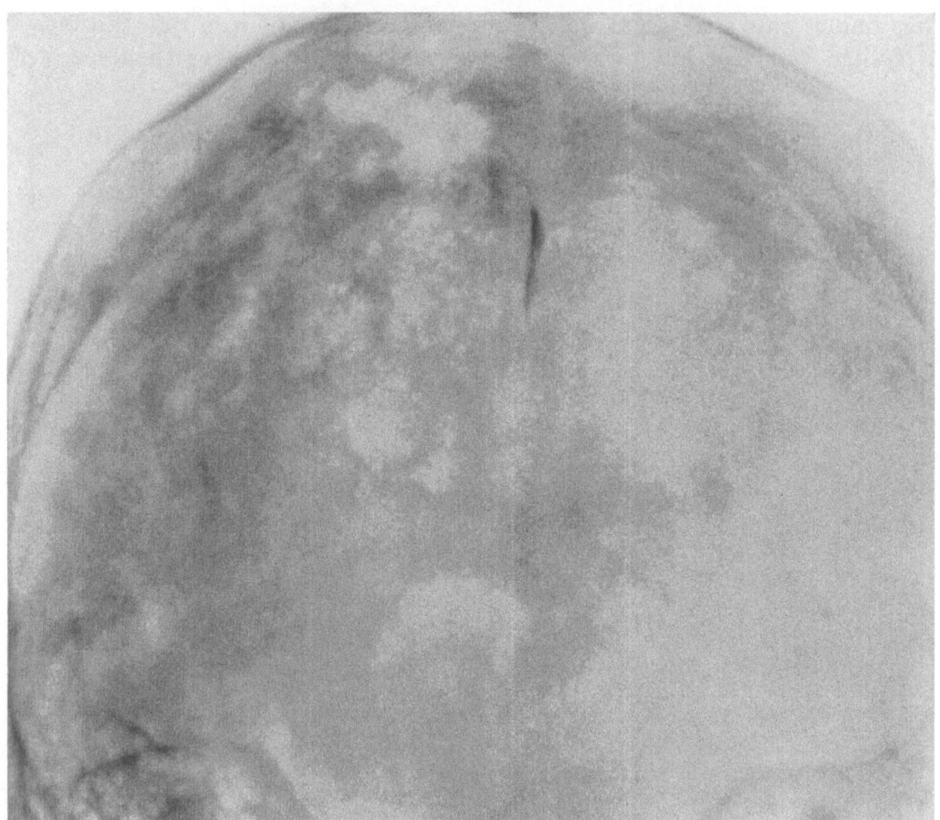

Abb. 74. Knochenveränderung bei Metastase von Carcinoma mammae, überwiegend destruktive Veränderungen (Verknöcherung in der Falx).

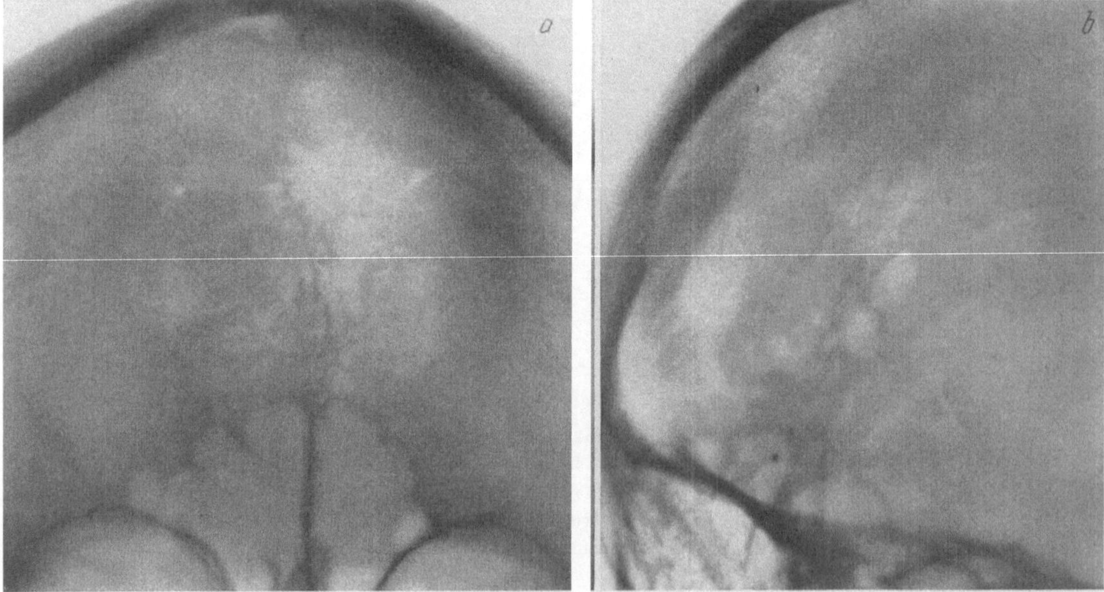

Abb. 75 a u. b. Hämangiom.

findet sich nicht. *Carcinome* der Kopfschwarte können direkt auf die Knochen des Schädels übergreifen und kleine oder größere Knochendestruktionen hervorrufen, anfänglich am größten in der Tabula externa.

b) Benigne Geschwülste.

α) Hämangiome.

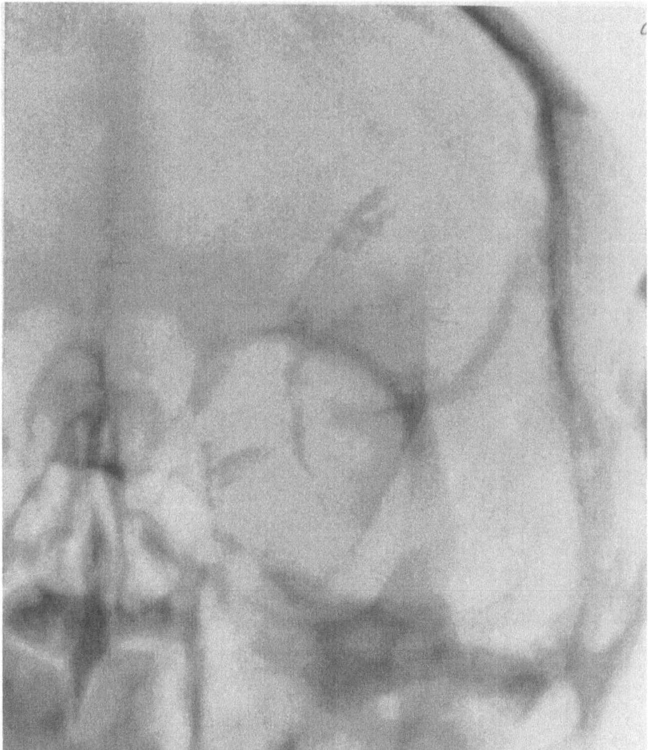

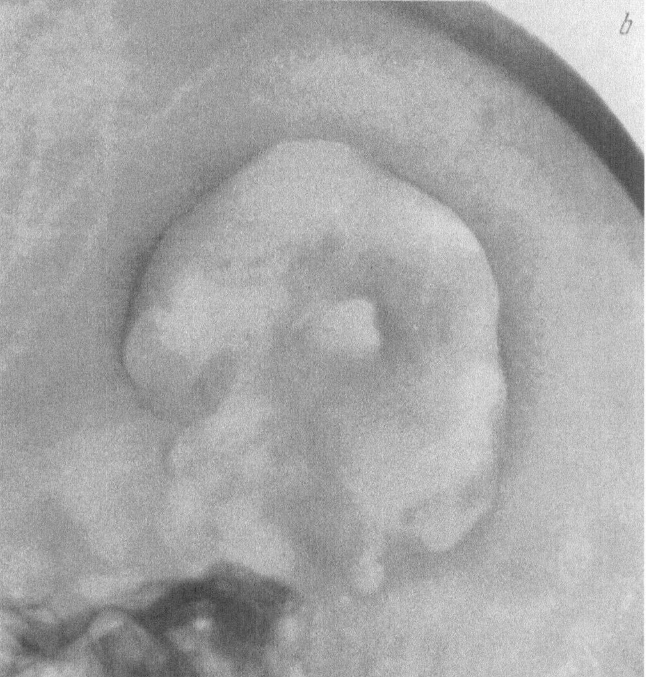

Abb. 76a u. b. Typische Knochenveränderung bei Epidermoid. Innere Tumorkapsel verkalkt.

Gutartige Tumoren der Schädelknochen sind selten. Das gewöhnlichste ist das Hämangiom. Entsprechend dem anatomischen Bau der Gefäßgeschwulst hat der Knochen auf dem Röntgenbild innerhalb eines gewissen, relativ gutbegrenzten Gebietes eine grobmaschige Struktur, die oft dem mikroskopischen Aussehen eines kavernösen Hämangioms ähnelt (Abb. 75). Die Knochenlamellen haben bisweilen eine mehr oder weniger deutliche radiäre Anordnung, und spiculaähnliche Knochenlamellen können vorkommen. In der Umgebung können hin und wieder erweiterte Diploevenen beobachtet werden.

β) Dermoide und Epidermoide.

Wie der Name sagt, unterscheiden sich diese beiden Formen dadurch, daß Dermoide aus allen Gewebeelementen der Haut bestehen, die Epidermoide nur aus Zellen, die epithelialen Ursprung haben. Dermoide können daher außer Epithelzellen und Detritusmassen sogar Haare und Zähne enthalten, Epidermoide dagegen nur Epithel, Detritus und Cholesterin. Die beiden Tumorformen sind cystenartige Gebilde. Auf Grund des Vorhandenseins von Cholesterin nennt man die Epidermoide oft Cholesteatom. Während die Dermoidcysten in der Regel intrakraniell (Abb. 44) gelegen sind, finden sich die Epidermoide sowohl intrakraniell (Abb. 45) als auch in der Diploe. Im letzteren Falle verursachen sie eine Auftreibung des Knochens und Druckatrophie der Tabula interna und externa. Der Tumor bricht langsam durch und verursacht dann einen Knochendefekt, der ein ziemlich charakteristisches Aussehen hat (Abb. 76, 77). Die Kanten des Defektes sind der Form nach mehr oder weniger regelmäßig polycyclisch sowie scharf und sklerotisch. Oft ist die Tumorkapsel in großem Ausmaße verkalkt (Abb. 76).

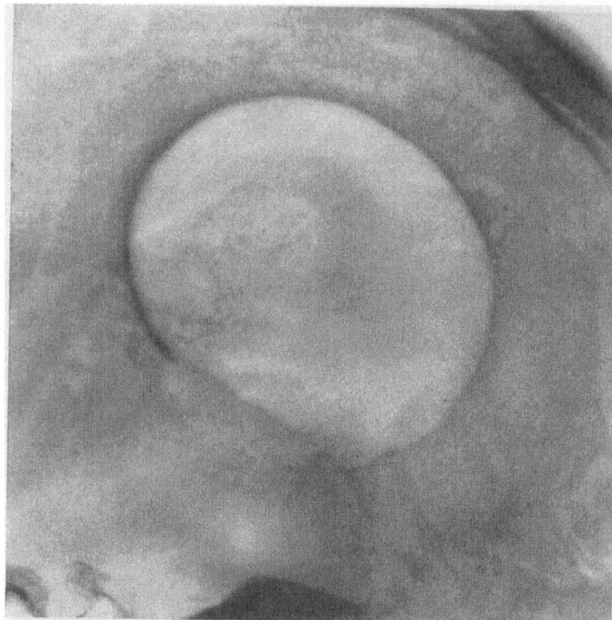

Abb. 77. Epidermoid mit ungewöhnlich gleichmäßig abgerundeter Begrenzung der Skeletveränderung.

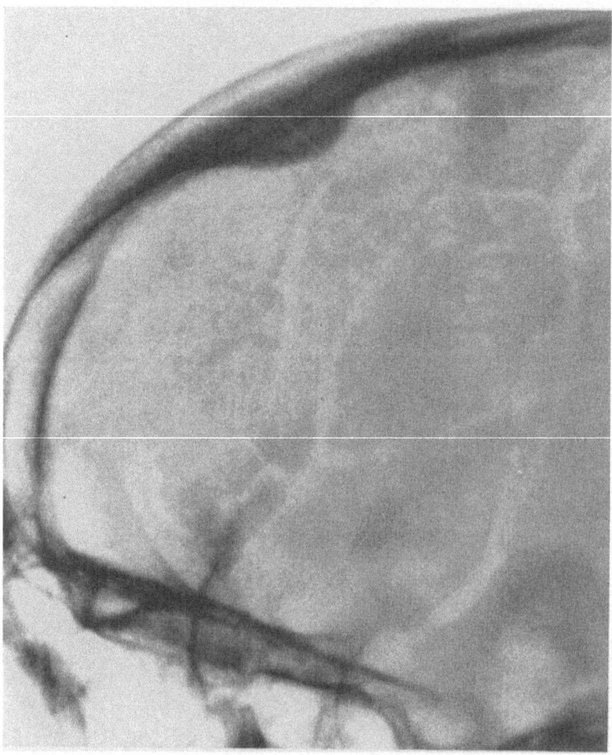

Abb. 78. Osteom der Tabula interna.

c) Übergangsformen zwischen benignen Tumoren und Skeletveränderungen unbekannter Natur.

Die meisten pathologischen Prozesse, die das Knochensystem angreifen, haben eine Osteolyse (durch sog. Osteoclase) zur Folge. Das Gewebe, das das Knochengewebe ersetzt, kann verschiedener Art sein. In gewissen Fällen (in denen die Ursache bekannt ist) kann es aus entzündlichen Zellenelementen oder Tumorgewebe bestehen. In anderen (und in diesen Fällen ist die Ursache in der Regel unbekannt) bildet sich ein unspezifisches, reparatives Gewebe, das von den mesenchymalen Knochenmarkszellen ausgeht. Die normale Histogenese wird abgebrochen, bevor sich reifer Knochen gebildet hat, und es kann Knochengewebe verschiedenen Reifungsgrades entstehen. Das morphologische Bild, wie es sich bei histologischer oder Röntgenuntersuchung zeigt, kann also selbst bei gänzlich verschiedenen Zuständen ein ganz ähnliches sein. Gewisse dieser Veränderungen sind generalisiert und finden sich im Skeletsystem verstreut. Dahin gehören die Skeletveränderungen bei Hyperparathyreoidismus, Ostitis deformans Paget und polyostotischer fibröser Dysplasie. Von diesen haben die ersterwähnten eine bekannte Ursache und bilden sich nach Exstirpation des Parathyreoideaadenoms zurück. Andere ähnliche Veränderungen („Ostitis fibrosa localisata") sind nicht generell über das Skelet verbreitet. Hierher gehören die monostotischen Formen der fibrösen Dysplasie, Ostitis deformans sowie das Fibroosteom. Das Osteom ist vielleicht der eigenartigste aller Knochentumoren, es hat nie eine klare Definition erhalten. Gewisse Teile eines Osteoms können das gleiche histologische Bild wie z. B. die fibröse Dysplasie bieten. Ein Teil der Pathologen ist auch der Ansicht, daß das Osteom und Osteofibrom keine wirklichen Tumoren seien. Auch wenn unser Wissen um ihr Wesen zur Zeit besonders lückenhaft ist und das histologische Bild keine besonderen morphologischen Differenzierungen darbietet, scheint aus praktischen Gesichtspunkten der Versuch einer Unterscheidung bestimmter Typen zweckmäßig.

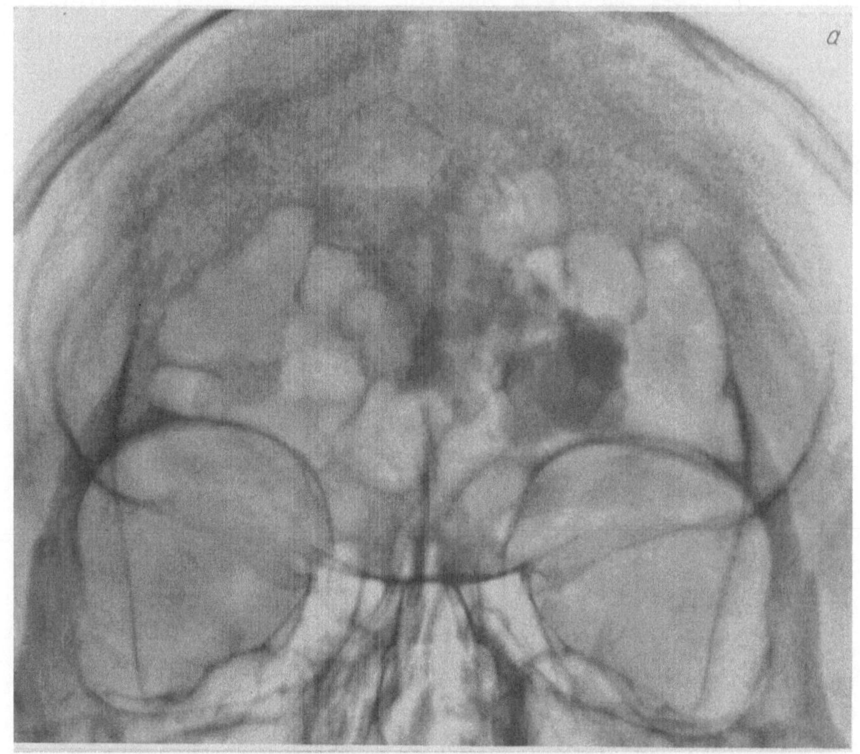

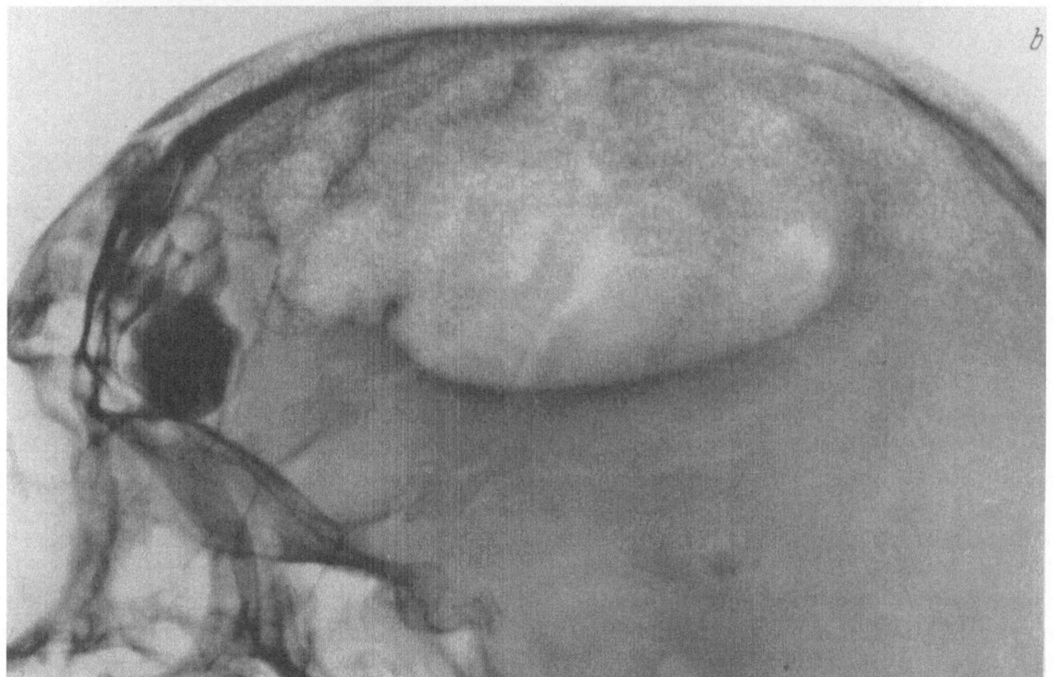

Abb. 79a u. b. a) Osteom des Sinus frontalis. b) 3 Jahre nach Aufnahme des vorigen Bildes hat das Osteom die Sinuswand durchbrochen und intrakraniell besteht eine große Luftansammlung.

Osteom. Osteome sind vollständig oder jedenfalls hauptsächlich eburnifiziert. Sie gehen gewöhnlich von der Tabula externa oder interna der Knochen der Schädelkapsel aus, besonders vom Os frontale oder ethmoidale, und liegen relativ häufig in den Nasennebenhöhlen. Gewöhnlich sind sie bohnengroß, bei der Röntgenuntersuchung scharf abgrenzbar, sklerotisch und strukturlos (Abb. 78). Sie können in gewissen Fällen wesentlich größer werden, in den Frontalsinus, die Orbita oder auch intrakraniell einbrechen (Abb. 79). Besonders bei größeren Tumoren kann die Struktur zentral unregelmäßig sein. Das frontale Osteom kommt häufig zusammen mit einer Mucocele vor. Werden die Wände des Frontal- oder Ethmoidalsinus zerstört, so kann subdural oder subarachnoidal Luft hineingelangen und Anlaß zu einer Pneumatocele geben (Abb. 79b). Im anderen Fall kann sich die Luft auch frei im Subarachnoidalraum ausbreiten. Es sind auch Fälle

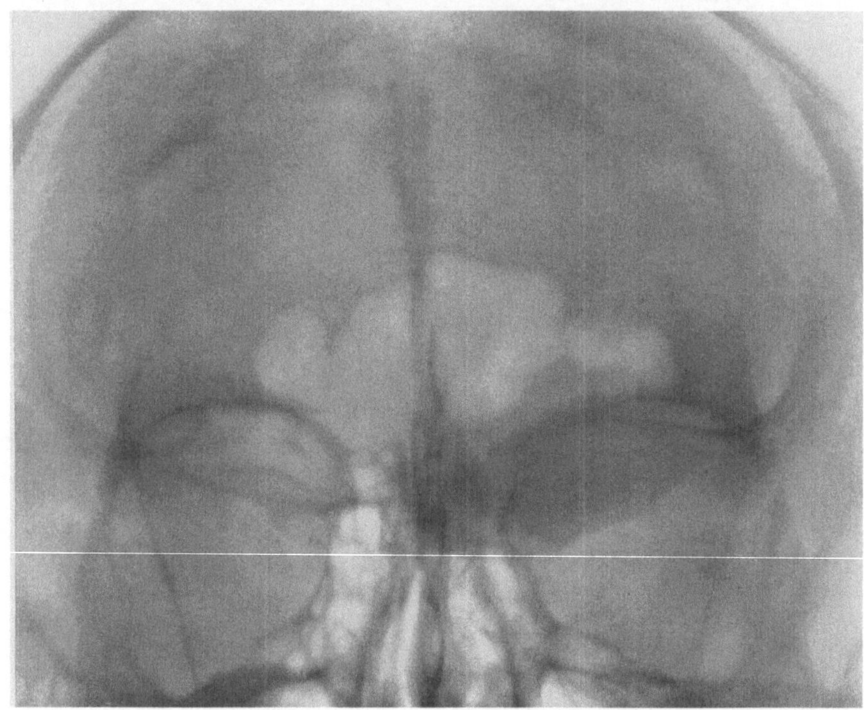

Abb. 80. Fibröse Dysplasie auf der linken Seite in Form eines sog. orbitoethmoidalen Osteoms.

beschrieben, wo sich der Tumor so weit intrakraniell erstreckt hatte, daß das Vorderhorn perforiert wurde und die Luft in das Ventrikelsystem gelangte.

Fibroosteom. Fibrom. Die reifen Formen geben Anlaß zu diffuser Verdickung und erhöhter Dichte in den befallenen Skeletteilen. Die Knochenveränderung ist in der Regel relativ scharf von dem umgebenden normalen Knochengewebe abgegrenzt. Histologisch ist das Bindegewebe nahezu acellulär und die Knochenbälkchen zeigen eine lamellare Struktur mit der Tendenz, sich zu kompakten Knochen zusammenzuschließen. Bei der Röntgenuntersuchung zeigt es sich oft, daß die Knochenbälkchen Wirbel oder Girlanden bilden, in anderen Fällen ist die Struktur unregelmäßiger. Diese Form kommt besonders im Gesichtsskelet vor. Knochenveränderungen, die im Sphenoidale auftreten, bei einem in den Knochen einwachsenden Meningeom en plaque, von einem in der gleichen Gegend gelegenen Fibroosteom zu unterscheiden, kann große Schwierigkeiten ergeben und eventuell eine Pneumographie erfordern. Das Fibroosteom ist nicht selten multiloculär, was differentialdiagnostische Bedeutung haben kann. Bei unreifen Formen ist das Bindegewebe zell- und gefäßreich. Der Tumor hat größere Dichte als nicht verkalktes Gewebe, aber oft ist der Kalkgehalt im Tumor so gering, daß sich eine Struktur bei der Röntgenuntersuchung nicht zeigt. Er erscheint daher eher als lokale Skeletentkalkung, enthält jedoch mehr oder weniger zahlreiche sklerotische Gebiete. Unreife Bezirke

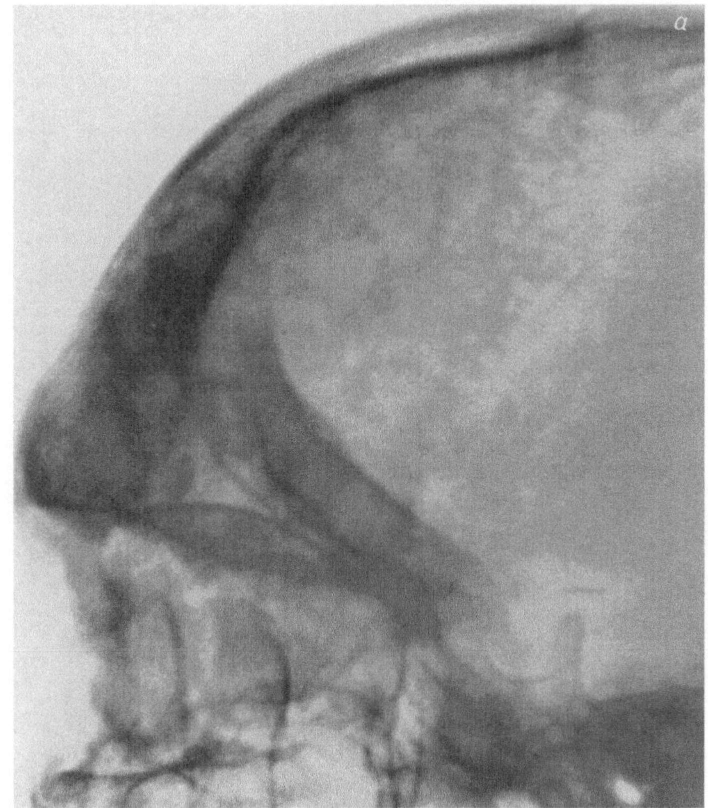

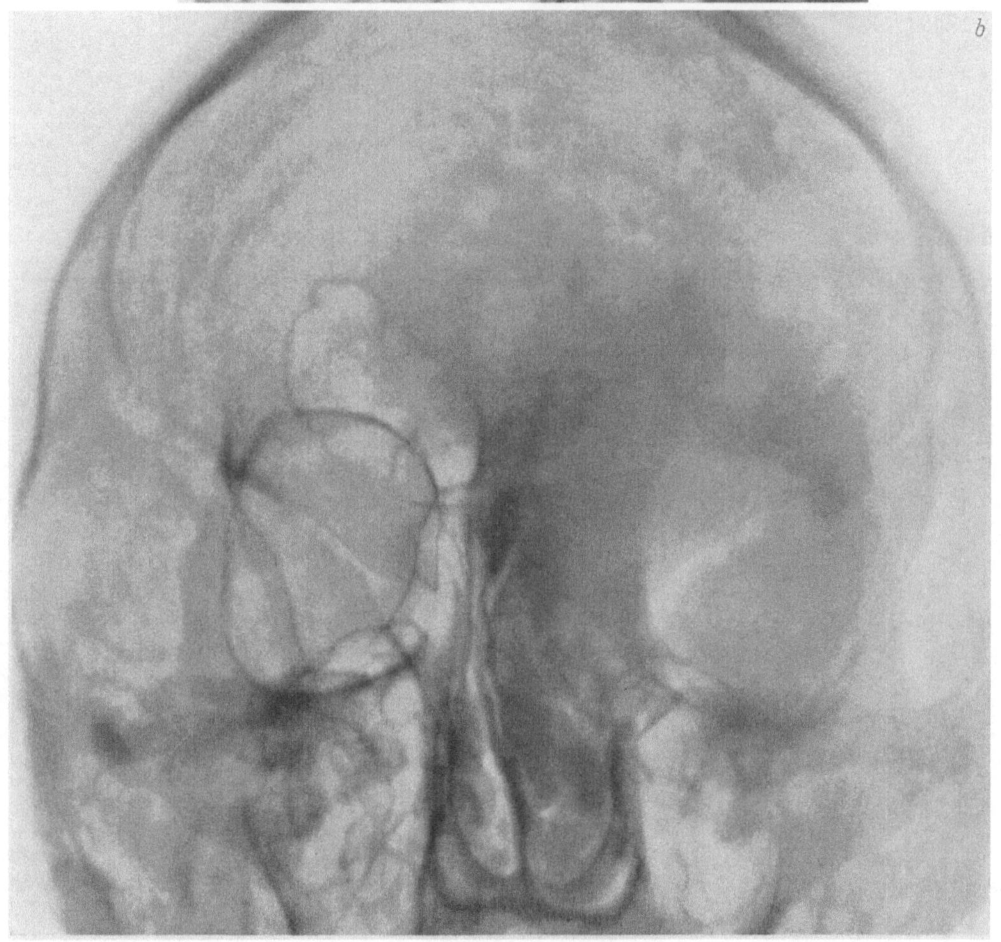

Abb. 81 a u. b. Fibröse Dysplasie.

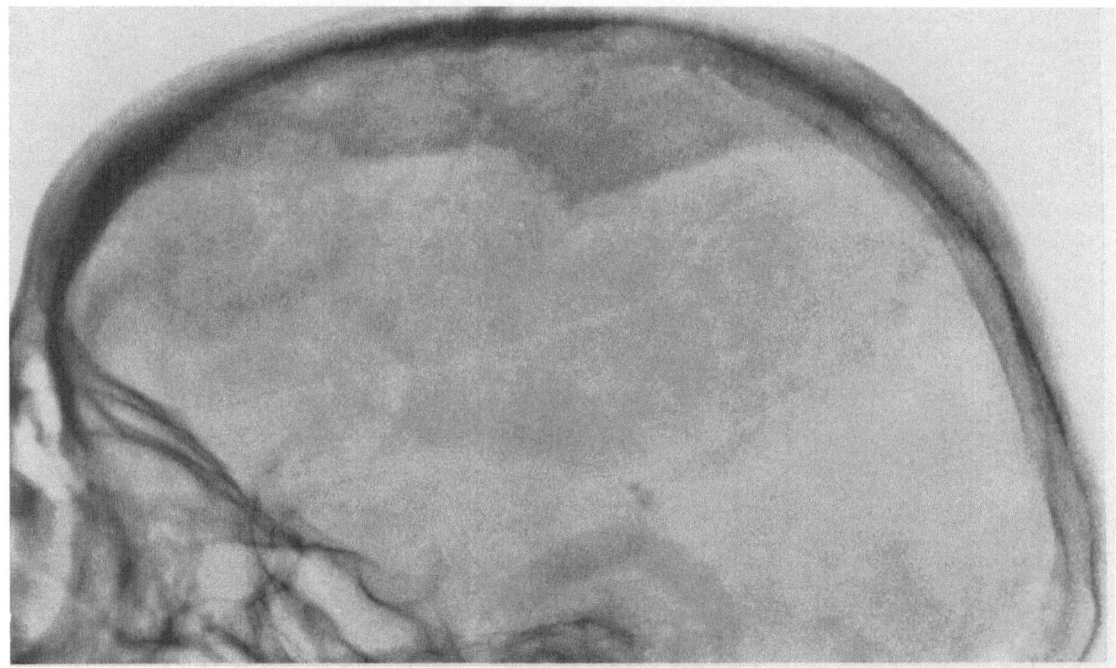

Abb. 82.
Osteoporosis circumscripta cranii.

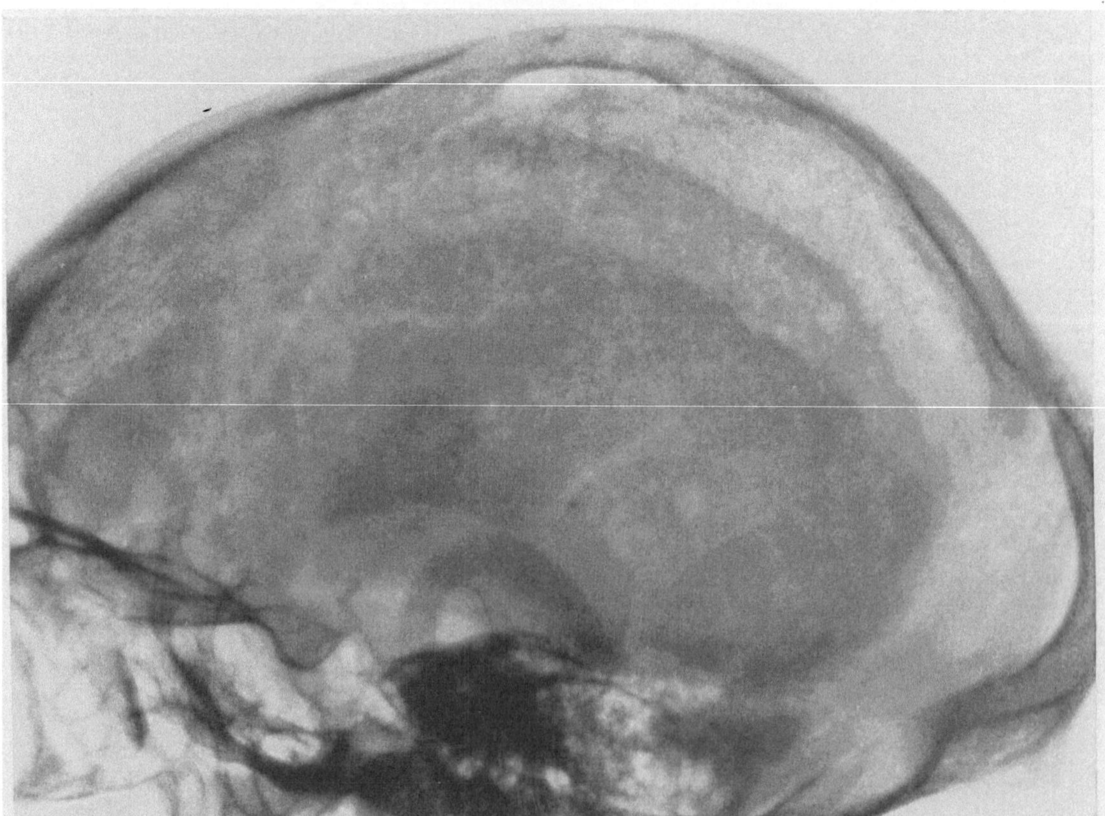

Abb. 83. Die dünneren Stellen der Kalotte rühren nicht von Osteoporosis circumscripta her, sondern von der ungleichmäßigen Dicke der Kalotte. Bei Osteoporosis circumscripta werden die Bezirke in der Mittellinie zuletzt angegriffen (vgl. das vorige Bild).

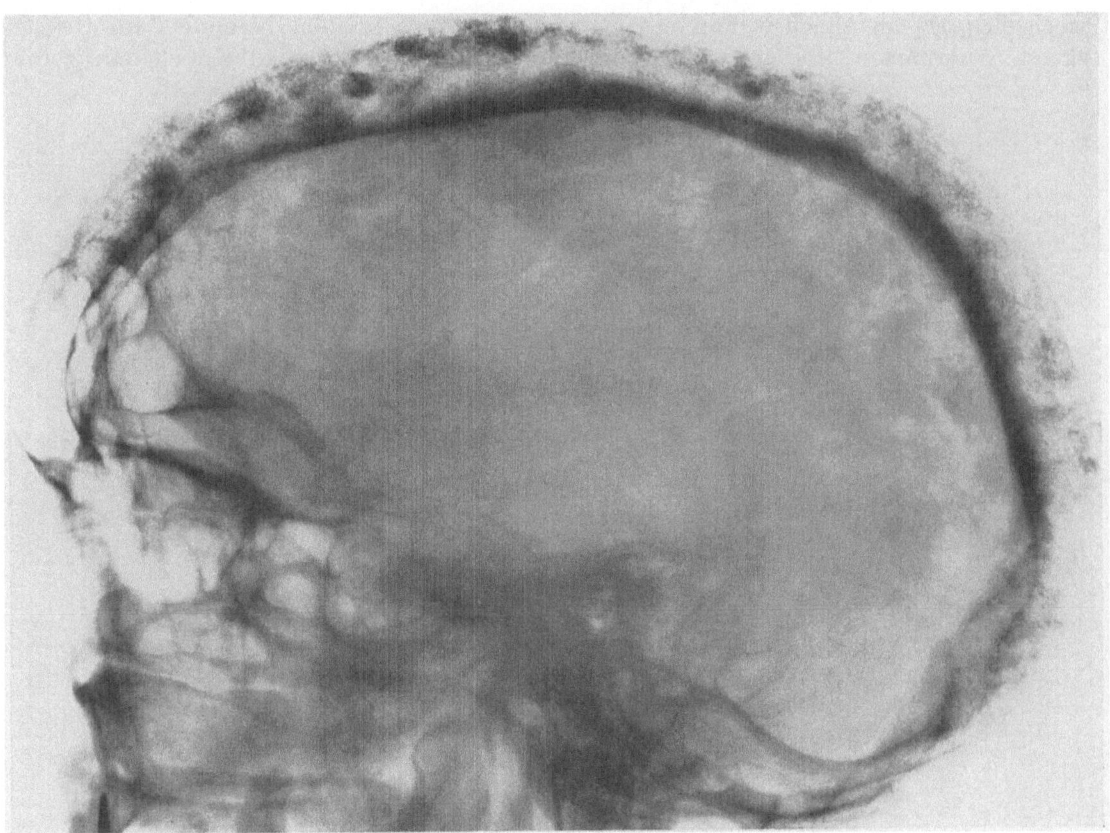

Abb. 84.
Ostitis deformans Paget.

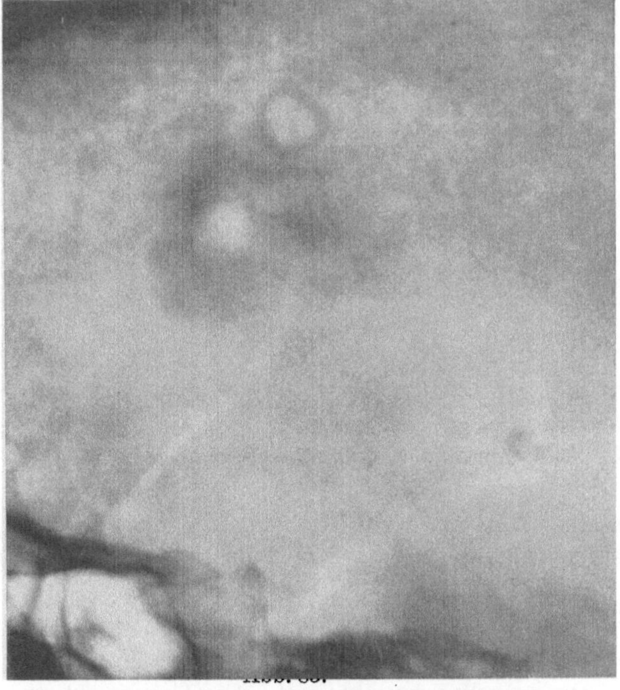

Abb. 85.
Skeletveränderungen bei Hyperparathyreoidismus.

wechseln also im gleichen Fall mit reiferen. *Fibrome* können besonders im Gesichtsskelet vorkommen. Sie zerstören Knochengewebe und führen zu Knochenauftreibung

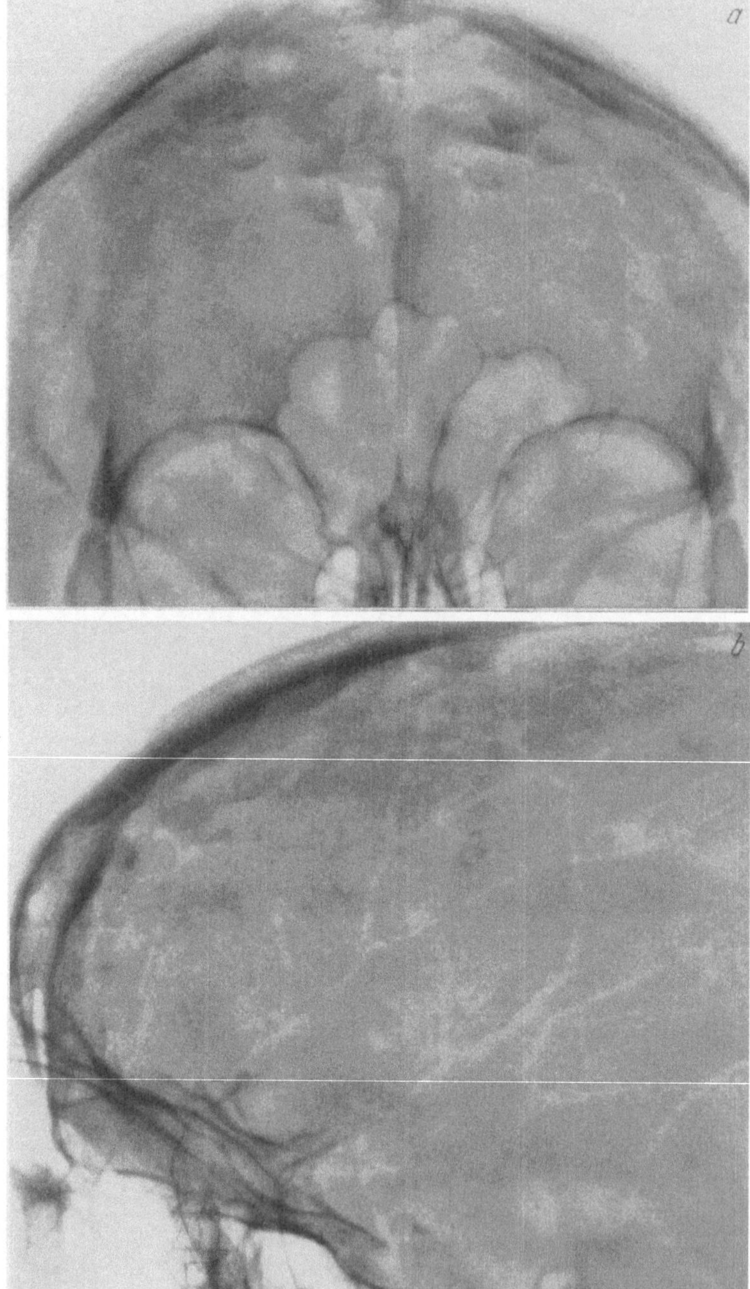

Abb. 86a u. b. Frontalhyperostosen.

an ihrer Wachstumsstelle. Ein unreifes Fibroosteom kann schwer von einem zentralen Fibrom zu unterscheiden sein, das letztere enthält jedoch keine sklerotischen Stellen.

Fibröse Dysplasie. Die Veränderung kann monostotisch oder generalisiert sein. Am Schädel ist sie gewöhnlich an der Basis oder den Gesichtsknochen lokalisiert. Die befallenen Skeletteile werden verdickt. Die Veränderung kann sich über große Gebiete ausbreiten und macht vor Suturlinien nicht halt. Die Grenze ist unscharf, die Struktur oft relativ homogen sklerotisch, aber in anderen Fällen mehr unregelmäßig (Abb. 81). Cystische Tendenz kann vorkommen, ist aber weniger ausgeprägt als bei Hyperparathyreosis. Die dabei entstehenden Knochenveränderungen können sonst in vieler Hinsicht denen der fibrösen Dysplasie ähnlich sein, mit der Ausnahme, daß sich bei der Hyperparathyreose im allgemeinen eine hochgradige Osteoporose findet. Der Großteil der Fälle von sog. Leontiasis ossea dürfte unzweifelhaft der fibrösen Dysplasie zugehören.

Ostitis deformans Paget. Nach den Erfahrungen der letzten Jahre scheint die Osteoporosis circumscripta cranii ein Vorstadium der Ostitis deformans Paget zu sein. Dabei

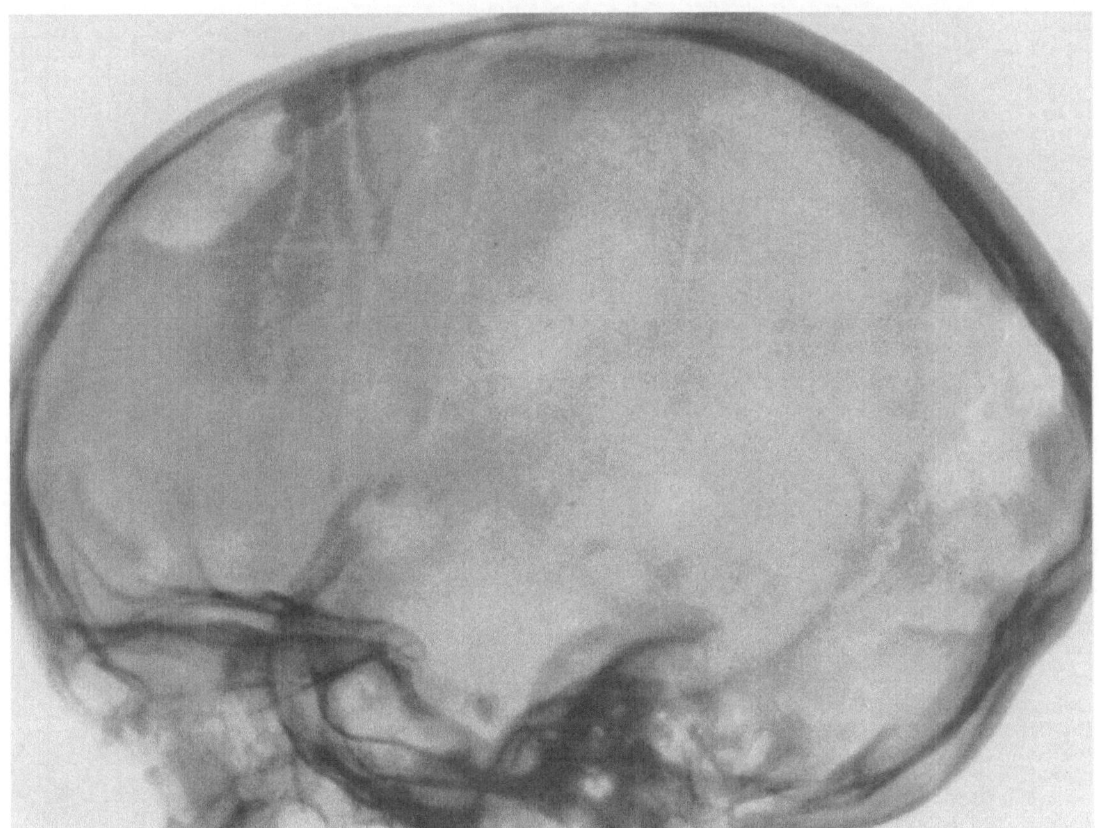

Abb. 87. Multiple osteolytische Skeletveränderungen bei SCHÜLLER-CHRISTIANS Krankheit.

entstehen scharf abgegrenzte hochgradige Entkalkungsstellen. Die Veränderung beginnt gewöhnlich frontal, occipital oder temporal und breitet sich nach oben über die Kalotte aus. Die zuletzt befallenen Teile pflegen die medianen Bezirke der Scheitelregion zu sein (Abb. 82, vgl. Abb. 83). Die Kante des osteoporotischen Bezirkes ist scharf und mehr oder weniger polycyclisch konvex gegenüber dem nicht veränderten Knochen. Nicht selten finden sich auch in anderen Teilen des Skeletes für Ostitis deformans typische Veränderungen. Die osteoporotischen Bezirke nehmen sehr langsam an Größe zu. Nach und nach wird der Knochen dicker. Später treten fleckförmige, runde Bezirke mit stärkerer Verdichtung der entkalkten Regionen auf und das Bild geht über in die voll ausgebildete Ostitis deformans Paget (Abb. 84). Dabei ist der ganze Schädel vergrößert, die Schädelknochen sind verdickt. Eine deutliche Grenze zwischen Tabula externa, interna und Spongiosa besteht nicht mehr. Im entkalkten Skelet findet man kleine, runde oder ovale, stark sklerotische Stellen. Da der Knochen weicher als normal wird, treten nicht selten basiläre Impressionen auf (vgl. S. 5).

Hyperparathyreose. Bei der *Hyperparathyreose* kommt es zu einer Entkalkung des Skeletes mit mehr oder weniger cystenähnlichen Stellen in verschiedenen Teilen (Abb. 85).

Frontalhyperostosen. Bei Frauen im Klimakterium oder in höherem Alter, besonders bei solchen mit Adipositas oder Zeichen von Virilismus (von HENSCHEN als Morgagnisches Syndrom bezeichnet) kommen häufig Frontalhyperostosen vor. Diese haben ein charakteristisches Aussehen und liegen zu beiden Seiten der Mittellinie auf der Tabula interna des oberen Teiles des Os frontale (Abb. 86).

Die hier kurz umrissenen Zustände wurden von differentialdiagnostischen Gesichtspunkten aus betrachtet. Bei gewissen Fällen von Fibroosteom oder fibröser Dysplasie kann das Bild den Veränderungen gleichen, die ein in den Knochen hineinwachsendes

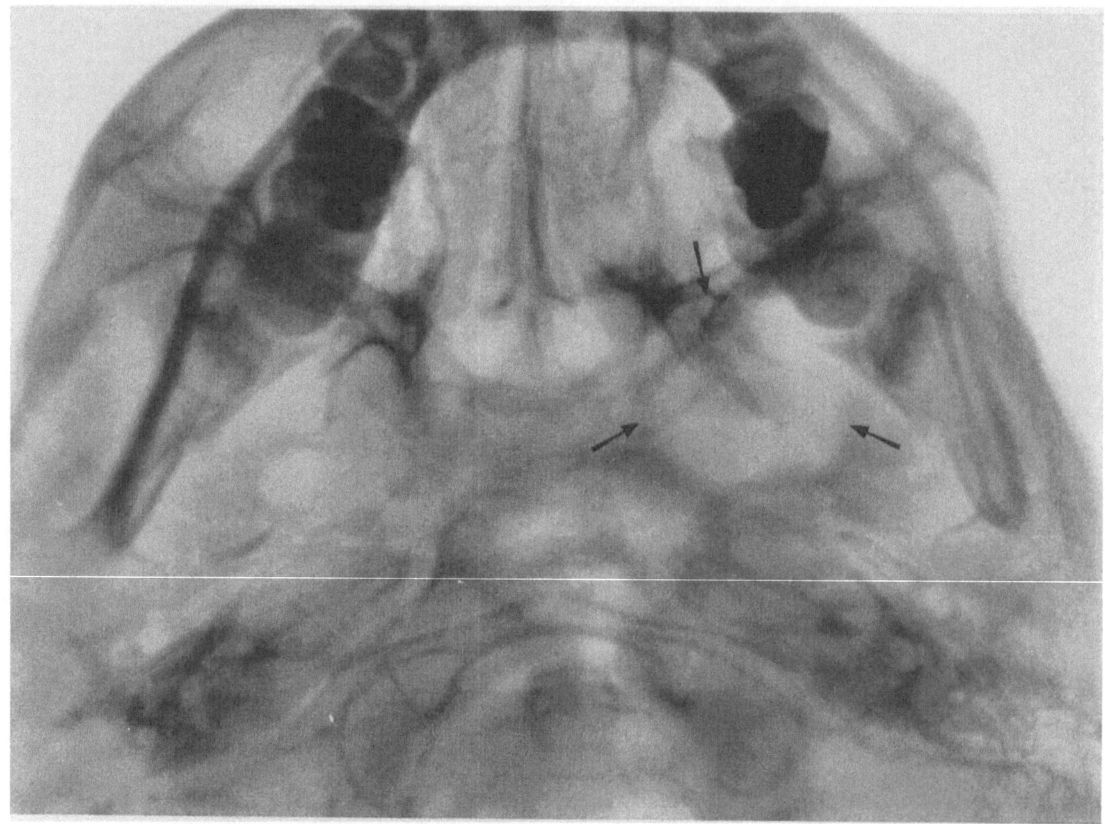

Abb. 88. Destruktion in der Schädelbasis bei SCHÜLLER-CHRISTIANS Krankheit.

Meningeom verursacht. In anderen Fällen kann eine fibröse Dysplasie mit abwechselnd osteolytischen und osteoplastischen Veränderungen möglicherweise an Metastasen erinnern, die letzteren führen jedoch keine Knochenverdickung mit sich. Im allgemeinen dürften keinerlei differentialdiagnostische Schwierigkeiten entstehen. Auch Osteomyelitis, vor allen Dingen die luetische, kann in gewissen Fällen zu Veränderungen Anlaß geben, die denen bei fibröser Dysplasie gleichen. Frontalhyperostosen dürften wohl nie Anlaß zu differentialdiagnostischen Schwierigkeiten zu geben brauchen.

8. Reticulose.

Als Reticulose oder Xanthomatose bezeichnet man einen Zustand, bei dem sich eine Störung im Lipoidstoffwechsel findet. Dabei entstehen Ablagerungen von Lipoiden im reticulo-endothelialen System, die das sog. Xanthom bilden.

Bei der SCHÜLLER-CHRISTIAN*schen Krankheit* treten Cholesterinablagerungen auf. Da diese besonders in den Schädelknochen auftreten, vor allem in der Orbita und um die Sella turcica, entstehen die 3 Kardinalsymptome der Erkrankung: Exophthalmus, Diabetes insipidus und Defekte der Schädelknochen. Die Schädelveränderungen sind rein osteolytischer Art, in der Kalotte oder Schädelbasis gelegen und gewöhnlich multipel, relativ groß, oft ungleich groß (Abb. 87, 88). Solitäre Veränderung kann jedoch vorkommen und dann in gewisser Weise Defekten bei Epidermoiden gleichen, jedoch sind diese von einer sklerotischen Zone umgeben.

Das *eosinophile Granulom* ergibt indessen ein exakt gleiches Röntgenbild. Es tritt dagegen öfters solitär auf. Beide Veränderungen verschwinden nach Röntgenbehandlung.

Bei NIEMAN-PICKS *und* GAUCHERS *Krankheit* wurden, soweit dem Verfasser bekannt, keine Schädelveränderungen mit Sicherheit wahrgenommen.

LETTERER-SIWES-*Krankheit* soll manchmal rein osteolytische Veränderungen von gleicher Art wie bei der SCHÜLLER-CHRISTIANschen Krankheit hervorrufen können.

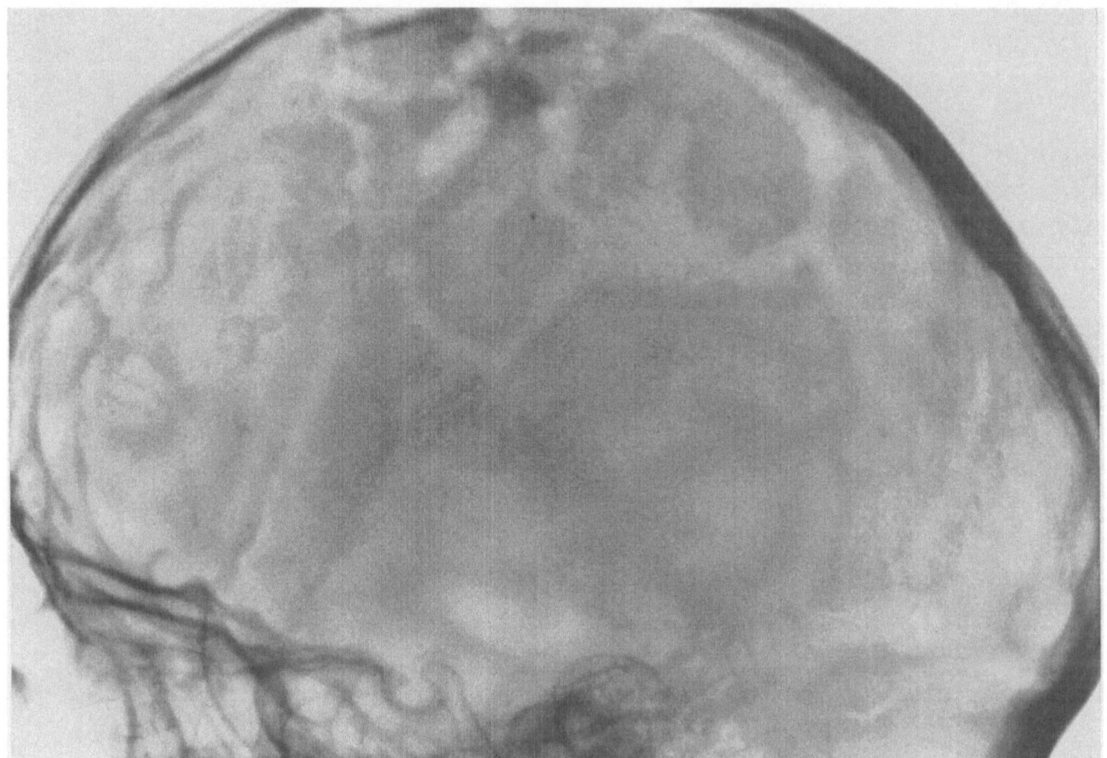

Abb. 89. Akute septische Osteomyelitis, die beinahe gefäßfurchenähnliche Knocheneinschmelzung hervorruft.

9. Entzündliche Veränderungen.

α) Unspezifische Osteomyelitis.

Die akute Osteomyelitis ergibt osteolytische Veränderungen der Knochenstruktur, mit daraus resultierenden mehr oder weniger unscharf begrenzten, unregelmäßig entkalkten Herden bis zu echten Defekten. Die ersten Veränderungen geben dem Knochen oftmals ein gleichsam wurmstichiges oder poröses Aussehen. Manchmal kriecht die Osteomyelitis lange Wege im Skelet, wobei die entkalkten Gebiete gleichsam Kanäle bilden, die in gewisser Weise an Venenkanäle in der Diploe erinnern (Abb. 89). Bei der chronischen Osteomyelitis entstehen daneben noch reparative Veränderungen und Verdickung. Auch Sequesterbildung kann vorkommen.

β) Luetische Osteomyelitis.

Die luetische Osteomyelitis kommt derzeit so selten vor, daß sich nennenswerte Erfahrungen über ihre Symptomatologie nicht finden. Vor allem sollen frontalliegende Veränderungen vorkommen. Osteolytische Herde wechseln mit unregelmäßiger

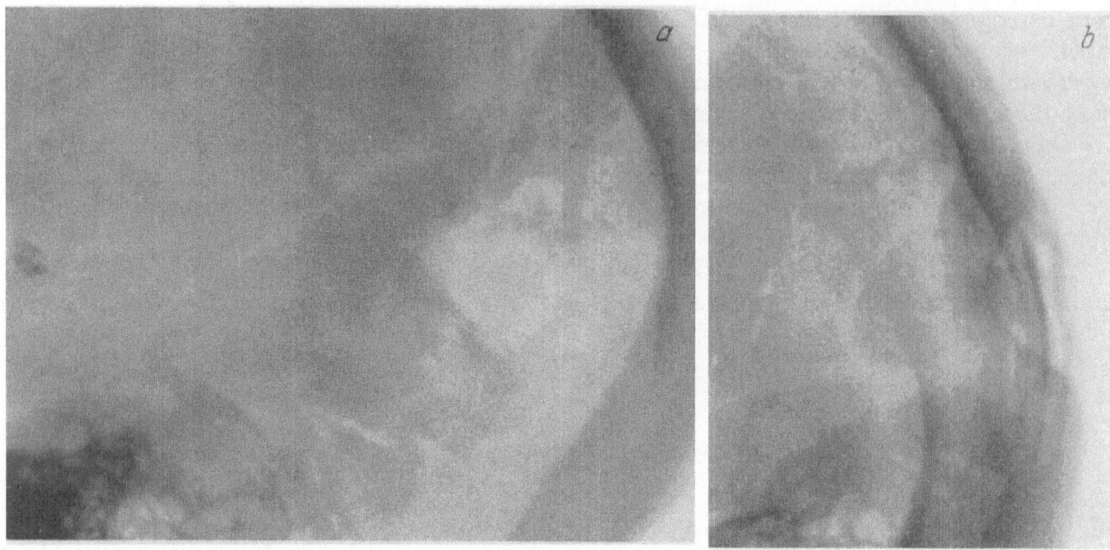

Abb. 90 a u. b. Osteomyelitis im Osilium. Metastatischer Absceß im Occipitale mit Durchbruch nach außen.

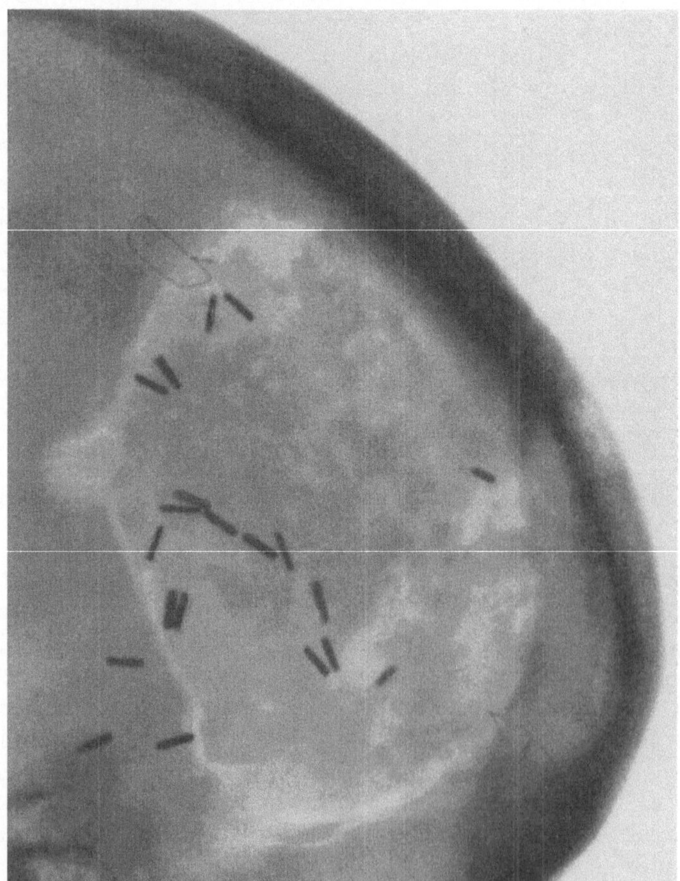

Abb. 91. Ostitisveränderungen im Knochenlambeau.

Sklerosierung. Einzelne Herde können daher Carcinommetastasen sehr ähneln. Charakteristisch soll jedoch sein, daß die Knochenveränderungen hauptsächlich in der Tabula externa lokalisiert sind. Bei der kongenitalen Lues überwiegen die sklerotischen Veränderungen, zuweilen mehr homogen, zuweilen mehr unregelmäßig, eventuell in Kombination mit größeren oder kleineren osteolytischen Bezirken (Abb. 92).

γ) Tuberkulöse Osteomyelitis.

Auch diese ist nunmehr selten. Der Prozeß beginnt in der Diploe, wie es scheint in der Regel in der Nähe einer Sutur und ist im Anfang hauptsächlich osteolytisch. Wenn der Prozeß den Knochen durchbricht, wird häufig der Defekt in der Tabula interna größer als in der Tabula externa. Im Beginn sind die Veränderungen hauptsächlich osteolytisch, später jedoch treten um die Herde reaktive Veränderungen auf, die doch nicht so hochgradig zu sein brauchen wie bei Lues.

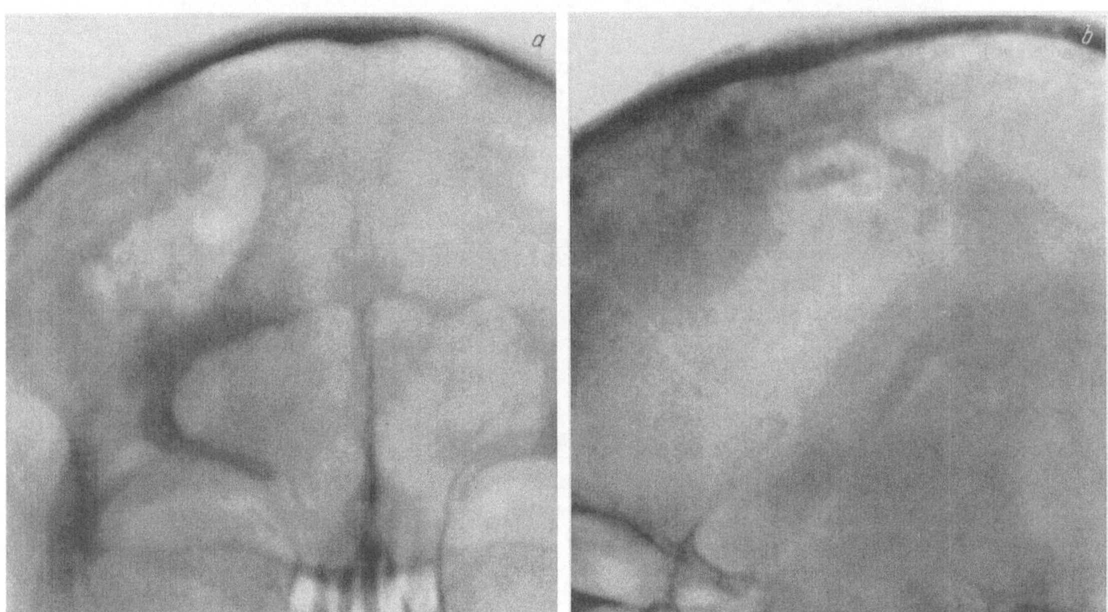

Abb. 92a u. b. Luetische Osteomyelitis mit Sequestern.

II. Kontrastuntersuchungen.

1. Pneumographie.

Mit Pneumographie bezeichnet man die verschiedenen Untersuchungsmethoden zur Darstellung des intrakraniellen Liquorraumes vermittels gasförmiger Kontrastmittel (gewöhnlich Luft). Ventriculographie bezeichnet die Untersuchung des Ventrikelsystems, wobei ein Seitenventrikel direkt punktiert und eine bestimmte Menge Liquor durch das gasförmige Kontrastmittel ersetzt wird. Bei der Encephalographie jedoch wird das Gas durch Lumbal- oder Zisternenpunktion in den Subarachnoidalraum injiziert und sowohl das Ventrikelsystem als auch der intrakranielle Subarachnoidalraum untersucht. Mit subduraler Pneumographie meint man eine Untersuchung des intrakraniellen Subduralraumes nach Gaseinblasung in denselben. Außer negativen werden in ihrem Anwendungsbereich auch positive Kontrastmittel (jodiertes Öl, Pantopaque oder Myodil) besonders zur Untersuchung des 3. und 4. Ventrikels verwendet. Gas ist nach der Ansicht des Verfassers das beste Kontrastmittel. Luft ist das einfachste, aber auch Sauerstoff und Kohlenoxyd können angewandt werden. Gas wird, ohne Spuren zu hinterlassen, resorbiert und ergibt, nach Meinung des Verfassers, bei einwandfreier Technik gleich sichere, in gewissen Fällen sicherere Resultate als positive Kontrastmittel, auch bei der Untersuchung des Aquaeductus und 4. Ventrikels.

Die pneumographische Diagnose eines intrakraniellen, expansiven Prozesses beruht darauf, daß der Prozeß nach Erreichung einer gewissen Größe den zentralen liquorgasgefüllten Raum deformieren muß, da das Hirn von einer unnachgiebigen Schale umgeben ist. Aus den Deformierungen und Verschiebungen, die der zentrale Hohlraum erleidet, kann die Lage und Größe des Prozesses berechnet werden. Auch der Subarachnoidalraum mit seinen Furchen und Zisternen wird deformiert und in gewissen Fällen ist es möglich, daß diese Veränderungen eintreten, noch ehe der Prozeß einen

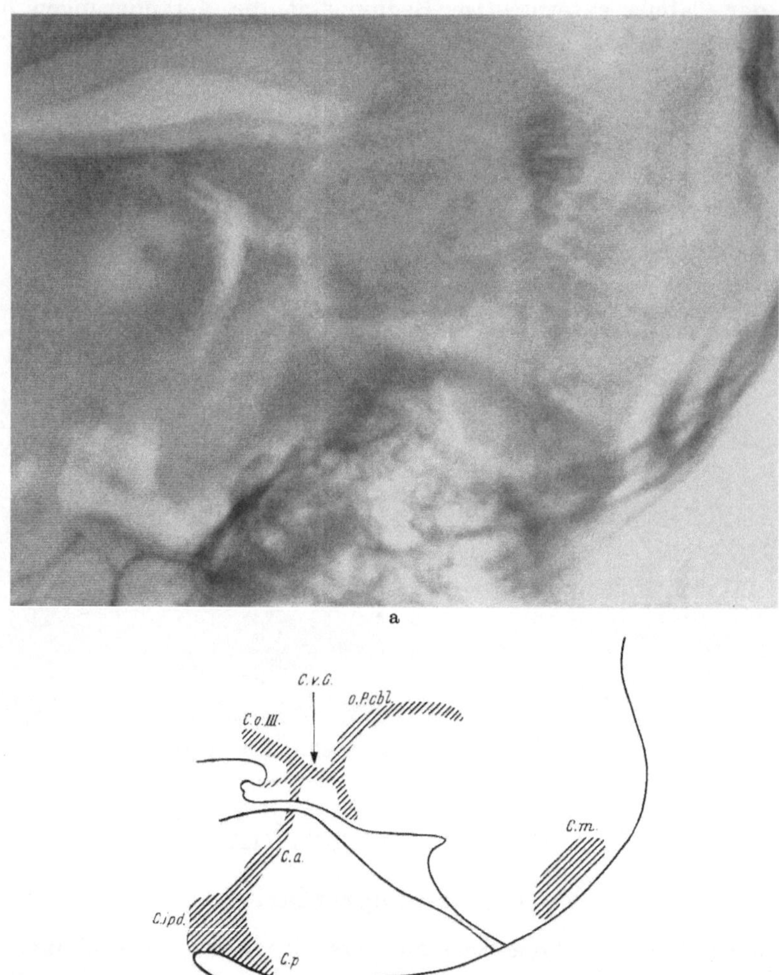

Abb. 93 a u. b. Normale Zisternen in der hinteren Schädelgrube (Seitenbild). *C. p.* C. pontis. *C. ipd.* C. interpeduncularis. *C. a.* C. ambiens. *C. v. G.* C. venae magnae Galeni. *C. o. III.* Die Zisterne oberhalb des 3. Ventrikels. *o. P. cbl.* Luft um den oberen Pol des Kleinhirns. *C. m.* C. magna.

solchen Umfang erreicht hat, daß das Ventrikelsystem verändert wurde. Andererseits führt ein vermindertes Hirnvolumen zu einer Erweiterung des Ventrikelsystems, des Subarachnoidalraumes oder beider.

Die Encephalographie wird an verschiedenen Orten sehr verschieden ausgeführt. Die Schlüsse, die aus einer Untersuchung gezogen werden können, beruhen auf der Exaktheit der angewandten Technik, es ist daher offensichtlich ein heikles Unterfangen, vergleichende Schlüsse aus in der Literatur mitgeteilten Resultaten zu ziehen. Allzuviele Arbeiten über pathologische oder normale Funde bei Hirntumoren kommen an den Tag, aus denen klar hervorgeht, daß der Betreffende die Röntgentechnik nicht beherrscht. Es ist hier nicht der Platz, im einzelnen darauf einzugehen. So viel soll jedoch gesagt werden, daß eine Lufteinblasung mit darauffolgenden Aufnahmen von Röntgenbildern in gewissen Standardprojektionen nicht als eine lege artis ausgeführte Encephalographie bezeichnet werden kann. Bei der Untersuchung soll ausgeführt werden, was man als sectio in vivo bezeichnen kann, d. h. die verschiedenen anatomischen Details im intrakraniellen Liquorraum sollen der Reihe nach auf Bildern insoweit dargestellt werden, als dies unter Berücksichtigung der klinischen Symptome des Patienten und vor allen Dingen der während des Ganges der Untersuchung gewonnenen Resultate notwendig erscheint. Durch Veränderung der Lage des Kopfes wird die Luft der Reihe nach in die verschiedenen Regionen geleitet und nach jeder Änderung der Kopflage verfertigt man Bilder in zumindestens zwei rechtwinklig zueinander stehenden Strahlrichtungen, um eine möglichst genaue Orientierung über das anatomische Bild zu erhalten. Die Stereoskopie gibt nicht ebenso leicht und sicher exakte Auskunft. Besonders in der französischen und italienischen Literatur kann man den Eindruck erhalten, daß die Tomographie von großem Wert sein würde. Nach den Erfahrungen des Verfassers ist das bei Untersuchungen von der Art und mit der Technik, wie sie vom Verfasser gearbeitet wurde und an der Röntgenabteilung des Serafimerlazarettes angewandt wird, nicht der Fall. Diese Technik unterscheidet sich nur in Einzelheiten von der durch ROBERTSON, sowie später BECKER und RADTKE unabhängig von dieser Veröffentlichung beschriebenen.

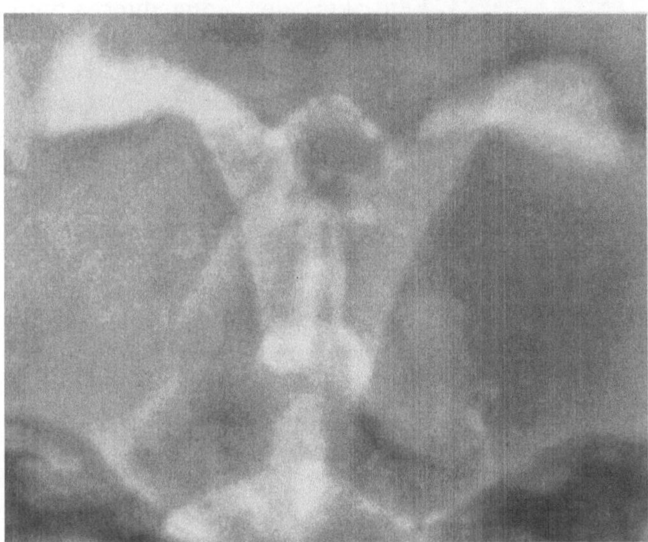

a

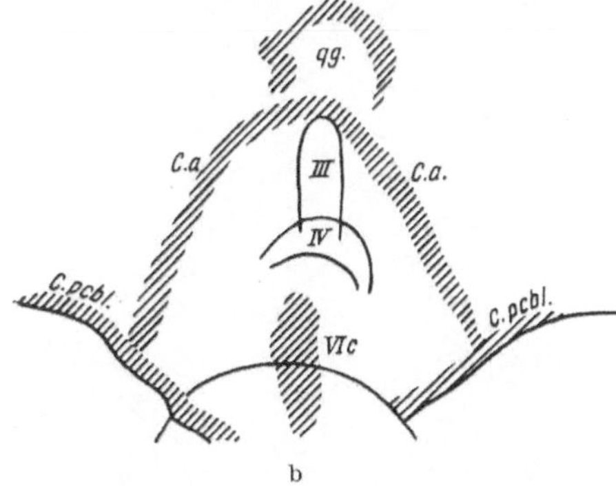

b

Abb. 94a u. b. Normale Zisternen in der hinteren Schädelgrube (Frontalbild, p. a. Bild). *C. pcbl.* C. pontocerebellaris. *C. a.* C. ambiens. *qg.* Vierhügelplatte. *III* 3. Ventrikel. *IV* Luft im oberen Teil des 4. Ventrikels. *VIc* Vallecula.

a) Untersuchungstechnik.

Der Patient sitzt an einem vertikal gestellten LYSHOLMS Kopftisch mit leicht nach vorne geneigtem Haupt und stützt die Stirn gegen den Tisch. Luft kann man sowohl durch Zisternen- als auch Lumbalpunktion injizieren. Vom röntgenologischen Standpunkt aus ist das letztere vorzuziehen, teils deshalb, weil die Nadel bei der Aufnahme nicht im Wege ist, vor allem jedoch, weil sie die Einstellung der verschiedenen Kopfhaltungen nicht behindert. Nach Einführung der Nadel darf zur Kontrolle der richtigen Lage der Kanülenspitze nur wenig Liquor abfließen. Dann injiziert man ziemlich langsam 5—8 ccm Luft. Auf der anschließend angefertigten Seitenaufnahme der hinteren Schädelgrube ist die Lage der Luft zu ersehen. War das Haupt richtig nach vorne gebeugt und die Passage durch das Foramen Magendi frei, so dringt die Luft in den 4. Ventrikel. War der Kopf zu stark nach vorn geneigt, so steigt sie an der Dorsalseite des Kleinhirns auf, und war er zu schwach nach vorne geneigt, so steigt die Luft ventral auf. Wenn nötig, wird die Kopfstellung korrigiert und die Untersuchung hiernach fortgesetzt, indem man einige wenige Kubikzentimeter Liquor abläßt und dafür weitere etwa 5 cm³ Luft einbläst. Es ist wichtig, daß vor der ersten Lufteinblasung kein Liquor abgelassen wird, und daß nachher jeweils eine kleinere Liquormenge abfließt, als die injizierte Luftmenge beträgt. Die Luft drängt nämlich leicht durch den Liquorraum, der durch Flüssigkeit ausgespannt ist, und das Streben der Luft, in Flüssigkeit senkrecht nach oben zu steigen, ist in diesem Falle im wesentlichen der Faktor, der die Passage der Luft durch den flüssigkeitserfüllten Raum dirigiert. Dadurch, daß immer mehr Luft eingespritzt als Liquor entnommen wird, entsteht ein Überdruck im Subarachnoidalraum, der notwendig ist, um Einklemmungen zu vermeiden, wenn die Encephalographie bei Hirntumoren vorgenommen wird. Mit den ersten Luftmengen werden der 4. Ventrikel, der Aquaeductus und der hintere Teil des 3. Ventrikels auf den Seitenbildern und Frontalprojektionen dargestellt. Insgesamt dürfen ungefähr 15 cm³ Luft in das Ventrikelsystem einströmen — eine größere Luftmenge ist zur Untersuchung eines nicht erweiterten Ventrikelsystems nicht erforderlich. Hiernach werden die Zisternen in der hinteren Schädelgrube untersucht, zweckmäßigerweise indem das Haupt zuerst nach vorne geneigt und eine kleinere Menge Luft dorsal vom Kleinhirn eingespritzt wird. Sodann

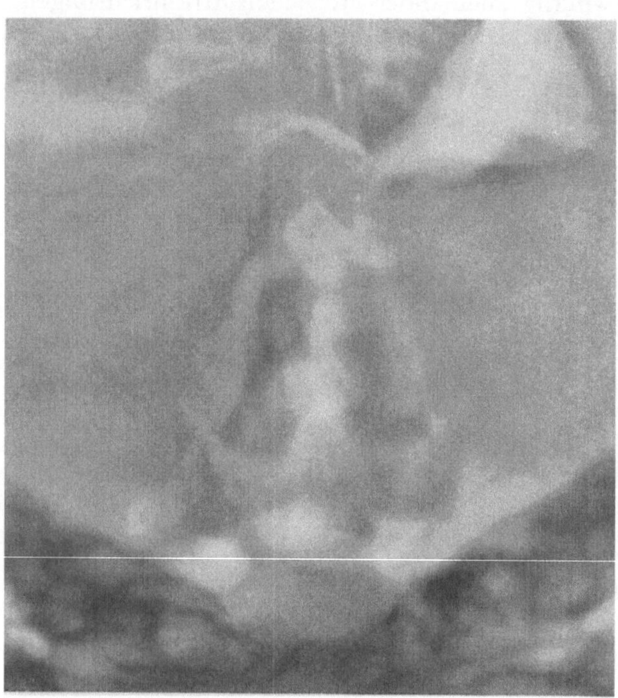

a

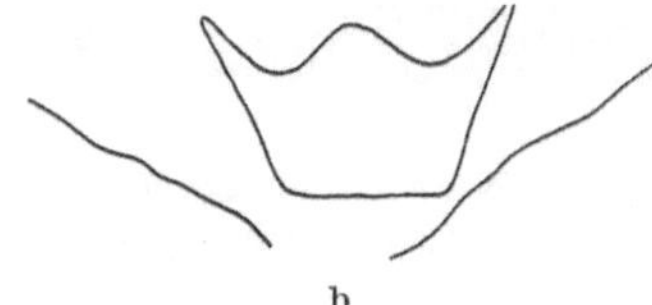

b

Abb. 95 a u. b. Cisterna interpeduncularis; Aussehen auf halbaxialem p. a. Bild.

wird der Kopf nach oben gebogen und die Luft passiert in die Cisterna pontis, ambiens und die übrigen Zisternen (Abb. 93). Sollte eine Zisterne bei den hierauf angefertigten Bildern nicht hinreichend gefüllt sein, so muß die Hauptlage derart verändert werden, daß das Eindringen der Luft in die betreffenden Zisterne erleichtert wird. Daraufhin werden weitere wenige Kubikzentimeter Luft in dieser Lage eingeblasen. Ist das Zellsystem der Processus mastoidei groß, so kann es notwendig werden, den 4. Ventrikel zwischen den Warzenfortsätzen auf Schrägbildern freizuprojizieren. Befindet sich der Kopf in einer solchen Lage, in der die Luft sicher das Foramen Magendi passieren kann, die Injektionsgeschwindigkeit jedoch die Strömungsgeschwindigkeit durch das relativ enge Foramen übersteigt, so geht natürlich ein Teil der Luft in die Zisternen über. Läßt man den Patienten eine Weile aufrecht sitzen, so verlagert sich die in den Zisternen der hinteren Schädelgrube befindliche Luft nach oben, vor allem in die Parietalregionen. Legt man den Patienten, so geht die Luft in die Cisterna chiasmatis über, und weiter nach vorne durch die Cisterna laminae terminalis über den vorderen Abschnitt der Konvexität. Für die Füllung des Ventrikelsystems oder der Konvexitäten spielt es keine Rolle, ob die Luft durch Lumbal- oder Zisternenpunktion injiziert wird. Vermittels Lumbalpunktion und dem jeweiligen Fall angepaßter Technik kann entweder nur das Ventrikelsystem, oder nur der Subarachnoidalraum, oder auch können beide gefüllt werden.

Nachdem die hintere Schädelgrube untersucht ist, setzt man die pneumographische Untersuchung in der gleichen Weise fort, wie sie bei der Luftfüllung durch direkte Punktion des Seitenventrikels (Ventriculographie) angewandt wird. Liegt eine Erweiterung der Seitenventrikel nicht vor, so werden 20—25 cm³ Luft eingespritzt, im anderen Falle eine entsprechend größere Menge. Liegt der Patient in Rückenlage, befindet sich die Luft im Vorderhorn. Dessen Aussehen wird durch Bilder in mindestens zwei, besser drei verschiedenen Richtungen dargestellt. In dieser Lage findet sich bei ausreichend großer Luftmenge auch Luft im vorderen Teil des 3. Ventrikels. Sollte dies nicht der Fall sein, so wird der Kopf nach hinten gebeugt, wodurch die Luft durch das Foramen Monroi in den vorderen Teil des 3. Ventrikels austritt. Wird das Haupt zu stark nach hinten gebeugt, so kann die Luft entlang der Basis des 3. Ventrikels den Aquaeductus erreichen und auf diesem Wege entweichen. Bei kleinen Kindern ist dies

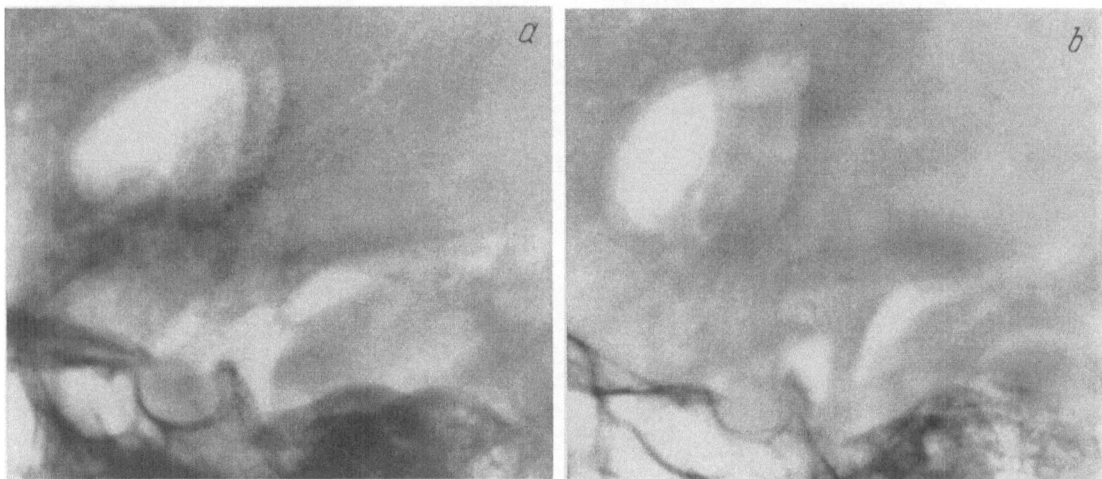

Abb. 96a u. b.
Normale Variationen im Aussehen des Temporalhorns. a) Ohne deutliches Knie, b) deutliches Knie.

oft der einfachste Weg, bei der Ventriculographie den 4. Ventrikel zu füllen. Nachdem das anatomische Aussehen des vorderen Teiles des Ventrikelsystems festgestellt ist, bringt man den Patienten in Bauchlage, wobei die Luft in den hinteren Teil des Ventrikelsystems übergeht. Ein Teil der Luft passiert dabei den Aquaeductus zum 4. Ventrikel. Das Aussehen der luftgefüllten hinteren Teile des Ventrikelsystems wird sodann im Prinzip auf die gleiche Weise festgestellt, wie sie für das Vorderhorn angegeben ist. Die Wendung des Patienten von der Rücken- zur Bauchlage muß so schnell geschehen und der Kopf dabei so dirigiert werden, daß die Luft in dem einen Seitenventrikel nicht durch das Foramen Monroi in den 3. Ventrikel entweicht oder den Seitenventrikel der anderen Seite. Hat sich das Mittelstück der Cella media bei den bisher in Rücken- und Bauchlage angefertigten Aufnahmen nicht mit Luft gefüllt, dann muß die Untersuchung eben durch Bilder im Sitzen abgeschlossen werden. Die oft verwendeten Seitenbilder, die mit vertikaler Strahlrichtung bei liegenden Patienten mit seitwärts gedrehtem Kopf angefertigt werden, geben keine genaue Auskunft über die Seitenventrikel und sind sehr oft irreführend. Derartige Bilder haben jedoch einen gewissen Wert bei intraventrikulären Prozessen und zur Darstellung des Aquaeductus und 4. Ventrikels. Im letzteren Falle soll der Scheitel etwas gesenkt werden. Die beste Ausgangslage zur Füllung der Temporalhörner ist bei Bauchlage des Patienten gegeben. Der Scheitel wird etwas gesenkt und während der ganzen Wendung tief gehalten. Zuerst nähert man also das Kinn der Brust und später ist das Haupt leicht nach unten und seitlich gebeugt. Die Wendung soll langsam, gleichmäßig und ohne Erschütterung des Kopfes geschehen. Luft strömt dann entlang der lateralen Wand und der Basis des Trigonums in das Unterhorn, statt durch die

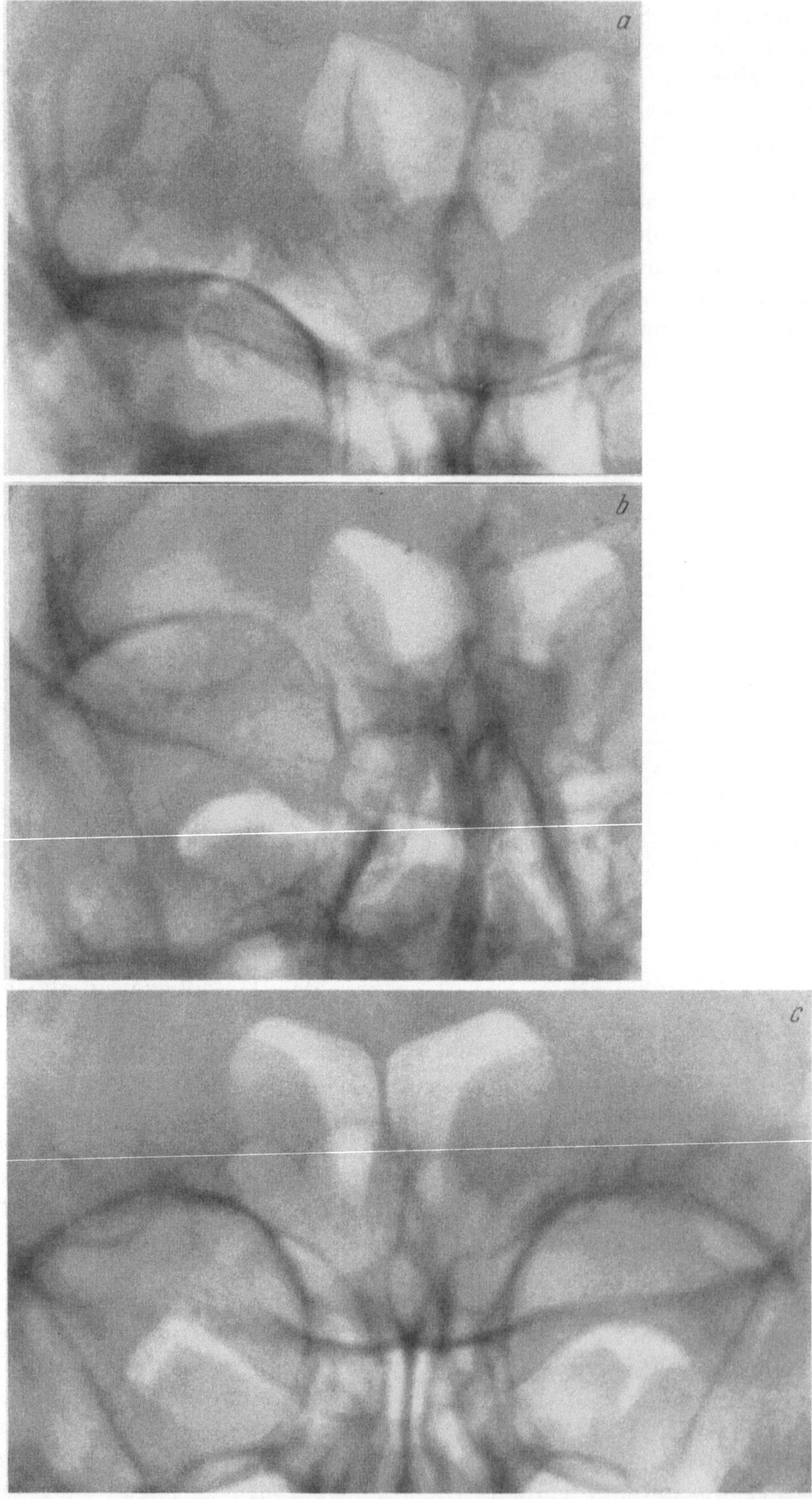

Abb. 97a—c. Aussehen des Temporalhorns auf Frontalbildern. a) Gewöhnliches a. p. Bild. Der laterale Spalt ist sichtbar. b) Strahlenrichtung parallel mit der Längsrichtung des Hornes. Sowohl der laterale als auch der supracornuale Spalt ist sichtbar. Im Boden des letzteren sieht man rundliche Einbuchtungen, verursacht von den Digitationes hippocampi. c) Strahlenrichtung ungefähr parallel mit der Längsachse des Temporalhornes. Auf der linken Seite besteht eine kräftige Einbuchtung, verursacht von der Eminentia collateralis. Sie fehlt auf der rechten Seite.

Cella media in das Vorderhorn zu gelangen. Wenn der Patient die Rückenlage erreicht hat, ist die Luft im Temporalhorn eingeschlossen. Das luftgefüllte Temporalhorn wird sodann mit Seiten- und a. p.-Bildern untersucht (Abb. 96, 97), die nach Form des Schädels und des Hornes in etwas ungleicher Strahlrichtung gemacht werden müssen. Nachdem die verschiedenen Teile des Ventrikelsystems der Reihe nach dargestellt wurden, vereinigt man die Teilaufnahmen zu einem Gesamtbild. Dies ist deshalb möglich, weil der Abstand Film-Focus immer der gleiche ist.

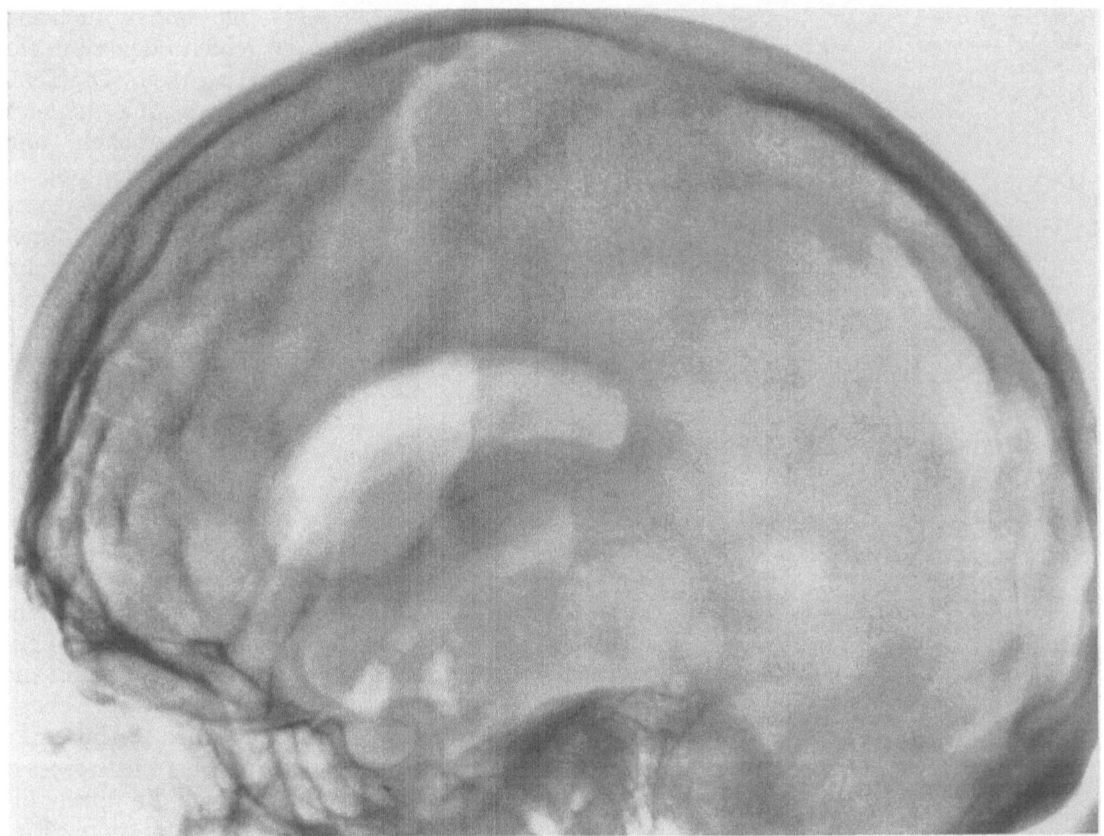

Abb. 98. Oxycephalie, Encephalographie: der vordere Teil des Ventrikelsystems ist basal umgebogen.

b) Anatomische Variationen des Ventrikelsystems.

Die allgemeine Form des Ventrikelsystems beruht zu einem gewissen Grad auf der Form des Schädels. Bei kurzer vorderer Schädelgrube sind die Vorderhörner somit gleichsam zur Schädelbasis hinab gebeugt. In extremen Fällen, z. B. Oxycephalie, ist diese Umbiegung des vorderen Teiles des Ventrikelsystems sehr ausgeprägt (Abb. 98) und betrifft nicht nur die Vorderhörner, sondern auch den vorderen Teil des 3. Ventrikels. In einem kurzen Schädel bilden die Temporalhörner spitzere Winkel zur Frankfurterhorizontale als in einem langen Schädel. Auch die Weite des Ventrikelsystems beruht bis zu einem gewissen Grad auf der Form der Kalotte.

Die anatomischen Einzelheiten des Ventrikelsystems sind nur relativ kleinen Variationen unterworfen. Die untere Begrenzung der Vorderhörner variiert etwas im Aussehen bei verschiedenen Menschen. Im Dach der Vorderhörner und der Cella media, vor allem in Höhe des Foramen Monroi, kann eine Radiatio corporis callosi mehr kleinwellige oder gleichsam ausgestanzte Defekte verursachen (Abb. 99). In gewissen Fällen ist es denkbar, daß diese Veränderungen differentialdiagnostische Schwierigkeiten gegenüber einem Gliom im Corpus callosum bieten können. Das Glomus kann in der Vorderwand des Trigonums größere oder kleinere Einbuchtungen bilden, ohne daß dies, soweit man weiß, klinische Bedeutung hätte. Das Glomus kann in manchen Fällen so groß werden, daß es ein gewisses Hindernis für die Luftpassage darstellt (Abb. 100). Die Hinterhörner weisen große Formunregelmäßigkeiten auf, was größtenteils mit der Entwicklung des Calcar avis und des Forceps major zusammenhängt. Das Hinterhorn kann nur auf einer Seite vorhanden sein. Sie können auch auf beiden Seiten fehlen oder von sehr verschiedener Länge sein. Die Temporalhörner können sich ungleich weit nach vorne erstrecken, und das Knie kann mehr oder minder stark hervortreten (Abb. 96). Die Variationen der Temporalhörner haben jedoch in der Regel auf beiden Seiten gleiches Aussehen, mit der Ausnahme, daß die durch die Eminantia collateralis verursachte Einbuchtung im vorderen Teil der lateralen Spalte ungleich deutlich an beiden Seiten erscheinen kann (Abb. 97). Im Boden des 3. Ventrikels, entsprechend dem Corpora mammillaria, findet sich eine mehr oder minder ausgeprägte Einbuchtung. Im mittleren oder hinteren Teil der Basis des 3. Ventrikels kann sich eine Einbuchtung finden, die durch eine lange A. basilaris verursacht wird (Abb. 101). Der Recessus opticus und Recessus infundibularis, sowie die durch die Comissura anterior entstandene Einbuchtung sind nur geringen Variationen unterworfen. Im 3. Ventrikel variieren eigentlich nur die Massa intermedia und der Recessus suprapinealis. Die Massa intermedia kann einen ganz kleinen Füllungsdefekt ungefähr in der Mitte des 3. Ventrikels bilden, während sie in anderen Fällen einen großen Defekt bildet, der sich hinter dem Foramen Monroi vom Dach bis mitten in den Ventrikel hinab erstreckt. Manchmal kann er so groß sein, daß Verwechslungen mit einem Tumor in dieser Region denkbar sind. Der Recessus suprapinealis variiert in seiner Länge von einigen wenigen Millimetern bis zu etwa 30 mm. Der Aquaeductus kann in gewissen Fällen in einem gleichmäßigen Bogen nach unten zum 4. Ventrikel verlaufen, in den meisten Fällen jedoch erfährt er in seinem oberen Teil eine leichte Knickung, der Grenze zwischen oberen und unteren Vierhügeln entsprechend (Abb. 102b). In einzelnen Fällen kann diese Knickung so hochgradig sein, daß der Verdacht eines expansiven Prozesses in der hinteren Schädelgrube aufkommen kann (Abb. 103, 104). In der Literatur findet sich häufig die Angabe, ein Knick im oberen Teil des Aquaeductus

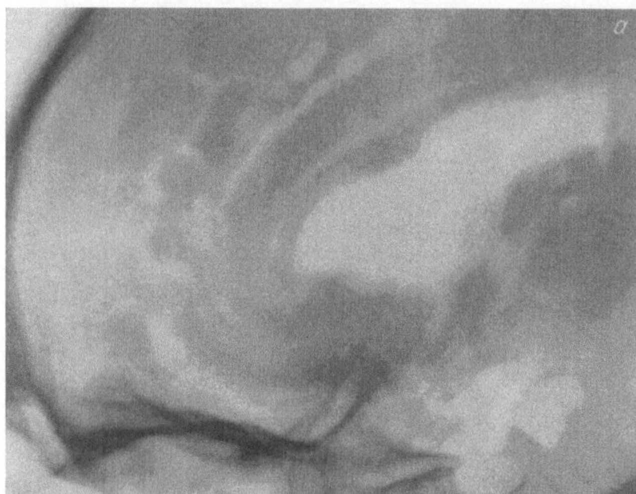

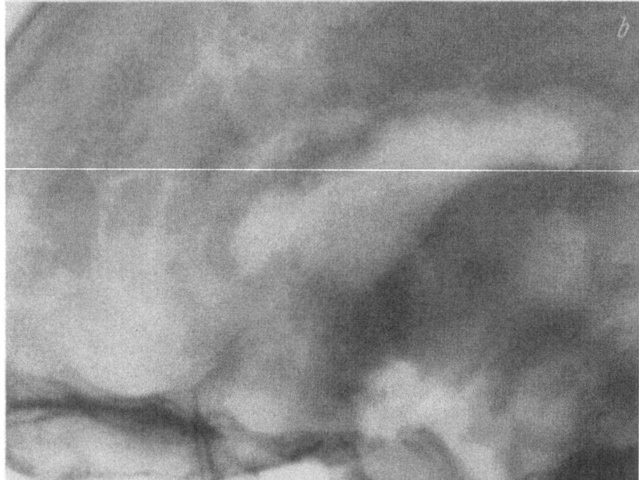

Abb. 99a u. b. Einbuchtungen im Ventrikelsystem, veranlaßt durch Radiatio corporis callosi (C. corporis callosi ist nicht verschoben). a) Ausgestanzter Defekt im Dach des Vorderhorns. b) Kleinwellige Einbuchtungen im Dach des Vorderhorns und dem vorderen Teil des Cella media der Seitenventrikel.

weise auf das Vorhandensein eines infratentoriellen Tumors hin. Dies ist somit nicht ohne weiteres richtig. Sowohl der Aquaeductus als auch der 4. Ventrikel liegen immer in der Mittellinie. Die Form des 4. Ventrikels ist im großen und ganzen konstant. Er kann jedoch mehr oder weniger deutlich vom Aquaeductus abgesetzt sein und auch die durch den Plexus verursachte Einbuchtung kann etwas an Größe variieren (Abb. 104).

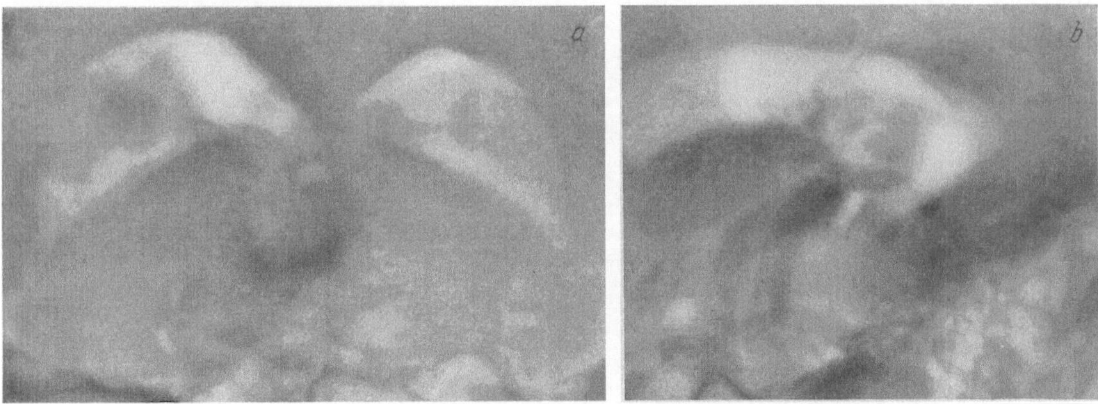

Abb. 100 a u. b. Ungewöhnlich große Plexus chorioidei in einem Normalfall.

c) Subarachnoidalraum.

Unsere Kenntnisse um die Variationen des Ventrikelsystems sind verhältnismäßig groß, dies ist jedoch nicht der Fall in bezug auf die normalen Formvariationen der Zisternen. Die Cisterna cerebello-medullaris ist gewöhnlich 1—$1^1/_2$ cm tief. Über der Dorsalseite

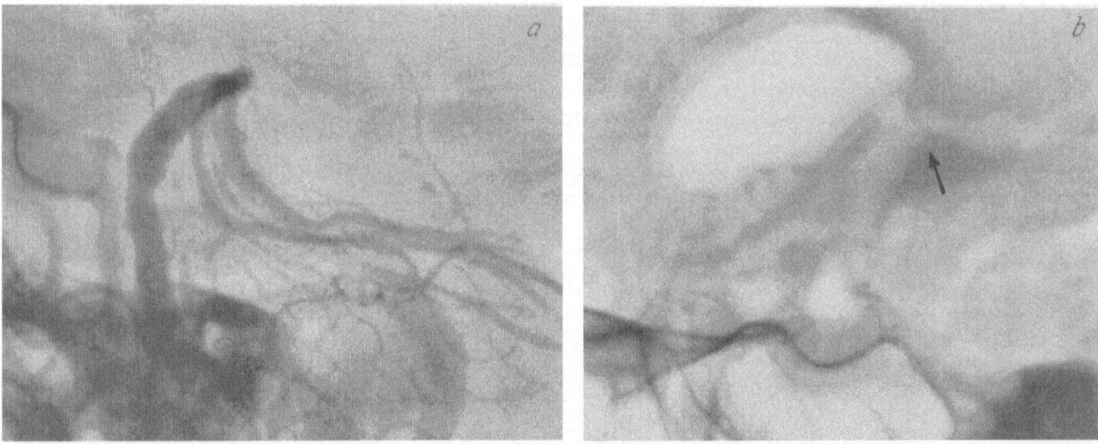

Abb. 101 a u. b. Arteriosklerose der A. basilaris. Das Gefäß ist verlängert und hat einen unregelmäßigen Verlauf (a). Die lange Arterie verursacht eine Einbuchtung in den Boden des 3. Ventrikels (b, Seitenbild in Axiallage).

des Kleinhirns findet sich nur ein schmaler Raum, der nach vorne in die dorsal der Vierhügelplatte gelegene Cisterna venae magnae übergeht. Diese Zisterne ist normalerweise doppelt so tief wie der Raum über dem Kleinhirn. An der Vorderseite der Pons liegt die Cisterna pontis, die lateral mit der Cisterna ponto-cerebellaris in Verbindung steht. Die Cisterna pontis setzt sich nach oben in die tiefe Cisterna intercruralis (interpeduncularis) fort, von wo aus die Cisterna ambiens um den Hirnstamm herum zur Cisterna venae magnae führt. Die Cisterna ambiens erscheint nach Luftfüllung auf dem Seitenbild als etwa 2 mm breiter Luftstreifen. Auf a. p. Bildern ist er etwas breiter. Von

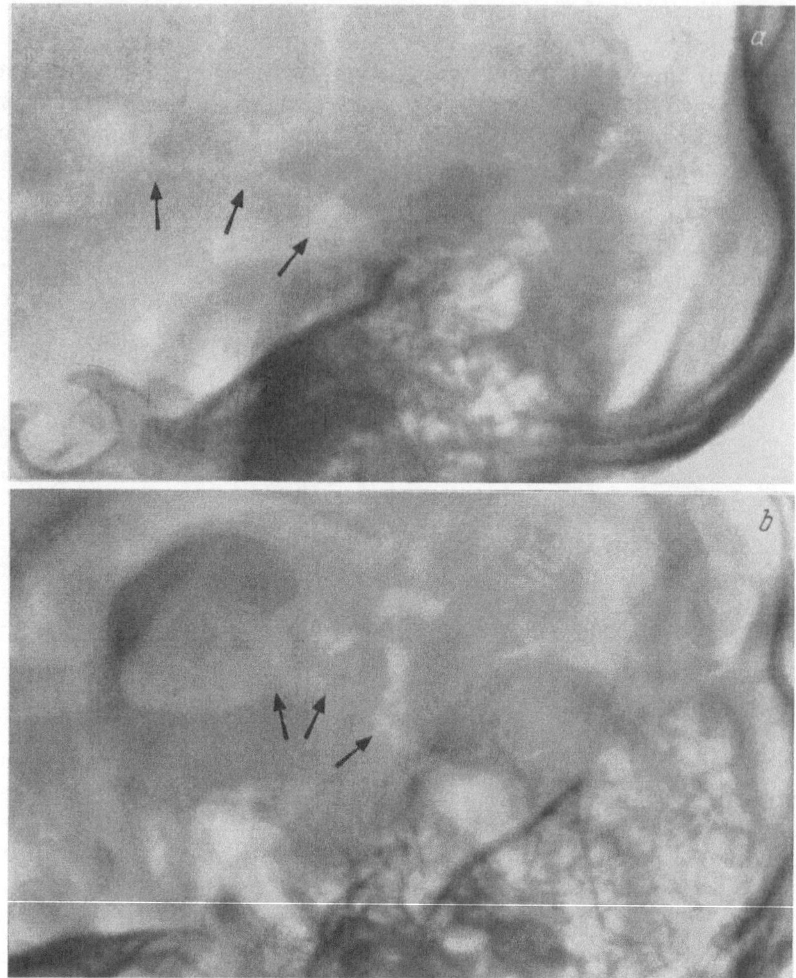

Abb. 102a u. b. Encephalographie. a) Aquädukt ohne Knick. b) Aquädukt mit Knick. Die die Vierhügelplatte begrenzenden Zisternen sind luftgefüllt.

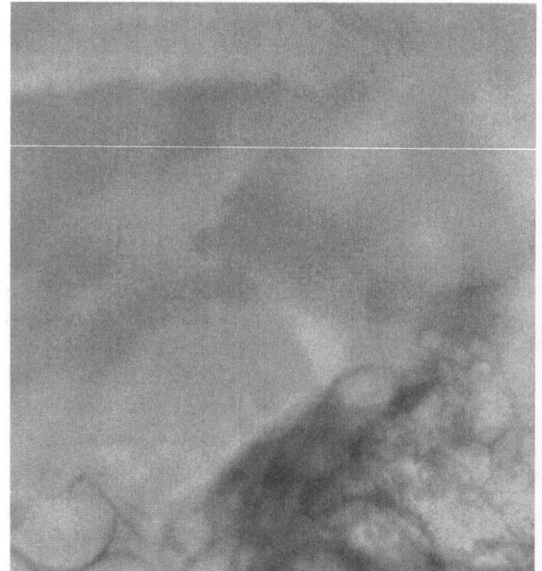

Abb. 103. Ungewöhnlich scharfer Knick des Aquäduktes in einem Normalfall (Encephalographie).

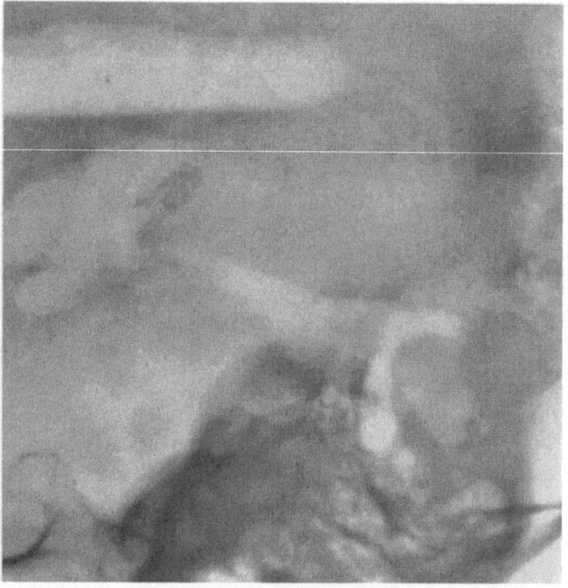

Abb. 104. Ungewöhnlich großer Plexus des 4. Ventrikels in einem Normalfall (Encephalographie).

der Cisterna intercruralis geht die Luft in die über der Sella turcica gelegene Cisterna chiasmatis, von dort weiter durch die Cisterna laminae terminalis in die Cisterna corporis callosi, die nach hinten in die Cisterna venae magnae mündet. Über dem 3. Ventrikel füllt sich nicht selten eine sehr schmale Zisterne.

d) Allgemeine pathologische, durch expansive Prozesse verursachte Veränderungen des Ventrikelsystems.

Die durch einen expansiven Prozeß verursachten Veränderungen hängen von seiner Lage und Größe ab. Es erscheint am zweckmäßigsten, die Veränderungen auf anatomisch-lokalisatorischer Grundlage einzuteilen, und es können in diesem Fall folgende Gruppen unterschieden werden: Prozesse, die die Großhirnhemisphären berühren (subfrontale, frontale, parietale, occipitale, temporale, intraventrikuläre), Prozesse im Gebiet des 3. Ventrikels und Prozesse in der hinteren Schädelgrube.

α) Großhirnhemisphärentumoren.

Im allgemeinen verursachen diese Tumoren eine seitliche Verschiebung des Ventrikelsystems. Ausnahmen von dieser Regel sind jedoch nicht allzu selten. Das gilt besonders

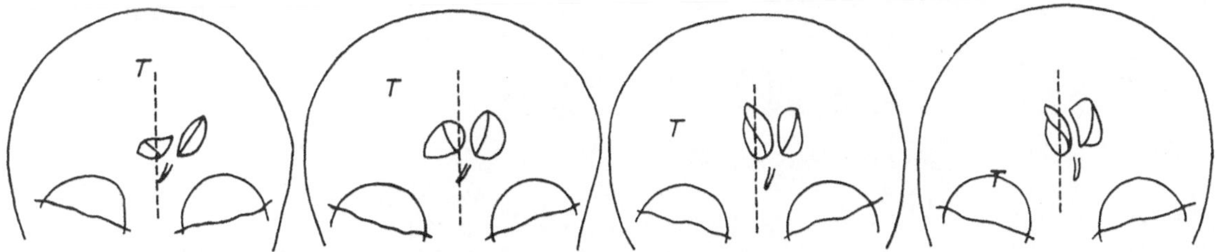

Abb. 105. Schematische Übersicht über das Aussehen des vorderen Teils des Ventrikelsystems bei verschiedener Tumorlokalisation.

für in den Temporalregionen und am Boden der mittleren Schädelgrube liegende Tumoren. Ist der Tumor hochgelegen, so wird das Ventrikelsystem schräg verschoben, so daß das Septum also schräg steht, mit seinem oberen Teil mehr nach der gesunden Seite verschoben als mit dem unteren. Der 3. Ventrikel wird ebenso schräg verschoben. Das Septum pellucidum und der 3. Ventrikel können die gleiche Schrägstellung aufweisen, es kann sich aber auch ein gegen die kranke Seite offener Winkel finden. Je weiter nach unten der Prozeß an der Konvexität liegt, desto geringer wird die Schrägstellung des Septums und desto kleiner ist der Winkel zwischen Septum und 3. Ventrikel. Ein hoch oben gelegener Tumor ergibt eine mehr oder weniger deutliche lokale Einbuchtung des Daches des Seitenventrikels. Je weiter unten der Tumor liegt, desto weniger deutlich wird diese Einbuchtung, verschwindet ganz und dafür wird die obere laterale Kante des Seitenventrikels abgerundet oder abgeplattet. Liegt der Prozeß rein lateral, also nicht oberhalb einer durch die obere Begrenzung der Seitenventrikel gelegenen Ebene, so steht das Septum senkrecht. Liegt der Prozeß mehr basal, so steht das Septum wieder schräg, hier jedoch mit dem unteren Teil stärker verschoben als mit dem oberen (Abb. 105). Prozesse, die in der Schädelbasis gelegen sind, können unter Umständen den 3. Ventrikel mehr verschieben als das Septum und die Seitenventrikel, die überhaupt nicht verschoben zu sein brauchen.

Ein am vorderen Pol gelegener Tumor verschiebt das Vorderhorn nach hinten. Je weiter lateral der Tumor gelegen ist, desto geringer wird die Verschiebung des Vorderhornes nach hinten, dafür dominiert die Seitenverschiebung und das Vorderhorn wird mehr oder weniger seitlich abgeplattet. Ein subfrontal gelegener Tumor verschiebt das Vorderhorn nach hinten oben, eventuell wird sogar der 3. Ventrikel nach hinten verschoben. Für die Differentialdiagnose zwischen subfrontal gelegenen extra- und intracerebralen Tumoren ist die Encephalographie außerordentlich wertvoll, da es praktisch immer möglich ist, nach Füllung der Cisterna chiasmatis die Luft um einen extracerebralen Prozeß passieren zu lassen.

Die Falx ist nach vorne so niedrig, daß sie hochgradige Verschiebungen des Ventrikelsystems nicht verhindert, und selbst in solchen Fällen trägt sie nicht oder nur sehr unbedeutend zur Deformierung der Seitenventrikel der kranken Seite bei. Eine genaue pneumographische Lokalisation ist daher leichter, wenn der Tumor im vorderen Teil der Großhirnhemisphäre gelegen ist als im hinteren. Ein Prozeß im basalen, hinteren Teil der Frontalregion wirkt auch auf das Temporalhorn derart ein, daß das Knie gestreckt wird, aber im übrigen bleibt das Temporalhorn unverändert.

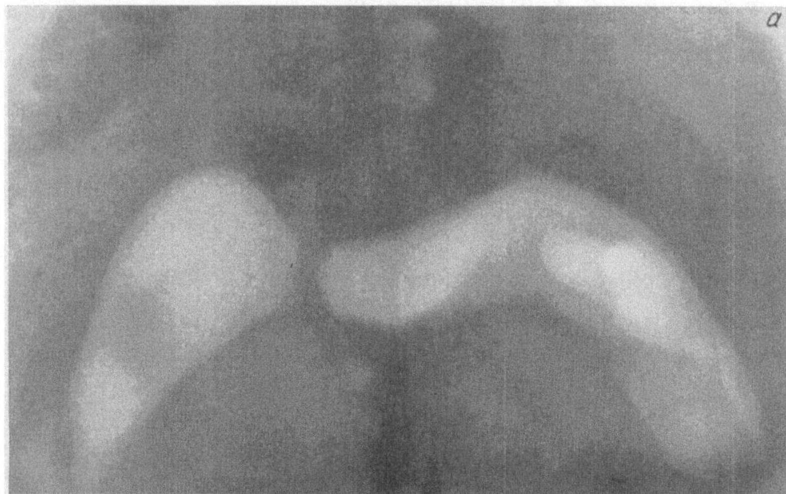

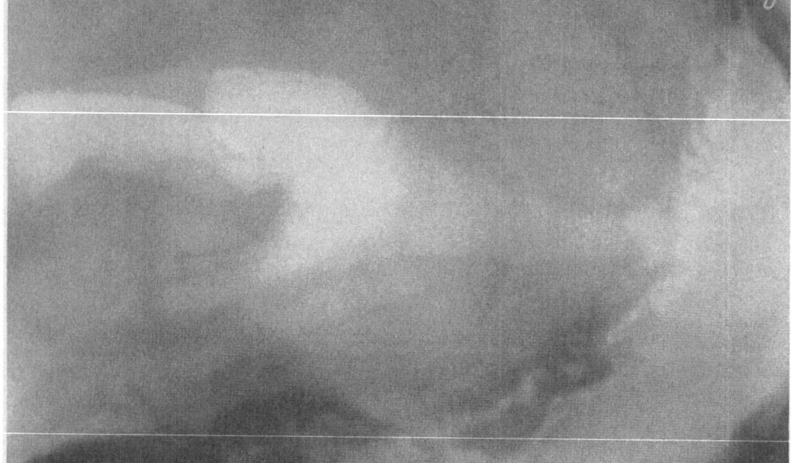

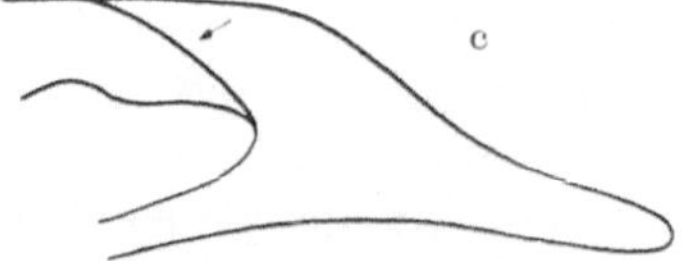

Abb. 106a—c. Die durch die Falx verursachte Deformierung des Seitenventrikels, dort wo sie unter die Falx verschoben ist. (c: erklärende Zeichnung zu b.)

Während in der Frontalregion zwischen Deformierungen, die das Ventrikelsystem durch einen sagittal und durch einen weiter unten an der Konvexität gelegenen Tumor erfährt, ein deutlicher Unterschied besteht, ist dies nicht der Fall, wenn der Prozeß parietal gelegen ist. Das beruht darauf, daß die Falx hier wesentlich höher ist und bis zu ihrer Befestigung am Tentorium hinabreicht. Ein lateral gelegener Prozeß, der eine Verschiebung des Ventrikelsystems mit sich führt, schiebt den Seitenventrikel der kranken Seite unter die Falx, die dadurch den Seitenventrikel deformiert. Der mediale Teil wird bogenförmig nach unten unter die Falx geschoben (Abb. 106a). Auf einem p.a.-Bild stellt sich also die obere Kontur nach oben konkav dar. Auf einem Seitenbild ist die durch die Falx verursachte Deformierung sehr typisch (Abb. 106b, c). Sie liegt immer an der gleichen Stelle im hinteren Teil der Cella media und an der Grenze zum Trigonum. Der lateral gelegene Teil der oberen Wand des Seitenventrikels ist nicht oder jedenfalls verhältnismäßig schwach verschoben, während der mediale Teil stärker verschoben ist. Die obere Kante des medialen Teiles hat eine von der Seite gesehene nach oben konvex-gleichförmige Biegung, die dem Verlauf des unteren Falxrandes entspricht. Die Verschiebung nimmt also nach hinten zu und ist an der Grenze zum Trigonum am stärksten. Eine genaue Analyse der Art der Formveränderung und ein Vergleich zwischen dem Aussehen der Veränderung auf den p.a.- und Seitenbildern ist daher notwendig, um vermeiden zu können, daß die Veränderungen als auf Tumordruck beruhend mißdeutet werden. Im einzelnen Fall kann die Deutung des Bildes dadurch erschwert werden, daß bei einem hoch an der Konvexität oder lateral gelegenen Prozeß eine Kombination von Falx- und Tumordruck eintreten kann, sobald eine kräftige Verschiebung des Ventrikelsystems stattgefunden hat. Ein an der Konvexität, im hinteren Teil der Frontalregion oder vorderen Teil der Parietalregion gelegener Prozeß kann in gewissen Fällen nur per exclusionem diagnostiziert werden, dadurch, daß die Lage weit vorne, weit hinten oder temporal zuerst ausgeschlossen werden kann. Die Lage in Richtung vorne — hinten bestimmt man am besten durch halbaxiale Bilder. Auf diesen kann man am leichtesten beurteilen, wo die Überschiebung des Ventrikelsystems am stärksten ist. Sodann kann man eine parasagittale Lage ausschließen und damit ist die Lokalisation des expansiven Prozesses verhältnismäßig gut umgrenzt.

Occipitale Tumoren führen häufig keine deutliche Veränderung des vorderen Teils des Ventrikelsystems mit sich. Die Falx bildet im hinteren Teil des intrakraniellen Raumes eine relativ fest fixierte Scheidewand und die Seitenverschiebung des Ventrikelsystems wird daher auch bei großen occipital lateral gelegenen Geschwülsten nicht so hochgradig. Alle occipitalen Tumoren verschieben dagegen das Hinterhorn und eventuell das Trigonum nach vorne oder vorne oben. Wegen der Falx kann oft nicht entschieden werden, ob ein Tumor parasagittal oder mehr lateral gelegen ist, soweit der Tumor nicht so stark lateral gelegen ist, daß er eine Deformierung der lateralen Oberfläche des Trigonums oder des hinteren Teils des Temporalhornes verursacht.

Lage und Aussehen des Temporalhornes haben große Bedeutung für eine exakte Diagnose sowohl gewisser frontaler (der basal gelegenen), parietaler wie in gewissem Maße auch occipitaler Tumoren, seine Lage ist jedoch ausschlaggebend für die temporal gelegenen Tumoren. Diese können ohne Untersuchung des Temporalhornes überhaupt nicht exakt lokalisiert werden. Sie muß daher in all den Fällen vorgenommen werden, in denen eine Verschiebung des Ventrikelsystems mit senkrecht stehendem Septum vorliegt, oder wenn dessen oberer Teil weniger stark verschoben ist als sein unterer. Basal in der mittleren Schädelgrube gelegene Geschwülste verschieben es nach oben. Tumoren im oberen Teil des Schläfenlappens und in der Fissura Sylvii verschieben es nach unten. Im vorderen Teil der mittleren Schädelgrube befindliche Prozesse verschieben das Temporalhorn nach hinten, und die vom Pterion ausgehenden sphärischen Meningeome verschieben seinen vorderen Teil in den Fällen schräg medial, in denen der Tumor zum größten Teil in der mittleren Schädelgrube gelegen ist. Liegt der Tumor höher, so kann er nur eine Abplattung des Knies und eventuell eine Verschiebung des vordersten Teiles des Hornes nach hinten unten verursachen. Auf Grund des anatomischen Baues des Temporalhornes und der Lage der vorliegenden Tumoren diesem Horn gegenüber ist es hier in größerem Maße als bei anderen Tumorlokalisationen möglich, zu entscheiden, ob ein temporaler Tumor extra- oder intracerebral gelegen ist.

Das Temporalhorn kann in fast allen Fällen mit Luft gefüllt werden. Wenn das Ventrikelsystem sehr hochgradig verschoben ist, kann jedoch der Seitenventrikel ganz unter der Falx abgeklemmt sein und es passiert keine Luft in das Trigonum und somit auch nicht in das Temporalhorn. In einem solchen Fall kann also die Pneumographie keine Auskunft über die exakte Lage des Tumors geben, soweit nicht das Hinterhorn der kranken Seite punktiert werden kann. Die Unterscheidung zwischen parietalen, occipitalen oder temporalen Tumoren ist unter solchen Verhältnissen unmöglich. In einzelnen Fällen kann sich jedoch das Temporalhorn deshalb nicht mit Luft füllen, weil der Tumor das Temporalhorn direkt abgeklemmt hat oder in dieses hineingewachsen ist. Wird die Abklemmung durch die Falx verursacht, so liegt sie an typischer Stelle und zeigt ein typisches Aussehen. Wird sie durch einen Tumor verursacht, hat die Abklemmung ein atypisches Aussehen und ist eventuell auch an einer anderen Stelle gelegen. Dadurch wird es möglich, wenigstens die Grenze des Tumors und seine intracerebrale Lage festzulegen.

Finden sich unregelmäßige Einbuchtungen im Ventrikelsystem oder wenn ein das Ventrikelsystem direkt einbuchtendes normales Gebilde Größe und Aussehen verändert hat, ist dies ein Zeichen dafür, daß der intrakranielle Prozeß in der Nähe des Ventrikelsystems liegt und somit intracerebral ist. Ein Beispiel für eine Veränderung der ersten Art ist ein Corpus callosum-Gliom, das eine unregelmäßige Zersprengung der oberen Kontur der Seitenventrikel ergibt — für die letztere Art eine Vergrößerung der durch die Commissura ant. verursachten Einbuchtung im vorderen Teil des 3. Ventrikels. Nicht jeder intracerebral und in der Nähe des Ventrikelsystems gelegene Prozeß ergibt jedoch solche Veränderungen. Eine Cyste oder ein gut abgegrenzter rundlicher Tumor kann dieselbe gleichmäßige Deformierung wie der Druck eines extracerebralen Prozesses ergeben. Kann man bei der Encephalographie erreichen, daß Luft zwischen einen expansiven Prozeß und die Hirnoberfläche eindringt (z. B. bei subfrontalen Tumoren), so ist die extracerebrale Lage des Prozesses ohne weiteres klar.

β) Tumoren im Trakt des 3. Ventrikels.

Die eigentlichen expansiven Prozesse im 3. Ventrikel bringen eine Erweiterung der Seitenventrikel mit sich. Diese Erweiterung ist symmetrisch, wenn der Prozeß im hinteren Teil des 3. Ventrikels liegt und dabei auch der vordere Teil des 3. Ventrikels erweitert ist. Eine asymmetrische Erweiterung der Seitenventrikel entsteht, wenn der Tumor soweit vorn liegt, daß das Foramen Monroi der einen Seite mehr zugeklemmt ist als das andere. Foramen Monroi-Cysten führen in der Regel zu einer symmetrischen Erweiterung der Seitenventrikel, zuweilen erweist es sich aber, daß der eine Seitenventrikel stärker erweitert wird als der andere. Zu einer exakten Diagnose von Tumoren im vorderen Teil des 3. Ventrikels ist es nötig, daß sich wenigstens etwas Luft im 3. Ventrikel findet. Bei der Ventriculographie ist es oft schwierig, die Luft zur Passage in den 3. Ventrikel zu bringen. Nach den Erfahrungen des Verfassers ist es manchmal leichter, bei einer Encephalographie Luft zur Passage vom 3. Ventrikel in die Seitenventrikel zu veranlassen. Eventuell kann man die Encephalographie mit der Ventriculographie kombinieren, wobei die Encephalographie zur Füllung des 3. Ventrikels dient. Um die Verhältnisse im 3. Ventrikel klarzulegen, benötigt man ungefähr 10 cm^3 Luft ohne Ablassung von Liquor. Liquor soll nicht entnommen werden, um eine Einklemmung der Kleinhirntonsillen zu vermeiden. Sind diese bereits von vornherein in das Foramen magnum gepreßt, so kann man die Encephalographie jedoch nicht verwenden, da die Luft in diesem Fall durch das Foramen Magendi nicht eindringen kann. Ein kleiner hinter dem Foramen Monroi gelegener Tumor führt zu einem Füllungsdefekt, der einer großen Massa intermedia sehr gleichen kann. Ein Tumor verursacht jedoch Zeichen einer erschwerten Passage durch das Foramen Monroi, was natürlich eine große Massa intermedia nicht tut.

Bei der Differentialdiagnose zwischen suprasellären und intrasellären Tumoren mit suprasellärer Ausbreitung ist das Verhalten der basalen Zisternen maßgebend, zur exakten Diagnose dieser Tumoren ist also eine Encephalographie notwendig. Ein Sellatumor, der sich suprasellär nach oben erstreckt, drängt die basalen Zisternen auseinander und verschiebt den vorderen Teil des 3. Ventrikels nach hinten oben. Ein nur suprasellär gelegener Prozeß preßt dagegen die basalen Zisternen nach unten gegen den Sellaeingang, während der 3. Ventrikel eventuell auf die gleiche Weise verschoben wird.

γ) Prozesse in der hinteren Schädelgrube.

Wenn ein expansiver Prozeß in der hinteren Schädelgrube eine gewisse Größe erreicht hat, wirkt er auf Lage und Aussehen des Aquaeductus und 4. Ventrikels ein. Das geschieht frühzeitiger bei intra- als bei extracerebralen Tumoren. Es können relativ große extracerebrale Tumoren vorkommen, ohne daß Aquaeductus oder 4. Ventrikel verändert ist. Derartige Tumoren können somit lediglich durch die Encephalographie pneumographisch diagnostiziert werden. Die Deformierung des Aquaeductus beruht wesentlich auf der Lage des expansiven Prozesses zu einer durch den Aquaeductus gezogenen Frontalebene. Ist der Prozeß hochgelegen, d. h. im Tentoriumschlitz, so wird der Aquaeductus gestreckt und nach vorne unten verschoben. Ist der Prozeß etwas weiter unten, unterhalb der unteren Kante der Vierhügelplatte gelegen, so verschiebt sich der 4. Ventrikel und untere Teil des Aquaeductus nach vorne. Es entsteht so ein mehr oder weniger starker Knick des Aquaeductus. In solchen Fällen kann es bei der Ventriculographie vorkommen, daß die Luft in gewöhnlicher Bauchlage nicht weiter als bis zur Knickung dringt. Man muß dann den Kopf in andere Lagen bringen, um die Luft zur Passage der Knickung zu bringen. Wenn der Patient auf dem Bauch liegt, dreht man das Haupt zur Seite. Den Objekttisch wendet man etwas in der Weise, daß der Scheitel gesenkt wird. Eventuell muß man in gewissen Fällen auch den Nacken des Patienten mehr oder minder heben. Unter Umständen müssen derartige Versuche wiederholt durchgeführt werden, ehe die Luft den schärfsten Knick passiert hat und erst wenn dies geschehen ist, kann die genaue Lagebestimmung erfolgen. Prozesse, die unter dem Fastigium gelegen sind, verschieben den 4. Ventrikel nach oben und erweitern sowohl ihn als auch den Aquaeductus. Ist der expansive Prozeß vor einer durch den Aquaeductus gezogenen Frontalebene gelegen, so wird der Aquaeductus und 4. Ventrikel bogenförmig nach hinten oben verschoben. Die oben beschriebenen Deformierungen kommen vor, wenn der expansive Prozeß in der Mittellinie gelegen ist. Liegt er mehr lateral, entsteht außerdem eine Seitenverschiebung.

Ehe ein Prozeß auf den Aquaeductus und 4. Ventrikel einwirkt, können jedoch die Zisternen verändert sein, dies vor allem bei extracerebralen Prozessen im Brückenwinkel. Diese äußern sich als Füllungsdefekte der Zisternen oder verschieben sie. Bei extracerebralen Prozessen kann die Zisternenuntersuchung ausreichende Auskünfte über die Lokalisation der Tumoren ergeben. Auch wenn bei der Untersuchung keine Luft durch das Foramen Magendi passiert, braucht daher eine Ventriculographie nicht ausgeführt zu werden. Die encephalographische Untersuchung von Tumoren in der hinteren Schädelgrube ist besonders wertvoll bei extracerebralen Prozessen sowie bei Ponstumoren. Die letzteren führen nämlich selten zu einer Abklemmung des Foramen Magendi und bei extracerebralen Prozessen werden durch Untersuchung der Zisternen Ergebnisse erreicht, die man auf keine andere Weise erhalten kann, und dabei ist es gleichgültig, ob die Passage durch das Foramen Magendi frei ist oder nicht.

Wird die Untersuchung nach der hier angegebenen Art ohne Entnahme von Liquor oder höchstens von einer sehr geringen Menge desselben durchgeführt, so entsteht ein Überdruck, der eine Einklemmung während der Untersuchung verhindert. Eine solche kann jedoch später durch langsames Austreten des Liquors aus dem Stichkanal zustandekommen. Eine encephalographische Untersuchung bei Tumoren der hinteren Schädelgrube darf daher nur da ausgeführt werden, wo erforderlichenfalls ein operativer Eingriff sofort nach der Untersuchung vorgenommen werden kann. Ein derartiges Nachsickern von klinischer Bedeutung entsteht nach unserer Erfahrung indes ziemlich selten und scheint sich dann erst nach einigen Tagen bemerkbar zu machen. Ein operativer Eingriff kann somit etwas länger aufgeschoben werden als bei der Ventriculographie.

Einseitige Luftfüllung.

In den bisherigen Ausführungen wurde vorausgesetzt, daß sich Luft in beiden Seitenventrikeln findet. Bei parasagittalen Tumoren, wie auch einem Teil Konvexitätstumoren, kann der Seitenventrikel der gesunden Seite vollständig komprimiert werden. Beim Versuch der Ventrikelpunktion erweist es sich schwer oder unmöglich, den einen Seitenventrikel zu treffen. In diesen Fällen füllt sich jedoch in der Regel der Seitenventrikel der kranken Seite bei der Encephalographie ohne Schwierigkeit, und man kann so eine exakte Lokalisation erhalten. Bei gewissen anderen Tumorlokalisationen kann dagegen der Seitenventrikel der kranken Seite komprimiert sein und dabei füllt sich bei der Encephalographie der Seitenventrikel der gesunden Seite mit Luft. In der Regel ist es in solchen Fällen unmöglich, durch Änderung der Kopflage Luft von der gesunden in die kranke Seite zu bringen. Kann der Seitenventrikel der kranken Seite nicht direkt punktiert werden, dann kann in solchen Fällen die Pneumographie also keine exakte Tumorlokalisation ergeben.

e) Atrophische Prozesse.

Ein vermindertes Hirnvolumen führt zu einer Erweiterung des Ventrikelsystems und Arachnoidalraumes (Furchen, Zisternen oder beider). Unsere Kenntnisse über die normale Weite dieser Teile und die sie beeinflussenden Faktoren sind jedoch noch immer ziemlich mangelhaft und es ist daher im allgemeinen zur Zeit nur möglich, relativ grobe Veränderungen wahrnehmen und beurteilen zu können. Eine vollständige Beherrschung der Untersuchungstechnik ist notwendig, um Fehlschlüsse bei diesen Untersuchungen zu vermeiden, z. B. eine falsche Deutung einer einseitigen oder lokalen Erweiterung, während sie in der Tat generell ist, Verschiebung des Septum pellucidum auf Grund ungleicher Luftverteilung und nicht eines pathologischen Prozesses usw. Gewiß hat ein Teil Verfasser eine Reihe mehr oder weniger komplizierter Meßmethoden zur Bestimmung der Größe des Ventrikelsystems, besonders derjenigen der Seitenventrikel, angegeben, aber die meisten dieser Methoden sind mit so großen Fehlern behaftet, daß sie keine praktische Bedeutung haben.

Mit steigendem Alter nimmt das Hirnvolumen ab, was nach und nach eine Erweiterung der Furchen mit sich bringt, die sich zuerst frontal geltend macht. Diese Erweiterung kann wohl unter Umständen schon im Alter von 40—45 Jahren beginnen, während in gewissen Fällen die Furchen noch in verhältnismäßig hohem Alter nicht merklich verändert sind. Unsere Kenntnisse dieser physiologischen Atrophie sind jedoch gleichfalls mangelhaft. Es kann also im einzelnen Fall außerordentlich schwer sein, zu entscheiden, ob eine konstatierte Volumverminderung auf physiologischer Involution, einem krankhaften Prozeß oder einer Kombination mehrerer Faktoren beruht. Bei vasculären Prozessen verschiedener Art können entweder mehr diffuse oder lokale Ernährungsschäden zustandekommen, die atrophische Prozesse mit sich führen. Solche Prozesse sind Arteriosklerose, obliterierende Gefäßveränderungen verschiedenen Ursprungs, Gefäßmißbildungen sowie Zustände, die man mit Encephalopathia hypertonica bezeichnet. Hierbei finden sich in der Regel deutliche, oft hochgradige pneumographische Veränderungen. Aus praktischen Gesichtspunkten ist es wichtig, daß jeder lokale atrophische Prozeß, zentral oder in der Konvexität, bei jungen Menschen immer eine Indikation zur Angiographie bilden muß, da die Ursache eine Gefäßmißbildung sein kann. Wird die Pneumographie so, wie hier angegeben, durchgeführt, so strömt die Luft im Subarachnoidalraum nach unseren Erfahrungen zuerst zu den atrophischen Bezirken, und auch bei Anwendung von verhältnismäßig kleinen Luftmengen entziehen sich diese daher nicht der Darstellung.

Akut entzündliche Zustände der Meningen pflegen in der Regel nicht Gegenstand der Pneumographie zu sein. Wird eine solche dennoch vorgenommen, so findet sich gewöhnlich eine gewisse Erweiterung des Ventrikelsystems und mangelhafte Füllung der Konvexität und Zisternen. Nach Abklingen der akuten Symptome werden die chronischen Folgezustände dagegen häufig Gegenstand pneumographischer Untersuchung. Das Resultat dieser Untersuchung wechselt dabei je nach der Lage der Verwachsungen. Um ein klares Bild der Konvexität zu erhalten, muß die Untersuchung bestrebt sein, durch zweckmäßige Kopflagen die Luft in die verschiedenen Teile der Konvexität zu dirigieren. So lange sich die Luft in den Zisternen befindet, kann sie verlagert werden, nachdem sie aber in die Furchen gelangt ist, kann man ihre Lage nicht mehr beeinflussen.

Ein entzündlicher Prozeß der Hirnhäute ist häufig mit einer Encephalitis verbunden. Sowohl in diesen Fällen als auch bei ausschließlich auf des Gehirn beschränkten Prozessen entwickeln sich als Endzustand der Hirnaffektion lokale, abgegrenzte, atrophische Partien, eventuell in Kombination mit einer allgemeinen Atrophie. Bei der Toxoplasmose sieht man häufig eine hochgradige Ausweitung des Ventrikelsystems. Auch durch ein Trauma können lokale oder generelle pneumographisch nachweisbare Hirnschäden entstehen.

Bei der genuinen Epilepsie entwickelt sich allmählich eine zunehmende Erweiterung der Seitenventrikel und Furchen. Auch diese Veränderungen wechseln von Fall zu Fall und stehen, soweit man weiß, in keinem Verhältnis zur Dauer oder Schwere der Erkrankung. Jeder epileptische Anfall ist ein Symptom und die Pneumographie ist eines unserer wichtigsten Hilsfmittel, um eine symptomatische von einer „genuinen" Epilepsie zu unterscheiden.

2. Subdurale Pneumographie.

Subarachnoidal- und Subduralraum enthalten Nerven und Gefäße, sowie PACCHIONI-Granulationen. Die letzteren folgen dem großen venösen Sinus, hauptsächlich dem Sinus long. sup. Wird eine Encephalographie lege artis ausgeführt, so kann eine Füllung des Subduralraumes nicht stattfinden. Wenn mehrere Punktionen vorgenommen wurden oder die Nadelspitze nicht ganz im Subarachnoidalraum liegt, kann jedoch Luft in den Subduralraum gelangen. Ebenso ist es möglich, daß, wenn eine große Menge Liquor vor der Lufteinblasung entnommen wurde, kleine Einrisse in der zarten Arachnoidea entstehen, vor allem vielleicht bei Verwachsungen zwischen Dura und Arachnoidea, und dadurch Luft in den Subduralraum gelangen kann. Aus der Luftmenge im Subduralraum können keine Schlüsse auf das Hirnvolumen gezogen werden. Die einzige Basis, um röntgenologisch zu beurteilen, ob eine Hirnatrophie vorliegt oder nicht, ist die Weite des Ventrikelsystems, der Furchen bzw. der Zisternen. Der Subduralraum kann sehr große Luftmengen enthalten, ohne daß ein Volumen cerebri reductum vorliegt. Zur Untersuchung des Subduralraumes kann auch Luft absichtlich in ihn eingespritzt werden. Das kann entweder nach Trepanation oder nach direkter Punktion geschehen. Im ersteren Fall spaltet man die Dura (ohne die Arachnoidea zu verletzen), nachdem ein Bohrloch in der Kalotte angelegt worden ist. Hierauf werden durch Lumbalpunktion 60—80 cm^3 Liquor abgelassen. Wenn der Liquor ausströmt, sinkt das Hirn ein und Luft wird automatisch in den Subduralraum hineingesaugt. Im zweiten Falle, der technisch schwieriger ist, entnimmt man bei sitzendem Patienten durch Lumbalpunktion die gleiche Menge Liquor und hiernach wird der Subduralraum durch Suboccipitalstich punktiert. Nachdem diese große Liquormenge entnommen wurde, sinkt die Arachnoidea ein, der Subduralraum wird erweitert und es ist deshalb in den meisten Fällen (ungefähr 75%) möglich, den Subduralraum mit einer kurzgeschliffenen Nadel zu punktieren.

Die Untersuchung geht anschließend so vor sich, daß die Hauptlage des Patienten derart verändert wird, daß sich die eingespritzte Luft über die Konvexität verteilt. Die Methode kommt vor allen Dingen zur Anwendung, um Verwachsungen zwischen Dura und Arachnoidea nachzuweisen, und ihr wichtigster Indikationsbereich sind ohne Zweifel Untersuchungen posttraumatischer Zustände. Nach einem Trauma mit Bluterguß in die Hirnhäute oder über Kontusionsherde im Gehirn sowie auch über alten Entzündungsherden können solche Verwachsungen entstehen. Verwachsungen kann man nicht nur unter alten Frakturen nachweisen, sondern auch über anderen Teilen des Hirnes. Auch in Fällen, bei denen eine Fraktur nicht wahrgenommen wurde und bei denen die Encephalographie keine Veränderungen gezeigt hat, wurden zuweilen Verwachsungen

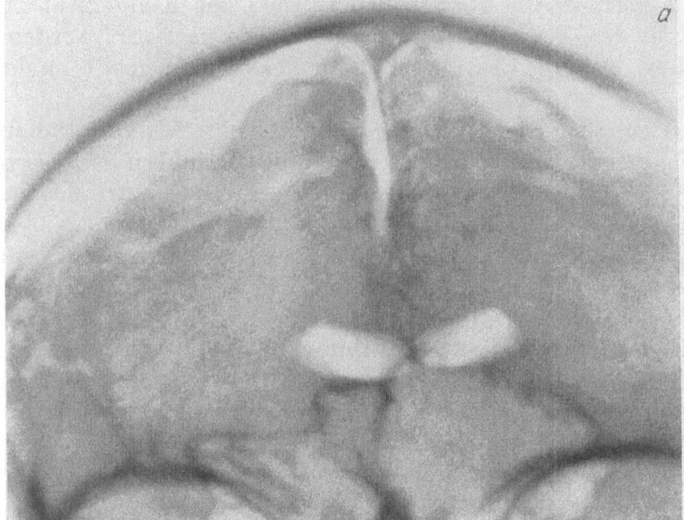

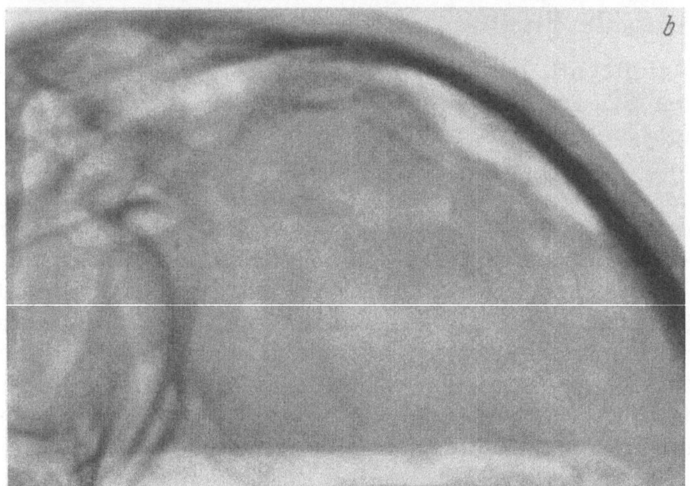

nachgewiesen, die sich bei der Operation als über Narben der Hirnrinde lokalisiert erwiesen. Zur Klärung der intrakraniellen Ausdehnung von Kalottentumoren verwendet man gewöhnlich die Encephalographie, haben die Tumoren jedoch nur eine geringe intrakranielle Einbuchtung, so kann die subdurale Pneumographie ein klareres Bild ergeben. Seitlich des Sinus sagittalis sup. finden sich PACCHIONI-Granulationen in sehr wechselnder Anzahl und Lage. Diese verankern das Hirn gewissermaßen in der Weise, daß es in der Mittellinie nicht gleich weit nach unten sinkt, wie weiter außen in der Konvexität (Abb. 107). Sie dürfen nicht mit Adhärenzen verwechselt werden. Diese pflegen ja niemals so klein und von so regelmäßiger Bildung zu sein wie Gefäße.

Abb. 107 a u. b. Subdurale Pneumographie. a) Normalfall. Längs der Mittellinie befinden sich Gefäße, die verhindern, daß das Hirn von der Kalotte ebenso tief hinabsinkt wie weiter lateral. b) Adhärenz über dem Schläfenlappen.

3. Angiographie.

a) A. carotis-Gebiet.

α) Untersuchungstechnik.

Die cerebrale Angiographie nach Freilegung der Arterie gehört nunmehr der Geschichte an, nur die percutane Angiographie ist jetzt die Methode der Wahl.

Der Patient liegt auf dem Rücken mit dem Haupt auf dem Kopftisch. Der Objekttisch wird gesenkt und gerade so weit schräg gestellt, daß der Kopf des Patienten etwas nach hinten gebeugt ist und die Weichteile der Vorderseite des Halses gestreckt sind. Ein gewöhnlicher Fehler ist, daß der Kopf zu weit nach hinten gebeugt wird. Der Kopf soll so weit gebeugt sein, daß der Arterienpuls so deutlich wie möglich wahrnehmbar ist, die Arterie aber dennoch etwas fixiert bleibt. Die Punktion soll mit einer Nadel vorgenommen werden, deren Lumen ungefähr 1 mm beträgt. Man kann auch percutan in die Arterie einen Polyethylenkatheter mit entsprechendem Innendurchmesser legen, doch ist dies etwas umständlicher. Die Nadel steht mit der Injektionsspritze durch einen Schlauch in Verbindung, der entweder ganz aus durchsichtigem Material besteht oder zumindest ein Fenster aus solchem Material hat. Den Schlauch und die Nadel füllt man mit physiologischer Kochsalzlösung. Nach Perforation der Haut wird die Spritze entfernt, da nun die Flüssigkeit im Schlauchsystem nicht mehr ausrinnt, und die Nadel wird nach unten gegen die Arterie geführt. Die Nadelspitze soll man so auf die Arterienwand setzen, daß man die Pulsationen direkt von unten gegen die Nadelspitze fühlt, worauf die eigentliche Punktion des Gefäßes geschieht. Besonders wenn die Nadel stumpf ist, kann dabei das Lumen des Gefäßes zusammengedrückt werden und die Nadel eventuell in das Gefäß oder durch seine Rückwand hindurch passieren, ohne daß man Blut erhält. In diesem Falle zieht man die Nadel langsam mit einer gleichsam hebenden Bewegung der Nadelspitze zurück. Man fühlt deutlich, wenn sie aus der Rückwand herausgleitet, und kann dann die Kanüle im Gefäß nach oben schieben. Um genau zu wissen, daß die Nadelspitze richtig im Gefäß liegt, ist es oft von Vorteil, absichtlich die Rückwand zu punktieren. Liegt die Nadelspitze im Gefäß, so strömt Blut in den Schlauch, was man daran merkt, daß Kochsalzlösung im raschen Takt aus dem freien Ende des Schlauches tropft und sich gleich hinterher Blut im Schlauch oder Schlauchfenster zeigt. Kochsalzlösung wird injiziert, während Kopfstellung und Strahlrichtung korrigiert werden. Zwischen je zwei Kontrastmittelinjektionen injiziert man weitere Kochsalzlösung und die Nadel kann während der ganzen Zeit im Gefäß liegen bleiben. Liegt die Nadelspitze gut im Gefäß, so liegt sie in der Regel ohne Fixierung fest. Verschiedene andere Punktionsarten sind angegeben: mit Aspiration während der Punktion, unter Anwendung von Manometern, usw., aber nach den Erfahrungen des Verfassers, die auf etwa 6000 Angiographien basieren, ist die beschriebene Technik entschieden die einfachste und beste. Im allgemeinen kann die Punktion in Lokalanästhesie vorgenommen werden. Narkose soll jedoch bei unruhigen, bei nicht ansprechbaren Patienten angewendet werden sowie bei Kindern. Nach der Literatur zu urteilen, dürfte meist die A. carotis communis punktiert werden. Ausnahmen finden sich jedoch (z. B. ECKER). Wir versuchen stets, die Carotis interna zu punktieren, da in diesem Fall ohne zu hohe Konzentration des Kontrastmittels eine bessere Kontrastdichte der intrakraniellen Gefäße erreicht wird. Sowohl Externa- als auch Internaäste werden gefüllt, wenn die Injektion in die Communis vorgenommen wird, was in vielen Fällen unerwünscht ist. Das Glomus carotis, an der Teilungsstelle der Communis gelegen, kann man oft palpieren und damit ist die Lage der Interna ebenfalls bestimmt. In der Regel ist die Interna das lateral liegende Gefäß hoch oben im Hals und ihre Pulsation also am deutlichsten zu fühlen. In manchen Fällen ist dieses Gefäß jedoch die Externa. Wird ein wasserlösliches Kontrastmittel verwendet, so kann der Patient, schon während das Kontrastmittel in das Gefäßsystem gelangt, Auskünfte geben, die dem Untersucher Klarheit darüber verschaffen, welches Gefäß punktiert wurde. Der Patient verspürt nämlich ein Hitzegefühl in den Gebieten, durch die das Kontrastmittel passiert. Wurde die Punktion in der Interna vorgenommen, so fühlt der Patient die Hitze im Auge, wurde die Externa punktiert, in der Wange und in den Zähnen. Erfolgte die Injektion in die Communis, so erhält man oft unsichere Auskünfte. Am besten ist es jedoch immer, die angefertigten Bilder zu untersuchen, um festzustellen, welches Gefäß punktiert wurde. Hätte die Kontrastmittelinjektion in das Gefäß geschehen sollen, das nicht punktiert wurde, so ist es vorteilhaft, die erste Nadel mit einem Péan am Schlauch liegen zu lassen und nochmals mit einer neuen Nadel zu punktieren. Dadurch, daß die erste Nadel liegen bleibt, ist es nämlich leichter, zu vermeiden, daß man das gleiche Gefäß nochmals punktiert. Die Externa kann zuweilen sehr schmal und daher schwer zu punktieren sein. In diesem Fall kann die Punktion in der Communis vorgenommen und die Nadel von da nach oben in die Externa oder Interna geführt werden, oder man kann sie jedenfalls gegen das eine oder andere Gefäß richten, so daß der Kontrastmittelstrom eines der beiden Gefäße erreicht. Auf diese Weise ist es in der Regel auch percutan möglich, eine selektive Füllung der Interna- oder Externaregion zu erreichen.

ECKER und CHAMBERLAIN haben eine andere Methode zur Punktion der Carotis interna angegeben, wenn dies Gefäß nicht am Hals punktiert werden konnte. Die Punktion wird dann unmittelbar hinter dem Ramus mandibulae vorgenommen, wo er am stärksten konkav ist, was ungefähr in Höhe der Spitze der Proc. mastoideus zu sein pflegt. Die Nadel wird schräg nach oben medial geführt und dringt dabei zwischen dem Ramus mandibulae und Proc. styloideus ein. Die Carotis interna wird an ihrem Eintritt in den Canalis caroticus punktiert. Der Verfasser brauchte nie zu dieser Methode zu greifen und hat keine Erfahrungen über ihre Anwendbarkeit.

Nachdem die Punktion erfolgt ist, wird die Schutzvorrichtung gegen die Röntgenstrahlen angebracht, die zum Schutz des Personals und Untersuchers notwendig ist. Nach Ansicht der Verfassers soll die Injektion des Kontrastmittels und der Kochsalzlösung mit der Hand vorgenommen werden. Verschiedentlich wurden mechanische Anordnungen zur Injektion und automatischen Auslösung der Belichtung angewandet, um bei allen Fällen die gleiche Injektionsgeschwindigkeit zu erhalten. Dies ist jedoch nicht erstrebenswert. Die Geschwindigkeit des Blutstromes ist in verschiedenen Fällen ungleich und die Injektionsgeschwindigkeit sollte darauf abgestimmt werden. Die erste Kontrastmittelinjektion soll mehr eine Art Versuchsinjektion sein, und nach den dabei gemachten Beobachtungen soll die definitive Kontrastinjektion vorgenommen werden. Besonders bei Kindern und Fällen von arteriovenösem Aneurysma muß die Injektion rasch durchgeführt werden, während sie in anderen Fällen bedeutend langsamer geschehen soll. Gewöhnlich wird das Kontrastmittel unnötig schnell injiziert. Zu einer vollständigen Füllung der intrakraniellen Äste brauchen niemals mehr als 7—8 cm³ injiziert zu werden. Wird die Injektion der Salz- und Kontrastmittellösung mit der Hand vorgenommen, so erkennt ein geübter Untersucher auch sofort eine unrichtige Lage der Nadel, da in diesem Falle ein erhöhter Widerstand erfolgt. Wird die Injektion dann abgebrochen und die Nadellage korrigiert, so braucht eine nennenswerte perivasculäre Injektion niemals vorzukommen.

Die Punktion durch das Glomus caroticum sollte vermieden werden, da dadurch der Carotisreflex hervorgerufen werden kann. Auch wenn die Punktion in unmittelbarer Nähe des Sinus caroticus vorgenommen wird, kann man beobachten, daß sich das Gefäß kontrahiert und die Patienten bleich werden und kalt schwitzen, was sicher auf einem derartigen Reflex beruht. Auch wenn die daraus entstehenden Konsequenzen nicht gefährlich sind, sollte die Punktion doch so vorgenommen werden, daß dieser Reflex nicht hervorgerufen wird. Hatte die Nadelspitze nicht richtig im Gefäß gelegen oder wenn auf die Carotis an der Injektionsseite ein Druck ausgeübt wird, resultiert daraus eine mangelhafte Füllung der intrakraniellen Gefäßäste, was sich in erster Linie dadurch ausdrückt, daß sich die A. cerebralis ant. überhaupt nicht oder nur unvollständig mit dem Kontrastmittel füllt (Abb. 108, 109). Wird eine unvollständige Füllung der A. cerebralis ant. beobachtet, so muß daher zuerst geklärt werden, ob dies nicht auf fehlerhafter Technik beruht.

Kontrastmittel. Wir verwenden nun ausschließlich wasserlösliches Kontrastmittel vom Typ 3.5-dijod-4-pyridon-N-essigsaures Diäthanolamin. Im Handel finden sich verschiedene Präparate mit Angabe dieser Zusammensetzung. Die Reizwirkung der Präparate ist jedoch weder in Hinsicht auf die klinischen Nebenwirkungen noch den experimentell auf die Gefäßwand nachgewiesenen Effekt gleich. Das beruht wahrscheinlich auf verschiedenem Reinheitgsrad. Broman und Olle Olsson haben gezeigt, daß nach Injektion dieser Kontrastmittel Schäden an der Blut-Liquorschranke entstehen können, was durch nachfolgende Injektion von Trypanblau nachweisbar ist. Bei 35%igem Umbradil wird dieser Effekt nicht beobachtet, auch wenn die Gefäßwand diesem Kontrastmittel lange Zeit ausgesetzt wurde. Dagegen entstehen solche Schäden bei einer Menge anderer 35%iger Kontrastmittel von angeblich gleicher Zusammensetzung sowie bei der Anwendung 50%igen Umbradils (jedoch erst nach relativ langer Zeit). Es schien uns daher wünschenswert, nach Möglichkeit ausschließlich 35%iges Umbradil zu verwenden[1], und es ist dabei um so viel wichtiger, daß die Injektion in die Interna oder Externa und nicht in die Communis vorgenommen wird, damit die Kontrastdichte so gut wie möglich wird. Nimmt man die Injektion in die Communis vor oder liegt ein großes arteriovenöses Aneurysma mit starker Erhöhung der Zirkulationsgeschwindigkeit vor, so ist es doch notwendig, in gewissen Fällen eine stärkere Konzentration an-

[1] Das neue Kontrastmittel vom Typ 3 acetylamino-2,4,6-trijod-benzoesaures Na scheint noch besser zu sein.

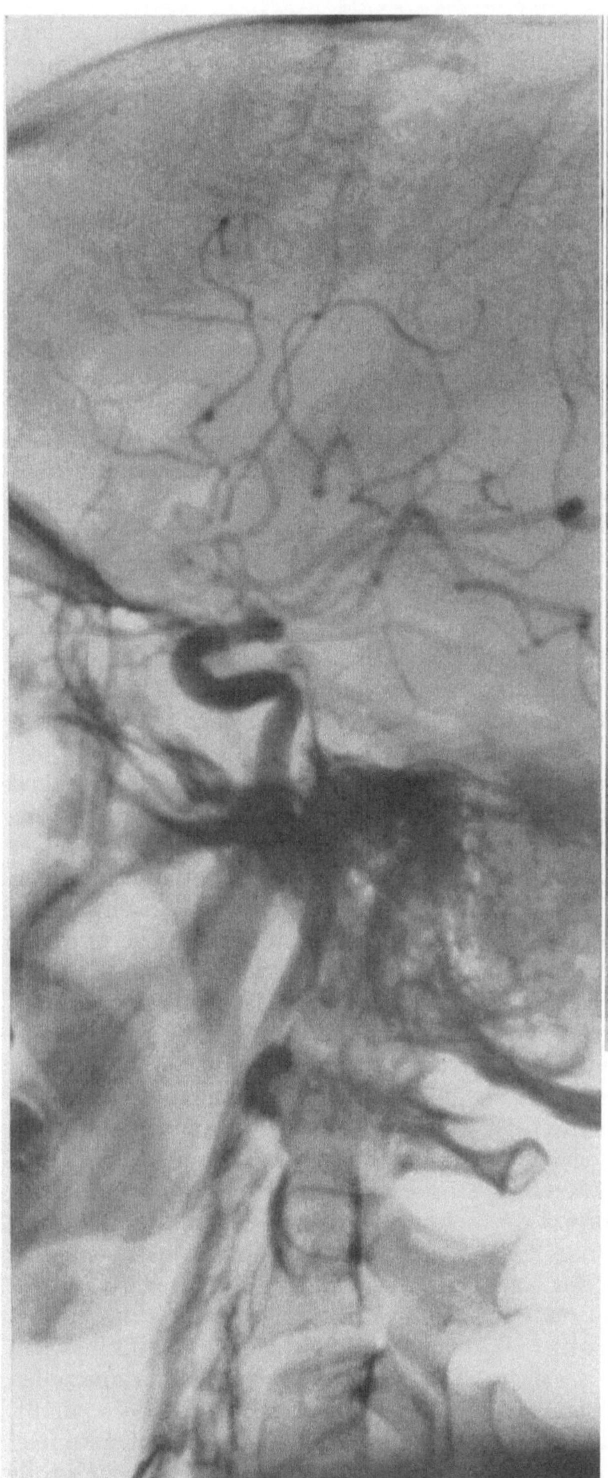

Abb. 108.

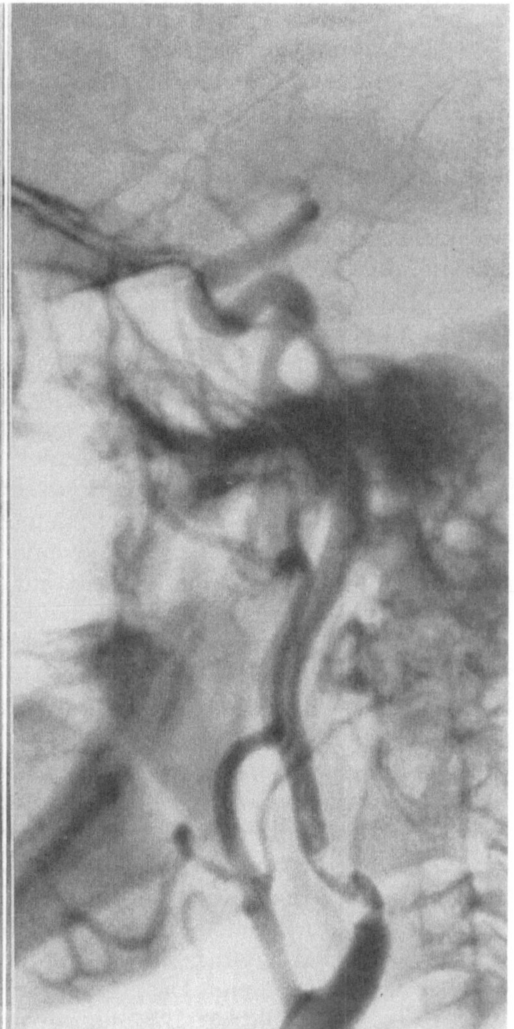

Abb. 109.

Abb. 108. Mangelhafte Injektionstechnik mit teilweise perivasculärer Injektion. Aus diesem Grunde keine Füllung der A. cerebralis ant.

Abb. 109. Mit mangelhafter Technik ausgeführte Punktion hat ein teilweise intradurales Hämatom der A. carotis int. verursacht, das nach erneuter Punktion der A. carotis communis unmittelbar proximal von der Teilungsstelle sichtbar wird. Die vom Hämatom verursachte Lumenverdrängung führt zu mangelhafter Füllung der intrakraniellen Gefäßzweige.

zuwenden, aber mehr als 43 % (d. h. eine Mischung aus 35 % und 50 % zu gleichen Teilen) sind in der Regel nicht nötig. Das vollkommene Kontrastmittel, das reizlos, resorbierbar, keine Komplikationen verursachen sollte und nach der Untersuchung ausgeschieden würde, gibt es zur Zeit noch nicht. Wird keine zu starke Konzentration angewandt, sind die Nachteile bei dem genannten Kontrastmittel jedoch in der Regel gering. Verschlechterung der klinischen Symptome eines Hirntumors kann zuweilen beobachtet werden, und zweifellos ist eine Kontrastuntersuchung unmittelbar nach einem schweren Schädeltrauma nicht ganz ohne Risiko. Findet sich eine Schädigung der Blut-Liquorschranke, so kann das Kontrastmittel in das die Gefäße umgebende Gewebe austreten, was vielleicht die Verschlechterung verursacht. 50%iges Kontrastmittel kann auch bei Patienten, die bei der Untersuchung symptomfrei sind, solche hervorrufen, z. B. einen epileptiformen Anfall bei einem Epileptiker auslösen. Thorotrast, eine radioaktive Substanz, die nach der Untersuchung nicht ausgesondert wird, sollte schon aus diesem Grunde nicht routinemäßig zur Anwendung kommen. Es findet sich jedoch die Ansicht vertreten, daß auf Grund seiner geringeren Reizwirkung Thorotrast in gewissen Fällen zur Anwendung kommen könnte, z. B. bei alten Patienten oder wenn die Krankheit des Patienten von der Art ist, daß radioaktive Strahlung dem Patienten nicht schaden kann. Nachdem wir auch bei Thorotrast bei Untersuchungen von schwerkranken Patienten gefährliche Komplikationen gesehen haben, findet sich nach unserer derzeitigen Auffassung kein Indikationsbereich für Thorotrast an Stelle von 35%igem Umbradil. Wahrscheinlich kann jede fremde bei einer cerebralen Angiographie injizierte Substanz bei Patienten in angegriffenem Allgemeinzustand eine Verschlechterung hervorrufen. Vor jeder Kontrastuntersuchung muß der Patient auf eine eventuelle Überempfindlichkeit gegen das Kontrastmittel untersucht werden. Verschiedene Vorschläge sind gemacht worden. Intravenöse Injektion von 1—2 cm^3 des Kontrastmittels am Tage vor der Untersuchung ist die einzige effektive Methode, die der Verfasser finden konnte. Wir haben einen Fall beobachtet, bei dem die Überempfindlichkeitsreaktion erst 5 Std. nach der Probeinjektion eintrat.

Was die *Aufnahmetechnik* betrifft, wird zur Zeit meist eine Anordnung zum raschen Kasettenwechsel verwandt. Keine Untersuchungsmethode, bei der das Haupt zur Aufnahme von Seitenbildern zur Seite gewendet werden muß, ergibt jemals ausreichend genaue Einstellungen zur exakten Beurteilung der Lage der Gefäße. Seitenaufnahmen müssen bei auf dem Rücken liegendem Patienten und mit horizontaler Strahlrichtung gemacht werden. Seiten- und a. p.-Aufnahmen sollen außerdem ohne Änderung der Kopflage des Patienten gemacht werden können. Dagegen ist es nicht notwendig, sie gleichzeitig zu machen. Das bringt, auch bei der heutigen technischen Entwicklung, eine etwas verschlechterte Bildqualität mit sich. Wir verwenden im allgemeinen 3 Seitenbilder: ein Arterienbild, eine Aufnahme, wo das Kontrastmittel teils in den feineren Arterien, teils in den Venen liegt, und eine, wo es nur die Venen füllt. In a. p.-Richtung ist im allgemeinen ein Arterien- und ein Venenbild ausreichend. In der Mehrzahl der Fälle braucht man einen rascheren Kasettenwechsel nicht. In einzelnen Fällen kann jedoch das Kontrastmittel schnell durch die Gefäße eines Tumors hindurch passieren. So haben wir ein Tumorgefäß gesehen, das nur während des Zeitraums von 1—$1^1/_2$ sec. gefüllt war, und in solchen Fällen können sich Tumorgefäße der Darstellung entziehen, wenn nur 3 Bilder aufgenommen werden. Auch bei der schnelleren Zirkulation bei arterio-venösem Aneurysma kann ein rascher Bildwechsel zur deutlichen Aufzeichnung der zuführenden Gefäße von Wert sein. Ebenso ist schneller Bildwechsel auch bei Gefäßokklusionen erforderlich, um den Kollateralkreislauf zu klären. Wir bedienen uns daher in speziellen Fällen einer Apparatur für Serienaufnahmen, die bis zu 6 Bildern in der Sekunde zuläßt. Bei schneller Serienangiographie soll man eine etwas geringere Menge Kontrastmittel als gewöhnlich verwenden. Ungefähr 5 cm^3 sind zweckentsprechend. Eine zu große Kontrastmittelmenge füllt nämlich sowohl Arterien als auch Venen auf mehreren Bildern, was für die Bildbeurteilung hinderlich ist. Schneller Bildwechsel ist während der Arterien- und Capillarphase wertvoll, in der Venenphase ist er unnötig, da das Kontrastmittel relativ lange in den Venen verbleibt.

Stereoskopische Seitenbilder können gewisse Aufklärungen geben, besonders bei der Beantwortung der Frage, ob ein bestimmtes Gebiet gefäßleer ist oder nicht, in der

Regel geben jedoch in verschiedener Strahlrichtung aufgenommene Bilder besser Auskunft. A. p.-Aufnahmen müssen immer bei jedem Fall angefertigt werden. Lediglich auf Bildern, die teils in vertikaler, teils in einer Strahlrichtung von 35⁰ von oben gemacht sind, kann die Lage der A. cerebralis ant. und ihrer Äste mit der Genauigkeit bestimmt werden, die notwendig ist.

β) Anatomie.

Carotis interna und ihre Äste. Bei ihrem Verlauf durch das Os temporale bildet die Carotis interna zwei nahezu rechte Winkel. Der erste liegt unmittelbar über der äußeren Mündung des Carotiskanals. Das Gefäß biegt hier medial nach vorn ab. Etwas weiter vorn macht es noch eine Biegung in kranialer Richtung und verläuft dann durch die äußeren Lagen der Dura hindurch in den Sinus cavernosus, biegt hier um und geht nach vorn in den Sulcus caroticus am Corpus sphenoidale. Das Gefäß wendet sich dann bei der hinteren Kante des Proc. clin. ant. nach medial, tritt durch die inneren Lagen der Dura und verläßt damit den Sinus cavernosus. Es zieht sodann nach hinten, etwas lateral und nach oben, ungefähr bis in Höhe des Proc. clin. post., wendet dort und geht in einer mehr oder weniger vollständigen Kurve wieder nach vorn, ehe es sich in seine zwei Hauptäste teilt: A. cerebralis ant. und media. Auf einer Seitenaufnahme hat der letzte Teil der Carotis interna von seinem Verlauf durch die äußeren Lagen der Dura bis zu seiner Teilungsstelle eine mehr oder minder große Ähnlichkeit mit einem „S" und wurde von Moniz Carotissiphon genannt. Im Aussehen sowohl des unteren als auch des oberen Teils des Siphons kommen ziemlich erhebliche Variationen vor. Der untere Teil ist U-förmig, das U kann aber mehr oder weniger abgerundet sein, seine Schenkel parallel verlaufen oder einen mehr oder weniger scharfen, nach hinten offenen Winkel bilden. Der obere Teil des Siphons kann in gleicher Weise variieren. Schrägprojektionen können scheinbare Formvariationen ergeben. Auch eine geringe Schrägprojektion kann eine ziemlich große Formveränderung auf dem Bild mit sich führen, die als pathologisch aufgefaßt werden kann.

Die ersten Abschnitte der beiden Hauptäste der Carotis interna kann man eigentlich nur genau auf Bildern in a. p.-Projektion studieren, da sie hauptsächlich in einer Frontalebene liegen. Zusammen mit dem oberen Teil des Siphons ähneln sie auf derartigen Bildern mehr oder weniger einem „T" (Fischers „Carotisgabelung"). Das Siphon bildet in diesem T den vertikalen Stamm, der mehr oder weniger schräg steht. Auch die Arme des T zeigen normal große Variationen; teilweise können diese Variationen Veränderungen gleichen, die benachbarte Tumoren hervorbringen könnten.

Die A. cerebralis media verläuft zuerst lateral unter der Substantia perforata anterior und geht dann in einer mehr oder weniger deutlichen Kurve mit der Konvexität nach hinten gerichtet zur Fissura Sylvii. Sehr häufig teilt sich die Cerebralis media unmittelbar nach ihrem Abgang oder im vorderen Teil der Fissura Sylvii. In vielen Fällen folgen die Äste der Fissura Sylvii relativ lange, in anderen Fällen deviieren sie schon im vorderen Teil der Fissura Sylvii nach oben oder unten. Im allgemeinen geht zuerst ein Gefäß ab (gewöhnlich die Temporalis post.) und danach teilt sich der übrige Stamm nach einer kürzeren oder längeren Strecke in die anderen zwei: A. gyri angularis und A. parietalis post. Das letztere Gefäß liegt zu oberst und am weitesten medial. Die A. temporalis post. folgt dem vorderen Teil der Fissura Sylvii, geht dann in einem Bogen basalwärts und versorgt den hinteren Teil des Temporallappens. Ehe die A. temporalis post. in den Temporallappen eintritt, macht sie gewöhnlich einen charakteristischen, meist sehr kurzen, scharfen Knick (nach oben), der sie leicht kenntlich macht. Zur Beurteilung der Lage der Sylviigruppe (mit diesem Namen pflegt man die A. cerebralis media mit ihren in der Fissura Sylvii gelegenen Ästen zu bezeichnen) ist eine exakte Einstellung der Seitenbilder von Gewicht, besonders in den Fällen, in denen die Kassette auf der dem Untersuchten entgegengesetzten Seite liegt. Auf Grund des relativ großen Abstandes zur Kassette können schon geringe Schrägprojektionen scheinbare Gefäßverschiebungen ergeben. Vom ersten Teil der A. cerebralis media geht eine große Anzahl sehr kleiner Gefäße zu den zentralen Ganglien ab. Diese Gefäße, die man unter dem Namen „die strio-thalamischen Arterien" (Aa. insulares) zusammenzufassen pflegt, sind zuweilen sehr zahlreich, zuweilen gering an Zahl. Im ersteren Fall können sie leicht als pathologische Gefäße in einem Tumor mißdeutet werden. Von den übrigen nach oben gehenden Ästen ist einer der bedeutendsten die A. frontalis ascendens, die gewöhnlich die A. cerebralis media verläßt, unmittelbar ehe diese die Fissura Sylvii erreicht. Sie geht nach oben und lateral zu dem hinteren, unteren Teil des Stirnlappens und der vorderen Zentralwindung und verzweigt sich oft ähnlich einem Kandelaber (Foix). In gewissen Fällen können statt eines Gefäßstammes mehrere Äste von der A. cerebralis media abgehen. Weiterhin gehen in der Regel entweder von der A. parietalis post. oder der A. gyri angularis zwei parietale Gefäße nach oben. Sie ziehen zum Gebiet um den Sulcus centralis auf der jeweiligen Seite bzw. zu den Windungen um den Sulcus interparietalis. Absteigende Äste von der Sylviigruppe versorgen den Temporal- und Teile des Occipitallappens. Oft ist ein Teil dieser Gefäße klein.

Die A. cerebralis ant. geht oberhalb des Nervus opticus medial und gewöhnlich etwas nach vorn zur Fissura interhemisphaerica, wo sie mit der Arterie der anderen Seite durch die A. communicans ant. in Verbindung steht. Das Gefäß zeigt im großen und ganzen einen horizontalen Verlauf, bildet aber in der Regel eine weniger markante nach vorn konvexe Kurve, oft geht es schräg nach oben. Bei der Communicans ant. macht das Gefäß eine scharfe Biegung nach oben, verläuft in der Fissura interhemisphaerica um das Genu corporis callosi herum und geht weiter unter dem Namen A. pericallosa entlang der Oberseite des Corpus callosum zum Splenium. Die Grenze zwischen A. cerebralis ant. und A. pericallosa scheint bei verschiedenen Verfassern an verschiedene Stellen verlegt zu werden und ist in der Regel nie genau definiert. In dieser Arbeit wird das Gefäß bis zur A. communicans ant. als A. cerebralis ant. bezeichnet und die gesamte Fortsetzung A. pericallosa benannt. Die letztere hat somit einen basalen Teil, der nach vorn verläuft, einen vorderen Teil um das Genu corporis callosi herum und einen oberen Teil auf der Oberseite des Corpus callosum. Die Art. cerebralis ant. variiert stark an Weite. Sie kann auch ganz fehlen, so daß dann beide Aa. pericallosae von der gleichen Seite kommen (Abb. 110). In anderen Fällen ist das Gefäß so schmal, daß es mehr den Eindruck macht, eine Verbindung zwischen den von der gleichen Seite kommenden Pericallosae und der A. cerebralis media der anderen Seite zu sein (Abb. 111b). Die ersten zwei Abschnitte der A. pericallosa verlaufen in der Regel in einer gleichmäßigen Kurve nach vorn und um das Genu corporis callosi herum, nicht selten nimmt das Gefäß jedoch einen anderen Verlauf. So geht es in gewissen Fällen zuerst nach vorn und dann nach oben. Zuweilen kann es eine nach vorn unten zeigende Konkavität haben, die so hochgradig sein kann, daß dieser Verlauf dem bei subfrontalen Tumoren ähnelt. In anderen Fällen verläuft es in einem gleichmäßig nach vorn konvexen Bogen mit einer lokal nach vorn unten gerichteten Konkavität im mittleren oder unteren Teile. Der oberhalb der Corpus callosum gelegene Teil kann zuweilen sehr schmal sein. In derartigen Fällen pflegt die A. calloso-marginalis weit zu sein. Mit diesem Namen pflegt man ein Gefäß im vorderen Teil des Sulcus cinguli zu bezeichnen. Entweder ist dies ein einheitlicher Stamm, der vom ersten Abschnitt der A. pericallosa kommt, oder aber es sind mehrere Gefäßzweige. Wenn die A. pericallosa sehr schmal ist oder nicht deutlich beobachtet werden kann, während die A. calloso-marginalis kräftig entwickelt ist, kann leicht ein Mißverständnis aufkommen, indem die A. calloso-marginalis für eine verschobene A. pericallosa gehalten wird.

Zum Frontalpol zieht ein ziemlich konstantes Gefäß, die A. fronto-polaris, in der Hauptsache parallel zum Boden der vorderen Schädelgrube und dem Stirnbein in einer ziemlich weiten Kurve. Es kann jedoch durch mehrere kleine Äste ersetzt sein. In der anatomischen und arteriographischen Literatur werden weitere Verzweigungen der A. cerebralis mit Namen bezeichnet, da aber eine derartige Benennung leicht den Eindruck erwecken kann, daß diese Gefäße annähernd konstant seien, was nicht der Fall ist, wird diese hier übergangen. Die A. pericallosa liegt in der Mittellinie und schon einer geringen Verschiebung kann daher große Bedeutung zugemessen werden. Das Gefäß hat jedoch nicht immer einen geraden Verlauf, sondern zeigt häufig kleinwellige Abweichungen nach der einen oder anderen Seite. In Ausnahmefällen kann es schwer sein, zu entscheiden, ob ein solcher Bogen nur eine normale Variation oder eine wirkliche Dislokation ist. Bei einiger Erfahrung ist es gewöhnlich möglich, die Ursache aus der Form der Wellen zu bestimmen. Verläuft das Gefäß kleinwellig oder in scharfen Winkeln,

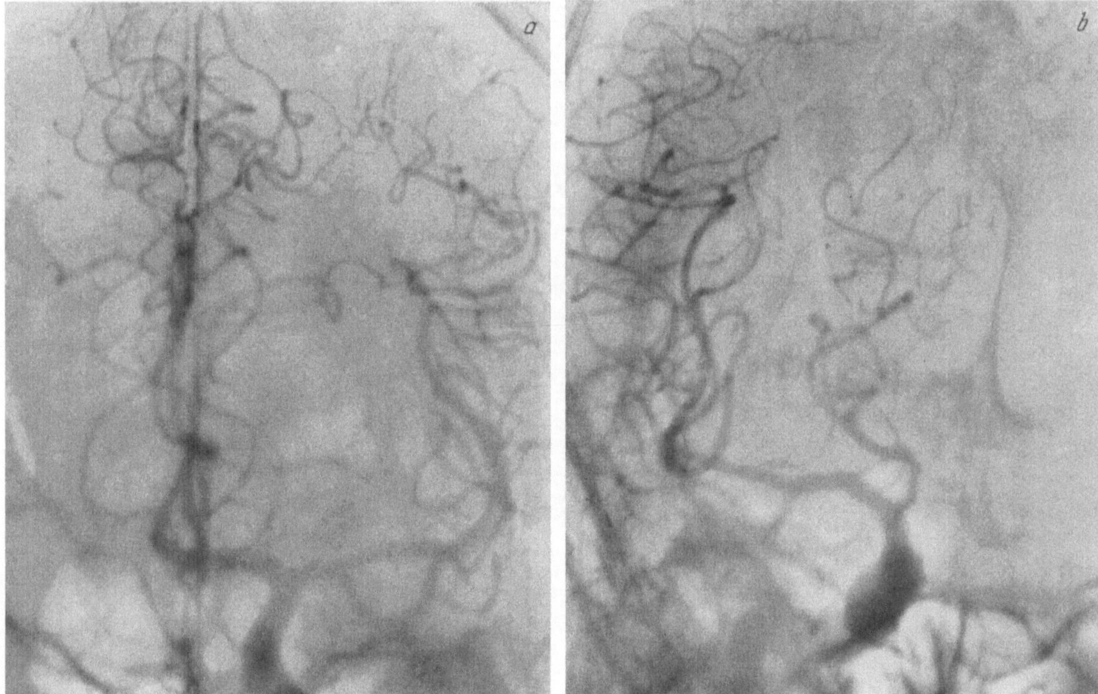

Abb. 110a u. b. a) Beide Aa. pericallosae von der linken Seite aus gefüllt durch eine weite A. cerebralis ant. b) Keine A. cerebralis ant. füllt sich bei Injektion rechterseits, nicht einmal bei Kompression der linken Carotis: Die A. cerebralis ant. dextra fehlt.

so ist dies eine Anomalie, bildet es einen gleichmäßigen, gestreckten Bogen, so ist dies wahrscheinlich eine Dislokation. Jedoch auch hier können Fehldeutungen vorkommen, wenn es nicht die Pericallosa selbst ist, sondern die Calloso-marginalis, die gefüllt ist, da dieses Gefäß oft einen mehr unregelmäßigen Verlauf, mit ziemlich weit von der Mittellinie liegenden Schlingen, zeigt.

Der erste intrakranielle Ast der Carotis interna ist die A. ophthalmica. Sie zweigt aus dem Siphon bei seinem Austritt aus dem Sinus cavernosus ab und verläuft zuerst etwas lateral und nachher nach vorn und leicht oben. Vom hinteren Teil des Siphons geht die A. chorioidea ant. als kleines, dünnes Gefäß unmittelbar oberhalb der A. communicans post. ab und zieht zum Plexus chorioideus in den Seitenventrikeln und dem 3. Ventrikel. Vom hinteren, oberen Teil des Siphons verläuft die A. communicans post. nach hinten zur A. cerebralis post. und ist etwa 1—1$^1/_2$ cm lang. Die A. cerebralis post. ist eigentlich das Endstück der A. basilaris. Sie füllt sich in ungefähr einem Viertel der Fälle von der A. carotis interna via A. communicans post. In manchen Fällen hat die A. communicans post. die gleiche Weite wie die A. cerebralis post., bei der Angiographie füllt sich dann das letztere Gefäß ausschließlich von der A. carotis interna her und nicht von der A. basilaris. In solchen Fällen scheint es richtiger, zu sagen, daß die A. cerebralis direkt von der A. carotis interna abgeht.

Carotis externa und ihre Äste. Die Externaäste, die teilweise über das Gefäßgebiet der Carotis interna projiziert werden, sind im wesentlichsten die A. temporalis superficialis, A. meningea media und in einem gewissen Grad die A. temporalis profunda. Ungefähr

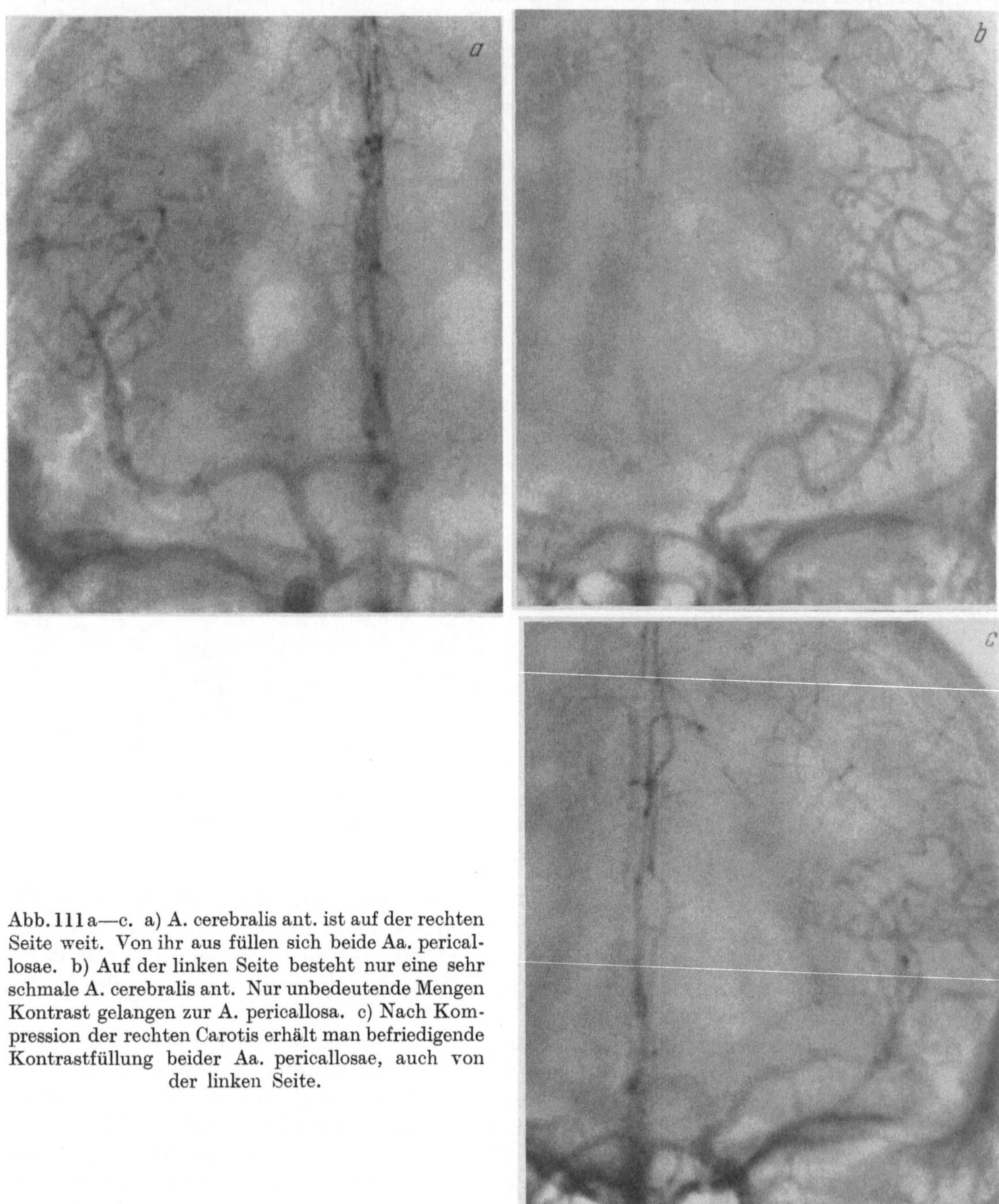

Abb. 111a—c. a) A. cerebralis ant. ist auf der rechten Seite weit. Von ihr aus füllen sich beide Aa. pericallosae. b) Auf der linken Seite besteht nur eine sehr schmale A. cerebralis ant. Nur unbedeutende Mengen Kontrast gelangen zur A. pericallosa. c) Nach Kompression der rechten Carotis erhält man befriedigende Kontrastfüllung beider Aa. pericallosae, auch von der linken Seite.

beim Kiefergelenk teilt sich die A. temporalis superficialis in einen vorderen Zweig, den Ramus frontalis, der schräg nach vorn oben, und einen hinteren Zweig, den Ramus parietalis, der schräg nach hinten oben zieht. Die erwähnten Externaäste haben in der Regel einen unregelmäßigeren, kleinwelligen Verlauf als die intrakraniellen Zweige der Externa und Interna. Die A. meningea media geht durch das Foramen spinosum und teilt sich gleich danach in einen vorderen Ast, der beim Pterion entlang der Kalotte nach oben gegen das Bregma, und einen Ast, der nach hinten oben gegen das Parietale zieht. Beide Äste liegen in Knochenfurchen, die bei der Untersuchung des Skeletes in der Regel deutlich sichtbar sind.

b) A. vertebralis-Gebiet.

α) Untersuchungstechnik.

Die Gefäße in der hinteren Schädelgrube können untersucht werden entweder durch percutane Punktion der A. vertebralis oder nach Einlegen eines Katheters in dieses Gefäß. Verschiedene Möglichkeiten der Arterienpunktion sind angegeben. Früher punktierten wir die Arterie von einem lateral der Carotis interna gelegenen Einstichpunkt aus. Sjögren hat unsere Methode insoweit modifiziert, als die Punktion jetzt medial der Carotis interna vorgenommen wird. Die Trachea wird soweit wie möglich nach der anderen Seite verschoben und die Nadel ungefähr in der Mittellinie in die Haut eingeführt. Sie wird gegen ein ungefähr 2 cm höher gelegenes Intervertebralloch gerichtet und die Punktionsrichtung ist somit schräg nach oben und etwas lateral. Die Nadel gleitet da in der Regel entlang der Furche an der unteren Oberfläche des Querfortsatzes und wird dadurch zu der A. vertebralis geführt, die punktiert wird, ehe sie im Foramen transversum verschwindet. Gegenüber der älteren Methode ergibt sich bei dieser Punktionsrichtung der Vorteil, daß der Nervenplexus so gut wie nie punktiert wird und keinerlei Risiko besteht, den Subarachnoidalraum zu treffen. Wird die Punktion von einer lateralen Einstichstelle aus vorgenommen, so können diese beiden Zufälle eintreten. Die Nadel ist wie bei der Carotisangiographie mit einem Kochsalzlösung enthaltenden Schlauch verbunden. Nimmt man den Einstich lateral der Carotis vor, so ist es notwendig abzuwarten, bis das Blut in raschem Takt aus dem freien Schlauchende tropft, um eine Injektion des Kontrastmittels in den Subarachnoidalraum zu vermeiden. Durch die neue Punktionsrichtung umgeht man dieses Risiko. Es ist leichter, weiter unten am Hals zu punktieren, da die A. vertebralis dort nicht so tief liegt, andererseits treten Diskusdegenerationen und -hernien häufiger im unteren Halsabschnitt auf und sie können vor der Arterie liegen und sie verdecken oder lateral verschieben, so daß eine Punktion unmöglich wird. Im oberen Halsabschnitt sind derartige Diskusveränderungen nicht gleich häufig. Die Punktion wird durch eine relativ kurz geschliffene Nadel erleichtert. Die A. vertebralis ist häufig dünn, und, ist die Nadel langgeschliffen, kann es daher leicht vorkommen, daß die Nadelspitze nicht ganz im Gefäß, sondern teilweise in der Gefäßwand liegt. In diesem Fall spürt man einen etwas größeren Widerstand bei der Injektion der Kochsalzlösung; ein erfahrener Assistent, der auf Grund des Widerstandes die richtige Lage der Nadel beurteilen kann, ist daher von großem Wert. Das Nadelöhr kommt leichter ganz in das Gefäß zu liegen, wenn es nach hinten gerichtet ist. Die Untersuchung wird gewöhnlich in Lokalanästhesie vorgenommen, und Allgemeinnarkose wie bei der Carotisangiographie machen wir nur bei Kindern und unruhigen Patienten. Mit dieser Technik glückt die percutane Punktion der A. vertebralis in den meisten Fällen (ungefähr 70%) beim ersten Versuch. Nach unseren Erfahrungen treten wirkliche Schwierigkeiten, die die Untersuchung eventuell unmöglich machen, nur in etwa 10% auf. Eine percutane Punktion der A. vertebralis kann auch von hinten her ausgeführt werden. Dabei wird die Arterie in axialer Richtung an der Stelle punktiert, wo sie aus dem Foramen transversum austritt und zum Sulcus art. vertebralis atlantis geht.

Von Radner wurde die Kathetermethode lanciert. Dabei wird nach Freilegung ein Katheter in die A. radialis eingelegt. Er wird dann soweit nach oben geführt, daß seine Spitze schätzungsweise ungefähr an den Beginn der A. axialis zu liegen kommt. Bleibt der Katheter auf dem Weg nach oben stecken, so kann manueller Druck und Verschiebung der Arterie von außen her den Durchgang des Katheters erleichtern. Die Weiterführung muß unter Röntgenkontrolle vor sich gehen. Durch Änderung zuerst der Arm- und dann der Kopflage versucht man, den Katheter zum Eintritt in die A. vertebralis zu bringen. Zur Erhöhung der Festigkeit des Katheters wird ein Mandrin aus feinem Stahldraht in ihn eingelegt. Verklemmt sich der Katheter und läßt er sich durch Manipulation am Gefäß von außen her nicht lockern, dann kann man den Mandrin einige Zentimeter zurückziehen. Die Katheterspitze wird so weicher und findet leichter ihren Weg. Um das Entstehen von Arterienspasmen zu verhüten, muß vor der Untersuchung Papaverin in großen Dosen intramuskulär injiziert werden (bei Erwachsenen 8—10 cm^3 einer $2^1/_2$%igen Lösung Papaverin hydrochloricum, bei Kindern entsprechend weniger).

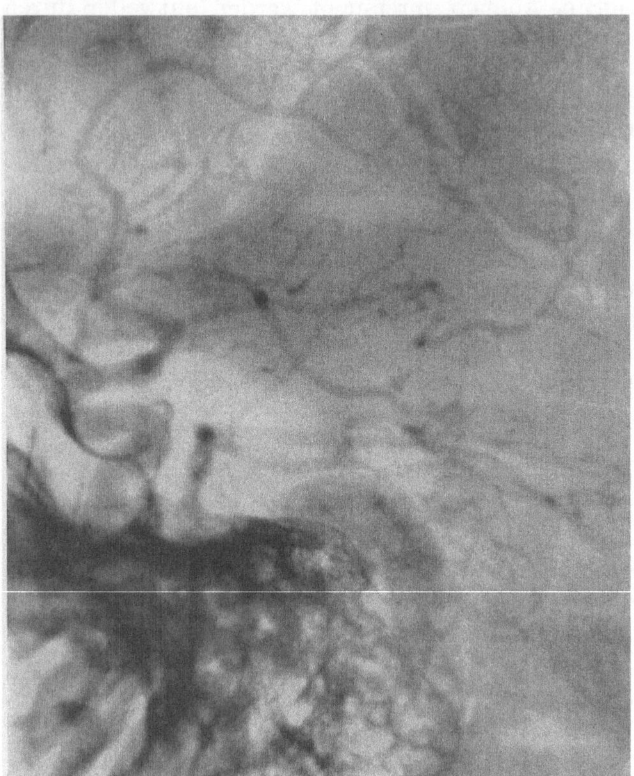

Abb. 112. Injektion in die A. carotis int. Die A. basilaris ist ein Ast der A. carotis int.

Weitere Methoden zur Kontrastmittelfüllung der Vertebralis werden hier übergangen, da sie nicht ebenso zufriedenstellende Resultate ergeben wie die genannten. Die percutane Untersuchung hat gewisse Vorteile. Sie ist weniger zeitraubend und wird mit der gleichen Ausrüstung wie die Carotisangiographie vorgenommen. Man kann sie also, wenn es wünschenswert ist, im Anschluß an eine derartige Untersuchung durchführen. Weiterhin ist sie leichter auf jeder beliebigen Seite vorzunehmen. Die Untersuchung immer nur von der rechten Seite aus vorzunehmen, wie RADNER das fordert, kann nicht als zufriedenstellend angesehen werden, da die A. cerebelli post. inferior nicht von der A. basilaris sondern von der A. vertebralis abgeht und sich somit in der Regel nur auf der Injektionsseite füllt. Einen Katheter in die Vertebralis einzulegen, erfordert besondere Übung. Perforationen der Gefäßwand wurden beobachtet. Auch wir haben in einem Fall die Arterie perforiert, eine bleibende Schädigung entstand jedoch hierdurch nicht. Nach unserer Auffassung sollte man außerdem Untersuchungen, die Sterilität und Durchleuchtung erfordern, nach Möglichkeit vermeiden. Nach der Untersuchung muß die A. radialis unterbunden werden. Ob dies eine verschlechterte Blutzirkulation in der Hand verursachen kann, ist ziemlich umstritten. Wir haben jedoch in unserem Kathetermaterial 2 Fälle, bei denen wir der Ansicht sind, daß dies der Fall war. Liegt der Katheter jedoch gut in der A. vertebralis, so hat man einen idealen Ausgangspunkt für die weitere Untersuchung, und dies ist nach unserer Meinung der einzige Vorteil dieser Kathedermethode.

Bei der Anwendung der genannten Kathetermethode zur Vertebralisangiographie wurde indessen eine auffallend große Anzahl an Komplikationen beobachtet. RADNER hat 4 bei etwas über 200 Untersuchungen. Zwei davon führten zum Tode. HAUGE hat in einem Material von 160 Fällen eine große Zahl cerebraler Komplikationen gesehen, wovon zwei tödlich waren. Bei den wenigen Katheteruntersuchungen, die wir ausgeführt haben, hatten wir eine ernste Komplikation, während wir bei einer Serie von 250 percutanen Punktionen nur ein- oder möglicherweise zweimal Komplikationen gesehen haben, die auf der Untersuchung beruhen könnten. In beiden Fällen waren die Symptome von kurzer Dauer. Es scheint somit nach diesem relativ begrenzten Material, als ob Komplikationen bei der Anwendung der Kathetermethode leichter entstehen würden. Die Gründe hierfür liegen wahrscheinlich weniger in der Methode an sich, sondern darin, daß bei Anwendung eines Katheters die Konzentration des Kontrastmittels höher wird. Der Katheter bildet einen das Gefäß teilweise verschließenden Fremdkörper, besonders in Fällen, in denen ein gewisser Spasmus vorliegt. Das Kontrastmittel wird also höher konzentriert, als wenn man es direkt in das Gefäß spritzt, wo es mit Blut vermengt und frei mit dem Blutstrom weitertransportiert wird. Wir verwenden bei der Vertebralisangiographie niemals stärkere Kontrastmittel als 35%iges Umbradil.

β) Anatomie.

Die A. vertebralis verläuft normalerweise in dem durch die Foramina transversalia gebildeten Kanal. In einigen Fällen kann sie von der Carotis communis oder Carotis interna abgehen und entweder durch einige wenige Foramina transversalia im oberen Teil des Halsrückgrates oder direkt durch das Foramen magnum verlaufen (Abb. 112). Nach unseren Erfahrungen sind jedoch solche Anomalien selten. In unserem Material betragen sie bloß 3—4$^0/_{00}$. Die beiden Gefäßstämme können auf beiden Seiten sehr ungleich stark sein, und in manchen Fällen ist die eine A. vertebralis so dünn, daß sie nicht direkt punktiert werden kann. In seltenen Fällen kann die A. vertebralis der einen Seite fehlen und durch ein Gefäß ersetzt sein, das direkt von der Carotis kommt und zur A. basilaris verläuft. Andere Gefäßanomalien sind in Abb. 113 und 114 dargestellt.

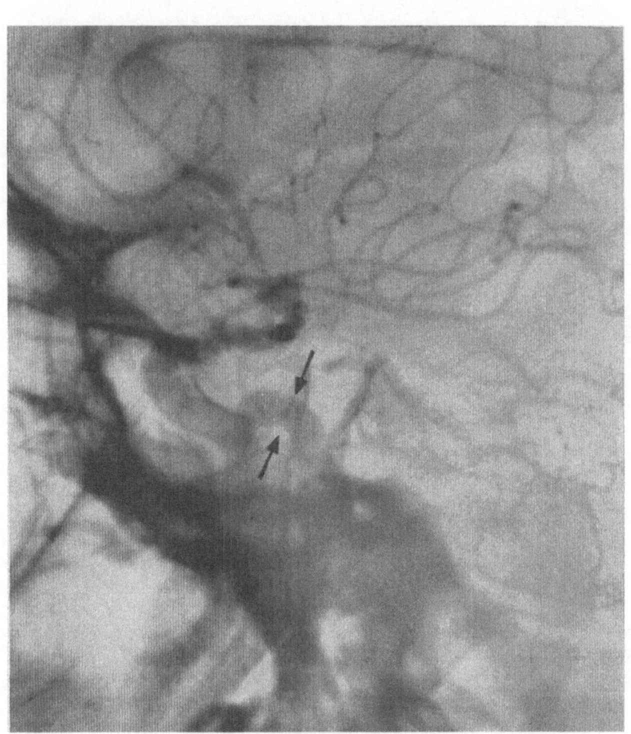

Abb. 113. Breite intrakranielle Anastomose zwischen Carotissiphon und A. basilaris.

Die A. vertebralis geht durch das Foramen magnum, verläuft von dessen lateralem Teil schräg nach vorn oben und vereinigt sich mit der Arterie der Gegenseite über dem unteren Teil des Clivus zur A. basilaris. Diese verläuft im Beginn parallel mit dem Clivus. Der obere Teil setzt entweder weiterhin seinen mit dem Clivus parallelen Verlauf fort oder biegt, manchmal bis zu 1 cm, nach hinten ab. Gewöhnlich verläuft das Gefäß in der Mittellinie, es können jedoch verhältnismäßig große Ausbuchtungen nach den Seiten vorkommen. In einzelnen Fällen kann das Gefäß einen gleichmäßigen Bogen nach der einen oder anderen Seite bilden. Diese Variationen bedingen, daß es unmöglich ist, auf einen expansiven Prozeß lediglich auf Grund der Lage der A. basilaris zu schließen. Ungefähr in Höhe des Dorsum sellae teilt sich die A. basilaris in die beiden Aa. cerebrales post., welche um die Pedunculi cerebri herum zu den hinteren Teilen der Occipitallappen ziehen. Auf Grund der Länge der A. basilaris ist der erste Abschnitt dieses Gefäßes von verschiedenem Aussehen. Ist die Arterie lang, d. h. teilt sie sich oberhalb des Proc. clin. post., so verläuft die A. cerebralis post. in einem ziemlich tiefen Bogen nach vorn unten. Auf einer Seitenaufnahme kann sie somit vor die A. basilaris projiziert werden. Ist die A. basilaris dagegen kurz, so geht das Gefäß mehr geradeaus lateral nach hinten und wird

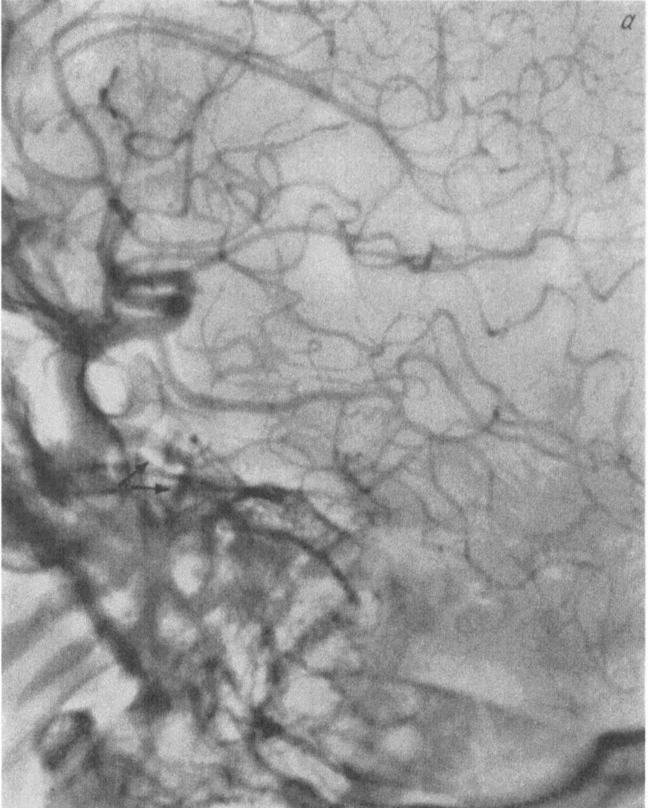

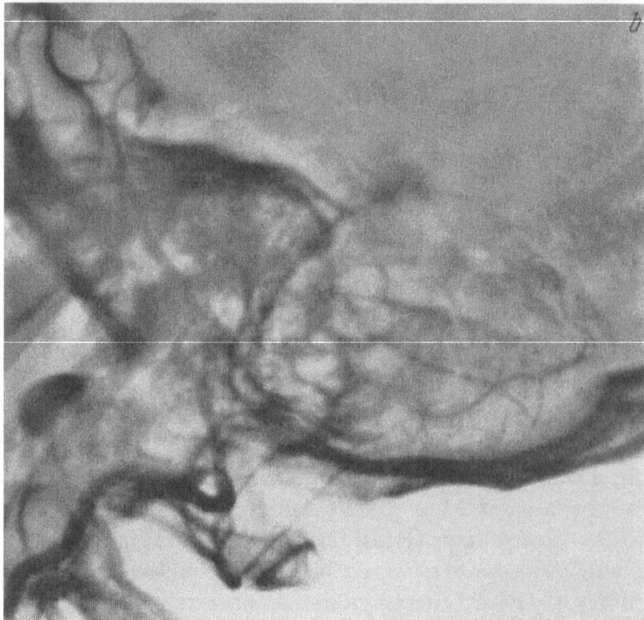

Abb. 114a u. b. Die A. cerebralis post. kommt von der A. carotis int. Intrakraniell besteht eine Anastomose zwischen dem Carotissiphon und der A. basilaris (a →). Die A. vertebralis ist schmal und versorgt nur den hinteren unteren Teil der Fossa post. (b).

nicht vor die A. basilaris projiziert. In einer a. p.-Projektion bilden die beiden A. cerebrales post. im ersten Fall mehr ein „U", im letzteren mehr ein „V" (Abb. 115, 116). Im weiteren Verlauf kann die A. cerebralis post. entweder einen einfachen, konvex nach unten gerichteten Bogen bilden oder einen geraden oder schwach S-förmigen Verlauf nehmen. Im großen und ganzen haben die Gefäße auf beiden Seiten die gleiche Lage. In manchen Fällen füllt sich nur die eine A. cerebralis post. von der Vertebralis, während die andere sich von der Carotis interna füllt. Wenn sich also bei der Vertebralisangiographie nur ein Gefäß gefüllt hat, muß immer eine Carotisangiographie auf der Seite ausgeführt werden, auf der sich die A. cerebralis post. nicht gefüllt hat, um zu klären, ob eine Anomalie oder ein pathologischer Prozeß vorliegt.

Der occipitale Ast der A. cerebralis post. geht nach oben und hat im großen ganzen einen Verlauf, der einer Linie vom Proc. clin. ant. zur Lambda entspricht. Der temporale Ast der A. cerebralis post. liegt caudal zum occipitalen Ast. Die Teilung der A. cerebralis post. in diese zwei Äste geht etwa in Höhe des Tentoriums vor sich. Man findet ab und zu eine Anomalie, bei der sich beide A. cerebrales post. ausschließlich von der Carotis interna füllen und die obersten Verzweigungen der A. basilaris in diesem Falle die A. cerebrales sup. post. sind. Dieses Gefäß folgt in seinem vorderen Teil der A. cerebralis post. und kann wie diese entweder einen nach unten konvexen Bogen oder mehr unregelmäßige Schlingen bilden. Auf einem Seitenbild werden sein Äste in das gleiche Gebiet mit den Verzweigungen des Ramus temporalis der A. cerebralis post. projiziert.

Die A. chorioidea kommt von der A. cerebralis post. und verläuft in einem dorsalen, nach oben konvexen Bogen, der ungefähr parallel mit der Kalotte ist. Die A. cerebelli post. inf. geht von der A. vertebralis nahe der A. basilaris aus. In ungefähr 10% ist dieses Gefäß so schmal, daß es nicht wahrgenommen werden kann, oder fehlt ganz. Die Arterie verläuft in zahlreichen Windungen. Eine davon kann durch das Foramen magnum nach

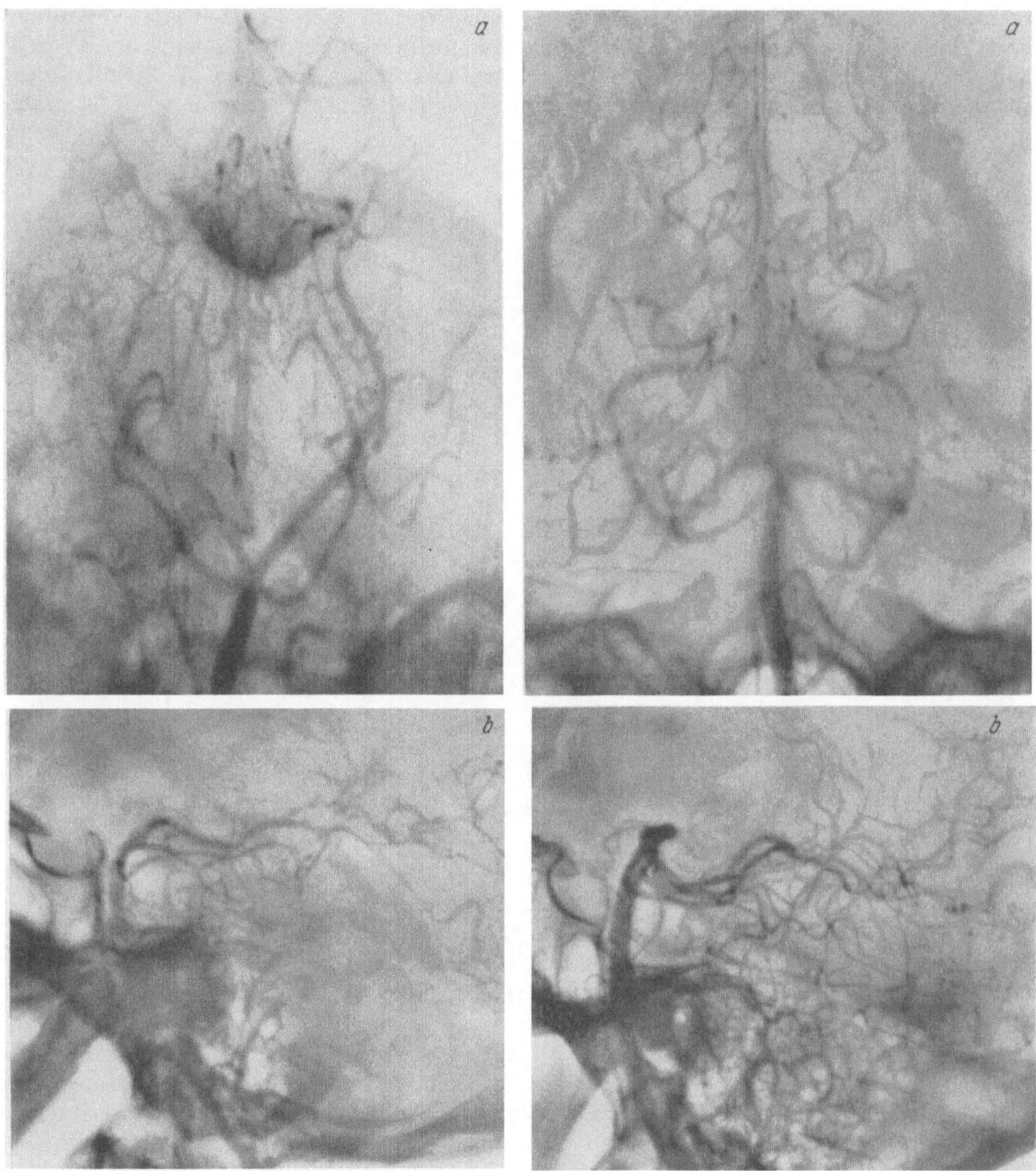

Abb. 115a u. b. Kurze A. basilaris. a) Frontalbild, b) Seitenbild.

Abb. 116a u. b. Lange A. basilaris. a) Frontalbild, b) Seitenbild.

unten gehen, ehe sie um die Medulla oblongata nach oben zur Vallecula zieht. Sodann läuft das Gefäß weiter nach hinten oben in der Vallecula und gibt Äste an den Plexus chorioideus und 4. Ventrikel ab. Normalerweise liegt demnach ein Teil der Arterie oder eine ihrer Verzweigungen in der Mittellinie. Die Gefäße des Kleinhirns variieren in ziemlich großem Ausmaße und es findet sich keine konstante Symmetrie zwischen den beiden Seiten. Weder ihre normale Anatomie noch die Variationen sind so weitgehend bekannt, wie die der Gefäße des Großhirns.

c) Die cerebralen Venen.

Zirkulationszeit und Anatomie.

Die Vascularisation des Gehirns unterscheidet sich von der der übrigen Körperorgane grundsätzlich dadurch, daß Venen und Arterien nicht gemeinsam verlaufen. Die Zirkulationszeiten variieren auch da, wo ein intrakranieller pathologischer Prozeß nicht vorliegt. Mehrere Faktoren beeinflussen die Zirkulationszeit, und die Zirkulationszeit, die durch die Angiographie nach der hier angegebenen Art bestimmt wird, ist nicht

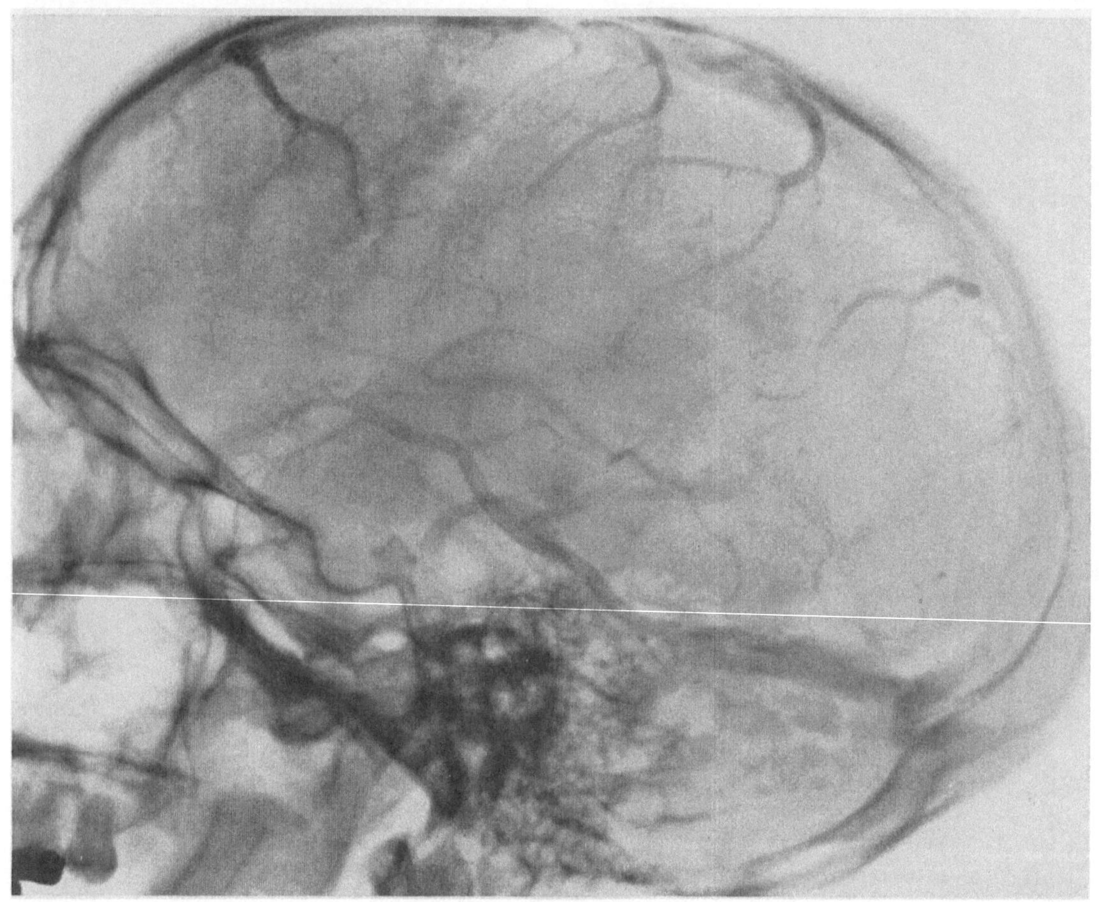

Abb. 117 a.

die physiologische. Bei der Angiographie hängt diese Zeit von technischen Faktoren ab wie Nadellumen, Injektionsgeschwindigkeit, Strömungsgeschwindigkeit des Blutes, der Unmöglichkeit, die Spitze der Kontrastmittelsäule auf dem Film exakt zu bestimmen. Die Bedeutung, die ein wasserlösliches Kontrastmittel für die Zirkulationsgeschwindigkeit hat, ist außerdem unbekannt. Indessen wurden bei dem gleichen Patienten mehrere Untersuchungen bei zwei verschiedenen Gelegenheiten mit dem gleichen Kontrastmittel, der gleichen Kontrastmittelmenge und im übrigen so weitgehend gleichen technischen Bedingungen wie möglich vorgenommen, ohne daß ein deutlicher Unterschied der Zirkulation nachgewiesen werden konnte. Das spricht dafür, daß das Kontrastmittel die Zirkulationszeit nicht nennenswert oder daß sie diese höchstens bei verschiedenen Gelegenheiten gleichartig beeinfluß. Einen ziemlich guten Eindruck von der Zirkulationsgeschwindigkeit bei Angiographie erhält man durch Serienbilder bei einer Bildgeschwindigkeit von mehreren Aufnahmen in der Sekunde. Am besten sollte dabei durch graphische Registrierung in irgendeiner Form der exakte Exponierungszeitpunkt der Aufnahmen im Verhältnis zur Injektion festgelegt werden. Führt man die Untersuchung in der angedeuteten Weise durch, so zeigt sich, daß die arterielle Phase bei verschiedenen Fällen relativ konstant ist. Sie variiert zwischen ungefähr $1^1/_2$ bis etwa $3^1/_2$ sec., während die venöse Phase in der Regel bei verschiedenen Patienten länger und stärker variierend ist, von etwa $2^1/_2$—10 sc. Die verschiedenen Verfasser machen verschiedene Angaben über die Reihenfolge der Füllung der Venen. CURTIS ist der Ansicht, daß sich die tiefen Venen und gewisse oberflächliche Venen am vorderen Teil der Fissura Sylvii zuerst

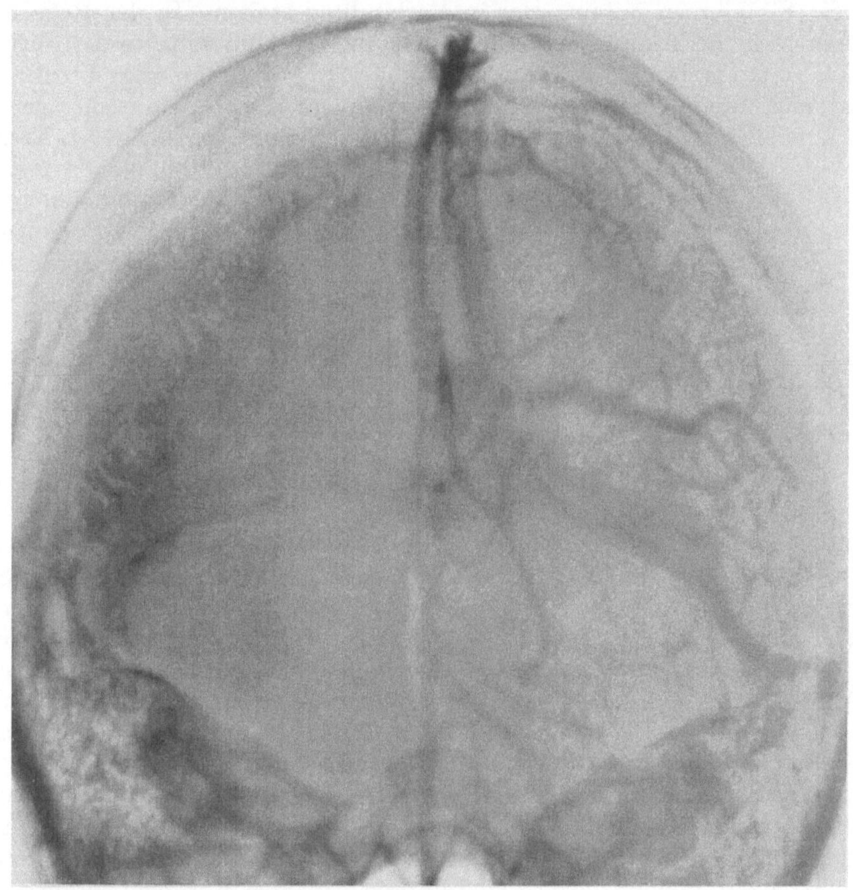

Abb. 117 b.

Abb. 117 a u. b. Die gröberen zentralen und äußeren Venen kontrastgefüllt nach Injektion in die A. carotis int.; Kontrastfüllung auch des Sinus long. sup. und Sinus transversus, hauptsächlich auf der linken Seite. Dünne Kontrastfüllung des Sinus rectus.

füllen. SHURR und WICKBOM haben dies in der Mehrzahl der Fälle wahrgenommen, in anderen jedoch, daß sich der Sinus long. inf. zuerst füllt. Unsere Erfahrungen gehen dahin, daß der Sinus long. inf. eine der Venen ist, die sich in der Regel als die allerersten füllen. Er wird häufig schon gegen den Schluß der arteriellen Phase sichtbar. Die Vena cerebralis int. wird in der Regel gleichzeitig oder etwas später als die oberflächlichen cerebralen Venen sichtbar. CURTIS gibt an, daß sich die tiefen Venen gewöhnlich zuerst entleeren. SHURR und WICKBOM konnten dies nur in wenigen Fällen beobachten. In der Mehrzahl der Fälle entleerten sich die tiefen und oberflächlichen Venen ungefähr gleichzeitig, in einer geringen Anzahl von Fällen entleerten sich die tiefen Venen zuletzt. Unsere Erfahrungen stimmen ganz mit denen von SHURR und WICKBOM überein. Da das Kontrastmittel relativ lange sowohl in den tiefen als auch oberflächlichen Venen verbleibt, bereitet es keine Schwierigkeiten, auch ohne schnelle Serienangiographie Aufnahmen dieser Venen zum Studium ihrer Lage zu erhalten (Abb. 117). Die ersten oberflächlichen Venen, die sich füllen, sehen wie kleine, kurze Gefäße aus, die nach der Gehirnkonvexität hin ausstrahlen. Etwas später füllen sich die größeren oberflächlichen Venen, die nach oben zum Sinus long. sup. ziehen. Weiterhin findet man Venen, die von der Insularegion nach unten zur Schädelbasis verlaufen. Gewöhnlich finden sich eine oder zwei Venen, die in verschiedenen Richtungen vom Insulatrakt wegziehen. Eine ist L'Abés' anastomosierende Vene, die nach hinten zum Sinus transversus geht, eine andere ist Trolards anastomosierende Vene, die schräg nach hinten oben zum Sinus sagittalis sup. verläuft. Sie können miteinander in Verbindung stehen. In der Regel findet man auch eine relativ große Vene in der Fissura Sylvii. Die konstanteste der oberflächlichen Venen ist die Vena cerebralis media (in der Fissura Sylvii), dann folgt L'Abés' und Trolards anastomosierende Vene. Gvozdanovic, der eine gute Darstellung der oberflächlichen Venen publiziert hat, gibt an das V. cerebralis media in 73,3%, L'Abés' Vene in 66% und Trolards in 55,6% ersichtlich ist.

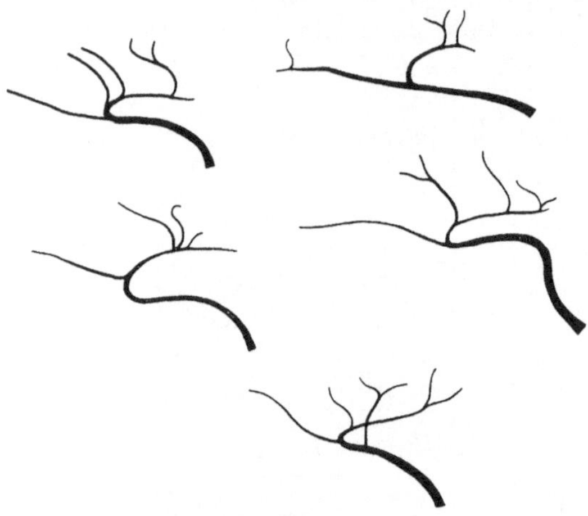

Abb. 118. Normale Variationen der Vereinigung zwischen Vena strio-thalamica, Vena septi pellucidi und Vena cerebralis interna. Schematisch.

Während die oberflächlichen Venen augenblicklich keine so große Bedeutung in der praktischen Arbeit haben, ist bei den tiefen Venen gerade das Gegenteil der Fall und es ist notwendig, über ihre Anatomie Bescheid zu wissen. In der Literatur sind die Angaben hierüber mangelhaft und widerspruchsvoll. Die folgende Zusammenstellung gründet sich im wesentlichen auf Johanssons anatomische und röntgenologische Untersuchungen an unserer Abteilung. Die V. cerebralis int. verläuft entlang dem Dach des 3. Ventrikels. Sie hat praktisch auf beiden Seiten den gleichen Verlauf zwischen den hinteren Teilen des Corpus callosum und Corpus pineale und vereinigt sich mit der Vene der anderen Seite zur V. cerebralis magna. Auf gewöhnlichen a. p.-Aufnahmen erscheint die Vene teilweise in axialer Richtung. Sie liegt jedoch etwas zur Seite der Mittellinie und kann daher beobachtet, ihre Lage zur Mittellinie dadurch bestimmt werden. Die V. cerebralis int. entsteht durch Vereinigung der V. striothalamica und V. septi pellucidi. Die erstere kommt von den Wänden der Cella media und verläuft gewöhnlich, in einem nach vorn konvexen Bogen, durch den hinteren Teil des Foramen Monroi. Dort vereinigt sie sich mit der V. septi pellucidi, die von den vorderen und medialen Teilen des Vorderhornes kommt, manchmal gerade, meist jedoch etwas bogenförmig nach hinten zum Foramen Monroi zieht. Weiter hinten nimmt die V. cerebralis int. außerdem Gefäße vom hinteren Teil der Seitenventrikel auf und längs der medialen Wand des Vorderhorns befindet sich eine ziemlich konstante, große Vene, von Johansson V. cornu posterioris genannt. Der Plexus chorioideus in den Seitenventrikeln entleert sich in die V. chorioidea, die einen charakteristischen, spiralförmigen Verlauf zeigt und sich in die V. strio-thalamica entleert. Die letztere Vene und die V. cerebralis int. vereinigen sich in den verschiedenen Fällen auf ziemlich ungleiche Art (Abb. 118). Häufig hat die V. strio-thalamica einen nach vorn konvexen, ziemlich weiten Bogen, in anderen Fällen wieder bildet sie einen scharfen, nach hinten offenen Winkel. Zuweilen kann eine Vene, die ungefähr in der Mitte der V. cerebralis int. mündet, sehr kräftig sein. Ist die V. striothalamica nicht gleichzeitig mit Kontrastmittel gefüllt, so kann in diesem Fall die fehlerhafte Auffassung entstehen, daß eine Verschiebung des Foramen Monroi entstanden wäre (Abb. 119). Die V. cerebralis magna hat nicht den in der Literatur angegebenen konstanten Verlauf. Sie verläuft zwar um das Splenium, da sie aber in sehr ungleichem Winkel in den Sinus rectus mündet, kann das Gefäß in variierendem Abstand vom

Splenium liegen. Um das Splenium findet man jedoch immer eine kleine Vene, die vom unteren hinteren Teil der medialen Oberfläche der Hemisphäre und dem hinteren Teil des Corpus callosum kommt und in die V. cerebralis int. einmündet.

Der Sinus long. inf. liegt in der unteren Kante der Falx und befindet sich demnach nach vorn näher der Kalotte als nach hinten. In der Mehrzahl der Fälle bildet er eine gleichmäßige Kurve, Ausnahmen sind jedoch nicht ungewöhnlich und der Sinus kann nicht selten in gewissen Teilen einen mehr oder weniger geraden Verlauf haben (Abb. 120). In solchen Fällen kann daher leicht die irrige Auffassung einer Streckung des Gefäßes entstehen. Nach hinten mündet der Sinus long. inf. in den Sinus rectus. Dieser hat gewöhnlich einen ganz geraden Verlauf, kann jedoch schwache, nach oben oder unten konvexe oder konkave Krümmungen bilden.

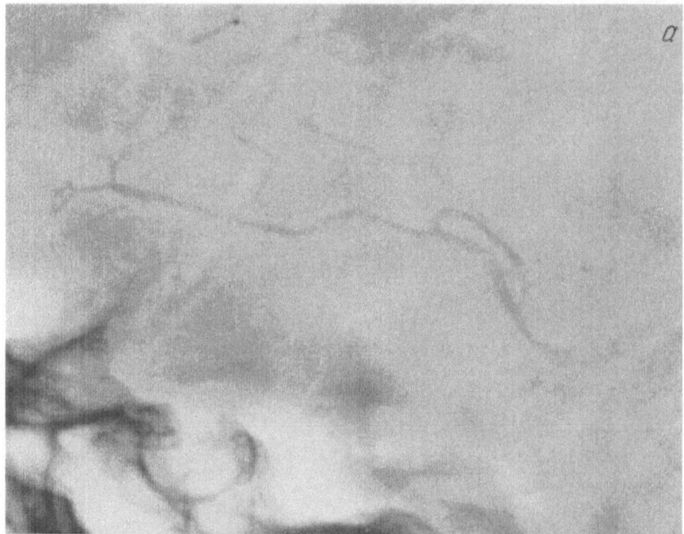

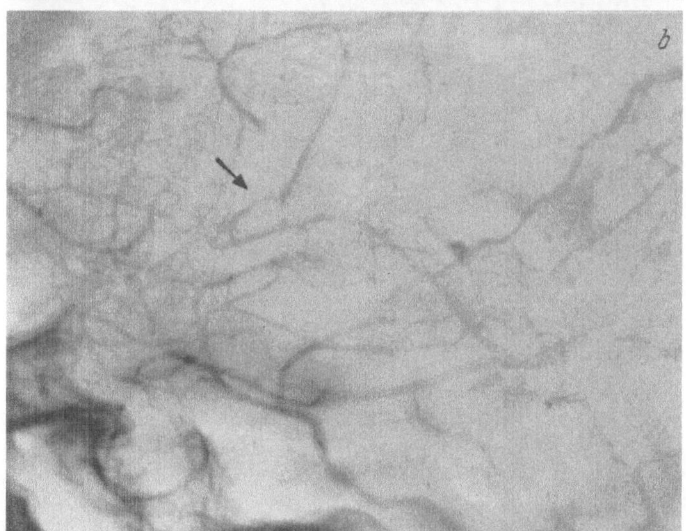

Abb. 119a u. b. a) Eine Vene, die ungefähr in der Mitte der Vena cerebralis int. mündet, kann als Vena striothalamica mißdeutet werden, wenn letztere nicht gleichzeitig kontrastgefüllt ist. b) Kontrastfüllung auch der Vena strio-thalamica (→).

Die V. basalis entsteht im Gebiet der Substantia perforata anterior, d. h. auf dem Seitenbild etwa 1 cm über der Sella. Sie geht zuerst nach hinten, nach einigen Zentimeter verläuft sie jedoch in einer Kurve nach hinten oben zur V. cerebralis magna. Während die Vene in ihrem ersten Teil auf beiden Seiten ungefähr die gleiche Lage zu haben pflegt, kann der letzte Abschnitt ihres Verlaufes etwas mehr variieren. Nach vorn lateral steht sie in Verbindung mit Venen in der Fissura Sylvii, medial mit Venen der Hirnbasis und der V. basalis der anderen Seite. Die V. basalis liegt unmittelbar medial vom Temporallappen. Um einen Eindruck über die Lage dieser Vene in medial-lateraler Richtung zu erhalten, ist das Halbaxialbild in Rückenlage die beste Projektion, da die Strahlrichtung auf diesen Bildern ungefähr rechtwinklig zum hauptsächlichen Verlauf der Vene ist.

Der Sinus cavernosus pflegt ungefähr gleichzeitig mit dem Sinus sagittalis sup. und dem Sinus rectus gefüllt zu sein und die Art. carotis int. kann man da als Defekt im kontrastmittelgefüllten Sinus cavernosus wahrnehmen. Der Sinus long. sup. und der Sinus rectus vereinigen sich am Confluens sinuum und der venöse Abfluß erfolgt sodann durch den Sinus transversus, der auf beiden Seiten verschieden ausgebildet sein kann. In manchen Fällen geschieht der Abfluß ungefähr gleichartig auf beiden Seiten, in

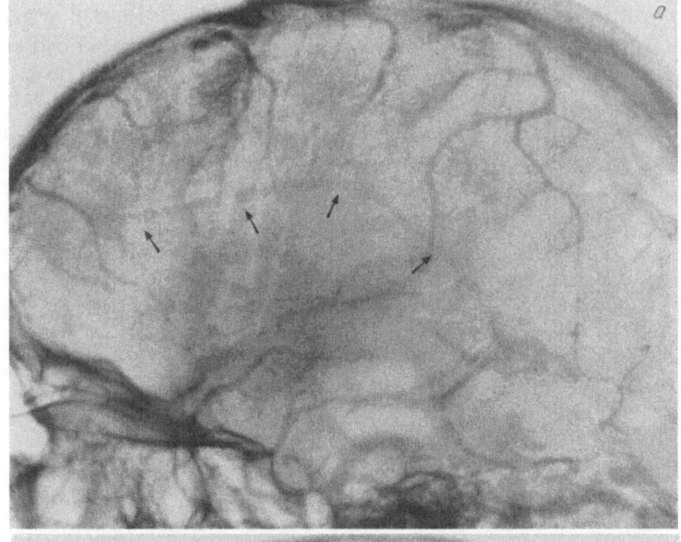

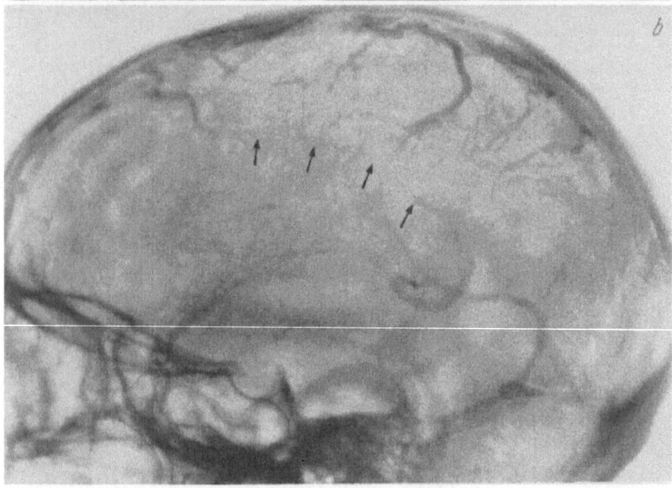

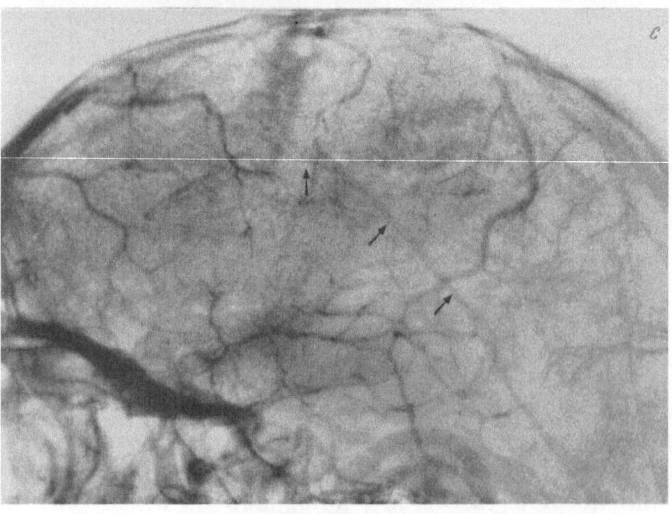

Abb. 120 a—c.
Normale Variationen des Sinus long. inferior-Verlaufes.

anderen überwiegt der eine Sinus und schließlich kann der Sinus einer Seite ganz fehlen. Daß der Abfluß in der Hauptsache durch die rechte Seite geschehen soll, wie von verschiedenen Seiten in der Literatur behauptet wird, kann weder durch unsere angiographischen Untersuchungen noch von Larsson und Selley bestätigt werden. Nach Kontrastmittelinjektion in die A. vertebralis füllen sich die Venen der hinteren Schädelgrube, die hinteren Teile der V. cerebralis int. und V. basalis, V. cerebri magna, Sinus rectus und die hinteren Teile des Sinus long. sup., sowie besonders deutlich der Plexus im 3. Ventrikel. Der letztere füllt sich in der Regel bei Kontrastmittelinjektion in die Carotis interna nicht ebenso deutlich.

d) Allgemeine Gesichtspunkte zur Tumorlokalisation mittels Angiographie.

Die Anwendung der Angiographie zur Diagnose und Lokalisation von expansiven, intrakraniellen Prozessen basiert darauf, daß ein solcher Prozeß entweder die umgebende Gehirnsubstanz mit ihren Gefäßen verschiebt oder daß der expansive Prozeß eine andere Gefäßstruktur als das normale Gehirngewebe hat, gefäßreicher oder -ärmer ist. Die durch den Tumor verursachten Verschiebungen von Blutgefäßen sind abhängig von seiner Lage, Größe, Wachstumsart, d. h. von seinem vorwiegend infiltrativen oder expansiven Charakter, sowie von den Veränderungen, die er in seiner Umgebung veranlaßt. Diese 4 Faktoren können in verschiedener Weise kombiniert sein. Zwei Tumoren mit praktisch gleicher Lage können also Gefäßverschiebungen verschiedenen Aussehens verursachen, im allgemeinen werden jedoch die größeren Gefäße in grundsätzlich gleicher Weise disloziert; es bestehen nur gradmäßige Unterschiede. Die in einem Tumor neugebildeten Gefäße unterscheiden sich sehr häufig im Aussehen von normalen Hirngefäßen. Sie verlaufen stärker geschlängelt, ihre Lumina sind oft unregelmäßiger und besonders in bestimmten Tumortypen entstehen abnorme Verbindungen zwischen Arterien und Venen. In gewissen Fällen kann das Capillarnetz des Tumors so reich entwickelt sein, daß er während der arterio-venösen Übergangsphase der Angiographie vom Kontrastmittel nahezu homogen ausgefüllt wird. Oftmals ist im Tumor die Zirkulation langsamer als im umgebenden Hirngewebe, was eine verminderte Kontrastdichte in diesen Gefäßen zur Folge haben kann, da sich das Kontrastmittel in den Gefäßen mit dort vorher vorhandenem Blut vermischt. In der Peripherie nekrotischer Gebiete zeigen sich häufig zirkulär angeordnete Gefäße. In anderen Fällen sind die Tumorgefäße den Gefäßen des normalen Hirngewebes so ähnlich, daß es schwer zu entscheiden ist, ob ein Tumor vorliegt oder nicht. Cysten, Abscesse und intracerebrale Hämatome werden dadurch diagnostiziert, daß sie die Gefäße verschieben und ein nicht vascularisiertes Gebiet bilden. Schlüsse auf die Größe eines Tumors können im allgemeinen nicht allein aus der Größe des pathologisch vascularisierten Gebietes gezogen werden, da dieses Gebiet nur einen Teil des Prozesses darstellen kann. Bei gefäßreichen Meningeomen kann jedoch der gesamte Tumor dargestellt werden, wenn die Kontrastmittelinjektion in alle die Gefäßgebiete geschieht, die den Tumor vascularisieren. Können durch Angiographie pathologische Gefäße nachgewiesen werden, so wird die angiographische Tumorlokalisation wesentlich sicherer, als wenn sie nur auf Gefäßverschiebungen beruht.

Das Großhirn hat zwei wesentliche Gefäßstämme: die A. cerebralis ant. mit der in der Mittellinie in der Fissura interhemisphaerica gelegenen A. pericallosa, und die A. cerebralis media, die hauptsächlich der Fissura Sylvii folgt. Die am leichtesten zu beurteilende Dislokation ist eine Seitenverschiebung der A. pericallosa. Da der hintere Teil des Cerebrums mehr fixiert ist als der vordere, ist eine Verschiebung des vorderen Teiles der Arterie gewöhnlich am deutlichsten ausgeprägt, auch wenn der Prozeß relativ weit hinten gelegen ist. Eine durch einen vornliegenden Prozeß verursachte Verschiebung hat jedoch im großen und ganzen ein etwas anderes Aussehen als eine durch einen weiter hinten liegenden Prozeß verursachte. Im letzteren Fall behalten die Gefäße oft ihren kleinwelligen, unregelmäßigen Verlauf bei, während die Gefäße bei vornliegenden Prozessen einen mehr gleichmäßigen, gestreckten Verlauf haben oder größere oder kleinere Bogen zeigen. Fischer, der dies auch beobachtet hat, spricht im ersteren Fall von einem „positiven Fronto-Polarzeichen". Fischers Erklärung ist nach Ansicht des Verfassers weit hergeholt und die Ursache dürfte nur die sein, daß der Tumor, wenn er weiter hinten liegt, eine generelle Verschiebung ohne lokalen Druck macht und demnach die normale Schlängelung der Gefäße relativ beibehalten bleibt. Liegt der Prozeß nach vorn zu, so werden die Gefäße dagegen durch ausgeprägteren lokalen Druck mehr oder weniger deformiert. Ein weiter hinten gelegener Prozeß verursacht somit häufig teils ein generelles Schieben der A. pericallosa, teils einen durch den lokalen Tumordruck hervorgerufenen weiter hinten gelegenen lokalen Bogen. Das wird am deutlichsten sichtbar auf halbaxialen oder axialen Aufnahmen. In Höhe der lokalen, bogenförmigen Verschiebung werden durch den lokalen Druck die kleinen Gefäße verändert: sie sind gestreckt oder verlaufen in abnormen Bogen, während sie weiter vorn nicht verändert sind. Sollte die A. pericallosa weniger als ihre Zweige verschoben sein, so muß das auf lokalem Druck beruhen. Die Verschiebung oder Deformierung der Gefäße hängt wesentlich von dem mehr oder weniger expansiven Wachstum des Tumors ab. Ein diffus infiltrierender Tumor braucht die Form der Gefäße nicht zu beeinflussen oder sie überhaupt zu verschieben.

Eine allgemeine Erweiterung der Seitenventrikel verursacht eine generelle Streckung der Gefäße. Die A. pericallosa verläuft in einem größeren Bogen als normal und die Gefäße der Sylviigruppe sind geradliniger und liegen häufig etwas tiefer als normal.

Die Gefäßgruppe der Fissura Sylvii wird durch unter der Fissura Sylvii gelegene Prozesse nach oben verschoben, während oberhalb gelegene Prozesse die Gefäße basal verschieben. Ein in der Fissura Sylvii gelegener Prozeß sprengt die Gefäße auseinander. Ein hoch oben in der Konvexität oder parasagittal gelegener Prozeß kann die Pericallosa und ihre Äste basal verschieben, jedoch ist eine derartige Verschiebung weniger häufig als dies in bezug auf die Gefäße der Fissura Sylvii der Fall ist. Occipital gelegene Prozesse können die Endäste der Sylviigruppe nach vorn verschieben, d. h., sie werden wie eine Ziehharmonika zusammengeschoben. Expansive Prozesse in der Sella turcica oder in ihrer Nähe wirken auf das Carotissiphon und die nächstgelegenen Gefäße ein. Auf Grund der beträchtlichen normalen, in diesem Gebiet vorkommenden Variationen ist nach Ansicht des Verfassers die Beurteilung hier entstehender Veränderungen nicht so einfach, wie man den Eindruck durch die Literatur erhalten könnte.

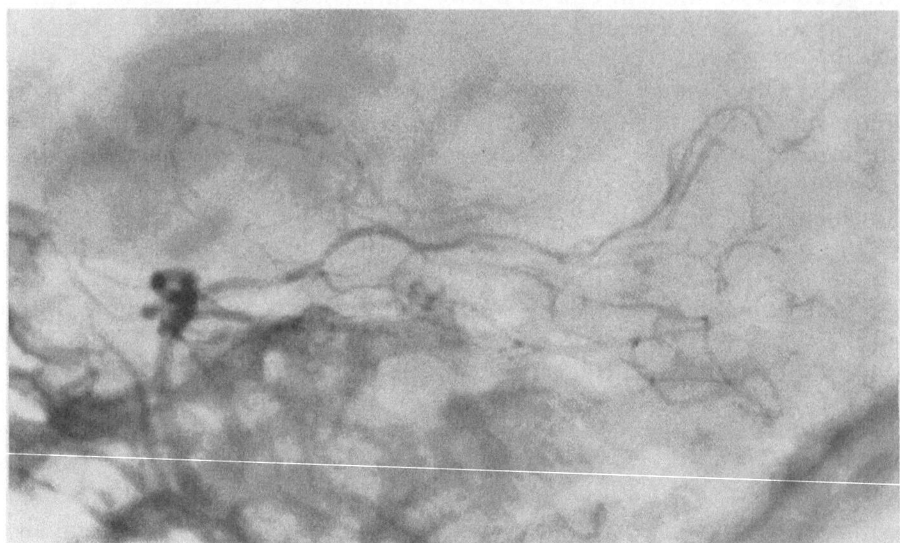

Abb. 121. Auch bei hochgradigem Hydrocephalus braucht keine wahrnehmbare Streckung der Hauptäste der A. basilaris vorzuliegen.

Die Möglichkeiten, gefäßarme, expansive Prozesse in der hinteren Schädelgrube nachzuweisen und zu lokalisieren, sind geringer, als wenn es sich um das Großhirn handelt. Auf den Seitenaufnahmen werden die Gefäße der beiden Seiten übereinander projiziert. Sowohl auf Seiten- als auch a. p.-Bildern deckt die A. cerebralis post. und ihre Äste, besonders die aus dem Ramus temporalis kommenden, die A. cerebelli post. sup. und ihre Äste. Große Warzenfortsätze können die Wahrnehmung kleinerer Gefäße ebenfalls erschweren. Während sich keine Verbindungen zwischen der Aa. carotis externa und interna finden, die Schwierigkeiten verursachen können, finden sich dagegen so weite Anastomosen zwischen der A. vertebralis und den Externazweigen, daß sich die letzteren bei der Vertebralisangiographie teilweise mit Kontrastmittel füllen. Da die A. cerebelli inf. post. von der Art. vertebralis kommt, füllen sich auf der Injektionsseite immer mehr Arterien und Venen als auf der anderen Seite und ein Vergleich der Vascularisierung der beiden Seiten ist daher nur möglich, wenn das Kontrastmittel in die kontralateralen Arterien übergegangen ist. Die Gefäße der hinteren Schädelgrube scheinen außerdem in ihrem Verlauf größeren Variationen unterworfen zu sein als die des Großhirns.

Bei Erweiterung der Seitenventrikel und des 3. Ventrikels kommt eine allgemeine Streckung der intrakraniellen Äste der Carotis interna zustande. Eine ähnliche Veränderung kann auch in der hinteren Schädelgrube entstehen, es kann jedoch auch eine starke Erweiterung der erwähnten Teile des Ventrikelsystems ohne eine auffallende Streckung der Gefäßäste der Basilaris bestehen (Abb. 121). Supratentoriale, expansive Prozesse können eine tentorielle Einklemmung in den Tentoriumschlitz verursachen. Dann ist der vordere Teil der A. cerebralis post. basal verschoben. Das Gefäß zieht dann in einem scharfen Winkel um die vordere Kante des Tentoriums nach oben herum zu seiner gewöhnlichen Lage oberhalb des Tentoriums. Die tentoriale Einklemmung kann bilateral oder einseitig sein. Im letzteren Falle ist die A. cerebralis post. häufig auch nach medial verschoben (Abb. 122). V. basalis ist auch nach unten und medial verschoben, was in den Fällen, wo A. cerebralis post. nicht mit Kontrast aus A. carotis gefüllt werden kann, von großer Bedeutung ist.

Expansive Prozesse in der hinteren Schädelgrube können eine Hernienbildung des Kleinhirns entweder nach oben oder unten verursachen; in manchen Fällen findet sich eine Kombination beider Zustände. Eine derartige Hernienbildung verursacht eine Gefäßverschiebung und kann demnach angiographisch nachgewiesen werden. Normal liegt kein Abschnitt der A. cerebelli sup. oberhalb einer den Proc. clin. ant. mit dem höchsten Punkt des Tentoriums verbindenden Linie. Den letzteren Punkt kann man bestimmen, wenn die V. Galeni und der Sinus rectus kontrastgefüllt sind. Bei einer Hernienbildung nach oben werden die genannten Gefäßäste über diese Linie hinauf verschoben. Eine Hernienbildung nach unten kann an einer Verschiebung der A. cerebelli post. inf. nach unten durch das Foramen magnum erkannt werden.

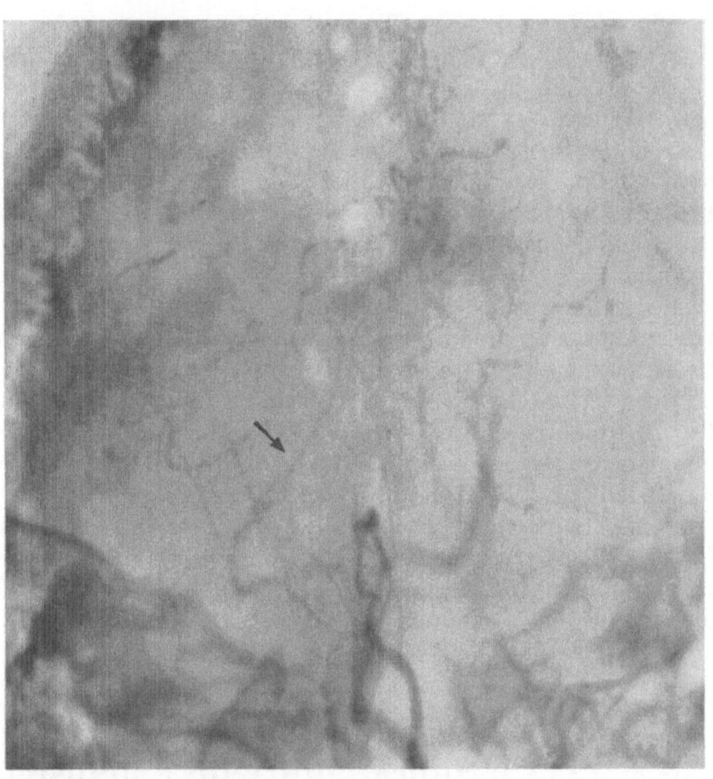

Abb. 122. Verschiebung der A. cerebralis post. dextra, beruhend auf rechtsseitiger temporaler Einklemmung und verursacht von einem großen frontalen Meningeom.

Ein gefäßleeres Gebiet ungefähr in der Mitte der Fossa post. mit Streckung und eventuell Verschiebung der umliegenden Gefäße kann entweder auf einer Erweiterung des 4. Ventrikels oder einem Tumor beruhen. Was vorliegt, kann angiographisch nicht entschieden werden.

Vor der A. basilaris gelegene Tumoren verschieben das Gefäß nach hinten. Lateral gelegene Tumoren können die Arterie seitlich verschieben, aber wie schon vorher bemerkt, zeigt die A. basilaris normalerweise einen sehr variierenden Verlauf und liegt normal keineswegs immer in der Mittellinie; es müssen daher noch weitere Gefäßdislokationen zur Entscheidung vorliegen, ob ein expansiver Prozeß vorliegt.

Während die oberflächlichen Venen nach den derseitigen Erfahrungen im allgemeinen keine größere Hilfe bei der Lokalisation expansiver Prozesse bieten, können die tiefen Venen im allgemeinen bei der Diagnose von zentralen oder tief infiltrierenden Tumoren von großem Nutzen sein. Bei zentralen expansiven Prozessen kann es somit vorkommen, daß die Arterien nur Verschiebungen zeigen wie bei einem Hydrocephalus, während das Aussehen der zentralen Venen zeigen kann, daß ein zentraler expansiver Prozeß vorliegt. Tumoren in den basalen Ganglien setzen, wenn sie symmetrisch gelegen sind, keine

Seitenverschiebung der V. cerebralis int., liegen sie asymmetrisch, kommt eine Verschiebung nach lateral zustande. Die V. basalis kann gestreckt und nach unten verschoben, ebenso die V. cerebralis int. nach oben verschoben sein. Bei symmetrischen Tumoren in den basalen Ganglien kommen nur Verschiebungen nach oben und unten vor. In die Tiefe infiltrierende temporale Tumoren verschieben auch die V. basalis basalwärts, außerdem jedoch nach medial. Tumoren im Corpus callosum und Septum pellucidum beeinflussen die V. striothalamica und V. septi pellucidi. Die Venen können gestreckt oder basal, und eventuell nach hinten, verschoben sein.

4. Sinographie.

Mit einer geeigneten Technik erhält man bei der gewöhnlichen cerebralen Angiographie der A. carotis int. eine gute Kontrastfüllung des Sinus sagittalis sup. (Abb. 117b), die Kontrastdichte im Sinus transversus und vor allem der V. jugularis int. ist jedoch häufig zur exakten Beurteilung dieser Bezirke nicht ausreichend. Zur deutlicheren Darstellung dieser Teile kann die direkte Sinographie Anwendung finden. Hierzu macht man ein kleines Bohrloch über dem Sinus sagittalis superior unmittelbar hinter dem Bregma. Der Sinus kann direkt punktiert werden. Ist das Bohrloch klein, so sollte man dazu eine gebogene Nadel verwenden, da sonst der Sinus leicht doppelt perforiert werden kann. Es scheint jedoch am besten, statt dessen einen feinen Polyäthylenkatheter einzulegen. Hierzu muß der Sinus incidiert werden, der Katheter wird eingelegt, hiernach verschließt man die Incissionsöffnung so dicht wie möglich um den Katheter. Nach der Kontrastmittelinjektion kann dann der Katheter herausgezogen werden und eine Nachblutung tritt nicht ein, wenn man einen Druckverband anlegt und den Kopf hoch lagert. Die Anwendung eines Katheters hat den Vorteil, daß Komplikationen durch Kontrastinjektion außerhalb des Sinus nicht vorkommen können, was bei der Punktion des Sinus sehr leicht geschehen kann. Kommt das Kontrastmittel außerhalb des Sinus zu liegen, kann das zu epileptiformen Anfällen oder schweren Schockzuständen führen. Da die Untersuchungen in der Regel zur Darstellung des Sinus transversus oder der V. jugularis vorgenommen sind, ist es zweckmäßig, den Patienten in Rückenlage zu untersuchen und die a. p.-Bilder mit einer Strahlrichtung von etwa 30^0 von oben anzufertigen.

Spezieller Teil.

I. Supratentorielle expansive Prozesse.

1. Frontal gelegene Tumoren.

a) Pneumographie.

Die frontalen Prozesse rufen Veränderungen hervor, deren Aussehen je nach Lage des Prozesses ziemlich starken Variationen unterworfen ist.

α) Subfrontale Tumoren.

Ein derartiger Tumor verursacht eine Impression im Boden des Vorderhornes und verschiebt es eventuell nach hinten oben (Abb. 123). Die untere Begrenzung des Vorderhornes, die normal eine etwas unregelmäßige Form zeigt, wird verstrichen und erhält eine mehr oder weniger deutliche, nach vorn unten gerichtete Konkavität. In den meisten Fällen findet sich eine Seitenverschiebung des vorderen Teiles des Ventrikelsystems. Das Septum pellucidum steht ungefähr vertikal oder sein unterer Teil ist stärker verschoben als der obere. Ist der Tumor groß genug, so wird das Foramen Monroi und der vordere Teil des 3. Ventrikels nach hinten verschoben. Eine Beeinflussung des Temporalhornes kann in der Weise geschehen, daß das Knie gestreckt und eventuell das Horn in seinem vordersten Teil etwas basalwärts verschoben wird. Ist der Tumor doppelseitig, so kann die Seitenverschiebung des Ventrikelsystems gering sein oder fehlen (Abb. 124). Für die Differentialdiagnose zwischen extra- und intracerebralen Tumoren in diesem Trakt ist die Encephalographie von Wert. Die hier gelegenen extracerebralen Tumoren sind vor allen Dingen die Olfactoriusmeningeome oder Meningeome vom Planum sphenoideum. Bei der Encephalographie ist es möglich, Luft von den basalen Zisternen zur Passage um den hinteren Pol eines extracerebralen Prozesses und

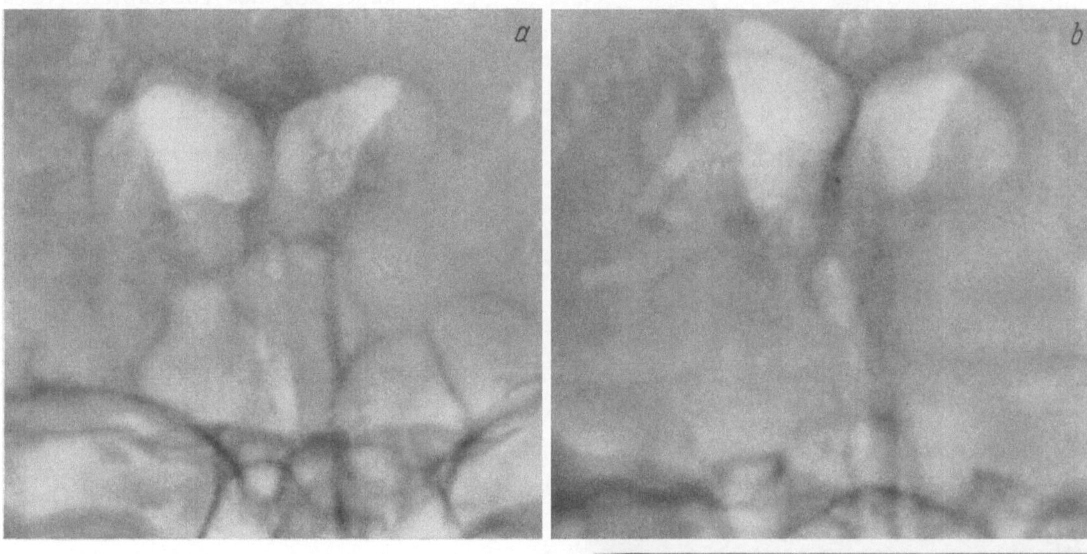

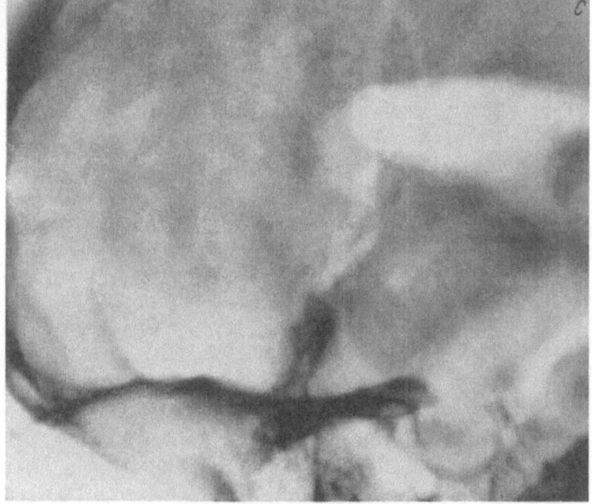

Abb. 123 a—c. Subfrontaler, überwiegend linksseitiger Tumor. Das halbaxiale Bild in Rückenlage (b) gibt in der Regel besseren Aufschluß über die Ausdehnung des Tumors als ein gewöhnliches a. p. Bild (a).

vielfach auch ein Stück längs seiner oberen Oberfläche zu bringen. Hat die Encephalographie gezeigt, daß ein extracerebraler Tumor vorliegt, so ist auch die Artdiagnose gegeben.

β) Parasagittale Tumoren.

Ein einseitig im vorderen Pol befindlicher Tumor verschiebt das gleichseitige Vorderhorn nach hinten. Es zeigt eine abgeplattete, konkave oder mehr unregelmäßige vordere Begrenzung. Prinzipiell ist dies also die gleiche Veränderung, wie sie ein weiter hinten gelegener parasagittaler Prozeß verursacht, durch die Wölbung der Kalotte entsteht jedoch an Stelle einer Depression eine Verschiebung der Seitenventrikel nach hinten. Das Vorderhorn der gesunden Seite ist, zumindest in seinem vordersten Teile, nach außen verschoben und mitunter etwas verschmälert. Diese Veränderungen sind am besten auf einer halbaxialen Aufnahme in Rückenlage sichtbar. Das Septum pellucidum behält meistens eine annähernd vertikale Lage bei. Ist der expansive Prozeß groß, so kann auch der vordere Teil des 3. Ventrikels beeinflußt werden, so daß das Foramen Monroi nach hinten und der vordere Teil des 3. Ventrikels auch etwas basal verschoben wird. Ist der Prozeß beiderseitig, werden beide Vorderhörner nach hinten verschoben. Da auch doppelseitige Tumoren sehr häufig auf der einen Seite stärker ausgeprägt sind, findet man gewöhnlich ebenfalls hier eine gewisse Seitenverschiebung des vordersten Teiles des Ventrikelsystems. Zeigt das Vorderhorn eine unregelmäßige vordere Begrenzung, so weist dies auf einen intracerebralen Prozeß hin. Dies ist ebenso der Fall, wenn sich auch von anderen Stellen her Einbuchtungen in den Seitenventrikel finden, z. B. von oben oder unten, oder wenn Zeichen zentraler Infiltration in Form einer Verbreiterung des Septum pellucidum vorliegen, einer Auseinandersprengung der oberen Teile des Vorderhornes oder einer Vergrößerung der normalerweise durch die Commissura ant. verursachten Einbuchtung im vorderen Teil des 3. Ventrikels.

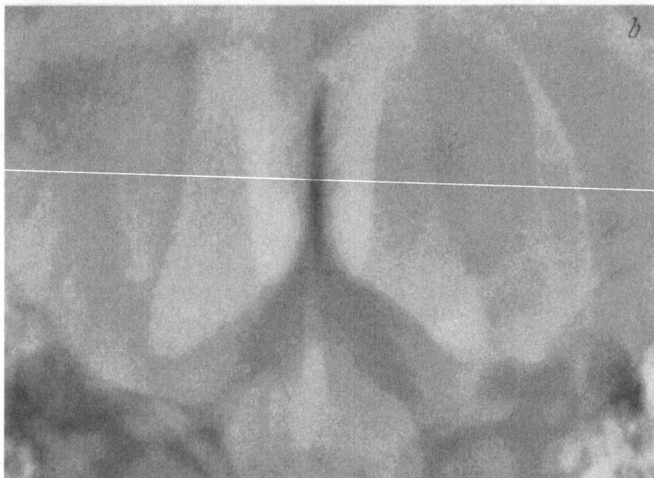

Abb. 124 a u. b. Meningeom des vorderen Pols mit symmetrischer Ausdehnung auf beiden Seiten der Mittellinie. In gewissen Fällen wird bei dieser Tumorlokalisation das Vorderhorn im ganzen gewissermaßen nach hinten verlagert und auf dem Seitenbild erscheint keine lokale Deformierung des Vorderhornes. Daß das Ventrikelsystem nach hinten verlagert ist, ersieht man am besten aus der Form des vorderen Abschnittes des 3. Ventrikels. Auf dem halbaxialen Bild (*b*) ist eine unbedeutende Zersprengung des Vorderhornes der Seitenventrikel sichtbar.

Je weiter hinten oben der Tumor in der Mittellinie gelegen ist, desto weniger wird das Vorderhorn nach hinten gedrängt. Dafür wird seine obere Kontur immer stärker abgeplattet oder erhält eine nach oben konkave Grenze. Die Luft füllt immer längere Strecken des Vorderhorns aus. Liegt der Tumor etwas vor dem Bregma, dann ist das Vorderhorn schräg von oben und vorn her abgeplattet. Sein vorderster Teil ist in der Regel basal und etwas nach hinten verschoben. Liegt der Prozeß in gleicher Höhe des Bregmas, so findet sich eine lokale Abplattung oder Konkavierung des hinteren oberen Teils des Vorderhornes und eventuell auch des vordersten Teiles der Cella madia. Der vorderste Teil des Vorderhornes ist dagegen in der Regel sonst nicht wesentlich verändert. Der vordere Teil des Ventrikelsystems ist in der Regel lateral verschoben. Das Septum pellucidum steht schräg, mit seinem oberen Teil stärker nach der gesunden Seite verschoben. Auch der 3. Ventrikel hat in der Regel ungefähr die gleiche Schrägstellung wie das Septum pellucidum (Abb. 125). Bei beiderseitigem Tumor kann die Seitenverschiebung gering sein oder sogar fehlen.

Eine Verschiebung des Foramen Monroi und des vorderen Teiles des 3. Ventrikels kann auf die gleiche Art wie bei den vorderen frontalen Tumoren vorkommen. Liegt der Prozeß nahe der Mittellinie, so ist die obere Kontur des Vorderhornes auf einem a. p.-Bild mehr oder weniger horizontal, liegt er aber ein Stück weiter außen in der Konvexität, so steht die obere laterale Ecke des Vorderhornes deutlich niedriger als die mediale obere Ecke. Das Temporalhorn ist im allgemeinen nicht verändert. Sehr große Tumoren können jedoch eine Einklemmung seines vordersten Teiles bewirken. Eine unregelmäßige Zersprengung der oberen Teile des Vorderhornes deutet auf Einwachsen in das Corpus callosum hin. Die Einbuchtungen, zu denen die Radiatio corporis callosi im Dach der Seitenventrikel führen kann, darf man nicht als Tumorzeichen mißdeuten.

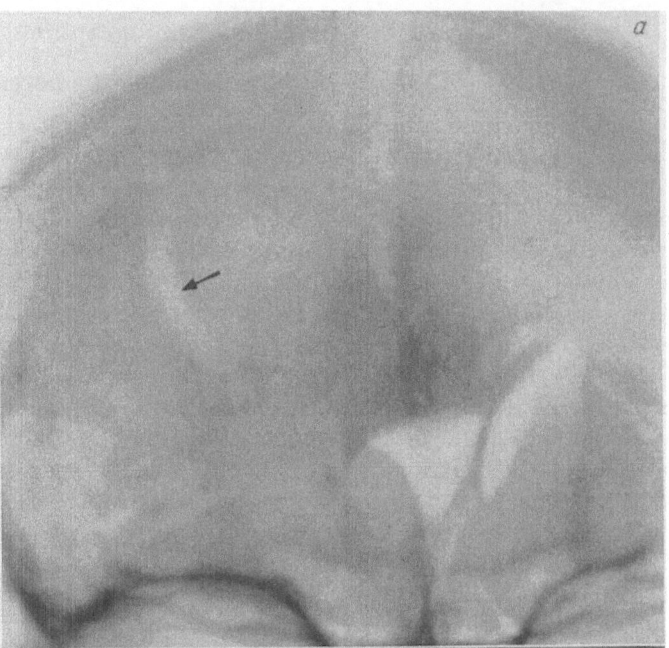

γ) Frontale, laterale Tumoren.

Liegen diese hoch oben in der Konvexität, so ergeben sie Veränderungen, die sehr den bei parasagittaler Tumorlage vorkommenden gleichen. Der Unterschied besteht darin, daß der Seitenventrikel der kranken Seite in diesem Fall von schräg außen her abgeplattet ist, d. h. seine obere laterale Ecke erfährt eine Abplattung. Ist der Tumor lateral-basal (Abb. 129), unter einer durch die obere Grenze der Seitenventrikel gehenden Ebene gelegen, so ist die obere laterale Ecke dagegen schärfer als gewöhnlich ausgeprägt. Der vordere Teil des 3. Ventrikels und ebenfalls der der Seitenventrikel ist gewöhnlich ziemlich stark seitlich verschoben. Der Seitenventrikel der kranken Seite ist von der Seite her eingeklemmt. Das Septum pellucidum steht ungefähr vertikal, je weiter basal der Tumor jedoch liegt, desto deutlicher prägt sich eine Schrägstellung des Septum pellucidum aus, indem sein unterer Teil stärker als sein oberer verschoben ist. Zwischen dem Septum pellucidum und dem 3. Ventrikel pflegt man einen nach der kranken Seite offenen Winkel zu finden. Die lateral-basal gelegenen Tumoren der Frontalregion wirken auf das Temporalhorn in der Weise ein, daß in der Regel das Knie gestreckt wird, jedoch kann auch der vorderste

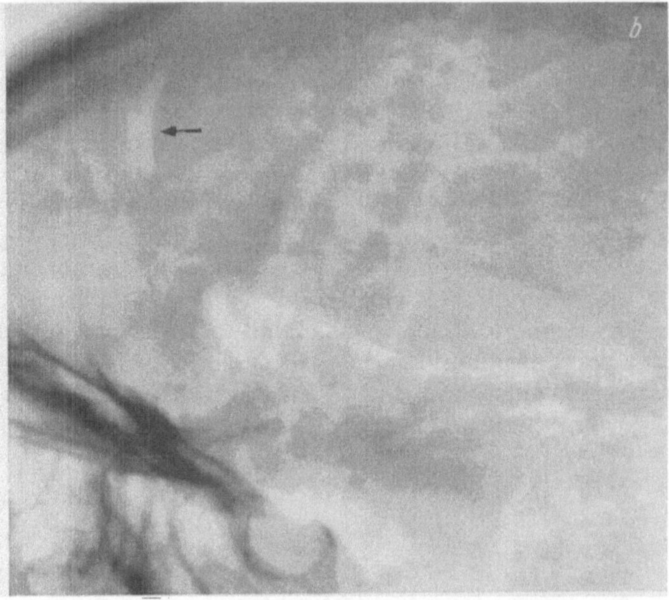

Abb. 125 a u. b. Parasagittales Meningeom in Höhe des Bregma. Die Konvexitätsluft grenzt den Tumor nach vorn und rechts ab.

Teil des Temporalhornes etwas nach basal und hinten verschoben werden. Eine Lateralverschiebung des Temporalhornes wie auch lokale, unregelmäßige Einbuchtungen in das Ventrikelsystem deuten auf eine zentrale Infiltration hin.

b) Angiographie.

α) Subfrontale Tumoren.

Die subfrontalen Tumoren verschieben den unteren Teil der Pericallosa nach oben. Dieser Gefäßteil verläuft in einen nach vorn unten konkaven Bogen. Bei großen Tumoren kann auch das Pericallosa-Knie zusammengedrückt und etwas nach hinten oben verschoben werden. Liegt der Tumor nahe der Mittellinie, so ist die Arterie nicht oder nur unbedeutend seitenverschoben, erstreckt er sich aber weiter lateral, so ist eine Seitenverschiebung die Regel. Die vordersten Verzweigungen sind oft gleichfalls nach hinten oben verschoben. In seltenen Fällen, wenn sich der Tumor weit nach lateral und hinten erstreckt, kann die A. frontalis ascendens eine Verschiebung nach hinten erfahren. Da der erste Teil der A. pericallosa normal in einem mehr oder weniger markanten, nach vorn unten konkaven Bogen verlaufen kann, kann es manchmal unmöglich sein, angiographisch zu entscheiden, ob ein Tumor oder nur eine Gefäßanomalie vorliegt. Ein Vergleich mit der anderen Seite kann einen gewissen Wert haben, aber wenn das Gefäß auch auf dieser Seite das gleiche Aussehen hat, kann das darauf beruhen, daß ein doppelseitiger Tumor vorliegt. Nur wenn die Dislokation kräftig oder mit Veränderungen auch anderer Gefäße in der Umgebung vergesellschaftet ist, kann eine Konkavität im ersten Teil der Pericallosa als pathologisch angesehen werden.

β) Parasagittale Tumoren.

Die im vorderen Pol gelegenen parasagittalen Tumoren verursachen eine Verschiebung der Pericallosa nach hinten. Sind sie höher oben gelegen, entsteht eine mehr oder weniger deutliche, bogenförmige Verschiebung der Pericallosa basal hinter dem Genu corporis callosi. Die kleineren Gefäßäste werden mehr oder weniger gestreckt und eine Seitenverschiebung der Pericallosa kann vorkommen. Ein Hineinwachsen in das Corpus callosum kann einen unregelmäßigen, wellenförmigen Verlauf der A. pericallosa verursachen, sowie die Auseinandersprengung der A. pericallosa und der A. calloso-marginalis. Im hinteren oberen Teil gelegene Tumoren können auf die V. septi pellucidi einwirken, die basal verschoben wird, und der Winkel zwischen V. striothalamica und V. cerebri interna kann zusammengedrückt werden. Eventuell kann die V. striothalamica in einem nach vorn oben konkaven Bogen verlaufen. Je tiefer der Prozeß gelegen ist, desto größer wird die Wahrscheinlichkeit seines Einflusses auf die Venen. Relativ viele Tumoren, die dieser Gruppe angehören, setzen nur unsichere oder überhaupt keine Gefäßveränderungen.

γ) Frontale, laterale Tumoren.

Die für die basal-frontal gelegenen Tumoren typische Gefäßdislokation ist eine Basal-Verschiebung des vorderen Teiles der Sylviigruppe und eine Streckung oder Sprengung der aus dieser Region aufsteigenden Verzweigungen (Abb. 138). Ein Tumor mit einer solchen Lage ergibt nach unseren Erfahrungen immer deutliche angiographische Veränderungen. Zwischen den basal-lateralen und oberen, hinteren parasagittalen Bezirken gelegene expansive Prozesse verursachen keine typische oder einheitliche Gefäßdislokation Je höher ein Tumor liegt, desto geringer ist die Verschiebung der Sylviigruppe. Dafür kann eine Einwirkung auf den Verlauf der A. pericallosa stattfinden, doch erst wenn der Prozeß hoch oben liegt, wird sie basalwärts verschoben und ihre aufsteigenden Äste gestreckt oder auseinandergesprengt. Bei dieser Lokalisation ist eine Seitenverschiebung der Pericallosa gewöhnlich. Basal gelegene, infiltrierende Tumoren machen eine lokale

Verschiebung des ersten Teiles der Pericallosa nach hinten oben, eine Zusammenpressung des oberen Teiles des Siphons sowie eine Basalverschiebung des vordersten Teiles der A. cerebralis media. WICKBOM hat eine derartige Kombination von Gefäßveränderungen als typisch für zentrale Infiltration beschrieben. Eventuell können auch die Gefäße der Sylviigruppe lateral verschoben sein. Eine derartige Dislokation ist indes schwierig zu beurteilen, da die Tiefe der Fissura Sylvii im einzelnen Fall nicht bekannt ist.

2. Parietale Tumoren.

a) Pneumographie.

Die parietal gelegenen parasagittalen Tumoren verschieben die Cella media, im wesentlichen ihren mittleren und hinteren Teil, nach unten und teilweise nach vorn, und das Trigonum gegen die Schädelbasis. Das Dach des Seitenventrikels der kranken Seite bildet eine nach oben gerichtete mehr oder weniger deutlich ausgeprägte Schale. Im allgemeinen ist eine Seitenverschiebung des Ventrikelsystems vorhanden, aber das Hinterhorn und die hinteren Teile des Trigonums sind auf Grund der nach hinten breiten Falx in der Regel nur unwesentlich oder überhaupt nicht verschoben. Während sich frontal ein deutlicher Unterschied zwischen Deformierungen findet, die durch einen parasagittalen und einen weiter unten an der Konvexität gelegenen Tumor das Ventrikelsystem erfährt, ist dies häufig in der Parietalregion nicht der Fall. Wenn ein lateral gelegener Prozeß zu einer Verschiebung des Ventrikelsystems führt, wird nämlich der Seitenventrikel der kranken Seite unter die Falx geschoben, was die beschriebenen Veränderungen der oberen Wand des Seitenventrikels mit sich bringt (vgl. S. 88). Ein parasagittaler Prozeß, der den Seitenventrikel nicht direkt beeinflußt, kann auch ausschließlich zu derartigen Veränderungen führen. Die Lage des Tumors in Richtung von vorn nach hinten muß man in diesem Falle aus der Größe der Überragung in halbaxialen Bildern in Rücken- und Bauchlage berechnen. Auf jeden Fall ist eine genaue Analyse des Aussehens der Seitenventrikel notwendig, um zu entscheiden, ob die vorliegende Deformierung der Cella media und des Trigonums ausschließlich durch die Verschiebung des Seitenventrikels unter die Falx bedingt ist oder ob sie auf einer Kombination zwischen Falx- und Tumordruck beruht. Ist der Prozeß rein lateral gelegen, so wird die Lokalisation leichter, da in diesem Fall der hintere Teil des Temporalhornes verschoben sein kann.

b) Angiographie.

Eine exakte Lokalisation eines parietal gelegenen parasagittalen Tumors ist in den Fällen möglich, in denen die A. pericallosa basal verschoben ist und in einem markierten Bogen mit der Konkavität nach oben verläuft. Die aufsteigenden Äste der Arterie sollen außerdem gestreckt sein. Liegt der Tumor weit hinten, so können auch die aufsteigenden Verzweigungen der Sylviigruppe gestreckt sein. Die Geschwülste der sog. vorderen oberen Gruppe der parietalen Tumoren, d. h. die hauptsächlich oberhalb der Fissura Sylvii gelegenen, setzen im großen ganzen die gleichen Gefäßverschiebungen wie die lateralen frontalen Tumoren, d. h. eine Verschiebung der Sylviigruppe nach unten und eine Streckung der von der Sylviigruppe ausgehenden aufsteigenden Äste; aber bei parietalen Tumoren liegen diese Veränderungen weiter hinten oben als bei den frontalen Tumoren. Die Verschiebung der A. pericallosa ist gewöhnlich geringer und fehlt häufiger als bei parasagittaler Lokalisation.

Die parietalen Tumoren, die man hintere nennt, das bedeutet solche, die in oder unter der Fissura Sylvii liegen, zeigen verschiedene Gefäßdislokation, abhängig vom Verhältnis des Tumors zur Fissura Sylvii: sind sie in der Fissura Sylvii gelegen, so besteht die Gefäßdislokation in einer Auseinandersprengung der Endverzweigungen der Sylviigruppe; liegen sie unterhalb der Fissura Sylvii, so sind diese Gefäßäste nach oben verschoben. Die letztgenannten Tumoren bilden einen Übergang zu den hinteren temporalen

Tumoren. Ebenso wie bei den occipitalen und hinteren temporalen Tumoren kann in diesen Fällen auch der vordere Teil der Sylviigruppe in der Weise verändert sein, daß diese Gefäße nach oben verschoben sind, gleich den aus diesem Gefäßabschnitt aufsteigenden Ästen. In solchen Fällen ist jedoch der erste Teil der A. cerebralis media (also der Teil, der nicht in der Fissura Sylvii gelegen ist) nicht verschoben, zum Unterschied zu den Verhältnissen bei den meisten vorderen temporalen Tumoren. Eine Seitenverschiebung der A. pericallosa kommt häufig vor, kann jedoch fehlen. Große parasagittale Tumoren können die V. cerebralis interna basal verschieben.

3. Occipitale Tumoren.

a) Pneumographie.

Das Hinterhorn, falls vorhanden, und das Trigonum der kranken Seite werden nach vorn oder vorn oben verschoben. Seitenverschiebung nach der gesunden Seite zu kann vorkommen, vor allem im hinteren Teile des Ventrikelsystems. Das Septum pellucidum kann schräggestellt sein, steht jedoch gewöhnlich vertikal. Der vordere Teil des Ventrikelsystems ist häufig nicht deutlich verändert. Ein exaktes Urteil, ob die Geschwulst parasagittal oder lateral liegt, ist häufig unmöglich, wenn der Tumor nicht so groß ist und so weit lateral liegt, daß er eine Deformierung der lateralen Oberfläche des Trigonums oder Temporalhornes an seinem Abgang vom Trigonum verursacht.

b) Angiographie.

Die durch occipitale Tumoren verursachten angiographischen Veränderungen sind nicht von den Veränderungen zu unterscheiden, die durch Tumoren der hinteren Teile der Parietal- oder Temporallappen hervorgerufen werden. Die Ausbreitung von Occipitaltumoren beschränkt sich in der Regel am Zeitpunkt der Diagnostizierung nicht auf die Occipitallappen, sondern sie erstrecken sich auch auf die nahegelegenen Teile der Parietal- und Temporallappen. Sie verschieben die Endverzweigungen der Sylviigruppe nach oben, strecken sie und sprengen sie unter Umständen auseinander. Ihr Unterschied von den hinteren, unteren parietalen Prozessen besteht lediglich darin, daß die Dislokation bei occipitalen Tumoren am stärksten weiter hinten ausgeprägt ist. Die A. temporalis post. ist nicht oder jedenfalls geringer als die anderen Äste der Sylviigruppe verändert. Wächst der Tumor in die Tiefe, so kann der letzte Ast der Pericallosa nach oben verschoben sein.

4. Temporale Tumoren.

a) Pneumographie.

Alle oberhalb des Temporalhornes gelegenen expansiven Prozesse können dessen Form beeinflussen. Liegt der Prozeß nahe der Mittellinie (parasagittal. Corpus callosum) und ist er groß genug, so wird der supracornuale Spalt von oben zusammengepreßt und der mittelste Abschnitt des Temporalhorns liegt niedriger als normal. Je näher der Prozeß dem Temporalhorn liegt, desto deutlicher wird die Breitenzunahme des supracornualen Spaltes; er wird gleichsam ausgewalzt. Liegt hingegen der expansive Prozeß weiter lateral an der Konvexität oder ist ein zentraler Tumor hauptsächlich im Nucleus lentiformis und Claustrum gelegen, so kommt eine Kompression des supracornualen Spaltes direkt von oben zustande und der mediale Teil des Hornes liegt nicht tiefer als der laterale. Der am meisten medial gelegene Teil des supracornualen Spaltes kann etwas dilatiert werden. In keinem dieser Fälle entsteht eine Kompression des lateralen Spaltes. Bei all diesen Tumorlokalisationen ist die Deformierung des Temporalhornes nicht von wesentlicher Bedeutung für die Lokalisation, die allein auf Grundlage der allgemeinen Dislokation des Ventrikelsystems und lokaler Veränderung der Cella media möglich ist (Abb. 126).

Deutet die allgemeine Dislokation des Ventrikelsystems darauf hin, daß der Prozeß unterhalb einer Ebene durch die oberen Kante des Seitenventrikels der kranken Seite gelegen ist, so ist dagegen eine Untersuchung des Temporalhornes notwendig, da eine exakte Lokalisation sonst nicht möglich ist. Liegt der expansive Prozeß im oberen Teil des Temporallappens und wächst er in die distalen Abschnitte des Nucleus lentiformis hinein, so verschwindet der normale Winkel zwischen dem supracornualen und dem lateralen Spalt mehr oder weniger, und sie gehen ineinander ohne scharfe Grenze über. Je weiter lateral der Tumor liegt, desto mehr wird der laterale Spalt zugeklemmt, desto stärker wird der mediale Abschnitt des supracornualen Spaltes erweitert und außerdem entsteht eine deutlichere Verschiebung des Temporalhornes nach medial. Erstreckt sich der Tumor nach unten in die lateralen Teile des Temporallappens, so wird die gleiche Deformierung, wie sie bei einem ausschließlich lateral liegenden Tumor entsteht, hervorgerufen. Das Horn wird nach medial verschoben und seine Krümmung von der einen Seite zur anderen akzentuiert. Vor allem wird jedoch der laterale Spalt komprimiert. Ein lateral-basal gelegener Prozeß komprimiert den lateralen Spalt mehr oder weniger von unten her und verschiebt den lateralen Teil des Hornes nach oben. Liegt der Prozeß vollkommen basal, so erhält das Horn eine gleichmäßige, mit ihrer Konkavität nach basal gerichtete Krümmung und eine deutliche Grenze zwischen supracornualem und lateralem Spalt findet sich nicht. Außerdem kann das Horn nach oben verschoben sein. Bei lateral-basaler Lage des Tumors kann die Deformierung des Temporalhornes in gewissem Maße der Deformierung gleichen, die durch tiefliegende (Corpus callosum, Thalamus) Tumoren hervorgerufen wird, wenn der pathologische Prozeß den lateralen Spalt ganz obliteriert. Der verbleibende Teil des Temporalhornes besteht dann aus dem supra-cornualen Spalt, dessen lateraler Teil nach oben verschoben ist. Es kann die Fehldeutung entstehen, daß der nun zu beobachtende Hohlraum auf einer Streckung des supracornualen und lateralen Spaltes durch Druck von oben beruhe, aber dieser Trugschluß kann vermieden werden, wenn man daran denkt, daß bei lateral-basalen Tumoren der laterale Teil des Hornes höher liegt als normal und daß das Horn nach medial verschoben ist. Im vordersten Teil des Temporallappens gelegene Tumoren verursachen eine stärker

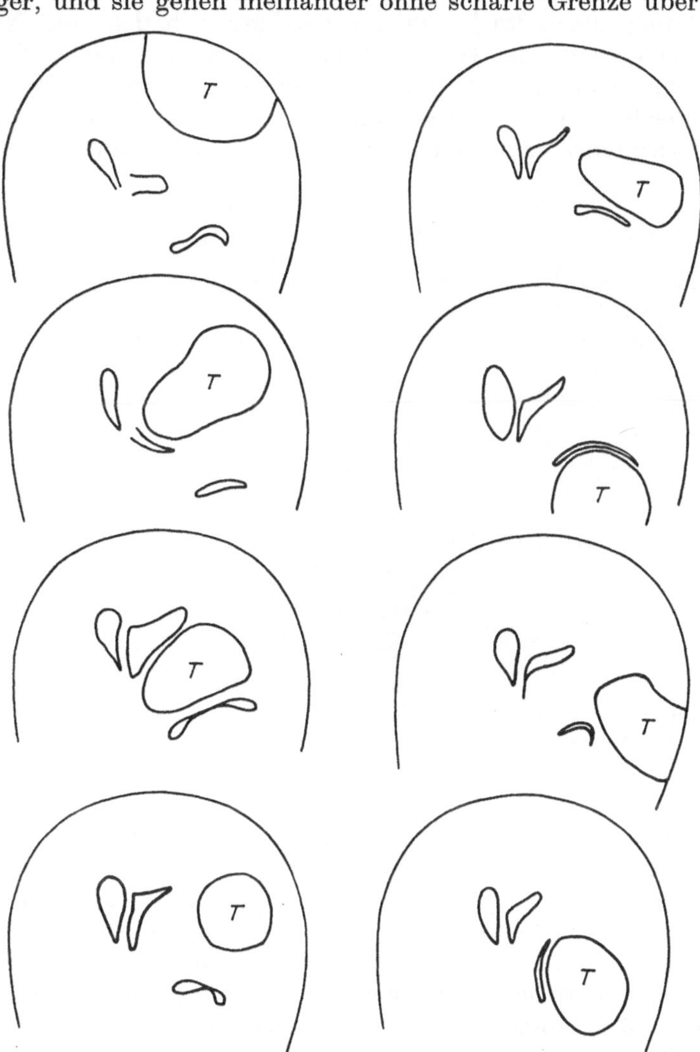

Abb. 126. Schematische Darstellung des Aussehens des Temporalhorns bei verschiedenen Tumorlokalisationen.

ausgeprägte Kniebildung und verschieben das Horn nach hinten. Liegt der Prozeß vorn lateral, so ist der vorderste Abschnitt des Hornes nach medial umgebogen. Die Lage in Richtung vorne-hinten wird am besten auf halbaxialen Bildern bestimmt.

α) Infratemporale Tumoren.

Unter dem Temporalhorn gelegene Tumoren sind relativ selten. Sie setzen sich aus Meningeomen des Bodens der mittleren Schädelgrube, Neurinomen des Ganglion Gasseri oder Gliomen der Temporallappen zusammen. Bei Vorliegen eines Meningeoms zeigt das Temporalhorn auf a. p.-Aufnahmen Bogenform, mit basal oder basal-lateralwärts gerichteter Konkavität und ist außerdem in der Regel kräftig nach oben verschoben (Abb. 127). Neurinome des Ganglion Gasseri verursachen eine ähnliche Deformierung des Temporalhornes. Die Konkavität war jedoch in allen von uns untersuchten Fällen basal-medialwärts gerichtet. Hauptsächlich basal lokalisierte Gliome sind nach unseren Erfahrungen selten. In einem Fall sahen wir die gleiche Deformierung des Temporalhorns wie bei infratemporalen Meningeomen und eine Differentialdiagnose ausschließlich auf Grund des Aussehens der pneumographischen Veränderungen war nicht möglich. Die übrigen von uns beobachteten Fälle ergaben überwiegend Formveränderungen des Temporalhornes, während die Dislokation weniger ausgeprägt war. Sie waren außerdem nicht rein basal, sondern mehr basal-lateral gelegen. Ganglion Gasseri-Tumoren machen, wie bereits dargelegt, in den meisten Fällen typische Skeletveränderungen, welche die Art des Tumors erkennen lassen, und die Pneumographie gibt statt dessen Aufschluß über die Größe des Tumors. Die infratemporalen Meningeome verursachen Druckveränderungen im Boden der mittleren Schädelgrube, die an sich nicht charakteristisch sind. In diesen Fällen erweist die Pneumographie, ob die Knochenveränderungen durch einen intrakraniellen expansiven Prozeß hervorgerufen werden. Ist der infratemporale Prozeß groß, ist es wahrscheinlich, daß er von einem Meningeom herrührt. Sowohl beim Meningeom als auch beim Neurinom sollte man Encephalographie (und nicht Ventrikulographie) vornehmen, die eine genaue Untersuchung der Zisternen der hinteren Schädelgrube, des 4. Ventrikels und Aquaeductus ermöglicht, um zu entscheiden, ob sich der Tumor auch in die hintere Schädelgrube hinab erstreckt. In keinem unserer Fälle von Ganglion Gasseri-Neurinom kam eine allgemeine Verschiebung des Ventrikelsystems vor, lediglich eine Veränderung des Temporalhornes.

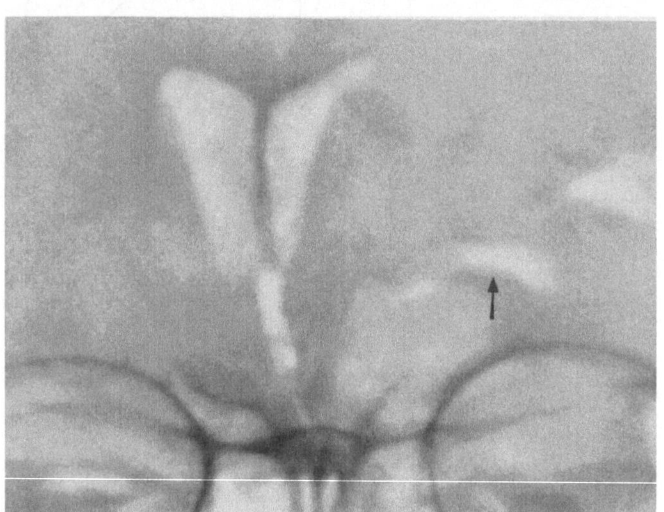

Abb. 127. Meningeom am Boden der mittleren Schädelgrube. Das Temporalhorn ist nach oben verschoben, mit der Konkavität basalwärts gerichtet.

β) Prozesse im vorderen Teil der mittleren Schädelgrube.

Sphärische Pterionmeningeome. Vom Keilbeinrücken ausgehende Meningeome ergeben je nach des Tumors Wachstumsart und näheren Lage verschiedene pneumographische Veränderungen. Die durch vom Pterion ausgehende sphärische Meningeome verursachten Veränderungen kann man in zwei verschiedene Typen einteilen: 1. Der vordere

Teil des Temporalhornes ist nach medial verschoben, der laterale Spalt ist mehr oder weniger zugeklemmt oder vollständig zusammengedrückt und der mediale Abschnitt des supracornualen Spaltes ist erweitert (Abb. 128). In den meisten Fällen ist außerdem das

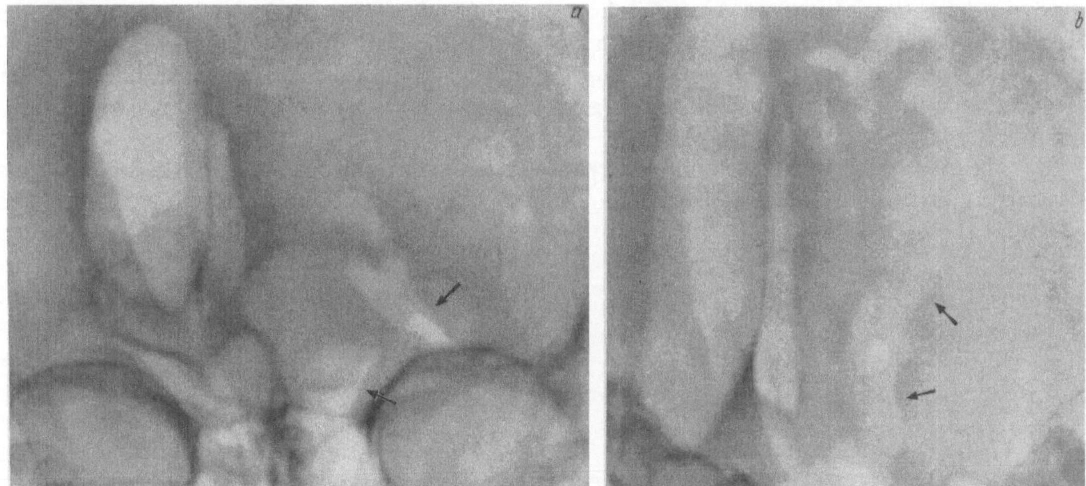

Abb. 128 a u. b. Sphärisches Pterionmeningeom, hauptsächlich in der mittleren Schädelgrube gelegen. Der vordere Teil des Temporalhorns ist bogenförmig medial verschoben. Der laterale Spalt ist völlig zugeklemmt. Der mediale Teil des Temporalhorns ist erweitert.

Temporalhorn etwas nach hinten verschoben. 2. Der vorderste Teil des Temporalhornes ist von vorn-oben her abgeplattet, das Knie ist in der Regel gestreckt (Abb. 129), und der mediale Teil des supracornualen Spaltes kann erweitert sein. Das Horn ist nicht

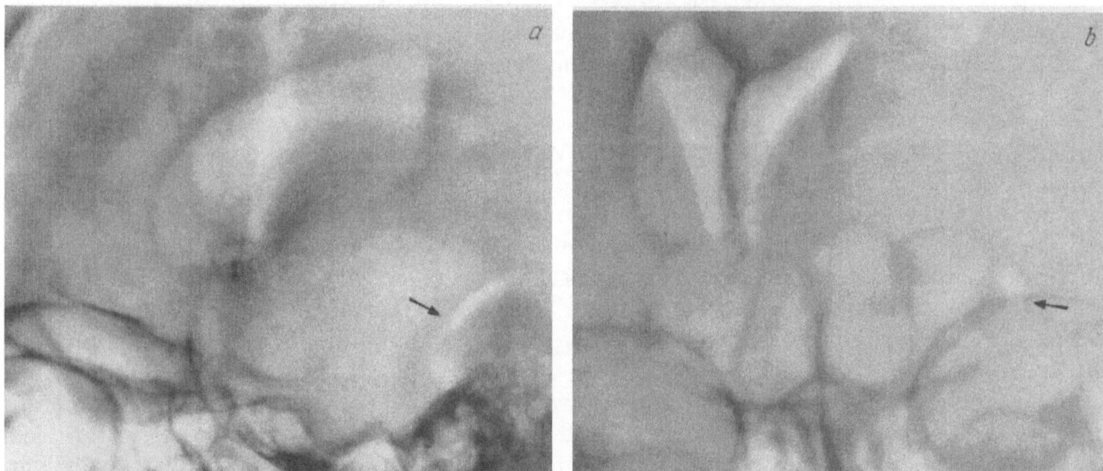

Abb. 129 a u. b. Sphärisches Pterionmeningeom oberhalb des Keilbeinrückens. Keine Seitenlokalisation des Temporalhorns (→), das nur von vorn oben mit Ausrichtung des Knies abgeplattet ist. Einbuchtung der lateralen Wand des linken Vorderhorns. Die Vorderhörner sind bogenförmig nach rechts verschoben (sichtbar auf einem halbaxialen Rückenlagebild, hier nicht wiedergegeben), wodurch auf dem Seitenbild eine scheinbare Rückwärtsverlagerung des Vorderteils des linken Vorderhorns entstanden ist.

medial verschoben, kann jedoch nach hinten und auch etwas basalwärts disloziert sein. Das was entscheidet, welche Deformierung entsteht, scheint zu sein, ein wie großer Teil des Tumors in der mittleren Schädelgrube liegt und wieviel oberhalb des Keilbeinrückens gelegen ist. Liegt der größere Teil des Tumors in der mittleren Schädelgrube, so entsteht eine Deformierung vom Typ 1, und liegt der Hauptteil des Tumors höher oben, entsteht der Typ 2. In allen Fällen, in denen das Temporalhorn von oben abgeplattet ist, wird der Hippocampus auf halbaxialen Aufnahmen deutlicher sichtbar, da die Luftschicht über ihm dünner als an den Seiten ist. Das darf nicht als Zeichen für das Vorliegen eines intracerebralen Tumors gedeutet werden. Bei stärkerer Deformierung können die Bilder verwirrend wirken und dem Untersucher vielleicht den Eindruck vermitteln, daß ein intracerebraler Prozeß vorliegt; aber ein Vergleich mit den minder hochgradigen Deformierungen erklärt das Aussehen: der laterale Spalt ist vollkommen komprimiert und der luftgefüllte Teil ist der mediale, stark erweiterte und dislocierte Abschnitt des supracornualen Spaltes.

En plaque wachsende Pterionmeningeome. Diese Tumoren zeigen ein ausgebreitetes Wachstum und bilden gleichsam einen Teppich. Sie haben eine starke Tendenz, den Knochen zu infiltrieren. Sie geben nur geringe pneumographische Veränderungen. Die bedeutendste ist eine stärkere Markierung des Knies und eine Verschiebung des vorderen Teiles des Temporalhornes nach hinten (nicht wie man vielleicht erwarten würde, eine Verschiebung nach medial). Da diese Verschiebung nach hinten besonders gering sein kann, ist eine sehr exakte Technik vonnöten, um die Veränderungen nachweisen zu können. Eine allgemeine Verschiebung des Ventrikelsystems kommt nicht immer vor, und wenn sie auftritt, ist sie in der Regel unbedeutend. Bis zu einem gewissen Grad kann man sagen, daß die Ausdehnung der Knochenveränderungen besser Auskunft über die Ausbreitung des Tumors gibt als die Pneumographie. Der Wert der letzteren liegt vielleicht vor allem darin, daß eine zweifelhafte Knochenveränderung kontrolliert werden kann, und wenn der Patient nicht operiert wird (diese Tumoren wachsen langsam und ergeben anfangs nur geringe Symptome), können wiederholte Untersuchungen Auskunft über ein eventuelles Fortschreiten des intrakraniellen Teiles des Tumors geben.

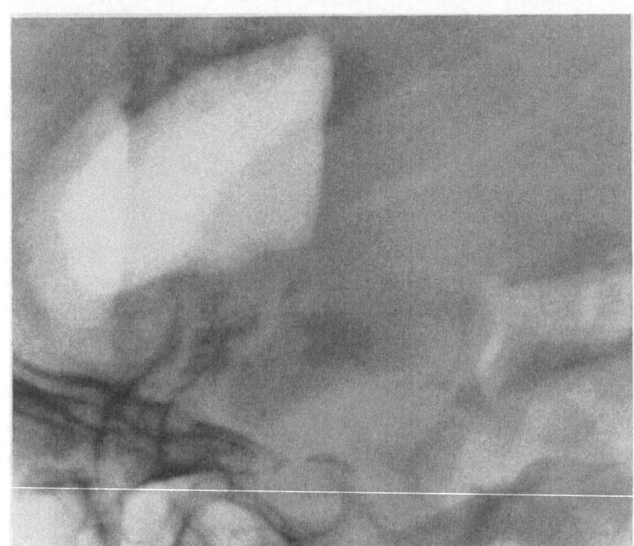

Abb. 130. Meningeom vom mittleren Teil des Keilbeinrückens. Temporalhorn geradeaus nach hinten verschoben.

Tiefe oder clinoidale Meningeome. Nach unseren Erfahrungen liegen diese Tumoren hauptsächlich oberhalb des Keilbeinrückens. In Ausnahmefällen liegen sie entweder ganz in der vorderen oder ganz in der mittleren Schädelgrube. Die clinoidalen Meningeome ergeben, außer einer Deformierung von subfrontalem Typ, Veränderungen des Temporalhornes, bestehend entweder aus einem Füllungsdefekt vorn medial im vordersten Teil des Temporalhornes, oder aus einer Streckung des Knies oder einer Kombination beider Veränderungen. Liegt ein größerer Teil des Tumors in der mittleren Schädelgrube, so ist das Horn außerdem nach hinten verschoben. Je größer die Veränderungen des Temporalhornes sind, desto größer ist der in der mittleren Schädelgrube gelegene Teil des Tumors. Auf Grund der medialen Lage des Tumors ist es leichter, pneumographisch ein Bild über die Größe des in der Fossa anterior gelegenen Teils des Tumors zu erhalten als bei weiter lateral gelegenen Tumoren. Der Grad der Dislokation des Vorderhornes kann nämlich direkt darüber Auskunft geben. Auch der vordere Abschnitt des 3. Ventrikels ist deformiert und nach hinten verschoben und trägt ebenfalls zur Schätzung der Größe des Tumors bei. (Die lateral gelegenen Tumoren können dagegen frei nach oben wachsen und deren Größe muß man unter Berücksichtigung des Grades der Seitenverschiebung des Ventrikelsystems und eventuell der Deformierung der lateralen Wand der Seitenventrikel abschätzen.) Die ganz im vorderen medialen Teil der mittleren Schädelgrube gelegenen verschieben das Temporalhorn nach hinten, richten es aber gewöhnlich außerdem im vordersten Abschnitt etwas auf. Auf einem a. p.-Bild zeigt das Horn außerdem ein Aussehen, welches an das bei Tumoren des Ganglion Gasseri vorkommende erinnert, d.h. eine basal-medial gerichtete Konkavität. Ein solcher Tumor verursacht jedoch keine Verschiebung des Hornes nach hinten und praktisch in allen Fällen eine typische Knochenveränderung. Über Knochenveränderungen bei clinoidalen Meningeomen (s. S. 58).

Meningeome vom mittleren Teil des Keilbeinrückens. Die Meningeome, die von der Dura am Pterion ausgehen, wachsen nach oben und unten, gewöhnlich überwiegt die erstere Richtung, die clinoidalen Meningeome erstrecken sich in der Regel überwiegend in die vordere Schädelgrube hinauf, aber die Tumoren von dem mittleren Teil des Keilbeinrückens haben eine stärkere Tendenz, in die mittlere Schädelgrube hinabzuwachsen. Da sie außerdem gewöhnlich am Boden entlang wachsen, bekommt das Temporalhorn auf a. p-Bildern oft eine basal- oder basal-medialwärts gerichtete Konkavität, ähnlich der bei gewissen infratemporalen Tumoren vorkommenden. Sie können von diesen dadurch unterschieden werden, daß auch das Horn stark nach hinten verschoben ist (Abb. 130). Von den in die mittlere Schädelgrube hinabwachsenden clinoidalen unterscheiden sie sich dadurch, daß sie mehr lateral liegen und somit keine Einbuchtung im medialen Teil des Hornes machen. Die vordere Grenze des Temporalhornes pflegt eine nach vorn gerichtete Konkavität zu haben oder ist in anderen Fällen nur abgeplattet. Erstrecken sich diese Tumoren hinauf über den Keilbeinrücken, so verursachen sie eine leichte Deformierung des Vorderhornes von subfrontalem lateralem Typ.

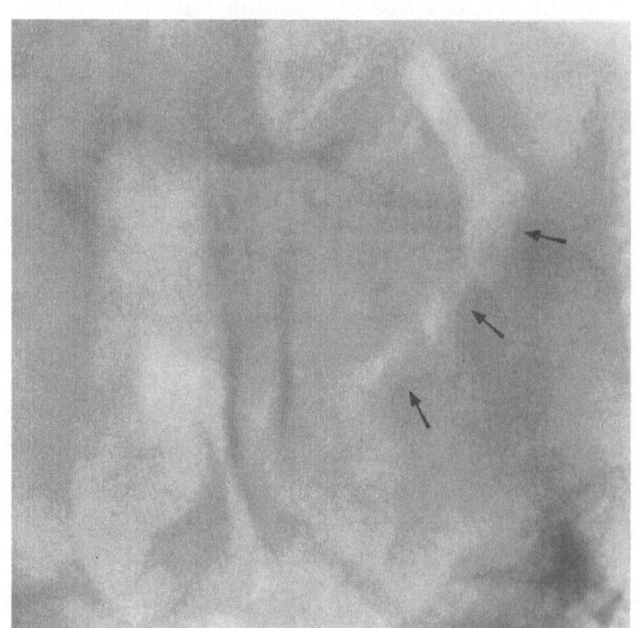

Abb. 131. Die allgemeine Deformierung des Temporalhorns gleicht dem, was bei sphärischen Meningeomen vorkommt, aber die lokalen Einbuchtungen schräg lateral von vorn her zeigen, daß der Tumor intracerebral ist.

Intracerebrale temporale Prozesse. Die pneumographische Untersuchungsmethode dürfte in der Regel zur Entscheidung darüber angewendet werden, ob ein intrakranieller expansiver Prozeß vorliegt oder nicht, und zutreffendenfalls auch zu seiner Lokalisation. Die Methode ist weniger geeignet zur Bestimmung der Art des Prozesses. Das Temporalhorn gibt indessen oft auf Grund seiner anatomischen Struktur weiterhin Aufklärung darüber, ob ein Prozeß extra- oder intracerebral liegt, detailliertere Auskünfte sind im allgemeinen nicht möglich. Nach unseren Erfahrungen konnte eine solche Differenzierung in etwas mehr als 50% erfolgen. Beim Gliom kommen oft Verschiebungen des Temporalhornes in verschiedenen Richtungen vor, das bedeutet, daß verschiedene Dislokationstypen auf eine Art kombiniert sind, wie sie beim Meningeom nicht vorkommt. Außerdem können unregelmäßige Deformierungen und Einbuchtungen im Temporalhorn auftreten, die dessen normaler Anatomie nicht zugehören (Abb. 131—133). In ganz extremen Fällen kann das Horn so unregelmäßig sein, daß es fast aussieht, als wäre es in mehrere Teile zerlegt. Solche Veränderungen sind indes nicht ganz für Gliom charakteristisch, weil ähnliche Veränderungen bei arteriovenösen Aneurysmen (Abb. 134) (Differentialdiagnose mit Hilfe der Angiographie), Hirnabscessen und Metastasen (Differentialdiagnose mit Hilfe der Anamnese oder Angiographie) auftreten können. Ein Gliom des vorderen Pols des Temporallappens kann eine reine Verschiebung des Temporallappens nach hinten verursachen. Eine solche Verschiebung kann auch bei Meningeom en plaque auftreten, aber in der Regel (nach unserer Erfahrung stets) machen diese Knochenveränderungen. Im allgemeinen dürfte man somit bei einer solchen Dislokation die Differentialdiagnose stellen können, wenn man eventuelle andere vorkommende pneumographische Veränderungen oder Skeletveränderungen berücksichtigt. Eine reine Medialverschiebung des Temporalhornes mit vertikal gestelltem Septum pellucidum oder mit geringerem Überschießen des oberen Septumteils dem unteren gegenüber kommt nicht häufig vor und ist an und für sich nicht charakteristisch. Ist sie durch einen Tumor verursacht, so scheint dieser gewöhnlich, nach unseren Erfahrungen zu urteilen, aus einem Gliom zu

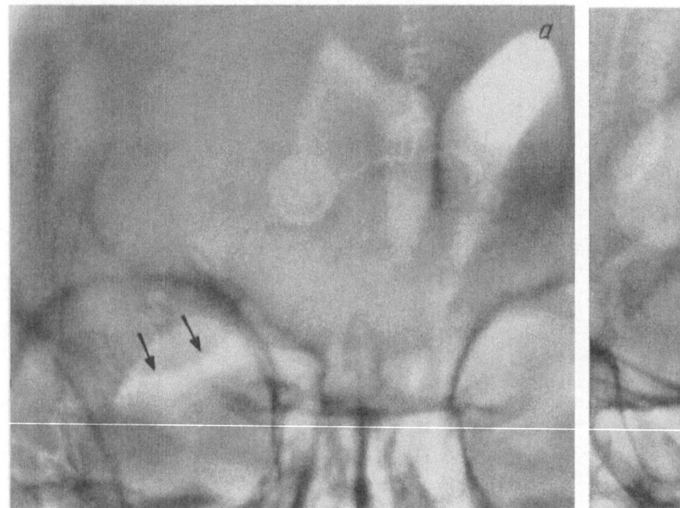

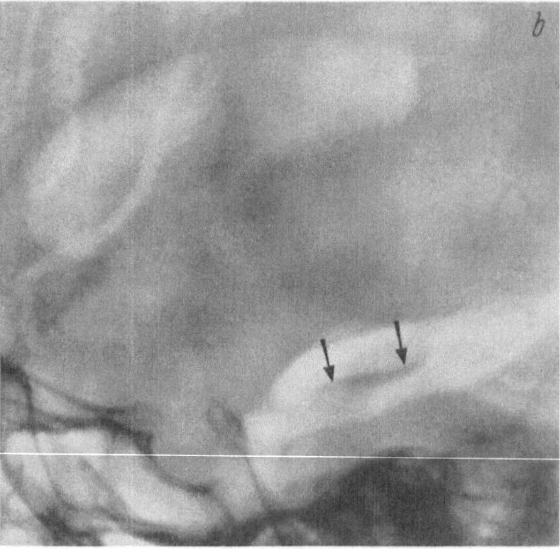

Abb. 132 a u. b. Gliom im oberen lateralen Teil des Temporallappens; es verursacht eine Einbuchtung im Temporalhorn lateral von oben her, was beim Meningeom nicht vorkommt.

bestehen, aber wir hatten auch 2 Fälle von Meningeom (wenn auch nicht vom Keilbeinrücken), die gleiche Veränderungen setzten. Wir haben sie auch bei lateral gelegenen Hirnabscessen beobachtet.

In vielen Fällen gibt indes die Pneumographie keine Auskunft darüber, ob der Tumor extra- oder intracerebral liegt und ein Gliom kann (nach unserer Erfahrung allerdings nur verhältnismäßig selten) Anlaß zu denselben Verhältnissen geben wie das sphärische Pterionmeningeom. In der Regel ist es dann Typ 1, d. h. das Gliom ist im vorderen lateralen Teil des Temporallappens gelegen. Die meisten intracerebralen Tumoren der Schläfengegend sind zentral eingewachsen, wenn sie diagnostiziert werden. Ist eine Abplattung des Temporalhornes von gerade oben her erfolgt, im übrigen aber ohne Dislokation, und gibt der allgemeine Dislokationstyp des Ventrikelsystems an, daß der Prozeß lateral von der Cella media liegt, so muß der Tumor zentral hineinwachsen. Eine Abplattung des Temporalhornes von schräg oben her und von der Lateralseite kommt von Tumoren im oberen Teil des Temporallappens vor, die zentral hineinwachsen, und bei Tumoren in der Fissura Sylvii. In allen den Fällen, in denen das Temporalhorn stark deformiert war und seine verschiedenen Teile als unregelmäßige luftführende Bezirke erschienen, oder in denen das Temporalhorn in einer Weise disloziert war, die darauf hindeutet, daß der Tumor in Kontakt mit den darunterliegenden Teilen des Hirns steht, liegen anatomische Voraussetzungen für zentrales Hineinwachsen vor und nach unseren Erfahrungen ist dann auch schon in den meisten Fällen das Hineinwachsen erfolgt. Nur bei 2 Lokalisationen ist zentrales Hineinwachsen selten und das sind die, wo der Tumor basal oder rein lateral liegt.

Das Temporalhorn kann mit der angegebenen Technik (S. 81) in den meisten Fällen gefüllt werden. Ist das Ventrikelsystem stark verschoben, so kann allerdings der Seitenventrikel von der Falx vollständig zusammengedrückt sein; in solchen Fällen kann sich das Temporalhorn nicht füllen und somit der Tumor nicht exakt lokalisiert werden. In der Literatur wird angegeben, Tumoren des Schläfenlappens riefen oft eine völlige Kompression des Temporalhornes hervor, aber das ist nach unserer Meinung nicht richtig. In einer Serie von 137 Fällen von temporalen expansiven Prozessen trat eine vollständige Kompression des Temporalhornes nur in 6 Fällen ein (davon einer ein Absceß). Von diesen 6 war die Abklemmung des Temporalhornes in 3 Fällen derartig, daß sie anzeigte, daß die Ursache ein intercerebraler expansiver Prozeß war, und in 3 Fällen war die Cella media von der Falx abgeklemmt. Die Pneumographie konnte somit nur in den 3 letzten Fällen den Prozeß nicht lokalisieren. Verschiedene expansive Prozesse in der Schläfenregion setzen keine allgemeine Verschiebung des Ventrikelsystems. Dies gilt von den extracerebralen Tumoren am Boden der mittleren Schädelgrube, dem Meningeom vom Pterion und dem Gliom des Temporallappens. Ohne Untersuchung des Aussehens des Temporalhornes kann man somit durch Pneumographie eine Auskunft über das Vorliegen dieser Tumoren nicht erhalten.

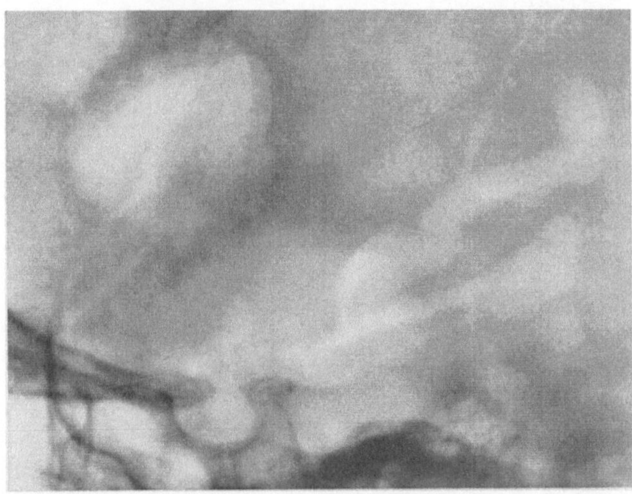

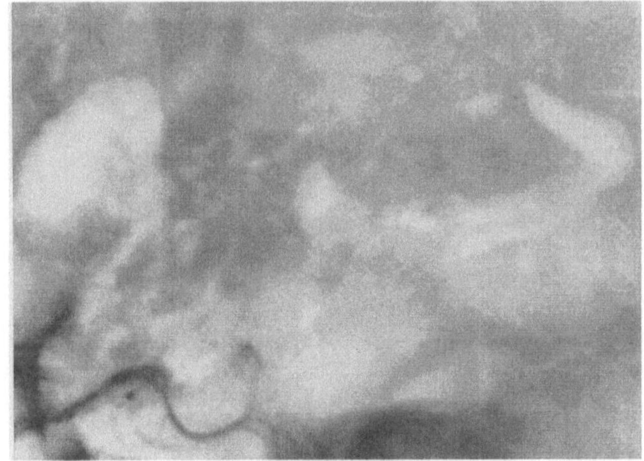

Abb. 133 u. 134.

Abb. 133. Das Temporalhorn ist auf der kranken Seite nach oben verschoben. Die lokalen Einbuchtungen zeigen, daß der Prozeß intracerebral ist.

Abb. 134. Das Temporalhorn ist nach oben verschoben und ungefähr auf die gleiche Weise deformiert wie beim Gliom, aber die Ursache ist in diesem Fall Erweiterung der Gefäße bei arteriovenösem Aneurysma.

b) Angiographie.

Vom angiographischen Standpunkt aus pflegt man die temporalen Tumoren in vordere und hintere einzuteilen. Die Gefäßverschiebung, die für die *vorderen* Tumoren charakteristisch ist, besteht in einer bogenförmigen Dislokation des vorderen Teils der Sylviigruppe nach oben oder vornoben und einer Zusammendrückung der aufwärtsgehenden Äste des verschobenen Teils der Sylviigruppe. Auch der Abschnitt der A. cerebralis media, der von der Teilungsstelle der Carotis interna abgeht und zur Fissura Sylvii hinzieht, ist in den meisten Fällen nach oben verschoben. Eine ähnliche bogenförmige Verschiebung des vorderen Teiles der Fissura Sylvii, wie sie diese Tumoren machen, kann, wie vorher gezeigt, auch von einem Prozeß herrühren, der hinter und unter der Fissura Sylvii liegt (parietal), aber in diesen Fällen pflegt der genannte

Abschnit der A. cerebralis media nicht nach oben verschoben zu sein. Je länger medial und basal der expansive Prozeß gelegen ist, um so stärker ist der erste Teil der A. cerebralis media verschoben und bekommt er einen bogenförmigen Verlauf nach oben. Die A. pericallosa ist in der Regel seitenverschoben, aber nicht so viel wie bei frontalen

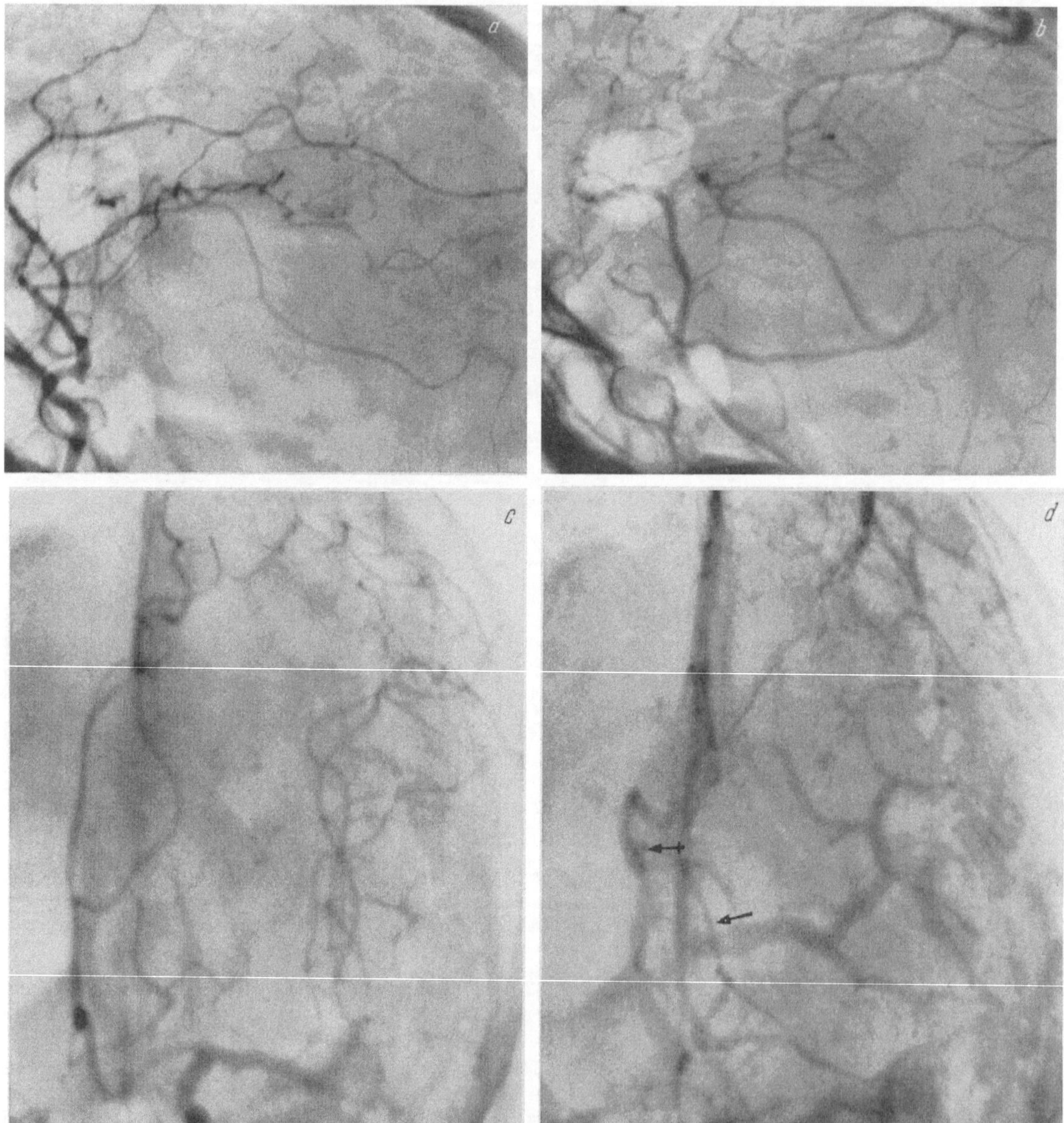

Abb. 135 a—d. Astrocytom im Temporallappen mit Verschiebung der Gefäße der Sylviigruppe. Die A. temporalis post. ist weniger verschoben als die übrigen Äste. Vena basalis ist rein medial verschoben. Vena cerebri interna ist nach rechts verschoben. Der Prozeß liegt also tief.

Tumoren. Meist ist es wesentlich der basale Teil der Pericallosa, der verschoben ist. Die exakte Lage des Tumors zu bestimmen, d. h. festzustellen, wie tief er liegt, ist ausschließlich durch Angiographie oft schwer oder unmöglich. Ist die A. temporalis post. nicht oder in geringerem Grad als die übrigen Äste der Sylviigruppe verschoben, so liegt der Tumor in der Tiefe (Abb. 135). Gewisse Veränderungen deuten auf ein zentrales Hineinwachsen hin. Hat ein solches Einwachsen zu einer Erweiterung des Seitenventrikels geführt, so verläuft die A. pericallosa in einem weiteren Bogen als normal. Doch ist dies Zeichen unsicher. Die A. cerebralis post. kann basal von medial gelegenen oder einwachsenden Prozessen verschoben werden. Diese Gefäßveränderung ist allerdings schwer zu beurteilen, da die Arterie normalerweise einen ziemlich stark ausgesprochenen, nach unten konvexen bogenförmigen Verlauf nehmen kann. Rührt der Bogen von einem expansiven Prozeß her, so hat das Gefäß jedoch ein mehr gestrecktes Aussehen (Abb. 137). Medial vom Schläfen-

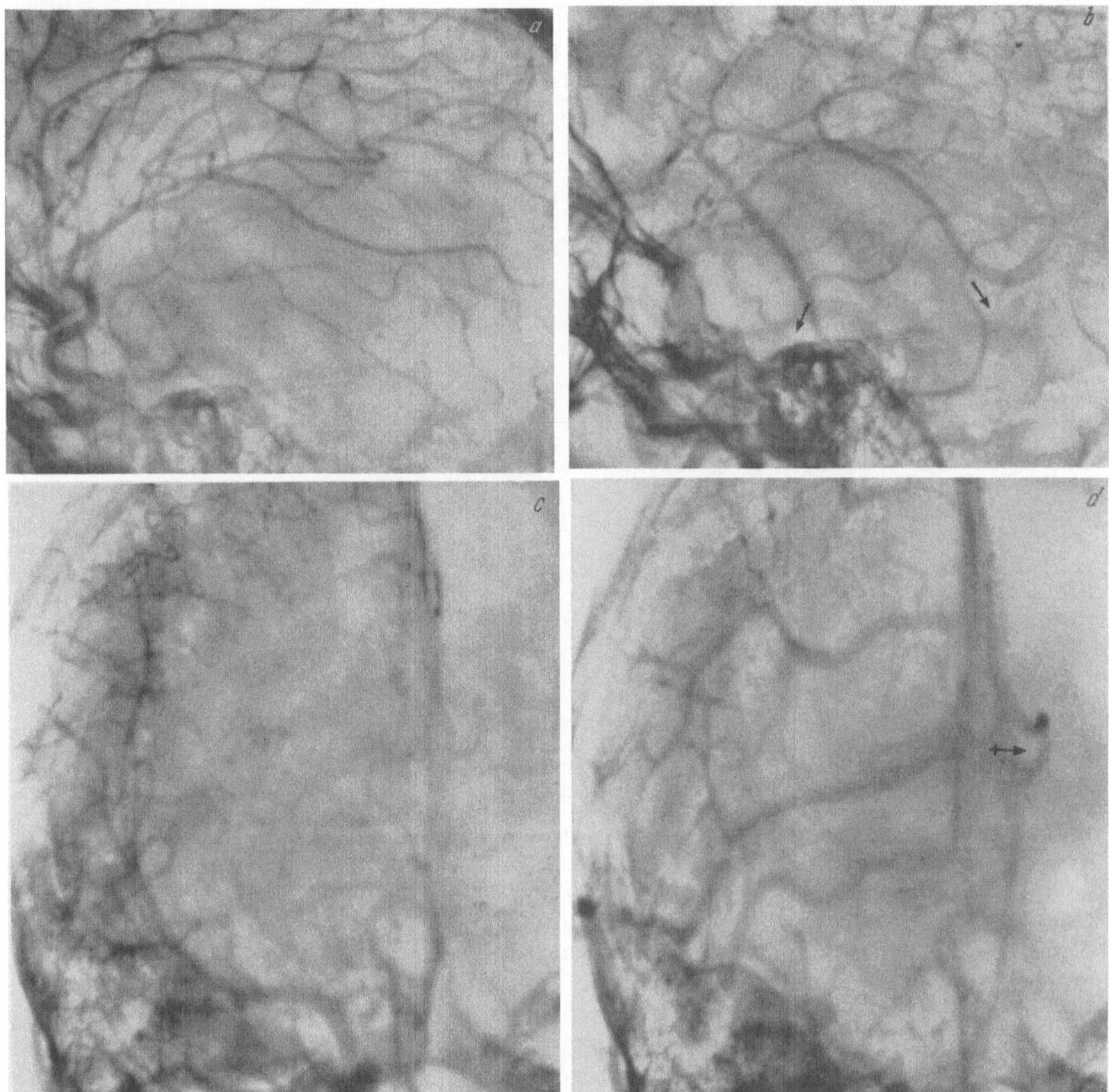

Abb. 136a—d. In die Tiefe wachsendes Gliom des Schläfenlappens. A. cerebralis media lateral verschoben. A. temporalis post. ist weniger nach oben verschoben als die übrigen Zweige der Sylviigruppe. Vena basalis ist basal verschoben (→) wie bei Tumoren in den basalen Ganglien, aber außerdem medial. A. pericallosa ist weniger verschoben als Vena cerebralis interna.

lappen liegt die V. basalis und ihre Basal- und Medialverschiebung weist darauf hin, daß der Tumor in die Tiefe reicht (Abb. 135, 136). Die V. basalis und die A. cerebralis post. haben auf der medialen Seite des Temporallappens fast den gleichen Verlauf. Die Arterie füllt sich bei der Kontrastinjektion in die Carotis int. nicht immer, während praktisch die V. basalis stets gut zu beobachten ist, weshalb das Verhalten der Vene von großem Wert ist. Die A. chorioidea ant. kann nach oben oder unten verschoben sein. Die Aufwärtsverschiebung der A. chorioidea ant. braucht jedoch nicht notwendig eine zentrale

Infiltration zu bedeuten, sondern ist nur ein Zeichen dafür, daß der Tumor weit medial liegt. Die Geschwülste, die im Pneumographieabschnitt infratemporal genannt wurden, können somit eine Aufwärtsverschiebung der A. chorioidea ant. setzen, wie ein in der mittleren Schädelgrube liegendes clinoidales Meningeom. Medial in der mittleren Schädelgruppe gelegene Prozesse führen außerdem zu einer Streckung des Carotissiphons.

Die *hinteren* temporalen Tumoren bilden eine Zwischengruppe zwischen den vorderen temporalen und den unterhalb der Fissura Sylvii liegenden parietalen und occipital gelegenen Tumoren. Die meisten erstrecken sich auch in die genannten beiden Lappen hinein. Bei den hinteren temporalen Geschwülsten ist die Sylviigruppe bogenförmig erhoben, aber die Dislokation liegt hauptsächlich oder ausschließlich weiter hinten als

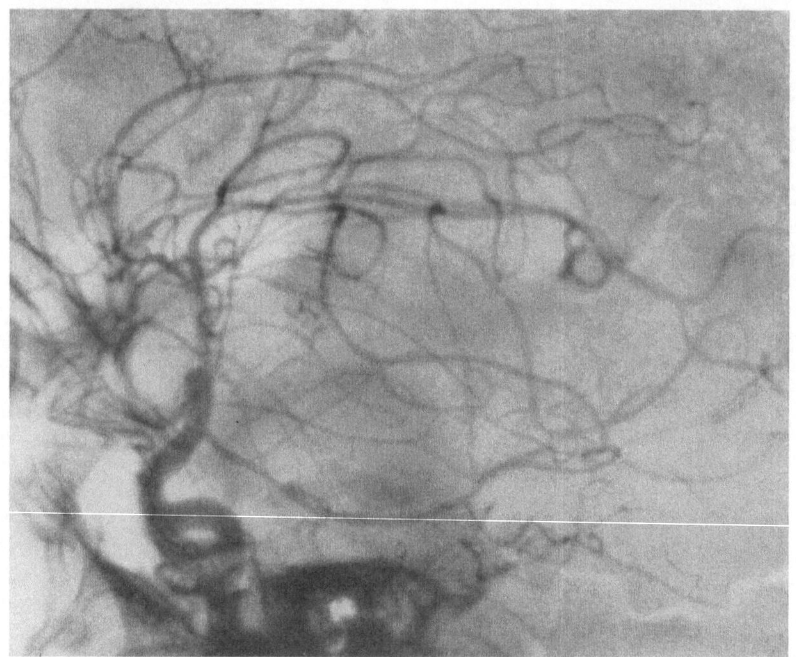

Abb. 137. Meningeom am Boden der mittleren Schädelgrube. Der Temporallappen ist nach medial geschoben. Das verursacht eine bogenförmige Verschiebung der A. cerebralis post. basalwärts, was als Zeichen eines intracerebralen Tumors mit zentraler Infiltration mißdeutet werden kann.

bei den Tumoren im vorderen Teil der Temporalgegend. In gewissen Fällen kann die gesamte Sylviigruppe und sogar der erste Teil der A. cerebralis media nach oben verschoben sein, trotzdem der Tumor gänzlich im hinteren Abschnitt des Schläfenlappens liegt. Dies scheint gewöhnlicher bei expansiv als bei infiltrativ wachsenden Tumoren zu sein und hängt wahrscheinlich damit zusammen, daß solche Tumoren das normale Hirngewebe vor sich herschieben. Eine Seitenverschiebung der A. pericallosa kann vorkommen, doch ist sie in der Regel nicht besonders groß.

Die vom Keilbeinrücken ausgehenden Meningeome geben angiographische Veränderungen, die davon abhängen, ob der Tumor im wesentlichen oben, d. h. in der vorderen Schädelgrube, gelegen ist oder hauptsächlich unterhalb des Keilbeinrückens, d. h. im vordersten Teil der mittleren Schädelgrube. Pterionmeningeome, die oberhalb des Keilbeinrückens liegen, d. h. in den vorderen Teil der Fissura Sylvii hineinwachsen, machen eine Gefäßdislokation, die mit der völlig übereinstimmt, die früher bei den frontalen, basalen, lateralen beschrieben wurde (Abb. 138): Die A. pericallosa verläuft in einem größeren Bogen als normal; sie ist seitenverschoben, was besonders von ihrem basalen Abschnitt gilt; die Gefäße im vorderen Teil der Fissura Sylvii sind etwas nach hinten unten verschoben und die aufsteigenden Äste gestreckt. Reicht der Tumor hinunter in

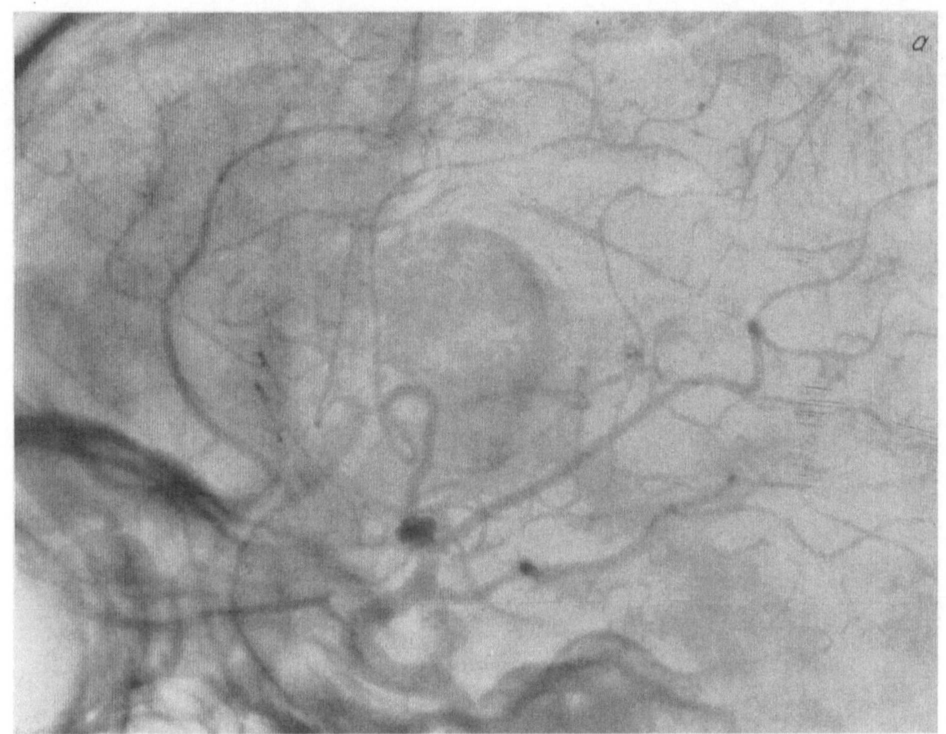

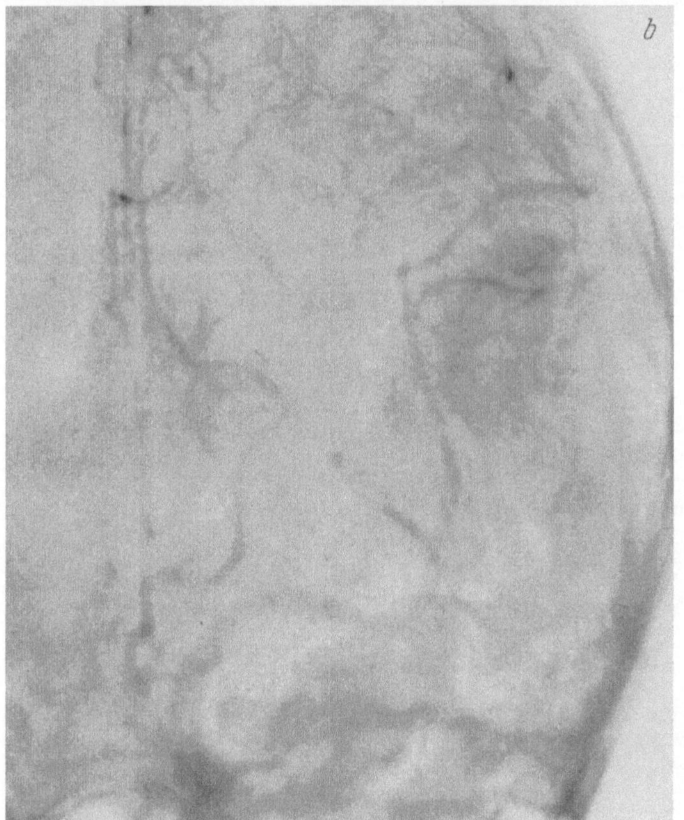

Abb. 138 a u. b. Gefäßdislokation bei basalem, lateralem, frontalem Tumor (sphärischem Pterionmeningeom) oberhalb des Keilbeinrückens gelegen (Tumorgefäße zum Teil kontrastgefüllt).

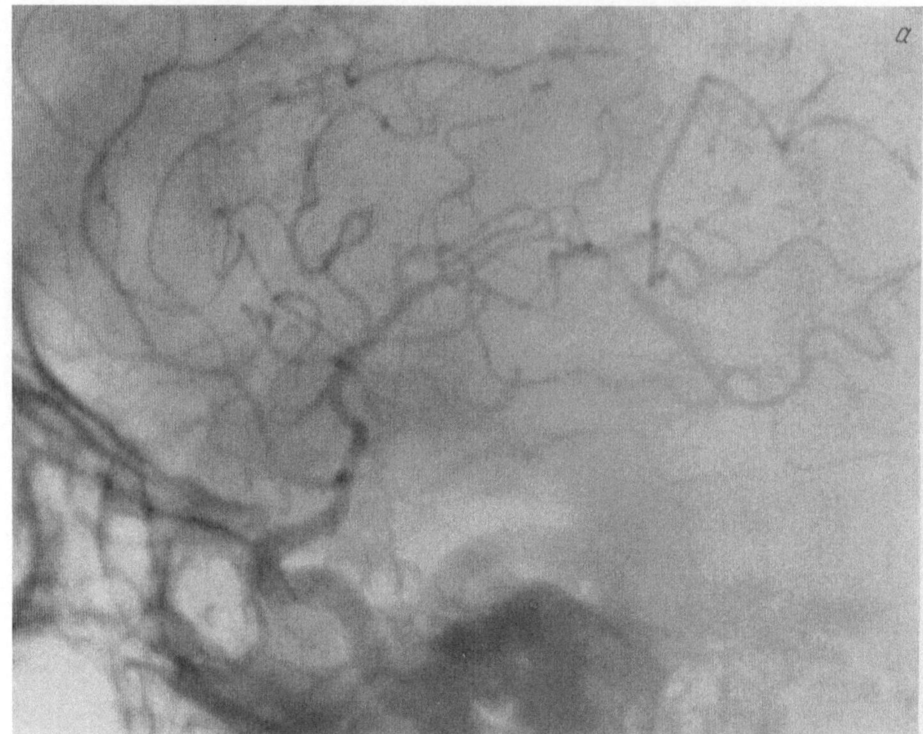

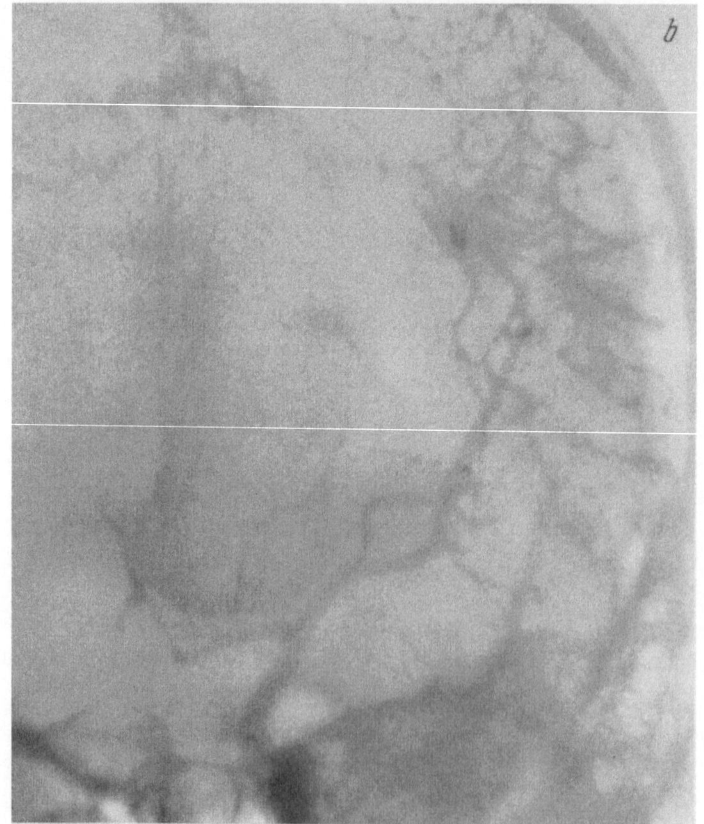

Abb. 139 a u. b.
Gefäßdislokation bei sphärischem Meningeom vom Pterion, im vorderen Teil der mittleren Schädelgrube gelegen. Der Dislokationstyp ist der, der bei vorderen temporalen Tumoren vorkommt.

den vorderen Teil der mittleren Schädelgrube, so wird der vordere Teil der Sylviigruppe mehr oder weniger medial verschoben, die Gefäße sind gestreckt, die aufsteigenden Äste können auseinandergesprengt sein, aber eine Verschiebung basal vom vorderen Teil der

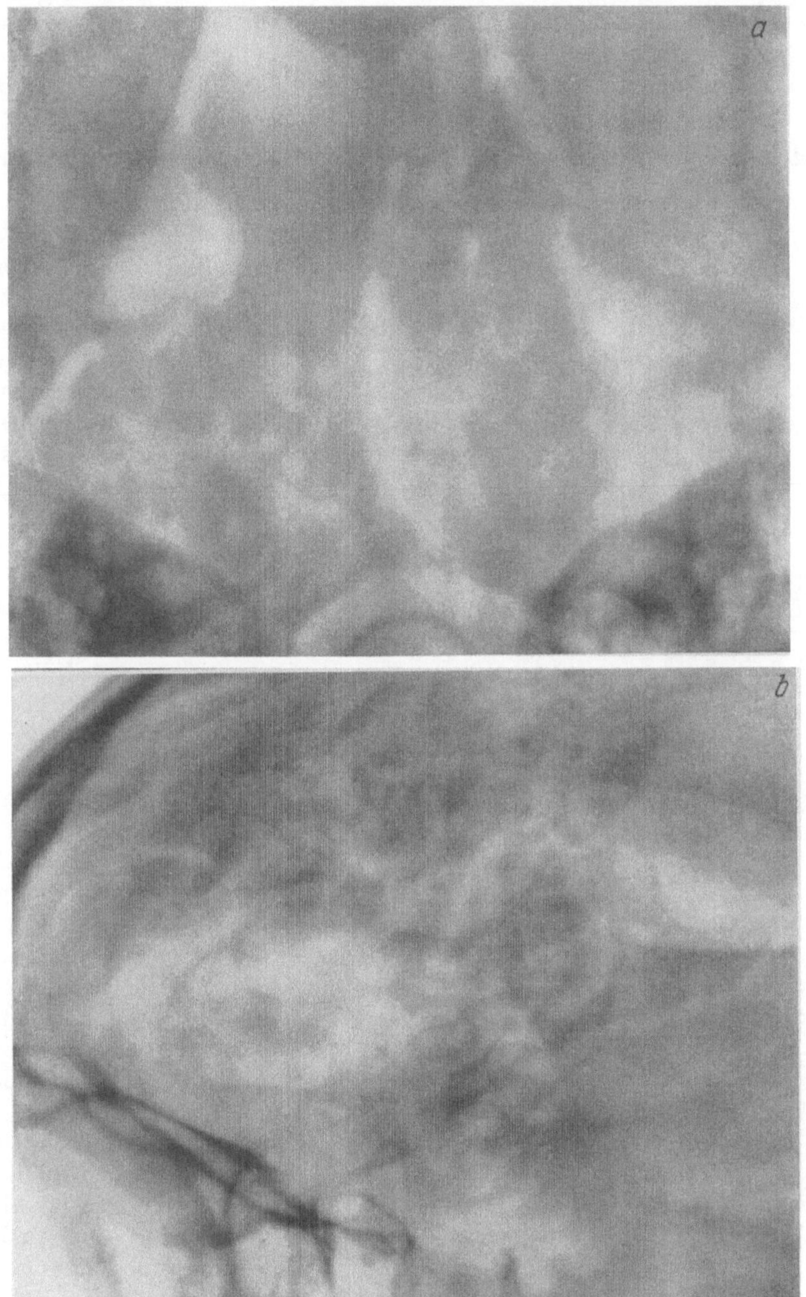

Abb. 140 a u. b. Cholesteatom im Vorderhorn.

Sylviigruppe kommt nicht mehr vor. Liegt der Hauptteil des Tumors im vorderen Teil der mittleren Schädelgrube, so erfolgt eine Gefäßverschiebung der Art, wie sie bei vorderen temporalen Tumoren beschrieben wurde (Abb. 139). Die tiefen Meningeome zeigen in der Regel einen subfrontalen Typ der Gefäßdislokation. Je geringere Tumorteile über dem Keilbeinrücken liegen, um so weniger deutlich ist diese Dislokation ausgesprochen.

Statt dessen entsteht der Dislokationstyp, der bei tiefliegenden vorderen temporalen Prozessen beschrieben wurde, d. h. das Carotissiphon ist gestreckt und die A. chorioidea nach oben gedrängt. Im allgemeinen kann man sagen, daß die temporal gelegenen Prozesse mit Angiographie nicht ebenso exakt lokalisierbar sind wie mit Pneumographie. In gewissen Fällen ergänzen sich allerdings Angiographie und Pneumographie gegenseitig. Wenn z. B. das Temporalhorn nach hinten unten und die Sylviigruppe nach oben verschoben sind, so wird der Tumor als unmittelbar unter der Fissura Sylvii befindlich exakt lokalisiert.

5. In den Seitenventrikeln gelegene (intraventrikuläre) Tumoren.

Diese Tumoren zeigen bei *Pneumographie* einen Füllungsdefekt, gewöhnlich von unregelmäßiger Form. Im allgemeinen ist es schwer, zu entscheiden, ob ein Tumor wirklich intraventrikulär liegt oder sich nur in die Seitenventrikel hinein ausbuchtet. Liegt ein größerer Teil des Tumors außerhalb des Ventrikelsystems, so verursacht indes dieser Teil des Tumors eine Verdrängung desselben. Dagegen setzen rein intraventrikuläre Prozesse keine derartige Verschiebung. Oft machen sie eine Erweiterung des Ventrikelsystems, besonders des Abschnittes, in dem die Geschwulst liegt. Der einzige intraventrikuläre expansive Prozeß, der ein typisches pneumographisches Aussehen hat, ist das Epidermoid (Cholesteatom, Abb. 140). In dem Teil des Ventrikelsystems, in dem sich ein solcher Tumor befindet, ist die Luft gewissermaßen in eine Anzahl mehr oder weniger unregelmäßige Blasen zersplittert. *Angiographisch* lassen sich Lage und Ausdehnung dieser Tumoren in der Regel nicht exakt bestimmen. Wird ein Tumor von der A. chorioidea gefäßversorgt, so ist er jedoch in der Regel intraventrikulär. Enthält der Tumor pathologische Gefäße, so können Pneumographie und Angiographie sich gegenseitig ergänzen und völlig exakte Auskünfte über Lage und Ausdehnung des Tumors liefern (Abb. 201).

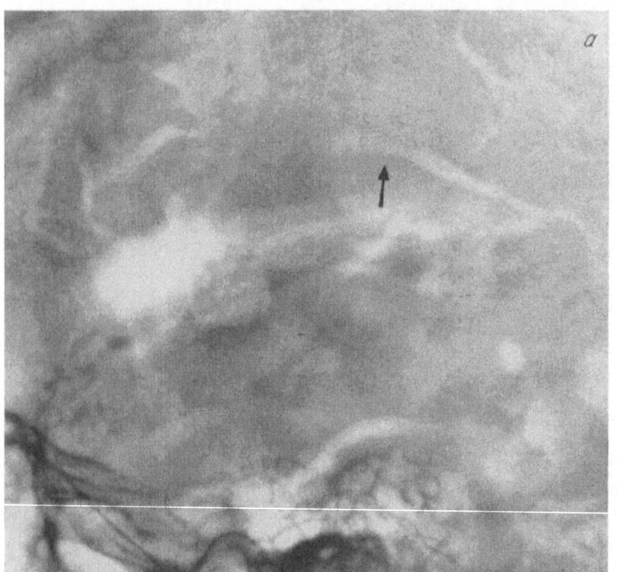

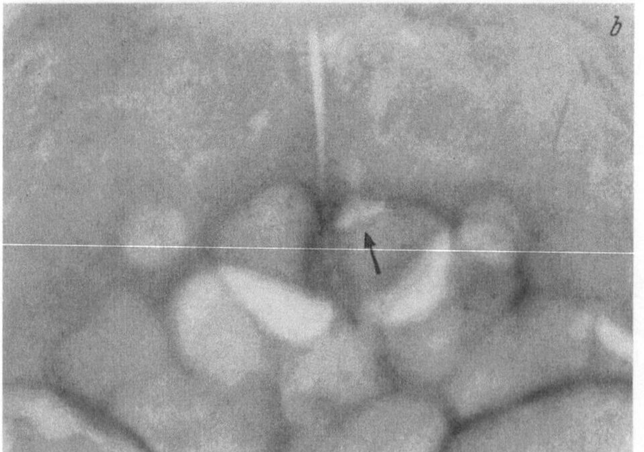

Abb. 141 a u. b. Gliom des Corpus callosum. Die Cisterna corporis callosi ist nach oben verschoben.

6. Tumoren im Corpus callosum und Septum pellucidum.

a) Pneumographie.

Ein expansiver Prozeß im Corpus callosum sprengt die oberen Teile der Seitenventrikel auseinander. Die Mehrzahl dieser Prozesse machen Gliome aus, die unregelmäßige größere oder kleinere Einbuchtungen in den Seitenventrikeln, im Vorderhorn, in der Cella media oder in beiden von ihnen verursachen. Die Radiatio corporis callosi kann manchmal das Dach der Seitenventrikel beträchtlich einbuchten, verursacht aber natürlich niemals eine Dislokation. Die Lage und das Aussehen der Cisterna corporis callosi hat große

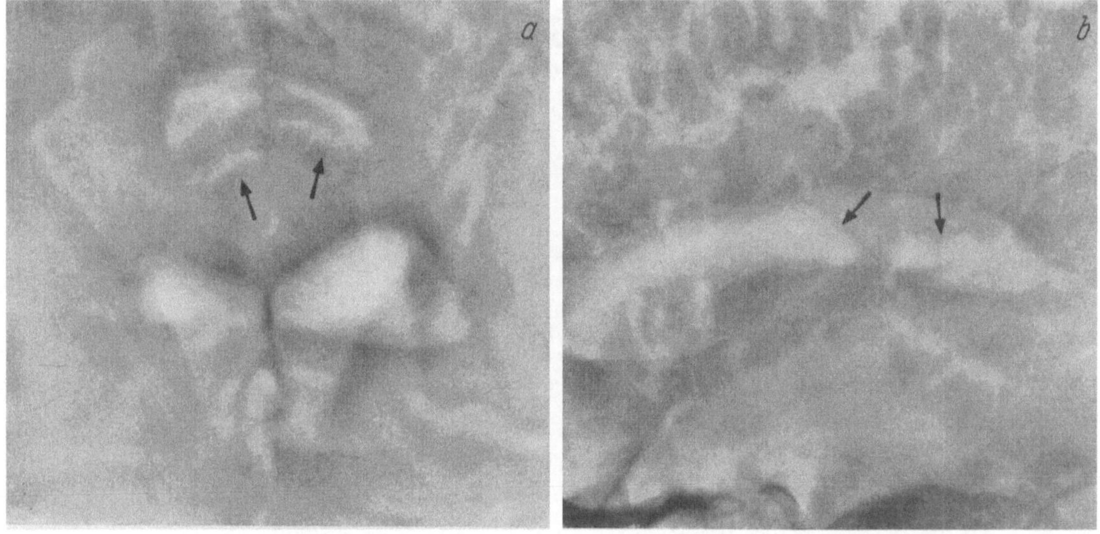

Abb. 142 a u. b.
Gliom des Corpus callosum. Der Tumor ist nach oben durch Zisternenluft abgegrenzt.

differential-diagnostische Bedeutung (Abb. 141—143, vgl. auch S. 143). Durch sog. Lipome im Corpus callosum sieht man schon bei der Untersuchung des Skeletes typische Verände-

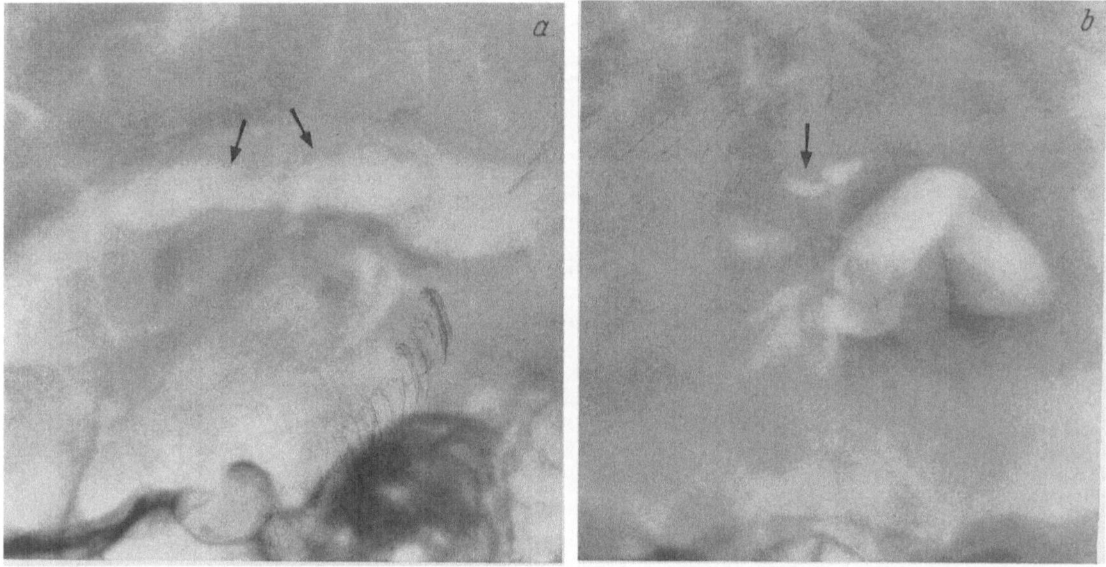

Abb. 143 a u. b. a) Im Dach des hinteren Abschnittes der Cella media befindet sich auf der rechten Seite eine unregelmäßige Einbuchtung. b) Die Cisterna corporis callosi ist auf der rechten Seite nach unten verschoben, ein Hinweis darauf, daß der intracerebrale Prozeß oberhalb der Zisterne liegt, also nicht in das Corpus callosum hinabwächst.

rungen (s. S. 42 und Abb. 46). Sie liegen in der Mittellinie und verursachen eine stets abgerundete Auseinandersprengung der oberen Teile der Seitenventrikel, die gewöhnlich den hinteren Abschnitten des Vorderhornes und den vorderen der Cella media entspricht.

Ein in gewisser Weise gleiches Aussehen können die Seitenventrikel bei Agenesie des Corpus callosum erhalten, aber in diesen Fällen fehlen die Lipomverkalkungen und in der Regel schiebt sich der 3. Ventrikel hoch zwischen die Seitenventrikel. Ein tiefsitzendes

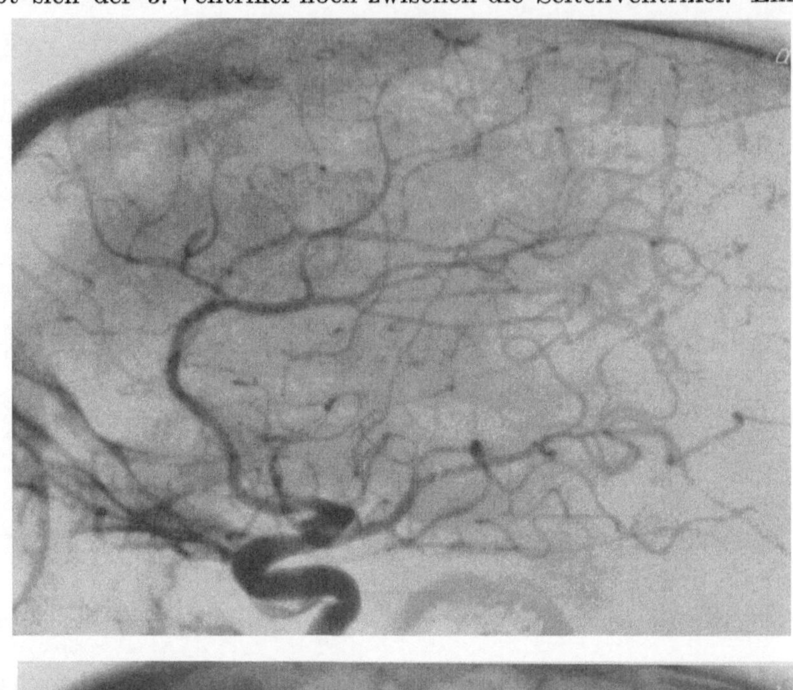

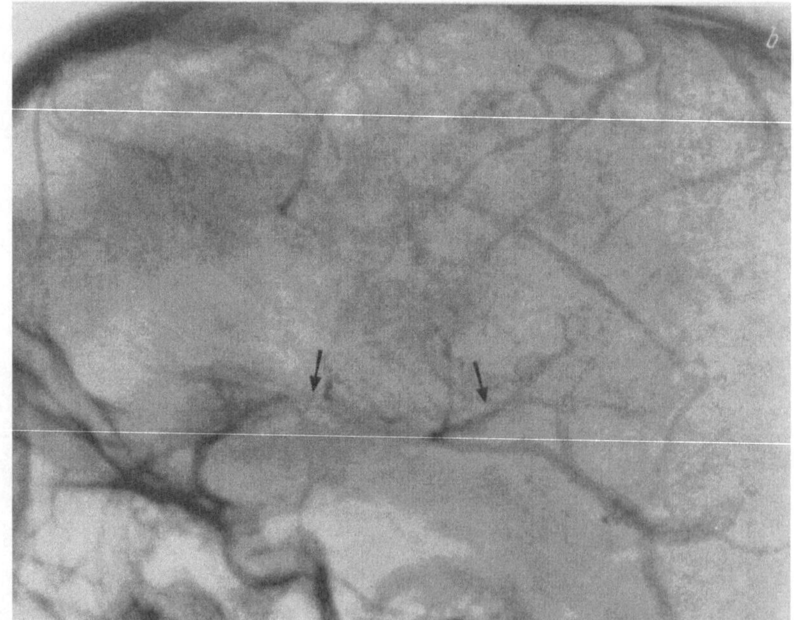

Abb. **144** a u. b. Gliom im vorderen Teil des Corpus callosum und Septum pellucidum. Dem Aussehen der Arterien nach keine exakte Lokalisation möglich, aber ein Teil der Äste der A. pericallosa ist gestreckt. Die Venendislokation zeigt die Lage des Tumors an. Die Vena strio-thalamica ist nach hinten unten mit spitzem, nach hinten offenem Winkel zwischen dieser Vene und der Vena cerebri interna verschoben. Die Venen begrenzen zusammen den Tumor nach hinten unten. Kleine pathologische Gefäße im hinteren unteren Teil des Tumors.

Falxmeningeom kann sogar einem Corpus callosum-Tumor gleichen (vgl. S. 142—143 und Abb. 149). Ein expansiver Prozeß im Septum pellucidum macht, daß das Septum dicker als normal wird; die Vorderhörner sind also auseinandergerissen. Der schmale Spalt-

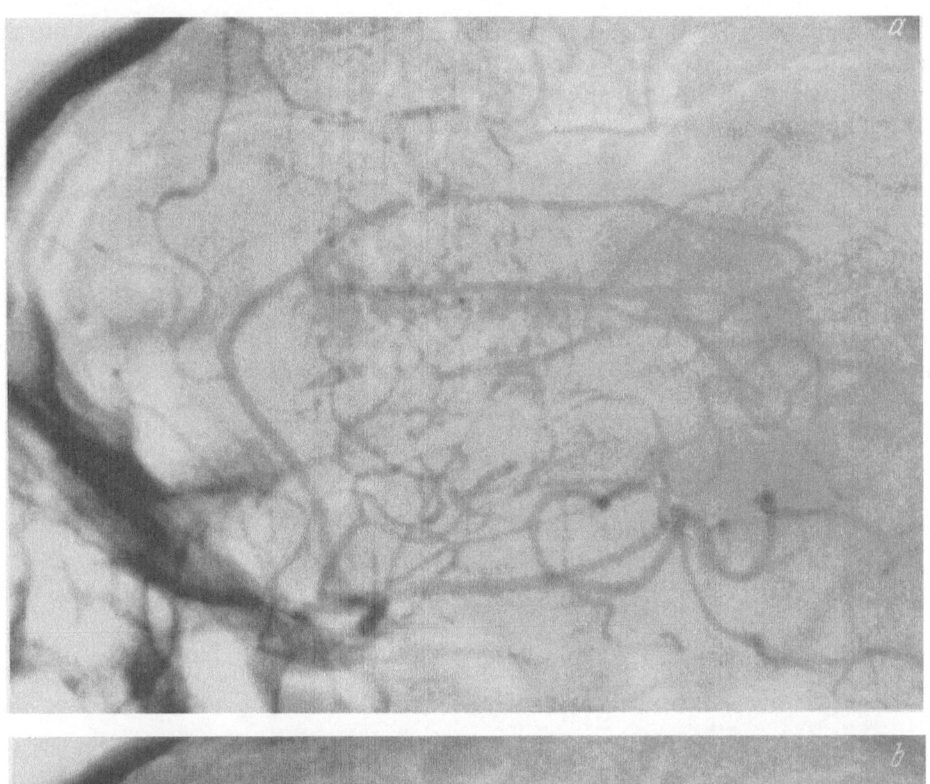

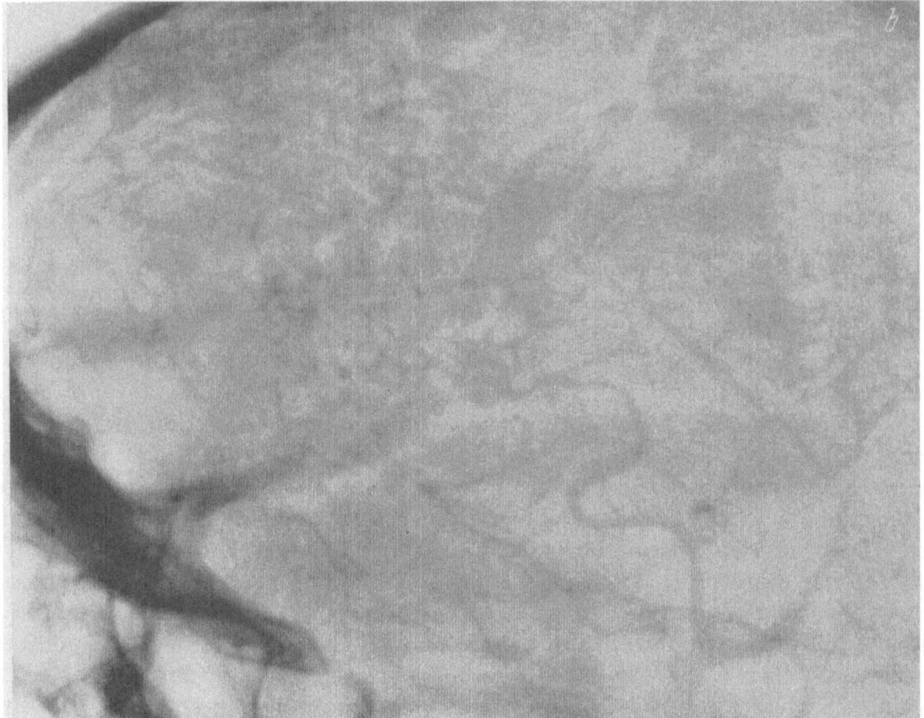

Abb. 145a u. b. Glioblastom, frontal aus der Tiefe in den vorderen Teil des Corpus callosum hineinwachsend. Zahlreiche pathologische Gefäße entleeren sich durch eine verhältnismäßig grobe Vene in die Vena strio-thalamica, die ebenso wie die Vena cerebri interna zusammengedrückt und nach hinten verdrängt ist. A. pericallosa und A. calloso-marginalis sind gestreckt (keine Seitendislokation von Arterien oder Venen).

raum, der sich normalerweise zwischen den beiden Blättern des Septums befindet, kann in gewissen Fällen größer sein und mit dem Ventrikelsystem kommunizieren. Dann bildet sich der Ventriculus septi pellucidi. Besteht dagegen keine Verbindung, so entsteht ein abgeschlossener Raum: Cysta septi pellucidi. Eine solche hat gleichmäßig gerundete Wände und dieselbe Ausdehnung wie das Septum. Ein Tumor hat dagegen in der Regel größere Ausdehnung, ist nicht ebenso symmetrisch und hat unregelmäßigere Wände. Er verursacht auch oft eine mehr oder minder hochgradige Zuklemmung des Foramen Monroi auf einer oder beiden Seiten mit einer Erweiterung der Seitenventrikel als Folge, etwas, was dagegen eine Cyste niemals tut.

b) Angiographie.

Die Arterien sind oft bei Tumoren des Corpus callosum auffallend wenig verändert. Die A. pericallosa und A. callosomarginalis können auseinandergerissen sein oder einen

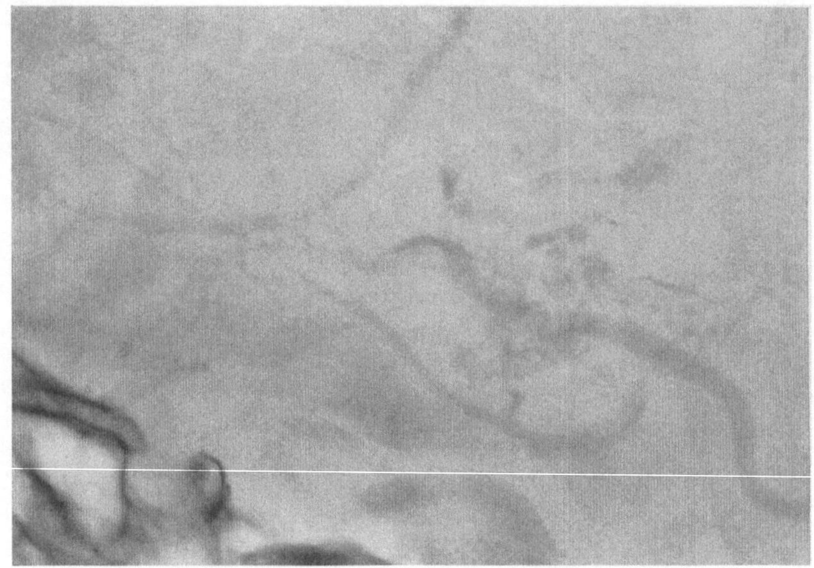

Abb. 146. Oligodendrogliom im hinteren Teil des Corpus callosum mit Verkalkungen. Die Vena cerebri interna ist gestreckt und basal verschoben.

pathologischen Verlauf nehmen, aber in vielen Fällen treten überhaupt keine Veränderungen auf. Das Verhalten der Venen dagegen ist von größerem Wert. Im *vorderen Teil* des Corpus callosum und im Septum pellucidum gelegene Tumoren machen folgende Veränderungen (Abb. 144, 145): die V. septi pellucidi wird in der Regel in einem mehr oder weniger deutlichen Bogen nach unten zu verschoben. Die V. strio-thalamica wird abwärts verschoben, wird gestreckt oder geht in einem Bogen konvex nach unten. Die genannten Venen können zusammen einen Gefäßbogen bilden, der den unteren Teil des Tumors mehr oder minder begrenzt. Auf einer Seitenaufnahme sieht die Vereinigung der V. strio-thalamica und V. cerebri interna schärfer aus als normal. Die Gefäße bilden miteinander einen spitzen, nach hinten offenen Winkel. In anderen Fällen überwiegt eine Verschiebung der V. strio-thalamica und des vorderen Teils der V. cerebri interna nach hinten. Die letztere erhält dadurch einen stärker gebogenen Verlauf. Seitenverschiebung der Venen kann vorkommen, wenn der Tumor auf beiden Seiten ungleichmäßige Ausdehnung hat, und in diesem Fall kann die Dislokation der Venen auf beiden Seiten verschiedenes Aussehen zeigen. Ein *im hinteren Teil* des Corpus callosum gelegener Prozeß wirkt hauptsächlich auf die V. cerebri interna ein, die basalwärts verschoben wird und einen mehr gestreckten Verlauf erhält (Abb. 146). Die V. strio-thalamica wird in der Regel auch beeinflußt, eventuell nach vorn oben verdrängt. Die V. septi pellucidi zeigt dagegen keine Veränderungen.

7. Falxmeningeome.

a) Pneumographie.

Im allgemeinen werden die Falxmeningeome mit anderen parasagittalen Meningeomen zu einer einheitlichen Gruppe zusammengefaßt. Das gilt sowohl von der neuroradiologischen als auch von der klinischen Literatur. Cushing behandelt jedoch die Falxmeningeome getrennt, und auch vom neuroradiologischen Gesichtspunkt aus haben sie gewisse Besonderheiten. Die Falxmeningeome kann man in 2 Gruppen einteilen: solche, die hauptsächlich vom oberen Teil der Falx ausgehen und in den Sinus hineinwachsen oder sich lateral über die Konvexität hinaus erstrecken, sowie solche, die ausschließlich an der Falx lokalisiert sind. Die 1. Gruppe macht die gleichen pneumographischen Veränderungen wie ein parasagittales Meningeom, das lateral um den Sinus longitudinalis sup. wächst. Die 2. Gruppe dagegen macht in gewisser Hinsicht andere pneumographische Veränderungen, die eine Differenzierung anderen Tumoren gegenüber gestatten. Die Meningeome, die von den tieferen Teilen der Falx ausgehen, gleichen mehr Corpus callosum-Tumoren als Meningeomen lateral vom Sinus. In einer Serie von 51 Falxmeningeomen gehörten

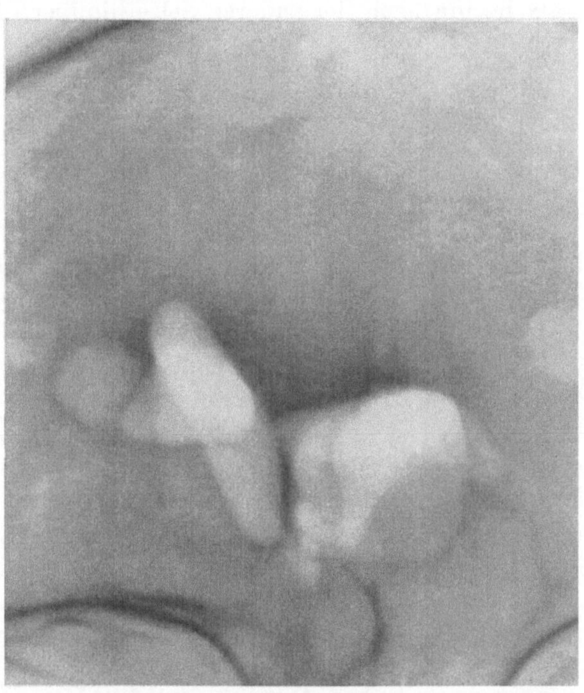

Abb. 147. Falxmeningeom auf der linken Seite. Das Dach des Seitenventrikels steht unter dem Tumor medial tiefer als lateral.

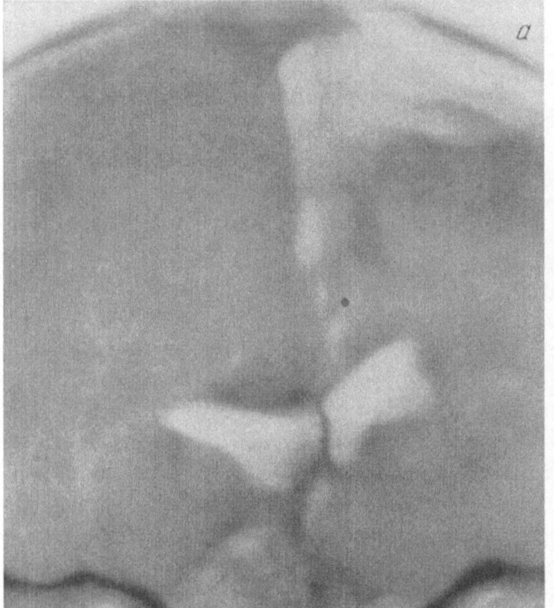

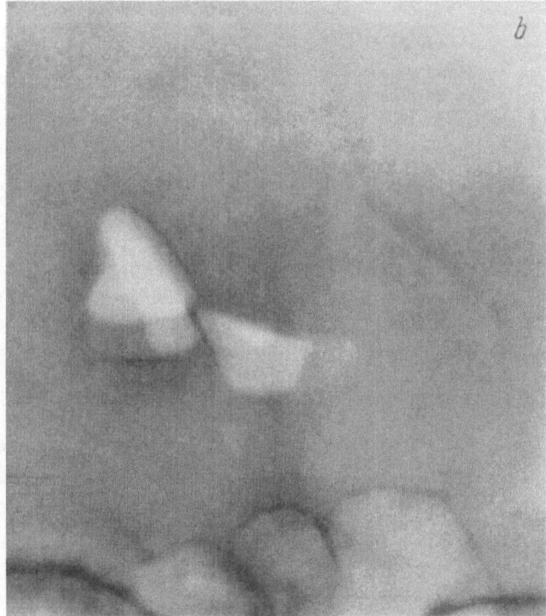

Abb. 148 a u. b. Unilaterales parasagittales Meningeom lateral vom Sinus wachsend. a) Das Dach des Seitenventrikels steht ungefähr horizontal. b) Der laterale Teil steht niedriger als der mediale (vgl. Abb. 147).

die Tumoren in 15 Fällen der 1. Gruppe an, d. h. sie wuchsen in die Falx und in den Sinus oder dehnten sich lateral aus, 36 gehörten zur 2. Gruppe, waren also ausschließlich an der Falx lokalisiert. Von den letzteren waren 16 nur auf einer Seite der Falx gelegen, während 19 bilateral waren. Die bilateralen wachsen in der Mehrzahl der Fälle durch die Falx (14 in der genannten Serie), manchmal aber auch um die untere freie Kante der Falx herum nach der anderen Seite hinüber. Die meisten Falxmeningeome sind unserer Erfahrung nach dem mittelsten Sinusdrittel entsprechend gelegen. Diese Geschwülste setzen eine Basalverschiebung des Seitenventrikels der kranken Seite mit einem gleichmäßigen, wohlabgegrenzten Eindruck in dessen Dach und kontralateraler Verschiebung des Ventrikelsystems. In der Höhe des Eindruckes, somit direkt unterhalb des Tumors, neigt sich das Dach des Seitenventrikels nach medial, d. h. der mediale Teil der oberen Kontur steht etwas tiefer als der laterale (Abb. 147). In der Mehrzahl der Fälle macht diese Neigung mehr als 10° im Verhältnis zur Horizontalebene aus. Nur in 2 Fällen, in denen die Geschwülste besonders groß waren, hatte das Dach des Seitenventrikels eine mehr horizontale Lage oder war nach außen geneigt. ParasagittaleMeningeome, die lateral um den Sinus wachsen, machen zwar eine ähnliche Veränderung des Ventrikelsystems, aber unserer Erfahrung nach steht in diesen Fällen das Dach des Seitenventrikels immer horizontal oder ist nach außen geneigt (Abb. 148). Der Winkel, den das Dach des Seitenventrikels unter dem Tumor mit der Horizontalebene bildet, muß auf Bildern mit tangentialer Strahlenrichtung gegen den tiefsten Punkt des Tumors bestimmt werden. Die Neigung des Daches an der vorderen oder hinteren Grenze des Tumors kann irreführend sein. In keinem Fall haben wir beobachtet, daß das Dach sich so neigt, daß sein medialer Teil niedriger steht als der laterale bei parasagittalen Meningeomen lateral vom Sinus oder bei den oberen Falxmeningeomen.

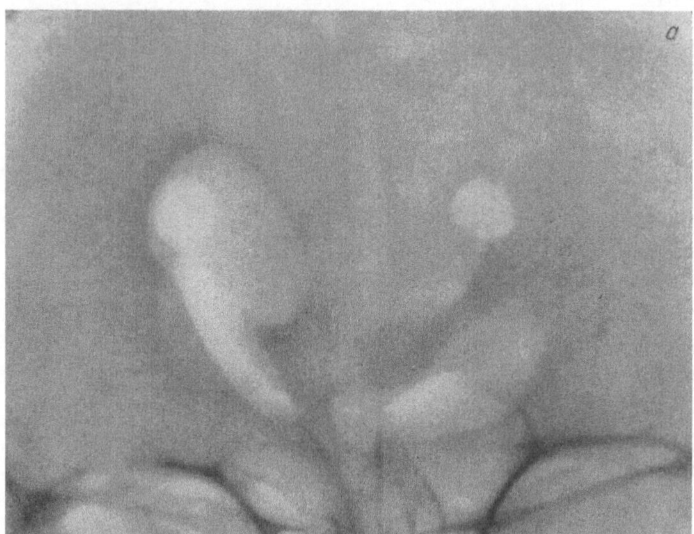

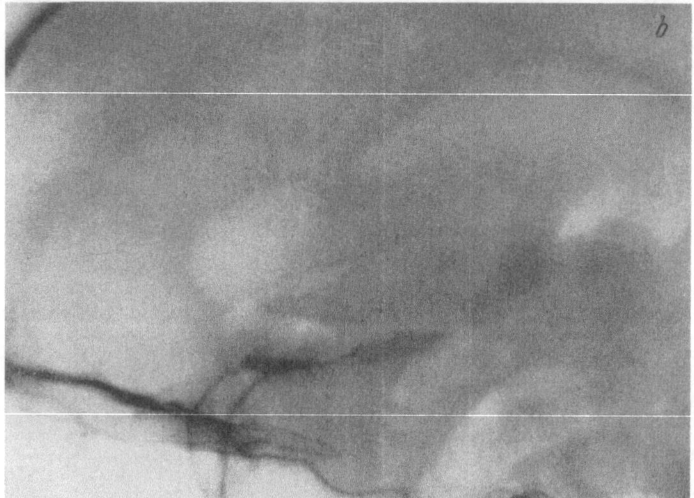

Abb. 149 a u. b. Meningeom vom unteren Teil der Falx um die freie Kante der Falx herumwachsend. Tiefe, gleichmäßige Einbuchtungen in beide Seitenventrikel. Der linke ist zum Teil fast abgeklemmt.

Besonders die Falxmeningeome, die vom unteren Teil der Falx ausgehen oder unter der freien Kante der Falx wachsen, können pneumographische Veränderungen hervorbringen, die Gliomen des Corpus callosum gleichen (Abb. 149). Diese Meningeome machen große Impressionen in den Seitenventrikeln und verschieben diese kräftig basal. Der eine oder beide Seitenventrikel können abgeklemmt werden. Die Einbuchtungen der Seitenventrikel sind stets gleichmäßig und wohlabgegrenzt beim Meningeom, beim Gliom aber gewöhnlich unregelmäßig. Finden sich Zeichen des Hineinwachsens in das Septum pellucidum, indem die Seitenventrikel auseinandergerissen sind, so ist das stets das Zeichen eines Corpus callosum-Tumors. Ist ein Seitenventrikel von einem tief liegenden Meningeom völlig abgeklemmt, so darf man das nicht als Zeichen des Einwachsens in das Septum pellucidum ansehen. In gewissen Fällen kann allerdings auch ein Corpus callosum-Gliom eine relativ regelmäßige Einbuchtung in den Seitenventrikel von fast gleichem Aussehen wie bei Falxmeningeom hervorbringen. Dann ist die einzige Möglichkeit, beide zu unterscheiden, die Untersuchung der Cisterna corporis callosi. Füllt sich diese Zisterne und erweist sie sich als unter dem Tumor gelegen, so ist damit der Corpus callosum-Tumor ausgeschlossen (Abb. 150, 151). In allen Fällen letzterer Art, die wir beobachtet haben, war die Luftfüllung an den vorderen und hinteren Kanten des Tumors zu Ende. Kann Subduralluft über den Tumor hinweg verschoben werden, so kann er nicht an der Dura lateral vom Sinus adhärent sein.

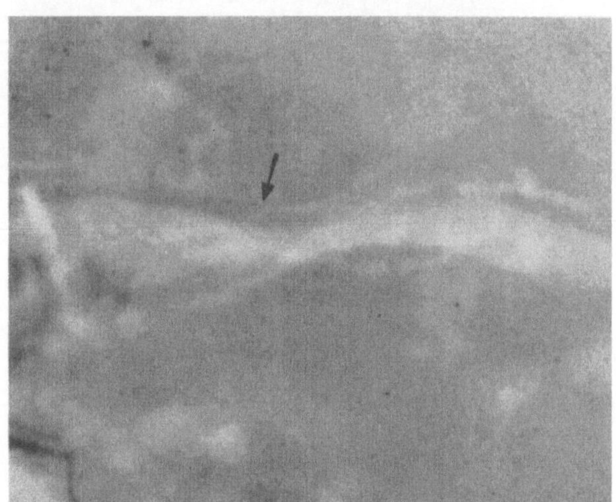

Abb. 150. Falxmeningeom verursacht eine schwache Einbuchtung in die mittleren Teile der Seitenventrikel. Die Cisterna corporis callosi ist nach unten verschoben.

Die nahezu gewöhnlichste Lokalisation des Falxmeningeoms ist nach unseren Erfahrungen die im vorderen Sinusdrittel. Die am vorderen Pol gelegenen machen eine Zurückschiebung des Vorderhornes, das die Form einer mehr oder weniger nach vorn gerichteten Schale erhält. Auch hier gilt es die gleiche prinzipielle Veränderung, nämlich daß der mediale Teil etwas stärker nach hinten geschoben ist als der laterale. Meningeome der Falx, entsprechend dem hinteren Sinusdrittel, sind relativ selten. Sämtliche Tumoren dieser Art, die wir beobachtet haben, waren groß, oft waren sie über das Tentorium hinausgewachsen; sie scheinen keine typische pneumographische Veränderung zu machen.

Die bilateralen Falxmeningeome sind in gewöhnlichen Fällen stark asymmetrisch. Gemäß unserer Erfahrung ergibt deswegen der bilaterale Tumor praktisch das gleiche pneumographische Bild wie der einseitige. Ist die Asymmetrie weniger ausgesprochen, so kann doch auch der kleinere Teil in Form einer kleinen wohlabgegrenzten Impression des Seitenventrikels auf der Seite beobachtet werden, nach welcher das Ventrikelsystem hinübergedrängt ist. Das geschieht wesentlich in den Fällen, in denen ein Tumor unter der freien Kante der Falx nach der anderen Seite hinüberwächst. Dagegen ist es selten, daß der kleinere Teil des Tumors in den Fällen nachgewiesen werden kann, in denen der Tumor die Falx durchwachsen hat. Im hinteren Teil der Falx konnten wir niemals eine bilaterale Ausbreitung nachweisen, auch wenn sie vorhanden war, was daran liegt, daß die Seitenventrikel nach hinten divergieren und hier somit weiter von der Falx abliegen. Nur die bilateralen Falxmeningeome, die im vorderen Pol liegen, machen in dem, was hierüber gesagt wurde, eine Ausnahme, indem sie beinahe in allen Fällen beide Seitenventrikel deformieren. Das hängt wahrscheinlich damit zusammen, daß die Tumoren, die wir mit einer derartigen Lokalisation zu Gesicht bekamen, alle groß waren, als sie diagnostiziert wurden, und über die freie Kante der Falx hinausgewachsen. Die lokale Einbuchtung im Seitenventrikel, die von dem kleinen Teil eines bilateralen Meningeom verursacht wird, darf nicht mit der Deformierung verwechselt werden, die eine große

Geschwulst auf einer Seite im kontralateralen Seitenventrikel verursachen kann. Diese Deformierung besteht in einer Abplattung des Seitenventrikels oder einer langgestreckten flachen Impression. Eine andere Fehlerquelle ist der Calcar avis, der, wenn der Tumor weit hinten liegt, eine Tumoreinbuchtung vortäuschen und den Eindruck eines bilateralen Tumors hervorrufen kann.

b) Angiographie.

Aus der Lage der Arterien und Venen können Falxmeningeom, Corpus callosum-Tumor oder parasagittales Meningeom lateral um den Sinus nicht voneinander getrennt werden.

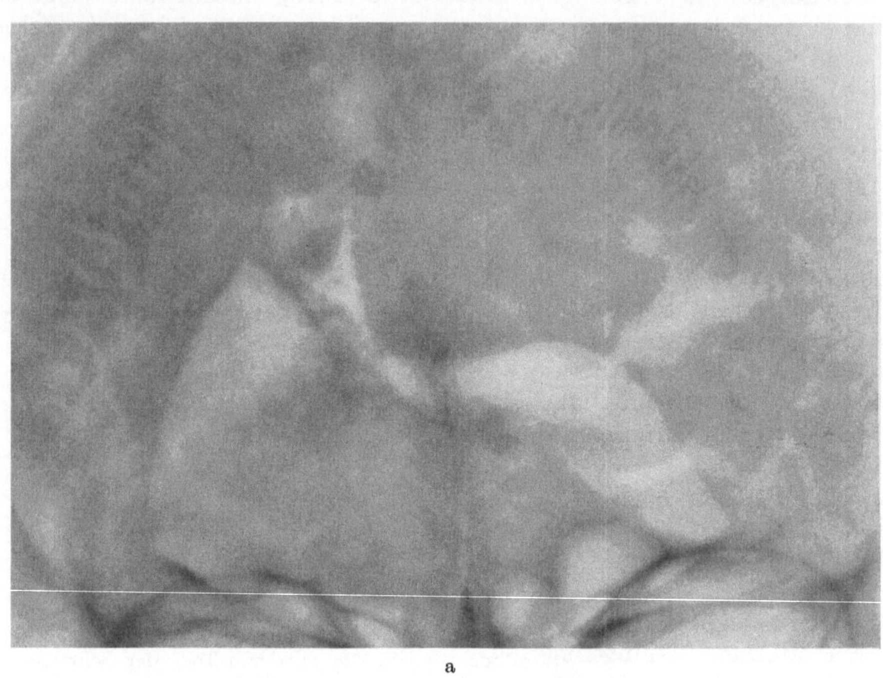

a

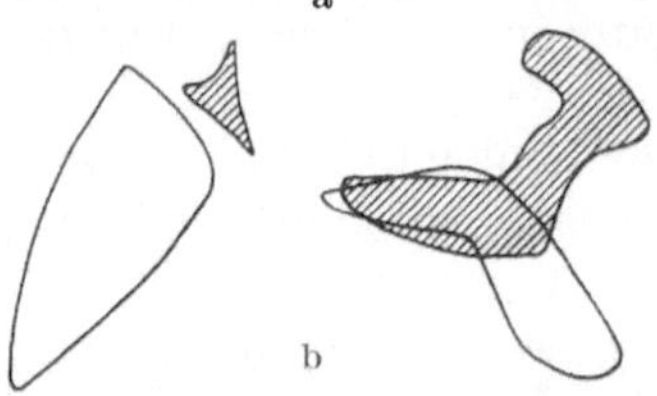

b

Abb. 151 a u. b. Falxmeningeom. Konvexitätsluft umgibt die untere Fläche des Tumors.

Das ist nur möglich, wo pathologische Gefäße im Tumor nachgewiesen werden können (Abb. 152) oder wenn er ganz oder teilweise von der Carotis externa vaskularisiert wird. Die tiefen Falxmeningeome werden gewöhnlich nicht von der Carotis externa versorgt.

8. Tumoren im Trakt des 3. Ventrikels.

Diese Geschwülste bilden keine einheitliche Gruppe, aber aus praktischen Gesichtspunkten ist es zweckmäßig, hier die eigentlichen expansiven Prozesse im 3. Ventrikel und die supraselJären Tumoren zu behandeln.

a) Pneumographie.

α) Die eigentlichen expansiven Prozesse im 3. Ventrikel.

Diese Prozesse sind mit einer Erweiterung der Seitenventrikel verbunden, die, wenn der Prozeß im hinteren Teil des Ventrikels liegt, symmetrisch ist, dagegen asymmetrisch,

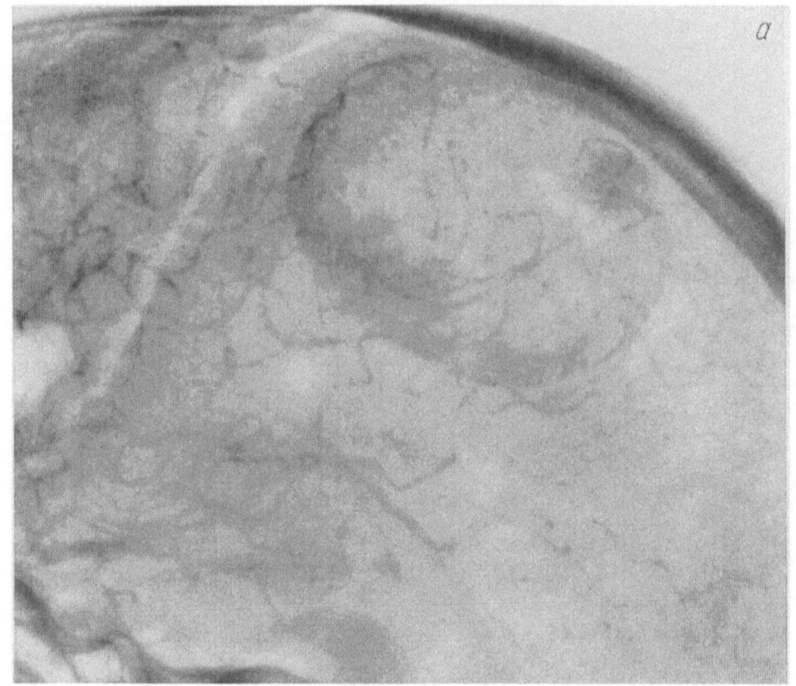

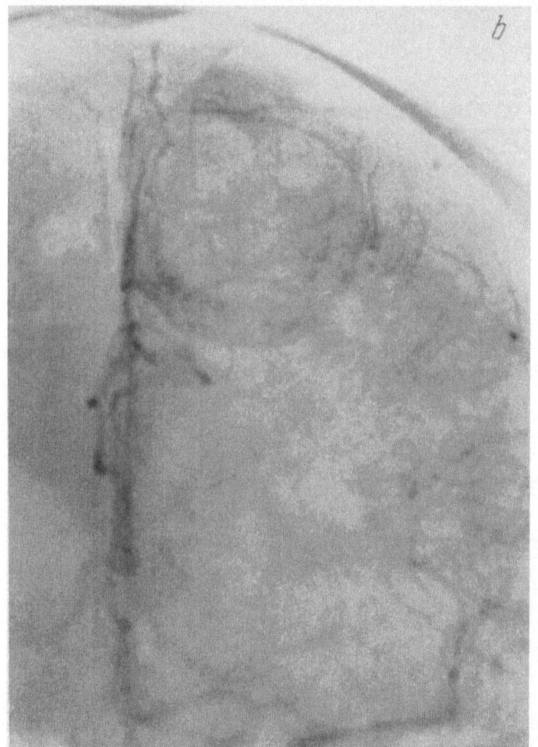

Abb 152 a u. b.

Angiographie beim Falxmeningeom. a) und b) Injektion in die Carotis interna; hauptsächlich Gefäße in der Peripherie des Tumors sind kontrastgefüllt.

wenn der Tumor so weit nach vorn liegt, daß das Foramen Monroi auf der einen Seite mehr zugeklemmt ist als auf der anderen. Foramen Monroi-Cysten setzen sehr oft eine symmetrische Erweiterung der Seitenventrikel, aber die Lage der Cysten kann doch in

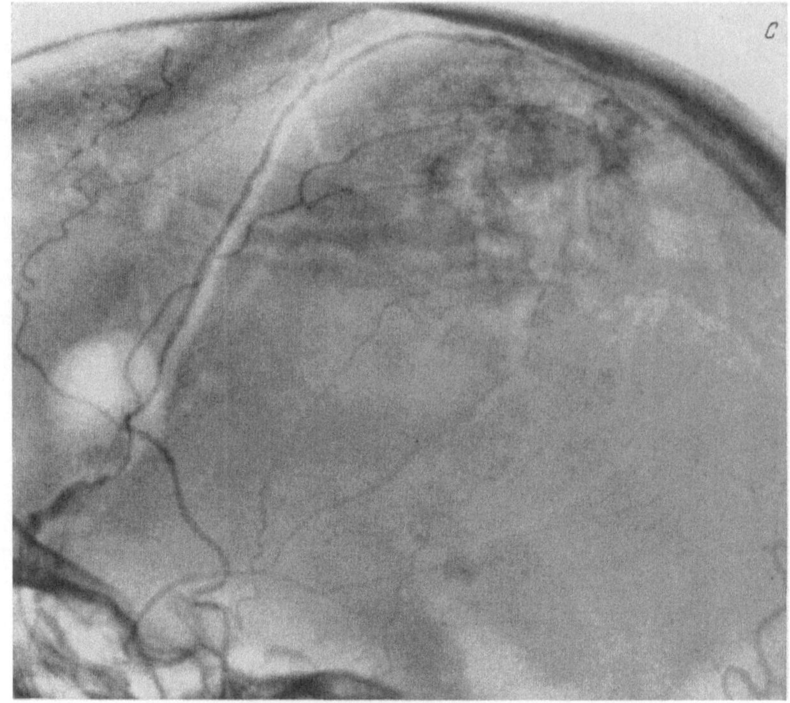

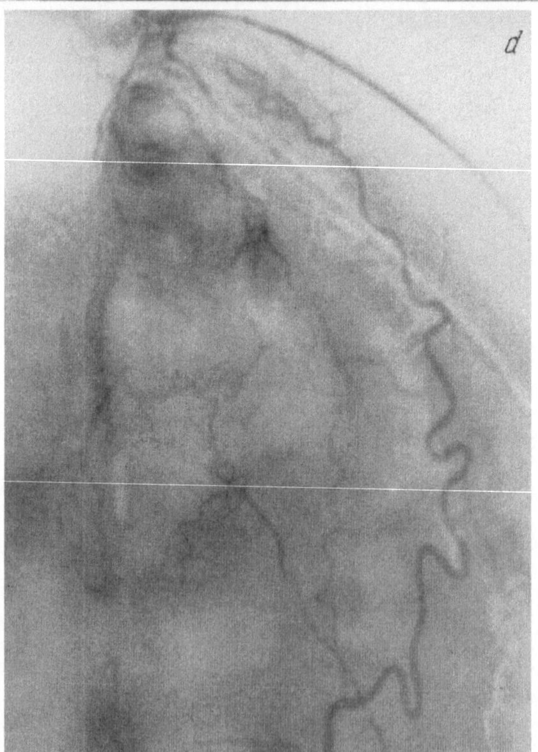

Abb. 152 c u. d.

Angiographie beim Falxmeningeom. Derselbe Fall. c) und d) Injektion in die Carotis externa; Gefäße im Zentrum des Tumors sind kontrastgefüllt.

bestimmten Fällen so sein, daß der eine Seitenventrikel mehr erweitert ist als der andere. Pneumographisch stellt sich die Cyste als ein scharf abgegrenzter Füllungsdefekt dar, unmittelbar hinter dem Foramen Monroi in der Mittellinie gelegen (Abb. 153). Oft ist er auf halbaxialen Rückenlagebildern am besten sichtbar. Voraussetzung für eine Differentialdiagnose anderen Tumoren im vorderen Teil des 3. Ventrikels gegenüber ist, daß sich wenigstens etwas Luft im 3. Ventrikel befindet. Bei Ventrikulographie kann es sehr schwer sein, eine Passage der Luft von den Seitenventrikeln zum 3. Ventrikel hinüber zu erzielen. In der Regel passiert die Luft leichter vom 3. Ventrikel zu den Seitenventrikeln als in entgegengesetzter Richtung, und nach Ansicht des Verfassers ist bei diesen Fällen deswegen die Encephalographie vorzuziehen. In der Regel reichen 10 bis 15 cm^3 Luft, die ohne Abzapfung von Liquor eingespritzt werden, um das Niederdrücken der Kleinhirntonsillen zu vermeiden.

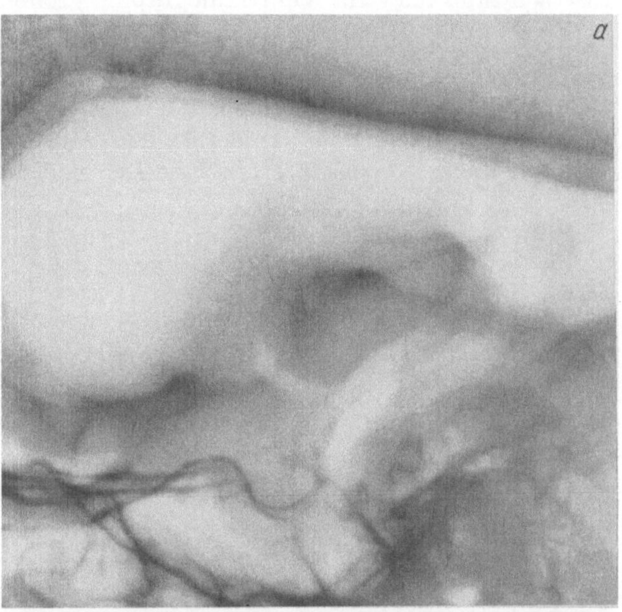

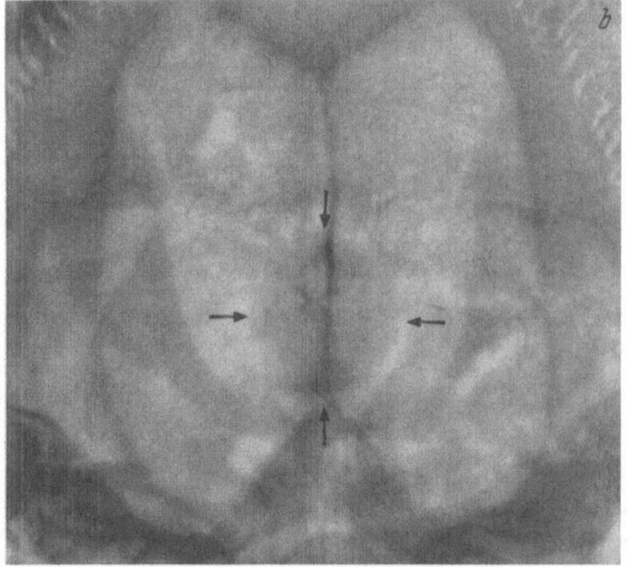

Abb. 153 a u. b. Foramen Monroi-Cyste.

Ein kleiner hinter dem Foramen Monroi gelegener Tumor ergibt einen Füllungsdefekt, der sehr wohl einer großen Massa intermedia gleichen kann. Ein Tumor von solcher Lage beeinflußt durch sein expansives Wachstum die Passage durch das Foramen Monroi, was mit einer Erweiterung der Seitenventrikel einhergeht. Derartiges kommt natürlich bei Massa intermedia nicht vor. Bei zentralen Prozessen, die zum größten Teil den 3. Ventrikel ausfüllen, buchtet sich der Tumor in der Regel auch nach oben hin aus, in den Boden eines oder beider Seitenventrikel. Eine gleiche Verschiebung des Bodens des Seitenventrikels verursacht ein Tumor im Thalamus, der außerdem den 3. Ventrikel seitwärts disloziert. Ist der Tumor größer, so können die mittleren oder hinteren Teile des 3. Ventrikels vollständig komprimiert werden. In solchen Fällen kann zwar in der Regel röntgenologisch nicht entschieden werden, ob nur ein Zusammenpressen des 3. Ventrikels vorliegt oder ob wirkliches Hineinwachsen von Tumorgewebe erfolgt ist, das den Ventrikel ausfüllt, aber das ist für das praktische Handeln ohne Bedeutung.

β) Vom Corpus pineale ausgehende Tumoren.

Diese Tumoren verursachen einen Füllungsdefekt im hinteren Teil des 3. Ventrikels. Der Defekt hat in der Regel eine vordere, ziemlich gleichmäßig abgerundete Begrenzung, aber beim Gliom kann sie unregelmäßiger sein und hängt dann oft mehr oder minder deutlich auf der einen oder anderen Seite mit dem Thalamus zusammen. Bei allen

Tumoren mit dieser Lage wird der Aquädukt am Ausgang aus dem 3. Ventrikel frühzeitig abgeklemmt. Durch Encephalographie können also nur kleine derartige Tumoren nachgewiesen werden (Abb. 156), bevor der Aquädukt noch abgeklemmt ist, bei größeren Prozessen muß man zur Ventrikulographie greifen.

γ) Supraselläre Tumoren.

Supraselläre Gliome verschieben den 3. Ventrikel nach hinten (Abb. 157) und buchten sich manchmal mehr oder minder in den vorderen Teil des 3. Ventrikels ein. Dagegen haben wir niemals beobachtet, daß sie sich von unten her zwischen den beiden vorderen Recessen in den 3. Ventrikel einbuchten. Diese sind statt dessen oft von vorn her zusammengedrückt. Bei Opticusgliom ist es oft unmöglich, mehr als den hinteren Teil der suprasellären Zisternen zu füllen. Bei Hypothalamusgliom können die suprasellären Zisternen gewöhnlich in größerem Ausmaß gefüllt

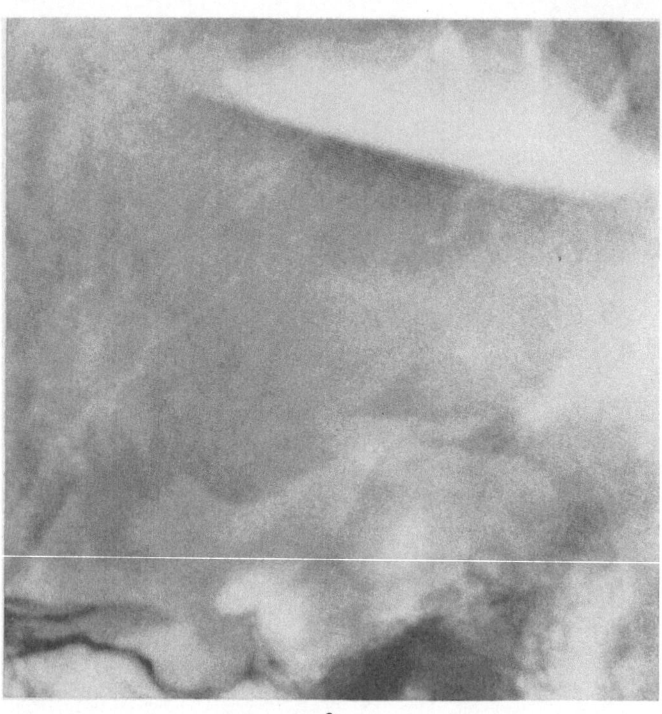

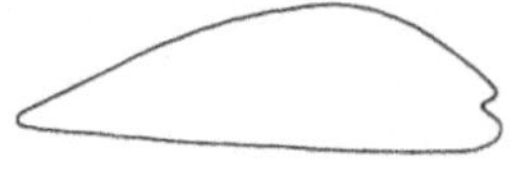

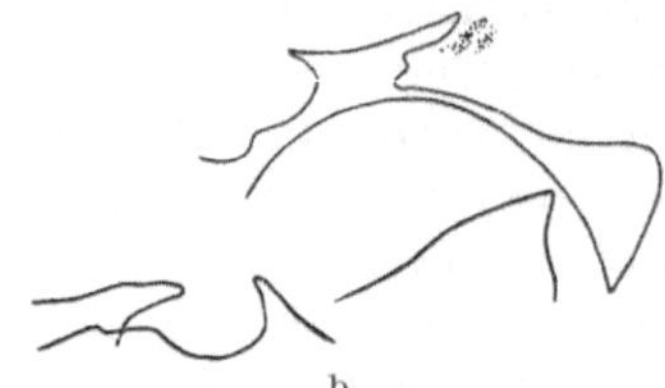

a b

Abb. 154 a u. b. Encephalographie: Tumor im oberen Teil des 3. Ventrikels unmittelbar hinter dem Foramen Monroi. Der ganze 3. Ventrikel ist nach unten verschoben. Luft geht durch das Foramen Monroi hinauf zu den Seitenventrikeln, die ziemlich stark dilatiert sind. Die Veränderung im 3. Ventrikel gleicht in gewisser Weise einer großen Massa intermedia, unterscheidet sich aber von dieser dadurch, daß sie mehr unregelmäßig ist, daß der 3. Ventrikel verschoben ist sowie daß die Seitenventrikel als Zeichen für ein Passagehindernis im Foramen Monroi erweitert sind.

werden, wenn auch mit Schwierigkeit. Sie sind dann gegen das Diaphragma sellae niedergedrückt (Abb. 158).

Ein Sellatumor, der suprasellär nach oben wächst, drängt die basalen Zisternen auseinander (Abb. 159—161). Die Luft in der Cisterna pontis geht hinauf in die Cisterna intercruralis und geht dann entweder in einem nach oben konvexen Bogen weiter zum vorderen Teil der Sella oder, wenn der Tumor größer ist, nur an den Seiten zum vorderen Teil der Sella. Die gewöhnlichste Veränderung des 3. Ventrikels besteht darin, daß er nach hinten oben verschoben ist. Der Tumor verursacht somit eine Einbuchtung des 3. Ventrikels, die zwischen Recessus chiasmatis und infundibulae gelegen ist und diese auseinandersprengt. Das Aussehen des 3. Ventrikels gestattet deshalb in vielen Fällen eine Differentialdiagnose zwischen intracerebralen und extracerebralen suprasellären Prozessen. Ist der Tumor groß, so kann die Verschiebung und Kompression des vorderen Teiles des 3. Ventrikels indes auch bei den extracerebralen so hochgradig sein, daß es nur möglich ist, einen kleinen Teil des 3. Ventrikels nahe dem Foramen Monroi zu füllen, und unter solchen Umständen bleiben keine differentialdiagnostischen Kennzeichen übrig, sofern die Zisternen nicht gefüllt werden können. Die Seitenventrikel sind bei supra-

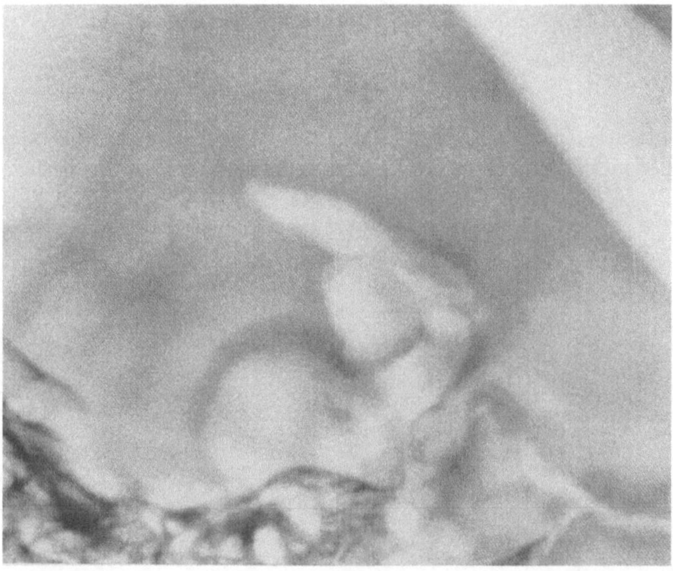

Abb. 155. Encephalographie: Im vorderen Teil des 3. Ventrikels besteht ein unregelmäßiger Füllungsdefekt infolge eines Hypothalamusglioms. Luft passiert aufwärts in die stark dilatierten Seitenventrikel.

sellären Prozessen gewöhnlich etwas dilatiert, aber die Dilatation pflegt nicht hochgradig zu sein. Sind die Tumoren klein, so ist das Ventrikelsystem überhaupt nicht verändert,

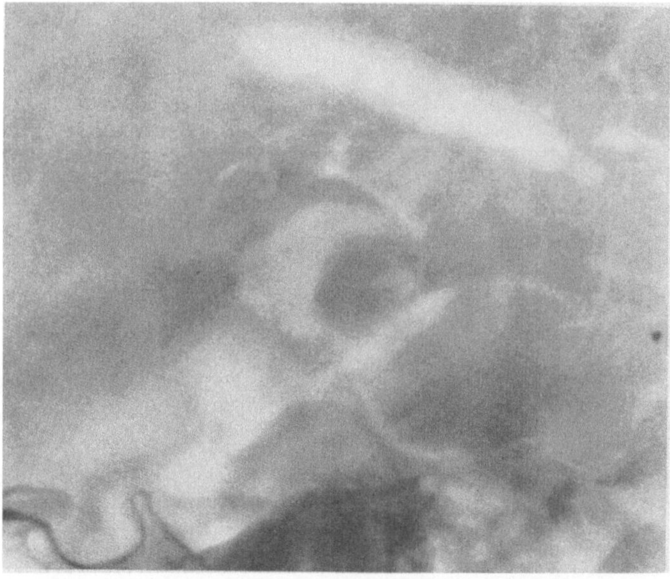

Abb. 156. Encephalographie: Kleines Pinealom verursacht einen Füllungsdefekt im hinteren Teil des 3. Ventrikels und Streckung des Aquädukts.

also auch nicht der 3. Ventrikel. Eine Untersuchung der suprasellären Zisternen ist in diesen Fällen nötig, damit der Prozeß überhaupt beobachtet werden kann. Zur genauen Bestimmung der exakten Lage eines suprasellären Prozesses müssen die Zisternen ebenfalls untersucht werden. Die Untersuchung muß somit in Form der Encephalographie geschehen. Was über die Möglichkeit gesagt wurde, den 3. Ventrikel bei Foramen Monroi-Cysten zu füllen, gilt auch für diese Fälle, nämlich daß die Luft leichter vom 3. Ventrikel zu den Seitenventrikeln dringt als umgekehrt, weswegen auch die Untersuchung des Aussehens des 3. Ventrikels sicherer mit Encephalographie gemacht wird (Abb. 167).

b) Angiographie.

Man ist der Ansicht, daß die zentralen Tumoren praktisch niemals zu einer Gefäßdislokation führen, die für eine exakte Diagnose ausreicht. Dies gilt indessen nur, wenn

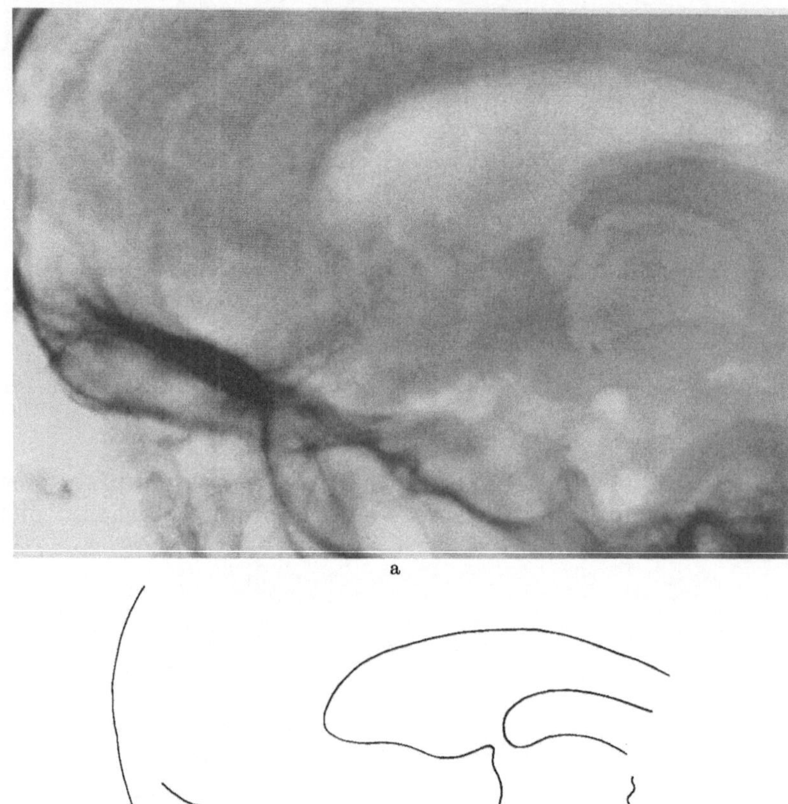

a

b

Abb. 157 a u. b. Encephalographie: Der vordere Teil des 3. Ventrikels ist deformiert und etwas nach hinten verschoben durch ein Hypothalamusgliom. Die suprasellaren Zisternen sind nur unbedeutend betroffen. Druckveränderungen in der Sellaregion.

man nur auf das Aussehen der Arterien achtet. Es kommen doch gewisse allgemeine Arterienveränderungen vor. Hat der Tumor eine derartige Lage und Größe, daß eine Erweiterung der Seitenventrikel zustande kommt, verläuft die A. pericallosa in einem weiteren Bogen als normal und die Sylviigruppe ist etwas gestreckt sowie eventuell lateral verdrängt. Einseitige Tumoren können jedoch auch eine Seitenverlagerung der A. pericallosa setzen und in solchen Fällen erhält man also eine Aufklärung darüber, daß die vorliegende Erweiterung des Ventrikelsystems nicht von einem pathologischen

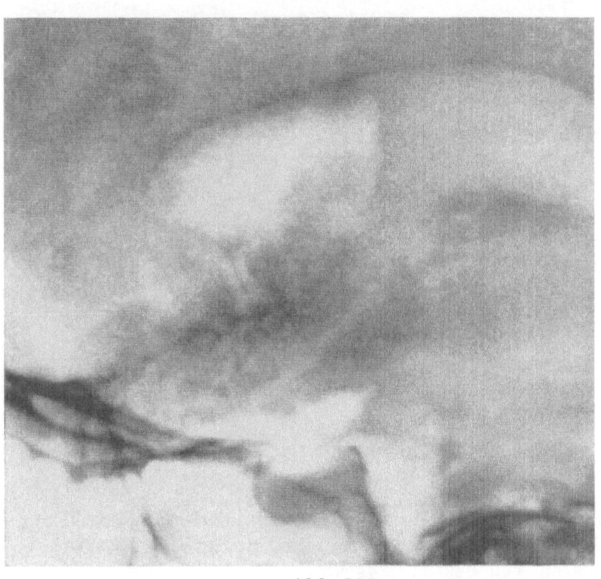

Abb. 158.

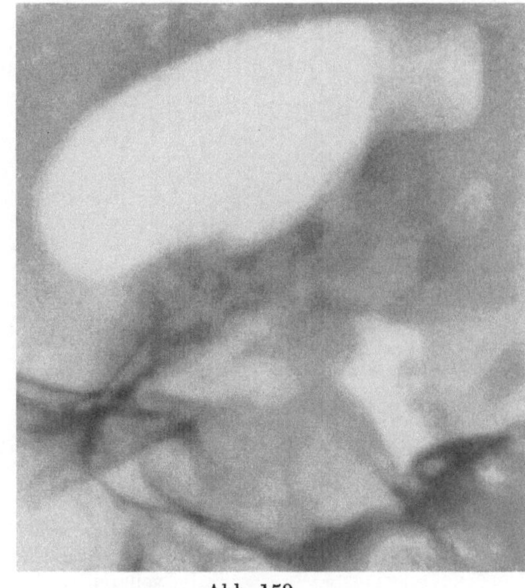

Abb. 159.

Abb. 158. Intracerebraler suprasellarer Tumor, der das Vorderhorn von unten her abplattet und die suprasellaren Zisternen gegen die Sella hinabdrückt.

Abb. 159. Intrasellares Adenom, das mit einem kleinen Ausläufer suprasellar hinaufwächst. Der suprasellare Teil des Tumors ist durch Zisternenluft abgegrenzt. Er macht auch eine kleine Einbuchtung in den Vorderabschnitt des 3. Ventrikels zwischen Recessus opticus und Infundibulae (Encephalographie).

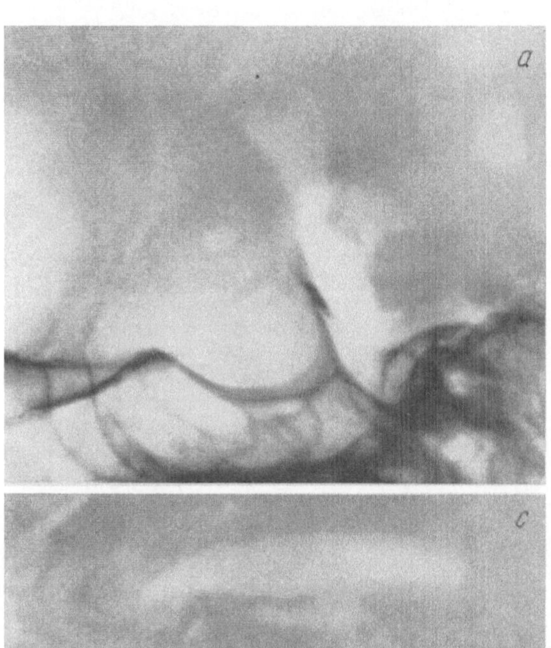

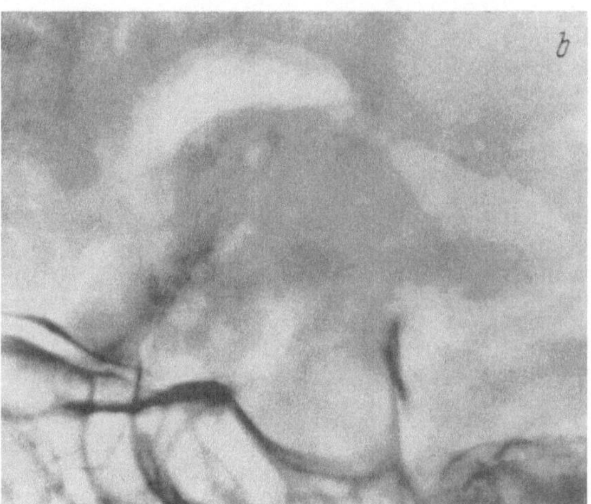

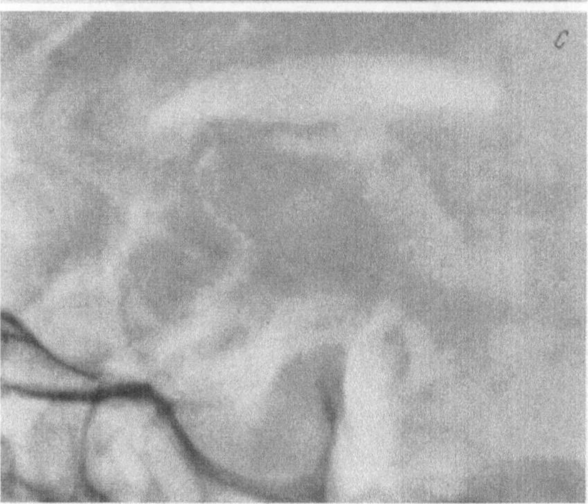

Abb. 160a—c. Intrasellarer Tumor mit suprasellarer Ausbreitung. Encephalographie: a) Relativ geringe Mengen Luft sind in die Cisterna pontis und interpeduncularis eingespritzt. Diese Luft folgt der hinteren und oberen Fläche des Tumors. b) Kopflage verändert, so daß die injizierte Luft in das Ventrikelsystem eindringt. Die Einbuchtung des Tumors in den vorderen Abschnitt des 3. Ventrikels und die unteren Teile des Vorderhorns sind dargestellt. c) Da weitere Luft in die Zisternen eingespritzt wurde, verdeckt die in der Cisterna fissurae Sylvii befindliche Luft teilweise den Tumor und man erhält keinen so deutlichen Aufschluß über die Ausdehnung des Tumors.

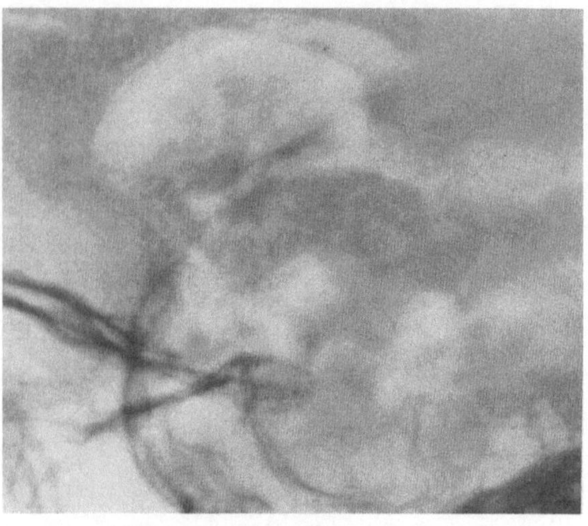

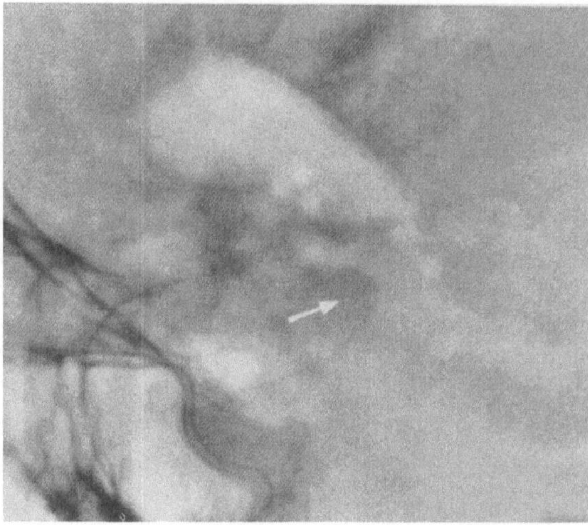

Abb. 161. Abb. 162.

Abb. 161. Chromophobes Adenom, aus der Sella hinaufwachsend und den vorderen Abschnitt des 3. Ventrikels nach oben verschiebend. Die Luft in suprasellaren Zisternen grenzt die Verbindung zwischen dem suprasellaren und intrasellaren Teil des Tumors ab.

Abb. 162. Ganz suprasellar gelegenes Craniopharyngeom, das sich zwischen den beiden vorderen Rezessen in den 3. Ventrikel einbuchtet. Abwärts gegen die Sella wird der Tumor von Luft in den suprasellaren Zisternen abgegrenzt.

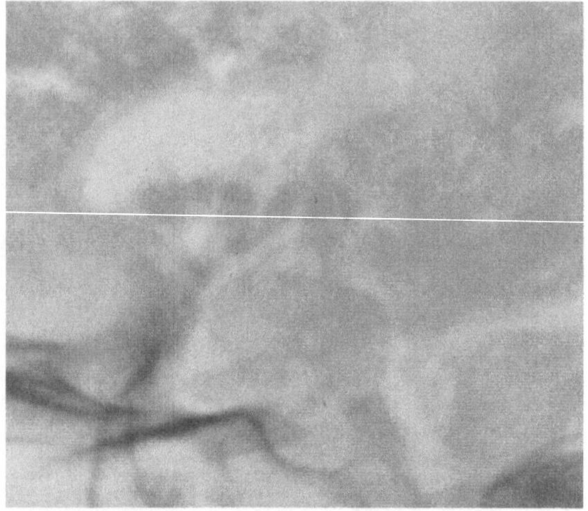

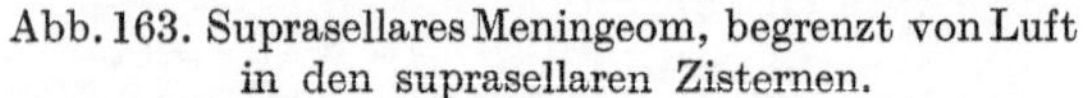

Abb. 163. Suprasellares Meningeom, begrenzt von Luft in den suprasellaren Zisternen.

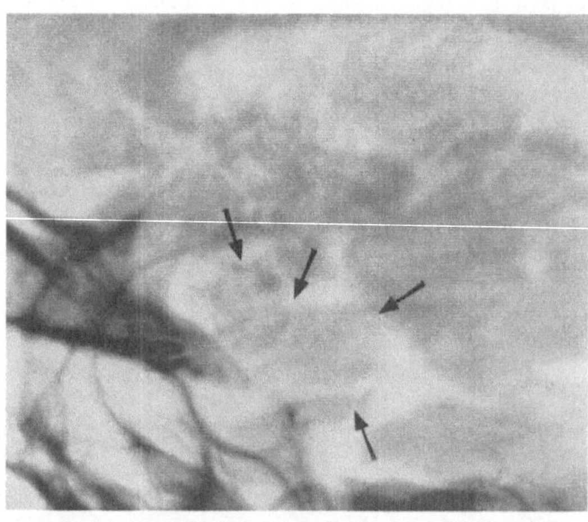

Abb. 164. Haselnußgroßes suprasellares Meningeom.

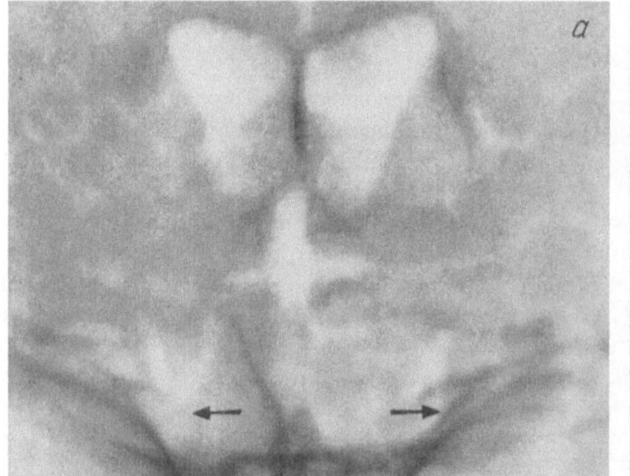

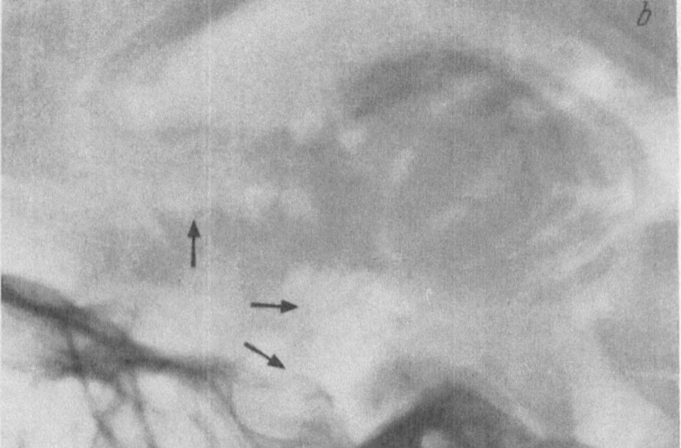

Abb. 165 a u. b. Meningeom über dem Planum sphenoidale. Der Tumor buchtet sich von vorn in die suprasellaren Zisternen ein, er wird nach oben von Subarachnoidalluft begrenzt, ebenso nach den Seiten (Knochenveränderung am vorderen Teil des Planum sphenoidale).

Prozeß in der hinteren Schädelgrube herrührt, sondern von einem, der oberhalb des Tentoriums liegt. Die zentralen Venen können allerdings wertvolle Aufschlüsse liefern und in bestimmten Fällen den Tumor relativ exakt lokalisieren lassen. Die V. cerebralis int. ist oft seitenverschoben, selbst wenn eine Seitenverschiebung der A. pericallosa nicht vorliegt (Abb. 168). Auch die V. basalis kann seitenverschoben sein. Liegt der Tumor hauptsächlich in der Mittellinie, so entsteht indessen keine Seitenverschiebung der Venen. Supraselläre intracerebrale Prozesse verschieben die V. cerebralis int. nach oben, besonders ihren vorderen Teil, und diese Vene und die V. striothalamica werden so aneinandergedrückt (Abb. 169), daß zwischen ihnen ein nach hinten offener relativ spitzer Winkel entsteht. (Ein solcher Winkel bildet sich auch bei vorderen Corpus callosum-Tumoren, beruht da aber auf einem Hinabdrücken der V. striothalamica.) Die V. basalis ist gestreckt und basalwärts verschoben. Ein extracerebraler supraselläres Prozeß dagegen verschiebt die V. basalis

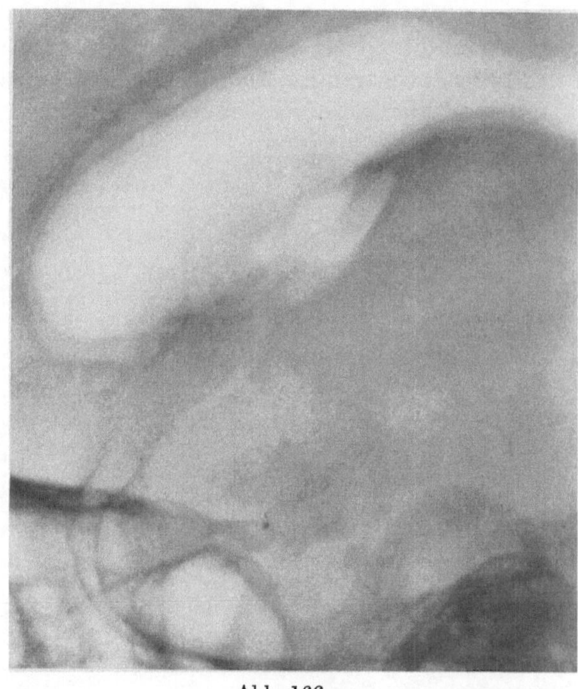

Abb. 166.
Noduläre, suprasellare Verkalkungen. Bei Pneumographie füllt sich nur ein kleiner Teil des 3. Ventrikels nahe dem Foramen Montoi. Differentialdiagnose zwischen Craniopharyngeom und suprasellarem Gliom ist in solchen Fällen röntgenologisch unmöglich (Druckveränderungen in der Sellaregion).

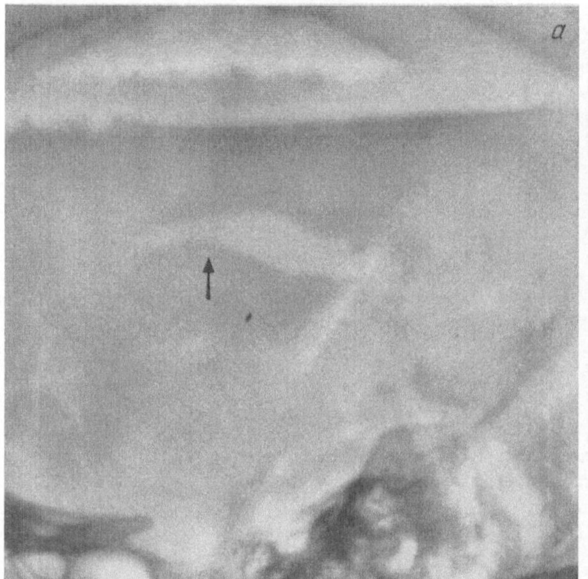

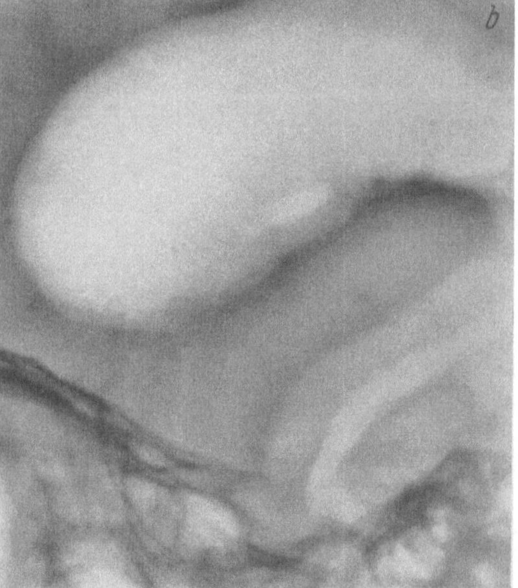

Abb. 167a u. b. a) Encephalographie: Luft passiert durch 4. Ventrikel. Aquädukt zum hinteren oberen Teil des 3. Ventrikel. Im unteren Teil des 3. Ventrikels buchtet sich ein Tumorpol hervor. Die Luft dringt durch das Foramen Monroi hinauf in die stark erweiterten Seitenventrikel. b) Derselbe Patient; Ventrikulographie: Keine Luft dringt durch das Foramen Monroi hinaus. Wäre nur allein Ventrikulographie gemacht worden, so wäre eine exakte Lokalisation des Tumors unmöglich gewesen und man hätte eine fehlerhafte Ansicht über die Ausdehnung des Tumors erhalten.

aufwärts. Die Vena basalis wird auch bei tiefenwärts infiltrierenden temporalen Tumoren nach unten verschoben und gestreckt, in diesem Fall aber ist die Vene gleichzeitig medialwärts verdrängt. Bei den eigentlichen zentralen Prozessen ist die Vene dagegen entweder nicht seitenverschoben oder lateral verschoben.

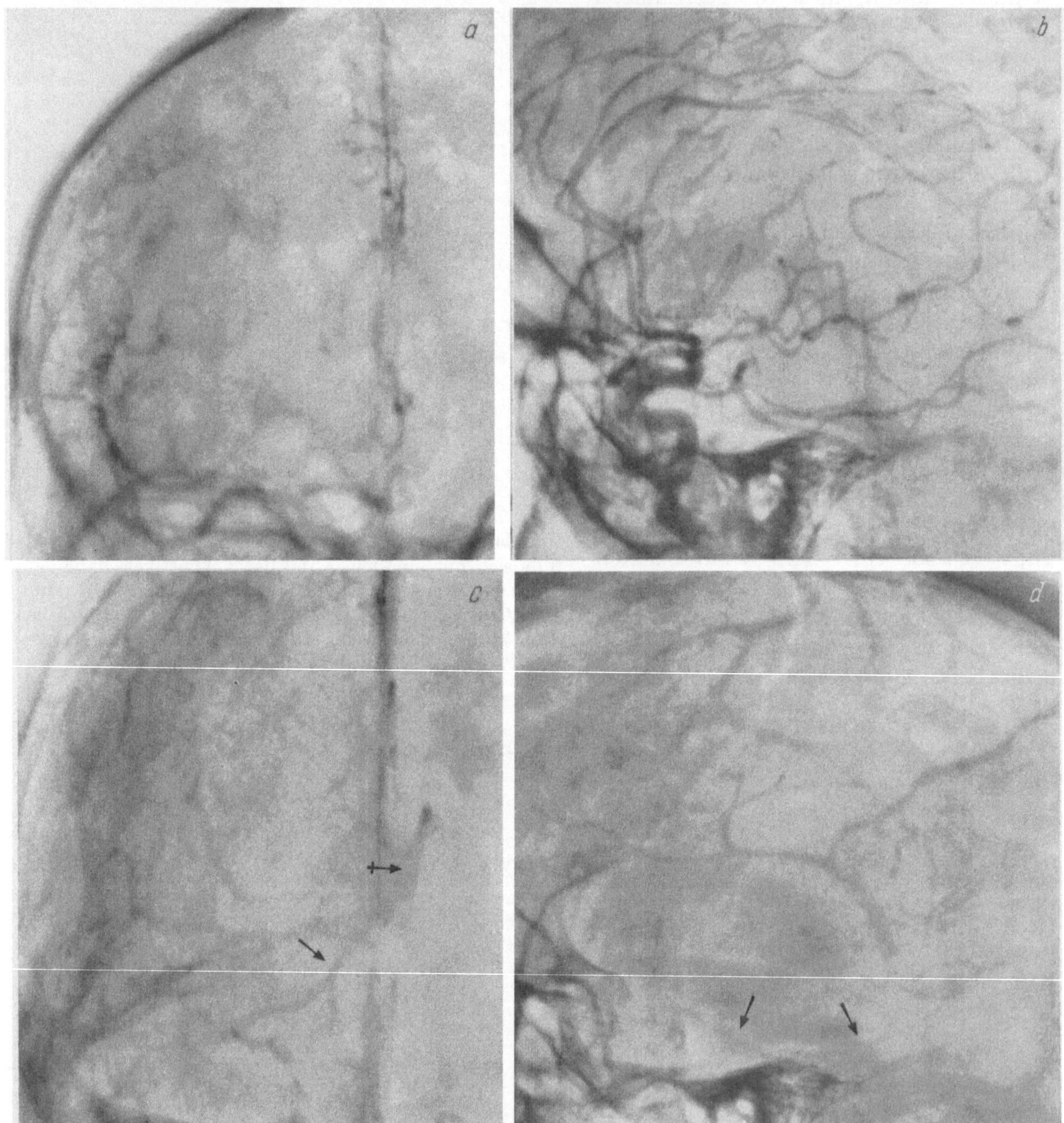

Abb. 168 a—d. Malignes Gliom in den basalen Ganglien rechterseits. Arteriendislokation weist auf Hydrocephalus hin, gibt aber keine weiteren Auskünfte. Vena cerebralis interna ist nach links verschoben (+→) und nach oben. Die Vena basalis ist gestreckt und basal verschoben sowie im hinteren Teil nach hinten. Die Verschiebung der Venen gestattet somit die Lokalisation des Tumors.

Zentrale Tumoren am Sitz des Thalamus machen eine Seitenverschiebung der V. cerebralis interna und V. basalis nach der gesunden Seite. Die Venen brauchen dagegen nicht in Richtung aufwärts oder abwärts verschoben zu sein, aber der hintere Teil der V. cerebralis interna ist oft nach oben verschoben, wie die V. basalis nach basal. Die Venen in den Wänden des Seitenventrikels sind einschließlich der V. striothalamica in mehr oder weniger gestreckten Kurven nach oben verschoben.

Die V. cerebralis interna ist unmittelbar oberhalb des Corpus pineale unter dem Splenium gelegen und ein Tumor in diesem Trakt beeinflußt somit den hinteren Teil des Verlaufs der Vene. Sie wird gestreckt, scheint aber im allgemeinen nicht nach oben verschoben zu werden, dagegen kann sie nach lateral gedrängt werden (Abb. 172), am stärksten nach hinten zu, wo sie in einer lateral konvexen Kurve verläuft. In den Fällen, wo Verkalkungen im Corpus pineale vorhanden sind, ist der Abstand zwischen diesen und der Vene vergrößert.

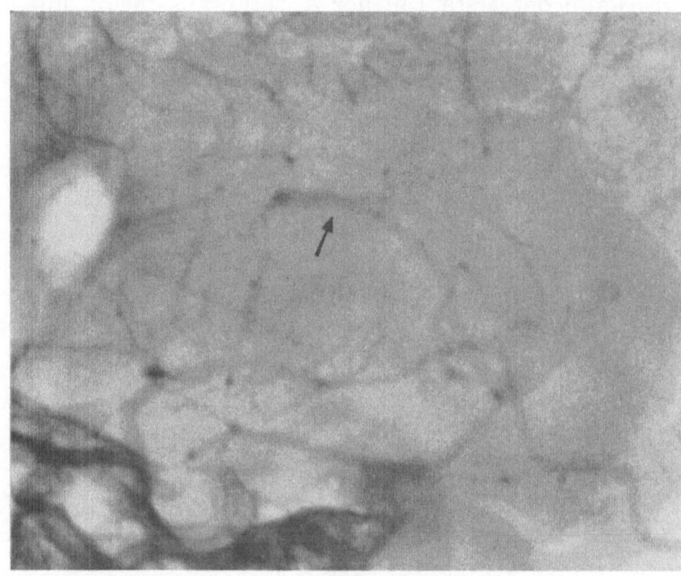

Abb. 169. Zentrales Gliom in der Mittellinie. Die Arteriendislokation deutet auf Hydrocephalus, gibt aber keine andere Auskunft. Keine Seitenverschiebung der Venen. Die Vena cerebralis interna ist nach oben verschoben und die Vereinigung zwischen Vena striothalamica und Vena cerebri interna ist so zusammengedrückt, daß ein nach hinten offener Winkel entstanden ist.

Bei den extracerebralen, supra- und parasellären Tumoren kommt eine Verschiebung des suprasellären Teils des Siphons nach oben vor, eine Veränderung, die markierter ist, wenn der Tumor in parasellärer Richtung wächst. Der untere Teil des Siphons wird in diesem Fall auch zugeklemmt. Zur Beurteilung des Aussehens des Siphons sind exakt eingestellte Bilder absolut nötig, da schon eine kleine Schrägprojektion scheinbare Veränderungen hervorrufen oder die wirkliche Verschiebung verbergen kann.

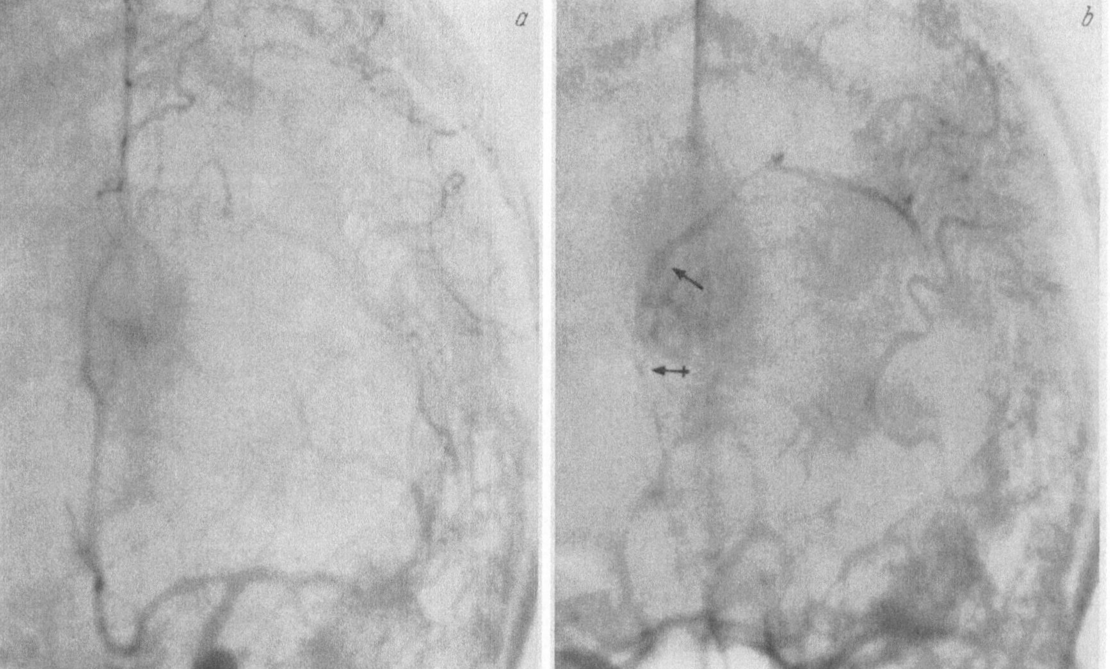

Abb. 170 a u. b. Zentrales Glioblastom linkerseits. Vena cerebralis interna und striothalamica sind mehr verschoben als die A. pericallosa, und die Venen begrenzen den Tumor.

Erstreckt sich der supraselläre Prozeß in der Mittellinie nach vorn, so wird die A. cerebralis ant. bogenförmig nach oben verschoben, und erstreckt sich der Prozeß lateral nach vorn, kann der erste Teil der A. cerebralis media auf ähnliche Art verschoben werden.

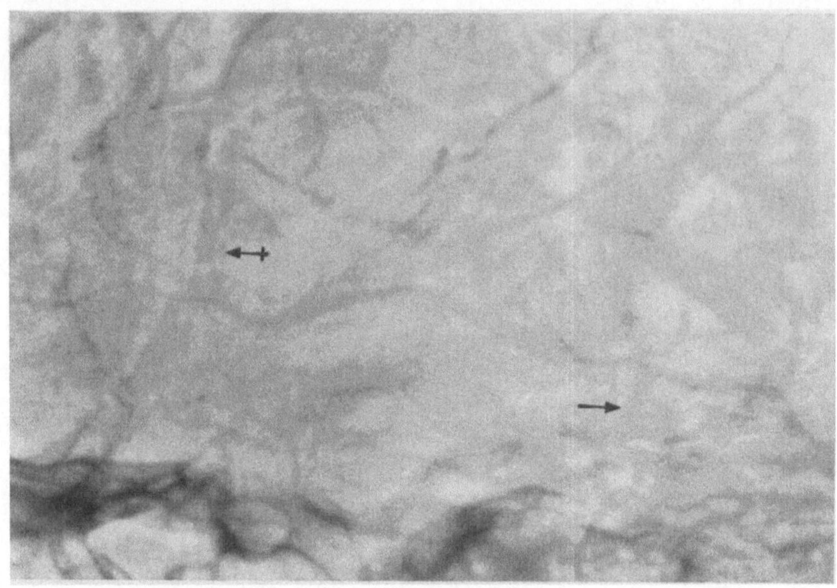

Abb. 171.
Glioblastom der rechten Hemisphäre zentral hinwachsend. Die Vena cerebralis interna ist gestreckt und die Vena striothalamica nach oben verdrängt (←+). Die Vena basalis ist außerdem basalwärts verschoben (→).

Wenn auch die tiefsten Venen unzweifelhaft bei der Diagnose von zentralen und tief infiltrierenden Tumoren von großer Hilfe sein können, so kann es doch in vielen Fällen

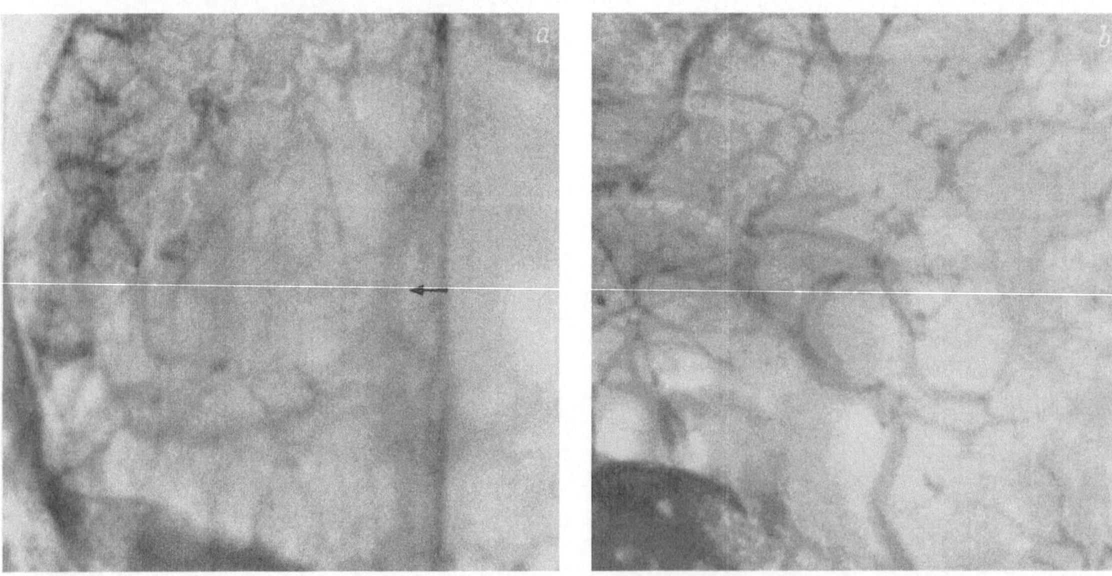

Abb. 172 a u. b. Pinealom. Die Vena cerebralis interna ist bogenförmig nach rechts verschoben, aber auf dem Seitenbild nicht deutlich verändert.

schwer sein, die Ausdehnung der Tumoren exakt zu beurteilen. Im allgemeinen liefert die Angiographie auch bei Studium des Verhaltens der tiefen Venen somit weniger sichere Aufklärungen als die Pneumographie.

9. Vergleich zwischen Pneumographie und Angiographie bei Tumoren oberhalb des Tentoriums.

Intrakranielle expansive Prozesse oberhalb des Tentoriums von solcher Größe, daß sie klinische Symptome machen, können zwar durch Angiographie und Pneumographie aufgefunden und zufriedenstellend lokalisiert werden, aber in gewissen Fällen läßt sich eine exakte Lokalisation nur mit der einen oder mit der anderen Methode erzielen. In einer relativ kleinen Zahl von Fällen, die aber groß genug ist, um praktische Bedeutung zu besitzen, kann die eine Methode nicht einmal das Vorhandensein eines pathologischen Prozesses nachweisen, während die andere nicht allein zeigt, daß ein solcher vorhanden ist, sondern auch seine exakte Lokalisation angibt. In gewissen Fällen können die angiographischen oder pneumographischen Veränderungen so klein sein, daß jede für sich schwer zu beurteilen ist, aber ein Vergleich beider zu einer exakten Diagnose führt. Schließlich kann ein Prozeß relativ sicher mit der einen oder anderen Methode lokalisiert werden, aber erst zusammen geben sie eine exakte Lokalisation und sogar Aufschlüsse, die Schlüsse auf Art und Wachstumsweise des Prozesses gestatten. Zu diesen Schlußfolgerungen kam WICKBOM 1948 nach Durcharbeitung unseres Materials. Die weitere Entwicklung hat die Richtigkeit dieser Schlüsse bestätigt.

Da die Gefäße im großen und ganzen andere Teile des Hirns klarlegen als das Ventrikelsystem, kann ein Prozeß mehr oder weniger leicht mit der einen oder mit der anderen Methode diagnostiziert werden. Als allgemeine Regel gilt, daß ein in der Nähe großer Gefäße gelegener Tumor leichter und sicherer mittels Angiographie diagnostiziert wird, während das bei einem Prozeß in der Nähe des Ventrikelsystems leichter mittels Pneumographie geschieht. Doch kommen Ausnahmen von dieser allgemeinen Regel vor. Ein Grund dafür kann sein, daß die normalen Variationen im Aussehen des Ventrikelsystems geringer sind als die Variationen im Verlauf der Gefäße. Sollen sichere Schlüsse gezogen werden können, muß die Gefäßverschiebung somit proportional größer sein als die Veränderung im Aussehen des Ventrikelsystems. Gewöhnlich ist die Verschiebung des Gefäßes an und für sich nicht von so großer Bedeutung wie die Veränderungen im allgemeinen Aussehen des Gefäßes. Wird das Gefäß verschoben, so verliert es seinen normal weichen, wellenförmigen Verlauf und wird statt dessen mehr oder minder gestreckt oder verläuft in relativ scharfen Winkeln. Um derartige Veränderungen korrekt beurteilen zu können, bedarf es freilich einer verhältnismäßig großen Erfahrung. Die Geschwülste, die vor allem mit Leichtigkeit mittels Angiographie diagnostiziert werden, sind die in oder nahe der Fissura Sylvii gelegenen. Oft ist es indes leichter, durch Pneumographie zu entscheiden, wie hoch sich ein Prozeß erstreckt als mit Angiographie, unter Zuhilfenahme der Verschiebung des Ventrikelsystems, der Neigung des Septum pellucidum und der Form der oberen lateralen Ecke des Seitenventrikels. Je höher hinauf in der Konvexität ein Tumor liegt, desto unsicherer wird die angiographische Diagnose. Parasagittale, frontale Tumoren, auch solche, die in der Nähe der A. pericallosa und ihrer Äste liegen, haben in mehreren Fällen unseres Materials keine genügend deutlichen angiographischen Veränderungen ergeben, obgleich die pneumographischen Veränderungen relativ groß waren. Bei parietalen und occipitalen Tumoren gibt indessen die Angiographie nach unseren Erfahrungen beträchtlich bessere Resultate als bei den frontalen Geschwülsten. Während so die Pneumographie in der Regel bei der Mehrzahl frontaler Prozesse sicherere Resultate ergibt, gibt bei parieto-occipitaler Tumorlage die Angiographie in nicht wenigen Fällen sicherere Auskünfte als die Pneumographie. In der Literatur wird im allgemeinen angegeben, daß zur Diagnose temporal gelegener Prozesse die Angiographie der Pneumographie überlegen sei, aber nach unserer Erfahrung liegt es im großen und ganzen nicht so (Abb. 173). Diese Ansicht kommt wahrscheinlich daher, daß im allgemeinen das Temporalhorn mit ungeeigneter Technik untersucht wird. Unser Material enthält so einzelne Fälle, in denen Gliome im Schläfenlappen exakt mittels Pneumographie lokalisiert wurden, während sie durch Angiographie überhaupt nicht nachgewiesen werden konnten. Zentrale Infiltration temporaler Tumoren kann gewöhnlich sicherer mit Pneumographie nachgewiesen werden, wie auch diese Untersuchungsmethode exaktere Aufschlüsse über die Lage des Tumors im Temporallappen liefert. Die Pneumographie erteilt auch in der Regel exaktere Auskünfte über zentrale Tumoren, ebenso über Infiltration des Corpus callosum. Zur Diagnose dieser Tumoren ist nur die Lage der Venen von Wert, und die Aufklärungen, die man dadurch erhält, ergänzen häufig in ausgezeichneter Weise die pneumographischen Befunde. Aufschlüsse über die supra- und parasellären Tumoren erhält man zweifellos am besten durch Pneumographie, und es ist von Wichtigkeit, daß sowohl das Aussehen des Ventrikelsystems als auch das der Zisternen aufgeklärt wird. Die Angiographie gibt bei dieser Lokalisation

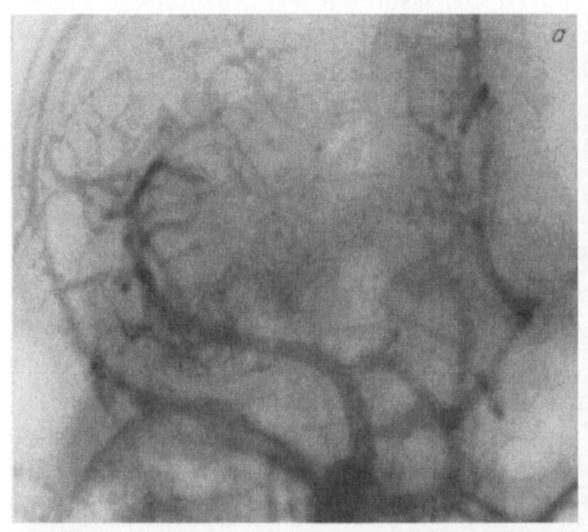

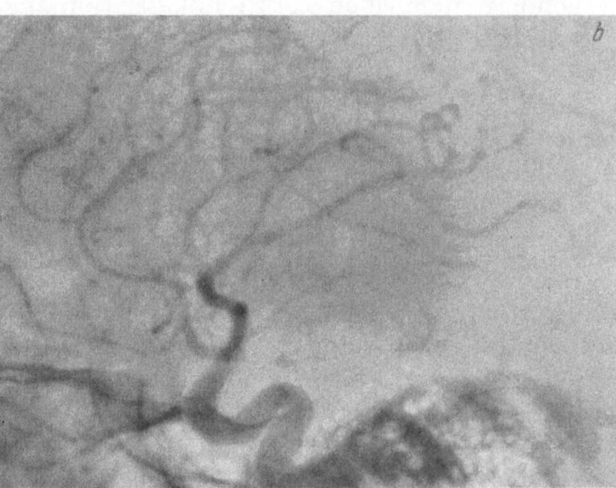

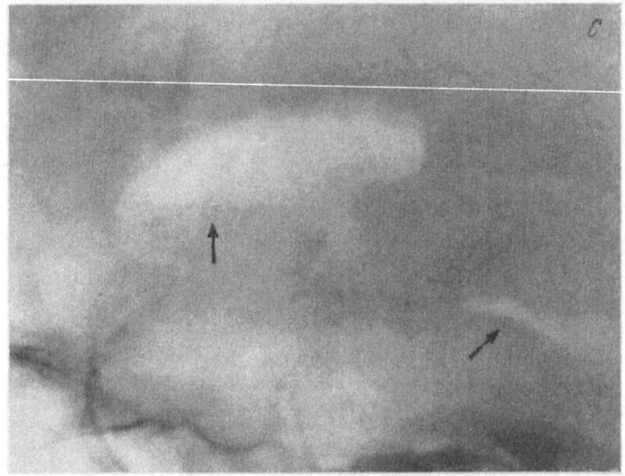

Abb. 173a—c. a) Angiographie: Gefäßdislokationen deuten auf temporal expansiven Prozeß. b) Pneumographie gibt exaktere Auskünfte: der Tumor wächst auch hinauf in die vordere Schädelgrube (→). Das Temporalhorn, das nach hinten verschoben ist, hat unregelmäßige Deformierung, was darauf hinweist, daß der Prozeß intracerebral ist.

bedeutend unsicherere Resultate und wird gewöhnlich in diesen Fällen nur benutzt, um auszuschließen, daß die beobachteten Veränderungen von arteriellen Aneurysmen herstammen. In vielen Fällen verschafft eine Kombination der beiden Methoden die besten Aufklärungen über Lage und Art eines expansiven Prozesses. Die beiden Untersuchungen sollen natürlich jede für sich vorgenommen werden, um alles aus einer Methode herauszuholen, was sie leisten kann. Das technische Vorgehen bei den beiden Untersuchungen ist so verschieden, daß es unmöglich ist, sie zugleich auszuführen. Eine abweichende Ansicht ist zwar stellenweise in der Literatur anzutreffen, sie zeigt aber nur, daß der betreffende Verfasser keine hinreichende Kenntnis und Erfahrung über beide Methoden besitzt. Im allgemeinen dürfte es sich empfehlen, zuerst die Angiographie und danach die Pneumographie vorzunehmen. Hierbei kann die letztere Untersuchung auf den Bezirk gerichtet werden, den die Angiographie als den vermutlichen Ort des pathologischen Vorganges angibt, und sie wird dadurch erleichtert.

Die vorhergehende Zusammenfassung basiert auf der angiographischen Lokalisation, wo der expansive Prozeß keine pathologischen Gefäße enthält. Liegen solche vor, so schafft die Angiographie ohne weiteres Auskunft über die Lage des Prozesses. Es muß aber daran gedacht werden, daß pathologische Gefäße nur in einem Teil der Geschwülste vorzukommen brauchen und daß der Prozeß also von größerer Ausdehnung sein kann als das Gebiet der pathologischen Vascularisierung.

II. Infratentoriale expansive Prozesse.

a) Pneumographie.

Expansive Prozesse in der hinteren Schädelgrube verschieben oft den Aquaeductus hochgradig und klemmen ihn zu, darum ist es möglich, daß die Luft nicht ohne weiteres länger in den Aquädukt gelangt als bis zum Knick. In solchen Fällen ist es nötig, die Luft durch verschiedene Kopflagen und wiederholte Versuche zum Passieren der schärfsten Biegung des Aquäduktes zu bringen. Erst wenn dies geschehen ist, kann eine genaue Lokalisation erfolgen. In gewissen Fällen kann zur exakten Lokalisation eine Kombination von Ventrikulographie und Encephalographie notwendig sein. Gewisse Tumoren, besonders extracerebellare und solche im Pons, werden überhaupt sicherer mittels Encephalographie als mit Ventrikulographie diagnostiziert, und ein Teil der Tumoren kann überhaupt nur durch Encephalographie mit Untersuchung der Zisternen der hinteren Schädelgrube nachgewiesen werden (Abb. 181, 183, 184). Auch positiver Kontrast ist zur Untersuchung des Aquödukts und 4. Ventrikels angewendet worden. Jod-Öl wurde früher in gewissem Umfang benutzt, dürfte aber immer mehr aufgegeben worden sein, je mehr sich die pneumographische Diagnostik entwickelt hat. In den letzten Jahren hat Bull diese Technik durch Anwendung von Myodil (Pantopaque) in speziellen Fällen wieder aufgenommen. Nach Ansicht des Verfassers führt aber Pneumographie — eventuell in Kombination mit Angiographie — stets zum Ziel.

α) Aquaeductus Sylvii.

Man gibt an, der Aquädukt habe in den meisten Fällen einen gleichmäßig bogenförmigen Verlauf und deswegen sei eine Knickung das Aquäduktes als Zeichen des Vorhandenseins eines expansiven Prozesses in der hinteren Schädelgrube zu betrachten. Das ist aber keineswegs der Fall. Nach unserer Erfahrung hat der Aquädukt nur in ungefähr 35% einen gleichmäßig bogenförmigen Verlauf. In der Mehrzahl der Fälle hat der Aquädukt normalerweise einen mehr oder weniger deutlichen Winkel. Dieser Winkel liegt auf der Grenze zwischen den oberen und unteren Corpora quadrigemina. Er kann in gewissen Fällen so hochgradig sein, daß er sich wie ein pathologischer Knick ausnimmt (vgl. auch S. 86). Indes liegt in normalen Fällen kein Passagehindernis vor, der Aquädukt füllt sich leicht. Das Aussehen der übrigen Teile des Liquorraumes der hinteren Schädelgrube gibt auch Auskunft darüber, ob ein pathologischer Prozeß vorhanden ist oder nicht.

Eine *Stenose* des Aquaeductus kann, auch ohne daß ein Tumor vorliegt, vorkommen. In diesen Fällen ist der Aquädukt in der Regel tütenförmig und nicht verschoben. In vereinzelten Fällen wird der obere Teil des Aquäduktes so stark erweitert, daß der luftgefüllte Teil fast kolbenförmig aufgetrieben wird. Die Stenose pflegt mitten im Aquädukt zu liegen oder gleich oben. Sie kann total oder relativ sein. Im ersteren Falle passiert keine Luft bei der Encephalographie durch den Aquaeductus zu den Seitenventrikeln hinauf. Der 4. Ventrikel kann sich dagegen oft füllen und ist normal groß. In diesen Fällen liegt eine mit Ventrikulographie nachweisbare Erweiterung der oberhalb der Stenose gelegenen Teile des Ventrikelsystems vor, die sehr hochgradig sein kann und in der Regel hochgradiger ist, als man es bei einer durch Tumor entstandenen Stenose zu sehen pflegt. Bei Ventrikulographie füllt sich nur der oberhalb der Stenose gelegene Teil des Aquäduktes. Durch Vergleich der durch Ventrikulographie und der durch Encephalographie aufgenommenen Bilder miteinander kann man Auskunft über die exakte Ausdehnung der Stenose erhalten. Ist die Stenose relativ, dann dringt Luft bei der Encephalographie ein, und in der Regel genügend viel, daß man sich eine Ansicht über den Grad der Erweiterung des Ventrikelsystems oberhalb der Stenose bilden kann. Die Ventrikulographie wird auf diese Weise unnötig (Abb. 174). Kleine Tumoren um den Aquädukt können ein ganz ähnliches Bild ergeben. Um diese auszuschließen, ist es nötig, mittels Encephalographie die Zisterne auf der Dorsalseite der Vierhügelplatte zu füllen, um beurteilen zu können, ob diese Platte verdickt ist oder nicht und ob sie normale Form hat. Ebenso soll die Cisterna pontis mit Luft gefüllt werden, so daß die Dicke der Pons beobachtet werden kann.

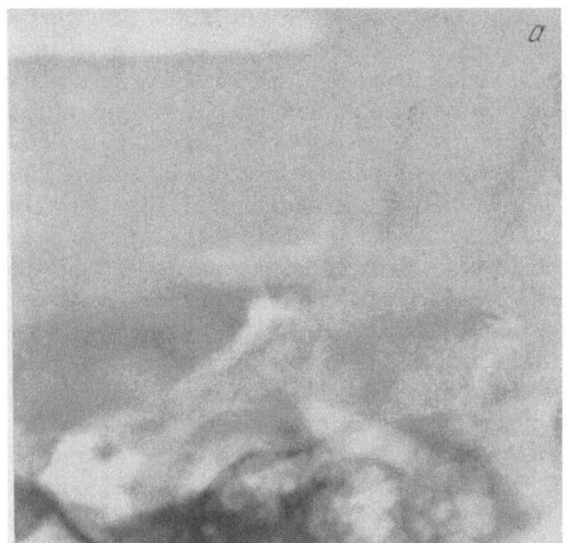

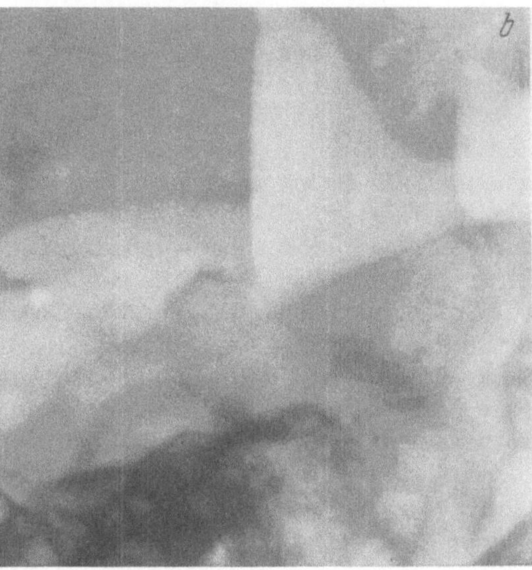

Abb. 174 a u. b. Aquäduktstenose. Encephalographie: a) Der 4. Ventrikel ist wie der niedere Teil des Aquäduktes gefüllt. Ebenso die Cisterna pontis, ambiens und Venae magnae Galeni. Die Vierhügelplatte ist nicht verdickt, auch nicht der Pons. Allmählich passiert die Luft durch die Verdrängung hinauf in den 3. Ventrikel und die Seitenventrikel. b) Beim Versuch, Luft zum Durchgang vom erweiterten 3. Ventrikel zum Aquaeductus zu bringen, wird nur ein sehr kurzes Stück des Aquäduktes nahe dem 3. Ventrikel gefüllt. Die Ausdehnung der Stenose ist so völlig festgelegt und sie ist nicht durch expansiven Prozeß herbeigeführt.

β) Tumoren in der Lamina quadrigemina.

Tumoren in der Vierhügelplatte sind selten und es fehlt deswegen an größeren Erfahrungen über die pneumographischen Veränderungen bei diesen Geschwülsten. In den wenigen Fällen unserer Beobachtung war die Vierhügelplatte mehr oder weniger gerade. Sie war verdickt und der Aquädukt hatte dadurch einen gestreckten Verlauf erhalten. Differentialdiagnostisch scheint von Wichtigkeit zu sein, daß bei einer Verschiebung der Vierhügelplatte durch einen außerhalb gelegenen expansiven Prozeß die Wand gegen den Aquädukt gleichmäßig ist und der hintere Abschnitt des 3. Ventrikels normales Aussehen hat. Bei einem Tumor der Vierhügelplatte wird dagegen dessen Grenze gegen den Aquädukt mehr oder weniger unregelmäßig, und wenn der obere Teil der Vierhügelplatte verdickt ist, wie es in allen unseren Fällen war, verleiht er dem hinteren Abschnitt des 3. Ventrikels ein verändertes Aussehen. Der Aquädukt ist außerdem in seiner gesamten Ausdehnung verdrängt, während er in anderen Fällen mehr oder minder Kegelform zu haben pflegt, das bedeutet, er ist in dem am nächsten dem 3. Ventrikel gelegenen Teil nicht verdrängt.

γ) Tumoren im Cerebellum.

In der Mittellinie oberhalb des Fastigium gelegene Tumoren verschieben den 4. Ventrikel und den unteren Teil des Aquaeductus gegen den Clivus. Hierdurch entsteht ein oft scharfer Knick im Aquädukt. Dieser Knick liegt (zum Unterschied zu dem, der bei einem Tumor im Tentoriumschlitz vorkommt (vgl. S. 162) an der selben Stelle wie der normale und ist nur eine Vergrößerung von ihm. Es sind besonders diese Fälle, in denen es schwer sein kann, Luft zum Passieren des Knicks zu veranlassen. Am Übergang zwischen dem Aquaedukt und dem 4. Ventrikel besteht oft eine beständige Abklemmung, so daß sich der 4. Ventrikel nicht luftfüllen läßt. Der Aquaedukt liegt in der Mittellinie, ebenso der 4. Ventrikel, in den Fällen, in denen es möglich ist, ihn zu füllen.

In den Kleinhirnhemisphären gelegene Tumoren verschieben den 4. Ventrikel zur Seite und in der Regel auch etwas nach vorn, aber die Vorwärtsverschiebung ist geringer als bei Vermistumoren. Der Knick im Aquaeductus ist also nicht so hochgradig und darum ist es gewöhnlich leicht, den ganzen Aquädukt zu füllen. Diese Tumoren machen selten eine vollständige Abklemmung und der 4. Ventrikel läßt sich also in der Regel füllen.

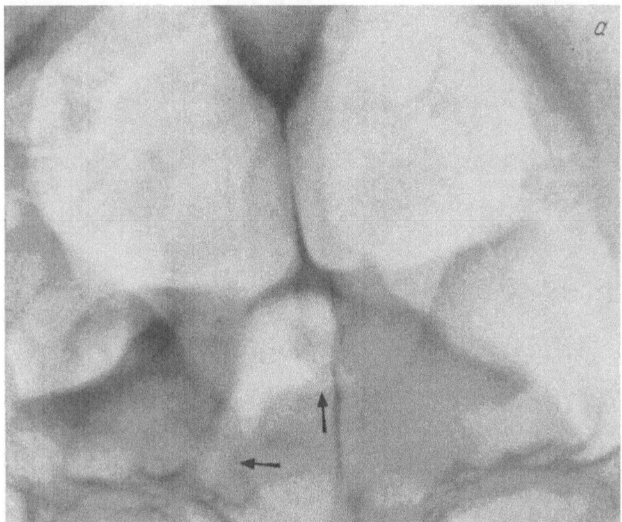

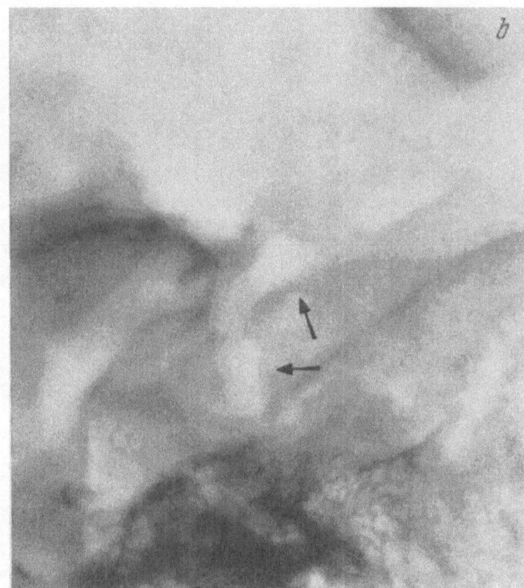

Abb. 175 a u. b. Tumor, der sich von der linken Seite her in den 4. Ventrikel einbuchtet. Der Aquädukt ist nach oben verschoben und etwas erweitert (Ventrikulographie).

Eine hoch oben gelegene Geschwulst setzt eine stärkere Seitenverschiebung des Aquaeductus als des 4. Ventrikels, und der Aquaeductus nimmt deshalb die Form eines Bogens nach der gesunden Seite zu an. Der hintere Abschnitt des 3. Ventrikels ist in der Regel nach oben verschoben, vor allem bei Prozessen in der Mittellinie, aber auch oft bei solchen in den Hemisphären.

Tumoren unter dem Fastigium, intraventrikuläre und Geschwülste des Bodens, die in den 4. Ventrikel emporwachsen, verursachen einen mehr oder minder unregelmäßigen Füllungsdefekt im distalen Abschnitt des 4. Ventrikels, während der obere Teil desselben erweitert und eventuell nach oben verschoben ist. Gewöhnlich ist in diesen Fällen auch der Aquädukt erweitert, indem der untere Teil der Vierhügelplatte gewissermaßen nach hinten oben umgeschlagen wird. Falls Tumoreinbuchtungen im 4. Ventrikel zu sehen sind, soll Untersuchung in verschiedenen Kopflagen erfolgen, so daß die Luft die Möglichkeit hat, soviel wie möglich um den Tumor herumzugehen. Dadurch gewinnt man eine Auffassung darüber, wo der Tumor der Wand anliegt und wo somit möglicherweise eine Infiltration der Umgebung erfolgt. Papillome sehen aus wie kleine, blumenkohlartige, vom Plexus ausgegangene Tumoren. Werden sie größer, so sind sie nicht von den Füllungsdefekten zu unterscheiden, die das Ependymom oder Medulloblastom verursacht. Unter dem Fastigium liegt nach hinten im 4. Ventrikel der Plexus, und in vereinzelten Fällen kann es schwer sein, zu entscheiden, ob ein kleines, vom Plexus ausgehendes Papillom vorliegt oder nur ein ungewöhnlich stark einbuchtender Plexus (vgl. Abb. 104, 176). Im allgemeinen verursachen Tumoren von dieser Lage Verschluß des Foramen Magendi, aber es gibt nicht wenig Ausnahmen. In allen den Fällen, in denen die Passage zwischen dem 4. Ventrikel und dem Subarachnoidalraum nur unbedeutend beeinflußt ist, ist die Untersuchung mittels Ventrikulographie oft schwer, aber mittels Encephalographie wesentlich leichter. Der hintere Abschnitt des 3. Ventrikels ist weniger oft nach oben verschoben als bei den vorhergehenden Gruppen.

δ) Tumoren im Tentoriumschlitz.

Diese Tumoren verschieben den ganzen Aquaedukt nach vorn, die Vierhügelplatte wird geradegerichtet und die normale Knickung des Aquäduktes verschwindet. Die Vierhügelplatte wird mit ihrem unteren Teil gewissermaßen nach vorn unten geschwungen

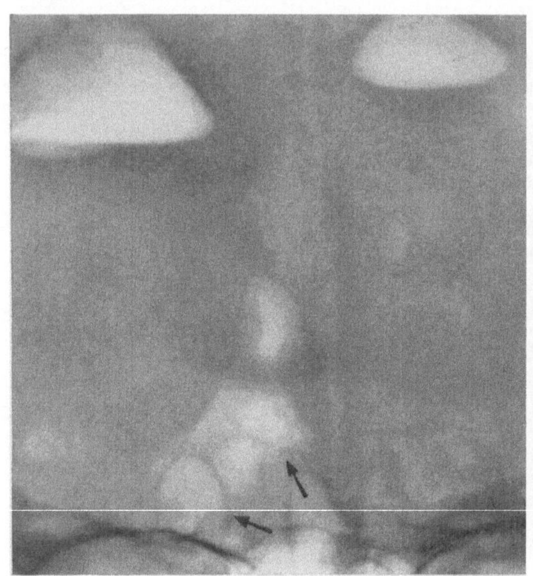

Abb. 176.

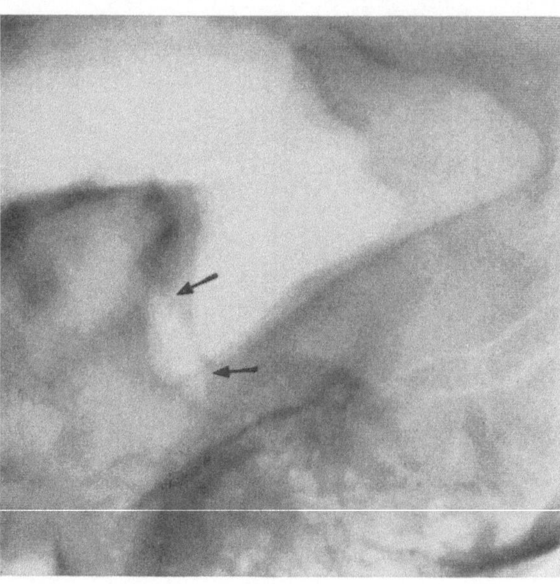

Abb. 177.

Abb. 176. Encephalographie: Papillom des 4. Ventrikels auf der linken Seite. Das Ventrikelsystem ist ziemlich stark erweitert.

Abb. 177. Ventrikulographie: Meningeom im Tentoriumschlitz. Die ganze Vierhügelplatte ist nach vorn gedrängt und der Aquädukt gestreckt. Bei dem oberen Teil des 4. Ventrikels besteht ein absoluter Stopp.

und es sind nur diese Fälle, in denen die auf den Bildern sichtbare Knickung nicht am normalen Platz im mittleren Teil der Vierhügelplatte liegt, sondern statt dessen am oberen Punkt der Vierhügelplatte auf der Grenze zum 3. Ventrikel (Abb. 177). Unmittelbar unterhalb der Vierhügelplatte kann der 4. Ventrikel ganz abgeklemmt sein, aber die Vierhügelplatte scheint zu verhindern, daß der Aquädukt abgeklemmt wird. Eine Seitenverschiebung des Aquäduktes kommt nicht vor. Der hintere Teil des 3. Ventrikels ist in der Regel nach oben verschoben, im übrigen aber nicht verändert. Tumoren, die diese Lage haben, sind fast immer vom Tentorium ausgehende Meningeome, aber in einzelnen Fällen haben wir die gleichen Veränderungen bei Gliom des Vermis gesehen, das hinauf in den Tentoriumschlitz gewachsen war.

ε) Ponstumoren.

Die Ponstumoren sind in der Regel symmetrisch. Sie verschieben den 4. Ventrikel nach hinten, platten seinen Boden ab oder buchten sich in den 4. Ventrikel hinein. Der Aquädukt wird nach hinten oben verschoben und der hintere Abschnitt des Bodens des 3. Ventrikels nach oben. Der normale Knick im Aquaeductus verschwindet. Am Übergang zwischen Aquaedukt und 4. Ventrikel kann eine ziemlich starke Zuklemmung entstehen und durch sie eine unregelmäßige Erweiterung des Aquäduktes, die in der Regel am stärksten von Seite zu Seite ist. Ist der Tumor nicht sehr groß, so kann sich die Cisterna pontis luftfüllen, ebenso die Cisterna intercruralis, und der Tumor wird dadurch nach vorn hin abgegrenzt. In gewissen Fällen ist indes ein Ponstumor nicht symmetrisch, sondern auf einer Seite stärker entwickelt. Unter diesen Umständen kann eine Seitenverschiebung des 4. Ventrikels oder Aquaeductus entstehen. Da auch eine Verschiebung nach hinten vorliegt, kann die Dislokation von der unterschieden werden, die ein Kleinhirnhemisphärentumor verursacht. Eine Verschiebung nach hinten seitwärts machen auch Tumoren im Brückenwinkel. Finden sich Einbuchtungen in den 4. Ventrikel, so deutet das darauf hin, daß der Tumor intracerebral ist. Wichtiger ist indes eine Untersuchung der Zisternen, da es dadurch möglich ist, ohne weiteres zu entscheiden, ob der Prozeß extracerebral ist oder nicht. Im allgemeinen kann man sagen, daß die Seitenverschiebung des 4. Ventrikels und des Aquäduktes im Verhältnis zur Dorsalverschiebung bei asymmetrischen Ponstumoren gering ist, während bei Tumoren im Kleinhirnbrückenwinkel das Umgekehrte gewöhnlicher ist. Eine Frühdiagnose von Ponstumoren kann freilich große Schwierigkeiten bereiten, da eine unbedeutende Dislokation von Aquädukt und 4. Ventrikel schwer feststellbar sein kann. Der Aquädukt liegt ungefähr auf der Grenze zwischen unterem und mittlerem Drittel einer geraden Linie vom Dorsum sellae durch die Aquäduktmitte zur Innenseite der Kalotte. Eine Linie vom Tuberculum sellae zur Protuberantia occipitalis interna hat ihren Mittelpunkt im 4. Ventrikel (Twining). Diese beiden Maße können als eine gewisse Richtschnur gelten.

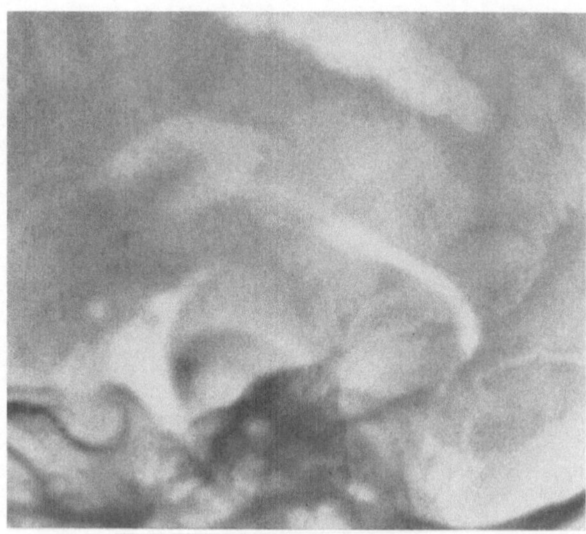

Abb. 178. Encephalographie: Ponstumor. Der Tumor buchtet sich in den 4. Ventrikel ein und verschiebt diesen sowie den Aquädukt nach oben. Nach vorn unten ist der Tumor durch Luft in der Cisterna pontis begrenzt.

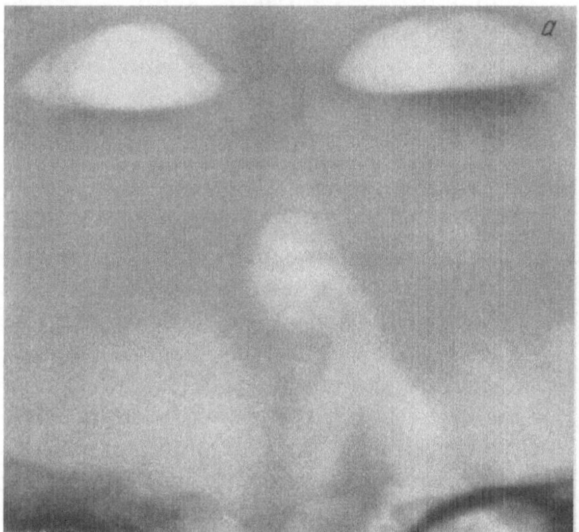

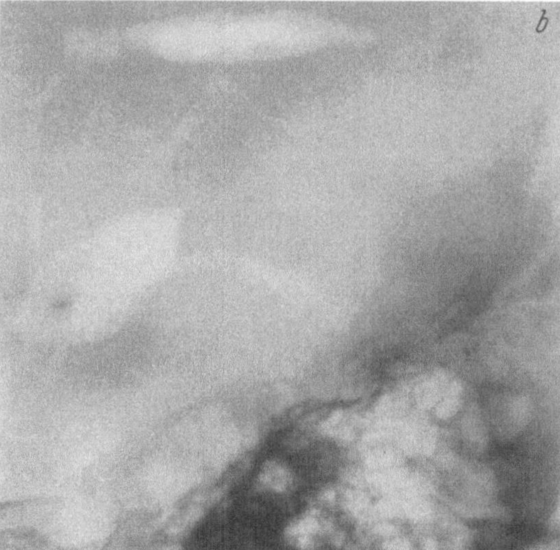

Abb. 179 a u. b. Rechtsseitiger Acusticustumor; Encephalographie: typische Verschiebung des 4. Ventrikels und Aquäduktes.

Ein oberer Ponstumor beeinflußt mehr das erstgenannte Maß, ein unterer mehr das letztgenannte. In einzelnen Fällen können allerdings beide Maße selbst bei einem Ponstumor

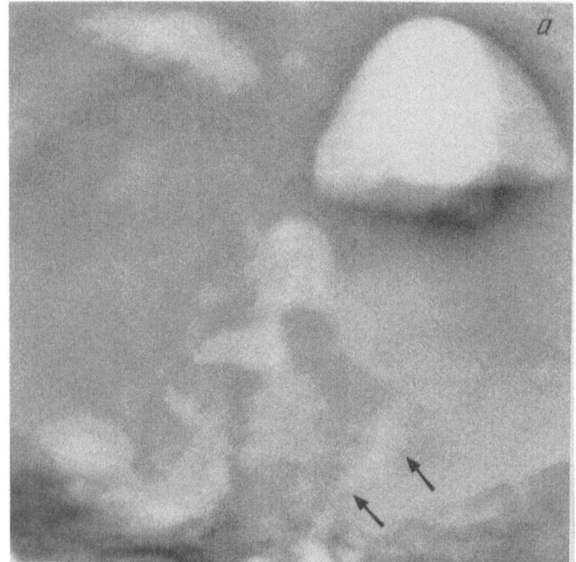

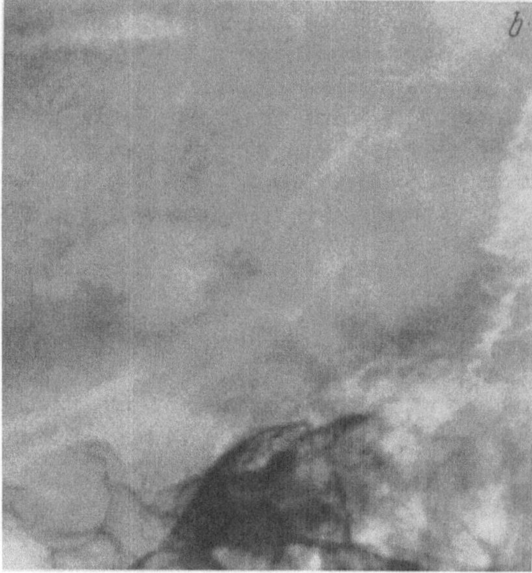

Abb. 180 a u. b. Encephalographie. Linksseitiger Acusticustumor. Aquaeductus ist erweitert und wie der 4. Ventrikel nach rechts verschoben (auf Bild *a* findet sich Luft nur im oberen Teil des 4. Ventrikels). Linke Cisterna ponto-cerebellaris ist zugeklemmt, medial verschoben und bildet einen schmalen Spaltraum um den medialen Teil des Tumors. Der obere Teil der Cisterna ambiens der linken Seite ist erweitert.

normal sein. Nach Ansicht des Verfassers liefert die Form des Aquäduktes und des 4. Ventrikels bzw. der Zisternen die beste Hilfe. Eine Erweiterung der Seitenventrikel und des 3. Ventrikels kann bei Ponstumoren vorkommen, ist aber in der Regel nicht hochgradig und fehlt in vielen Fällen ganz. Da das Foramen Magendi relativ spät zugeklemmt wird, ist die Encephalographie die beste Untersuchungsmethode, weil es dadurch möglich wird, nicht allein den 4. Ventrikel und den Aquaedukt zu untersuchen, sondern auch den Zustand der Zisternen (Abb. 178). Das erleichtert in gewissen Fällen die Diagnose und ist in anderen die einzige Möglichkeit einer exakten Diagnose, nämlich dann, wenn das Aussehen des Aquaeduktes und des 4. Ventrikels allein eine Differenzierung zwischen einem Ponstumor und einem extracerebralen Tumor, z. B. im Brükkenwinkel, nicht zuläßt. Ein an der Vorderseite des Pons befindliches Clivusmeningeom kann die gleiche Verschiebung des Aquaeduktes und des 4. Ventrikels verursachen wie ein Ponstumor (Abb. 185a) und kann pneumographisch nur von ihm durch Untersuchung der Cisterna pontis unterschieden werden. Füllt sich diese Zisterne und liegt sie an normaler Stelle, so ist dadurch ein Clivusmeningeom ausgeschlossen.

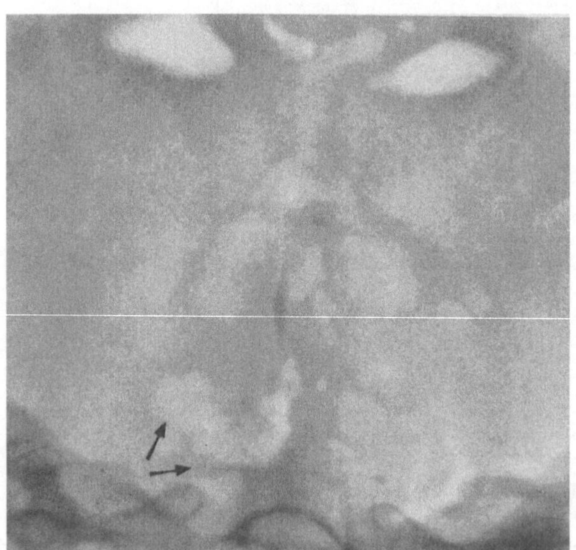

Abb. 181. Encephalographie: Rechtsseitiger Acusticustumor verursacht eine bogenförmige Verschiebung der Cisterna ponto-cerebellaris medial, doch keine anderen Veränderungen.

ζ) Extracerebrale Tumoren in der hinteren Schädelgrube.

Extracerebrale Tumoren in der hinteren Schädelgrube sind vor allem das Acusticusneurinom, aber auch das Meningeom und Cholesteatom können sich finden. Die Veränderungen des Ventrikelsystems, die ein expansiver Prozeß im Brückenwinkel verursacht, sind eine Verschiebung des Aquäduktes und des 4. Ventrikels nach der gesunden Seite; der Aquädukt wird außerdem nach aufwärts und der 4. Ventrikel nach hinten verschoben (Abb. 179). Der 4. Ventrikel ist in der Regel stärker verschoben als der Aquädukt und ist auch öfters etwas rotiert. Große Tumoren können den Aquädukt so stark nach hinten verschieben, daß durch Druck gegen die Kante des Tentoriums eine vollständige Abklemmung an der Grenze zwischen Aquädukt und dem 4. Ventrikel entstehen kann. In Ausnahmefällen kann ein Brückenwinkeltumor so weit lateral und nach hinten wachsen, daß er den Aquädukt nicht nach hinten, sondern nur zur Seite verschiebt und diesem sogar einen schwachen Knick gibt, so daß die Veränderung also vollkommen derjenigen gleicht, die sich bei Kleinhirnhemisphärentumoren findet. Die exakte Diagnose erhält man durch Encephalographieuntersuchung der Cisterna pontocerebellaris (Abb. 180—184). Alle die Tumoren, die so klein sind, daß sie den Aquädukt und den 4. Ventrikel nicht verschieben, können überhaupt auf keine andere Weise als durch Untersuchung der Zisternen diagnostiziert werden (Abb. 181, 184). Bei einem expansiven Prozeß im Angulus pontocerebellaris füllen sich die Zisternen nicht auf normale Weise mit Luft. Im lateralen Teil der Zisternen findet man einen mehr oder weniger deutlichen Füllungsdefekt oder aber die Zisternen sind auch völlig medial verschoben und haben eine laterale konkave Grenze. Sogar der basale Teil der Cisterna ambiens kann deformiert werden und deren oberer Teil wird oft erweitert. Außer dem Acusticusneurinom findet man auch andere expansive Prozesse im Brückenwinkel, besonders Epidermoide. Die Acusticustumoren machen in der Regel

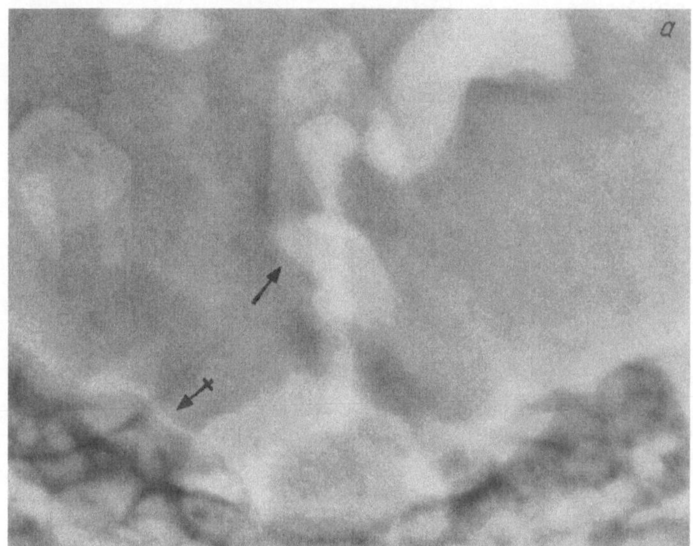

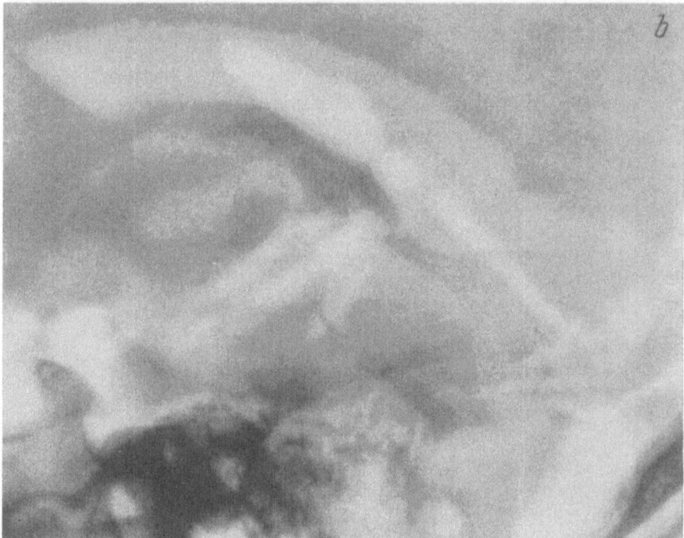

Abb. 182 a u. b. Encephalographie: Der 4. Ventrikel ist nicht seitenverschoben, aber schräggestellt: der rechte Teil ist nach oben verschoben. Die Cisterna ponto-cerebellaris ist auf beiden Seiten luftgefüllt. Auf der rechten Seite ist die Zisterne zusammengedrückt und gegen die Pyramide gepreßt. Der rechtsseitige expansive Prozeß ist somit intracerebellar (Op: Metastase).

Knochenveränderungen (vgl. S. 22), was die Epidermoide im Brückenwinkel nicht tun. Pneumographisch kann man sie gewöhnlich nicht unterscheiden.

Meningeome in der hinteren Schädelgrube sind Meningeome von der Dura über dem Clivus, vom Tentorium, über den Kleinhirnhemisphären, auf der Rückseite des Pars petrosa sowie rund um das Foramen magnum. Das Clivusmeningeom verursacht eine Verschiebung des Ventrikelsystems von gleicher Art wie die Ponstumoren, und sie pneumographisch voneinander zu unterscheiden, ist nur möglich, wenn die Cisterna pontis bei der Encephalographie mit Luft gefüllt werden kann (Abb. 185). Die Meningeome vom Tentorium rufen, wenn sie im Tentoriumschlitz liegen, eine Ausrichtung und Nachvornschiebung des Aquäduktes hervor, wie es früher beschrieben wurde (S. 162). Diese Deformierung wird nur selten von anderen Tumoren als vom Meningeom verursacht. Andere Meningeome vom Tentorium zeigen, wenn sie in der Mittellinie belegen sind, die

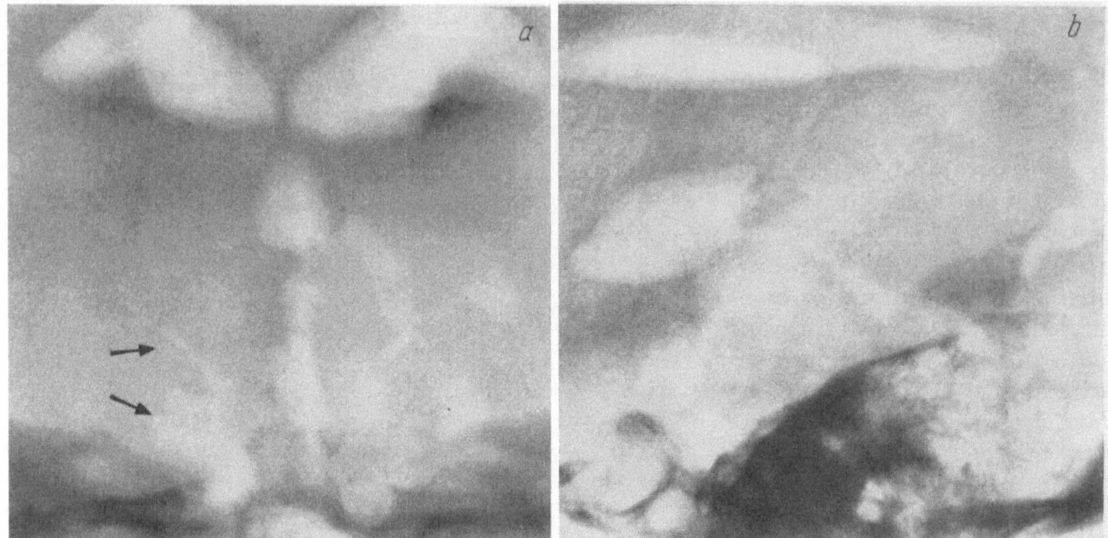

Abb. 183 a u. b. Encephalographie: Rechtsseitiger Acusticustumor. Keine wahrnehmbare Verschiebung des Aquäduktes oder 4. Ventrikels auf dem Seitenbild. Keine Seitenverschiebung. In der rechten Cisterna pontocerebellaris besteht ein rundlicher Füllungsdefekt, aber keine Luft geht nach oben in die Cisterna ambiens. Normale Zisternen auf der linken Seite.

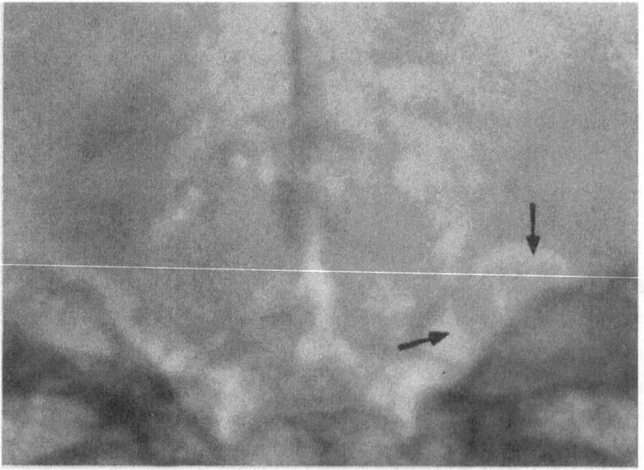

Abb. 184. Sehr kleiner Acusticustumor auf der linken Seite, ganz von Luft in der erweiterten Cisterna pontocerebellaris umschlossen.

gleiche Deformierung des Aquäduktes wie ein Vermistumor, das will sagen, eine Knikkung des Aquäduktes und eine Vorwärtsverschiebung des 4. Ventrikels und des unteren Teils des Aquäduktes. Liegen sie mehr zur Seite, so entsteht auch eine Seitenverschiebung. Tentoriummeningeome, die ganz unter dem Tentorium liegen, können dieses so emporheben, daß eine abgerundete Einbuchtung im Boden des Trigonums und des

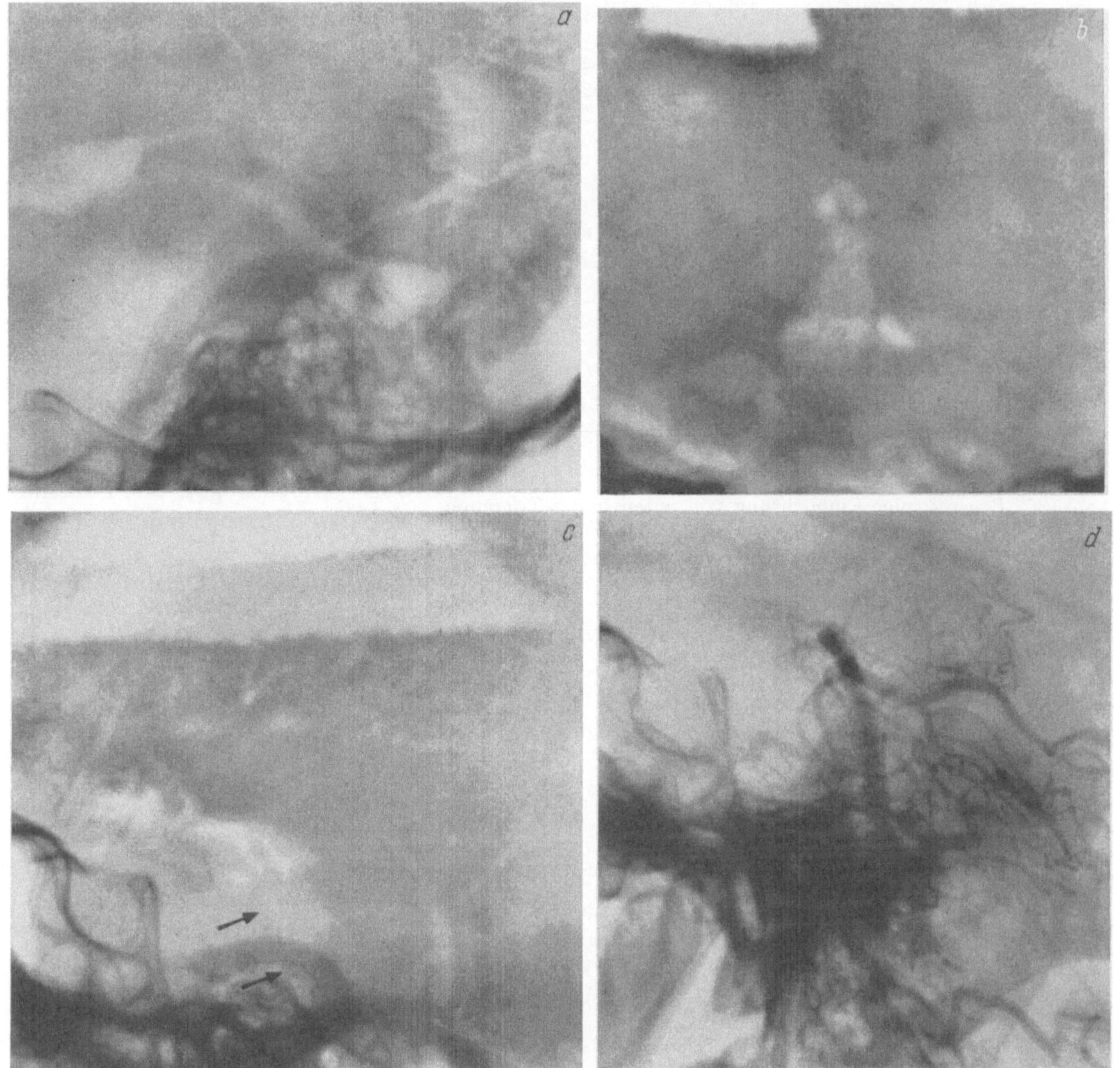

Abb. 185a—d. Clivusmeningeom. a)—c) Encephalographie: a) Der Aquädukt und 4. Ventrikel verschoben wie bei Ponstumor. b) p. a. Bild. Keine Seitenverschiebung des 4. Ventrikels. c) Nach Luftfüllung der Cisterna pontis sieht man, daß die Zisterne nach hinten verschoben ist. Die Diagnose Clivusmeningeom ist also dadurch sichergestellt. d) Vertebralisangiographie: A. basilaris nach hinten verschoben.

Hinterhorns auf der gleichen Seite entsteht (Abb. 186). Eine solche Veränderung, die, wie es scheint, nur in Ausnahmefällen von anderen Tumoren als dem Meningeom verursacht wird und von der man beinahe sagen kann, daß sie eine Gattungsdiagnose zuläßt, ist also kein Zeichen dafür, daß das Meningeom durch das Tentorium hindurchgewachsen ist. Kommt irgendeine andere lokale Deformierung oder Vorwärtsverschiebung des Hinterhorns vor, so ist dies dagegen eine Zeichen dafür, daß der Prozeß eine Ausdehnung sowohl oberhalb wie unter dem Tentorium hat (Abb. 187). Ist der supratentorielle Teil des Tumors klein, ruft er keine andere Veränderung des Hinterhorns oder Trigonums hervor als die, welche bei einem ganz unter dem Tentorium gelegenen Prozeß vorkommen kann.

Meningeome, die über den Kleinhirnhemisphären liegen, zeigen keine ventrikulographischen Veränderungen, die man von denen, welche die Kleinhirnhemisphärentumoren aufweisen, unterscheiden kann. Die einzige Möglichkeit, extra- und intracerebrale Prozesse zu trennen, ist die, bei der Encephalographie den Subarachnoidalraum über der Oberfläche des Kleinhirns mit Luft zu füllen.

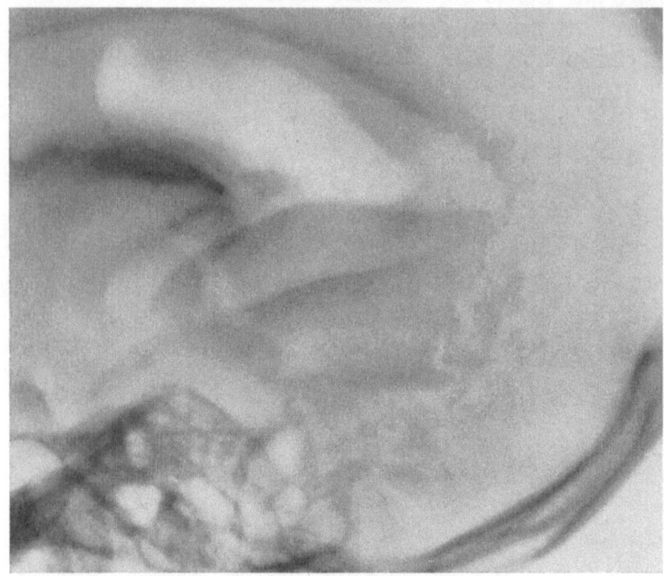

Abb. 186. Bogenförmige Einbuchtung von unten in das Trigonum und Hinterhorn, verursacht durch ein gänzlich unter dem Tentorium gelegenes Meningeom des Tentoriums.

Ein Tumor in Höhe mit dem Foramen magnum bewirkt meistens eine Ausweitung des ganzen Ventrikelsystems einchließlich des 4. Ventrikels. Die Erweiterung ist oft nicht hochgradig und der 4. Ventrikel braucht nicht verschoben zu sein. Die Passage zwischen 4. Ventrikel und dem Subarachnoidalraum kann sogar frei sein. Wächst der Tumor höher hinauf, so kann die Passage jedoch sogar bis zu einer völligen Verstopfung beeinflußt werden. Die untere Grenze des Tumors kann nach lumbaler Encephalographie dargestellt werden. Dabei braucht man nur einige wenige Kubikzentimeter Luft, ohne Liquorabzapfung, zu injizieren. Die gleiche Veränderung des Ventrikelsystems die, ein in Höhe mit dem Foramen magnum belegener Tumor bewirkt, kann ein hoch oben im Halsmark gelegener expansiver Prozeß hervorrufen. Die einzige Möglichkeit der Differentialdiagnostik zwischen diesen beiden verschafft die lumbale Encephalographie.

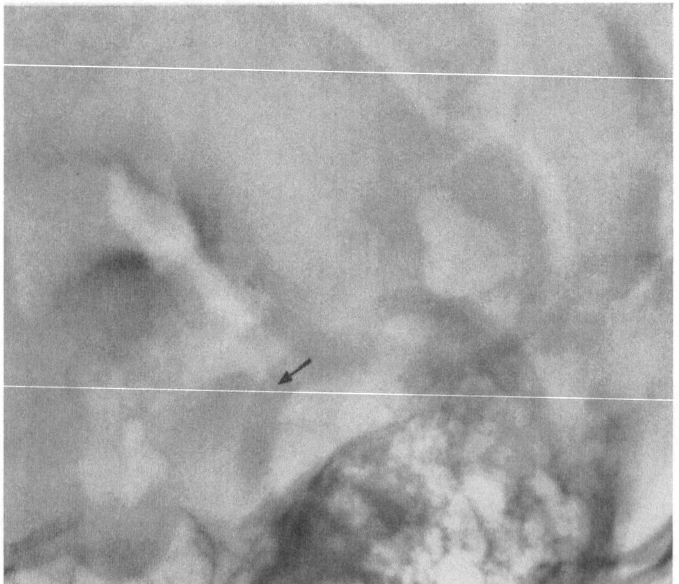

Abb. 187. Meningeom, teils in der hinteren Schädelgrube wachsend, teils durch das Tentorium und hinauf in den hinteren Teil der Falx. Der Aquädukt ist nach vorn verschoben, ebenso das Hinterhorn des einen Seitenventrikels und das Trigonum.

η) Arachnitis.

Arachnitis in der hinteren Schädelgrube bewirkt ein Passagehindernis zwischen dem 4. Ventrikel und dem Subarachnoidalraum und dadurch eine Erweiterung des Ventrikelsystems. Cystische Arachnitis ist nach unserer Erfahrung nicht häufig. Sie führt verschiedenerlei Veränderungen mit sich, je nach der Größe und Lage der Cysten, und die Verschiebungen und Deformierungen des Aquäduktes und des 4. Ventrikels, die sie hervorruft, können in der Regel nicht von denen unterschieden werden, die durch Geschwülste verursacht sind. Bei nichtcystischen Arachniten ist das Ventrikelsystem wie auch der 4. Ventrikel erweitert (Abb. 188). Irgendwelche Luft tritt bei der Ventrikulographie nicht aus dem 4. Ventrikel heraus, und bei Encephalographie kann der 4. Ventrikel nicht mit Luft gefüllt werden. Der 4. Ventrikel kann ziemlich bedeutend erweitert sein, aber er ist weder verschoben noch deformiert.

Die encephalographische Untersuchung von Tumoren der hinteren Schädelgrube ist besonders bei extracerebralen Prozessen und Ponstumoren wertvoll. Die Ponstumoren

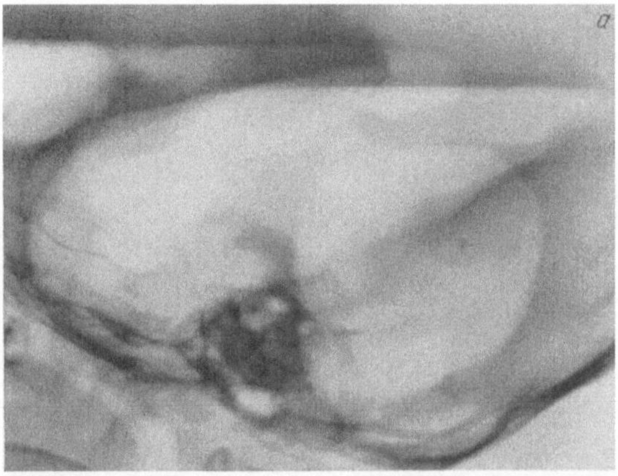

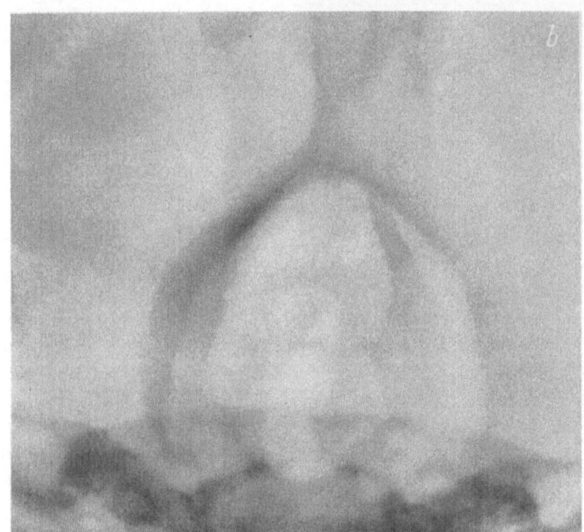

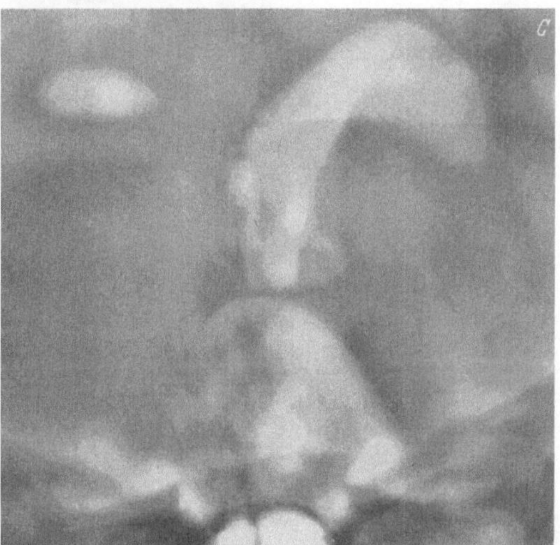

Abb. 188a—c. a) und b) Ventrikulographie: Arachnitis in der hinteren Schädelgrube mit beträchtlicher Erweiterung des 4. Ventrikels. Keine Luft gelangt hinaus aus dem Ventrikelsystem. c) Eine erweiterte Cisterna magna kann auf p. a. Bildern manchmal ein Aussehen erhalten, das einem erweiterten 4. Ventrikel gleicht (Encephalographie).

haben selten eine Zuklemmung des Foramen Magendi zur Folge und bei den extracerebralen Prozessen bekommt man durch Untersuchung der Zisternen Aufschlüsse, die man auf andere Art nicht zu erhalten imstande ist, unabhängig davon, ob die Passage durch das Foramen Magendi frei ist oder nicht. Wenn die Untersuchung so, wie in dem allgemeinen Teil angegeben, ohne oder nur mit einer ganz geringen Liquorabzapfung ausgeführt wird, entsteht ein Überdruck, der die Einklemmung während der Untersuchung verhindert. Dagegen kann später durch den Stichkanal ein Nachsickern erfolgen und die Untersuchung darf daher niemals gemacht werden, ohne daß Gelegenheit wäre, einen eventuell notwendigen operativen Eingriff verhältnismäßig schnell nach ihr vorzunehmen. Im allgemeinen kann man jedoch länger warten als bei Ventrikulographie. Ein Nachsickern von klinischer Bedeutung ist unserer Erfahrung nach ziemlich selten und macht sich in der Regel nicht eher als nach ungefähr einem Tage geltend. In Fällen mit erheblicher Drucksteigerung kann es angebracht sein, Bohrlöcher vor der Encephalographieuntersuchung anzulegen. Wenn diese nicht genügenden Aufschluß gibt, kann in diesem Fall Ventrikulographie unmittelbar angeschlossen werden. Sollte andererseits nach der Encephalographie eine bedrohliche Einklemmung entstehen, so kann zur Verminderung des intrakraniellen Drucks eine Ventrikelpunktion mit Liquorablassen ohne Aufschub ausgeführt werden.

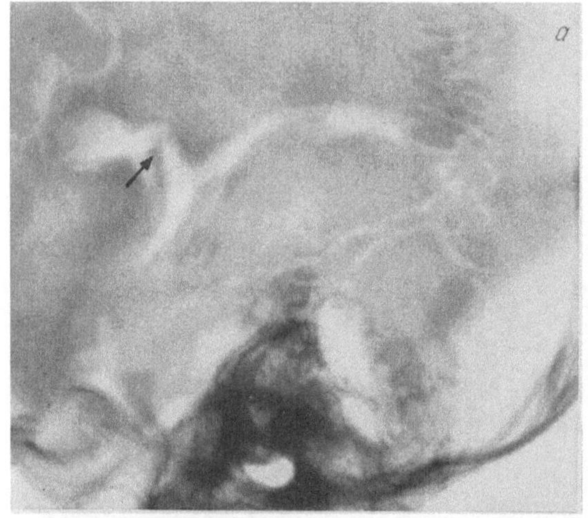

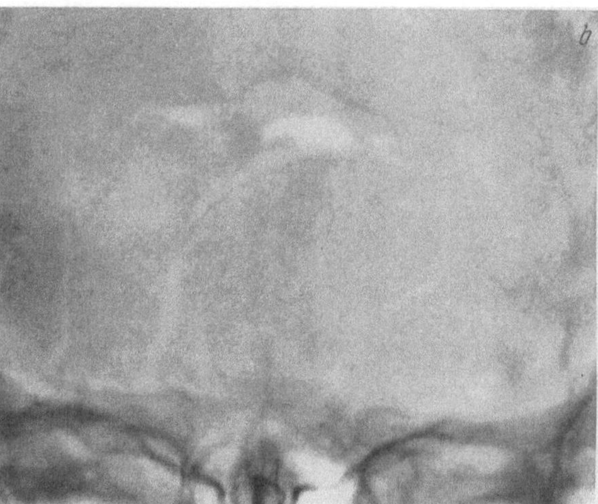

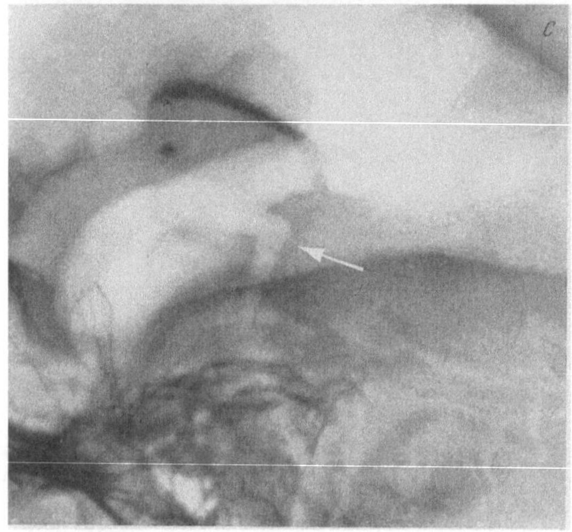

Abb. 189a—c. Vergleich zwischen Encephalographie a) und b) und Ventrikulographie c) bei Tumor in der hinteren Schädelgrube. Auf a) und b) sieht man, daß der linke Teil des Kleinhirns vergrößert ist. Die Luft um den oberen Pol des Kleinhirns bildet einen weiteren Bogen als normal. Die Vallecula ist nach rechts verschoben. Die Cisterna pontis ist zugedrückt. Die Vierhügelplatte ist geknickt und nach vorn verschoben. Auf den Ventrikulographiebildern sieht man (Frontalbild hier nicht wiedergegeben), daß der Aquädukt geknickt und nach rechts vorn verschoben ist.

b) Angiographie.

Die Möglichkeit, einen gefäßarmen expansiven Prozeß durch Angiographie nachzuweisen, ist in der hinteren Schädelgrube geringer als supratentorial. Auf Seitenbildern werden die Gefäße beider Seiten übereinander projiziert und auf a. p.-Bildern wird A. cerebralis post., besonders deren von Ramus temporalis ausgehende Äste, über die A. cerebelli post. sup. und deren Äste projiziert, was eine exakte Beobachtung der Lage der verschiedenen Gefäßäste erschwert. Durch gewisse extracerebrale Geschwülste kann die A. basilaris disloziert werden (Abb. 190, 191). Das Clivusmeningeom verschiebt sie nach hinten (Abb. 185d) und eventuell auch zur Seite. Tumoren im Brückenwinkel geben auf einem Seitenbild dem Gefäß einen gestreckten Verlauf. Normal verläuft es im großen und ganzen immer parallel mit den unteren und mittleren Teilen des Clivus, aber bei Brückenwinkeltumoren kreuzt es oft mehr oder weniger direkt die Biegung des Clivus und liegt also teilweise in größerem Abstand vom Clivus als gewöhnlich. Außerdem kann das Gefäß seitwärts verschoben sein. Eine Seitenverschiebung hat indessen in der Regel

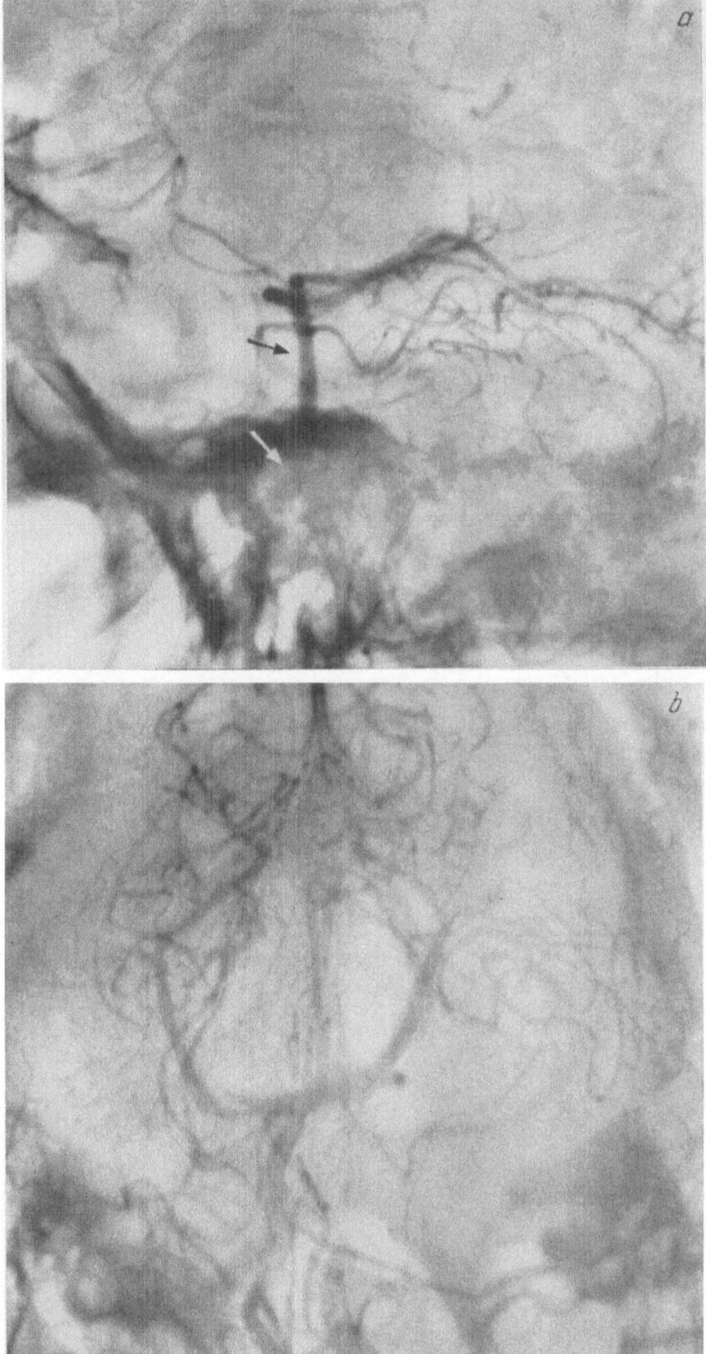

Abb. 190. Trigeminusneurinom rechterseits, in die hintere Schädelgrube hinunterwachsend (die Spitze des linken Apex ist destruiert). Der obere Teil der A. basilaris ist verschoben, nach hinten und nach rechts. Gefäßarmes Gebiet am Ort des Tumors beim Apex.

an und für sich niemals diagnostische Bedeutung, was darauf beruht, daß die A. basilaris normalerweise am Clivus im Verhältnis zur Mittellinie eine sehr variierende Lage hat. Außerdem verursachen die Brückenwinkeltumoren eine Streckung und Zersprengung der kleinen Äste, die zum Porus verlaufen (Abb. 192), und sie verschieben die A. cerebelli post. sup. aufwärts oder aufwärts medial. Aber auch ein Kleinhirnhemisphärentumor verursacht eine Aufwärtsverschiebung dieser Arterie. Geschwülste im 4. Ventrikel ver-

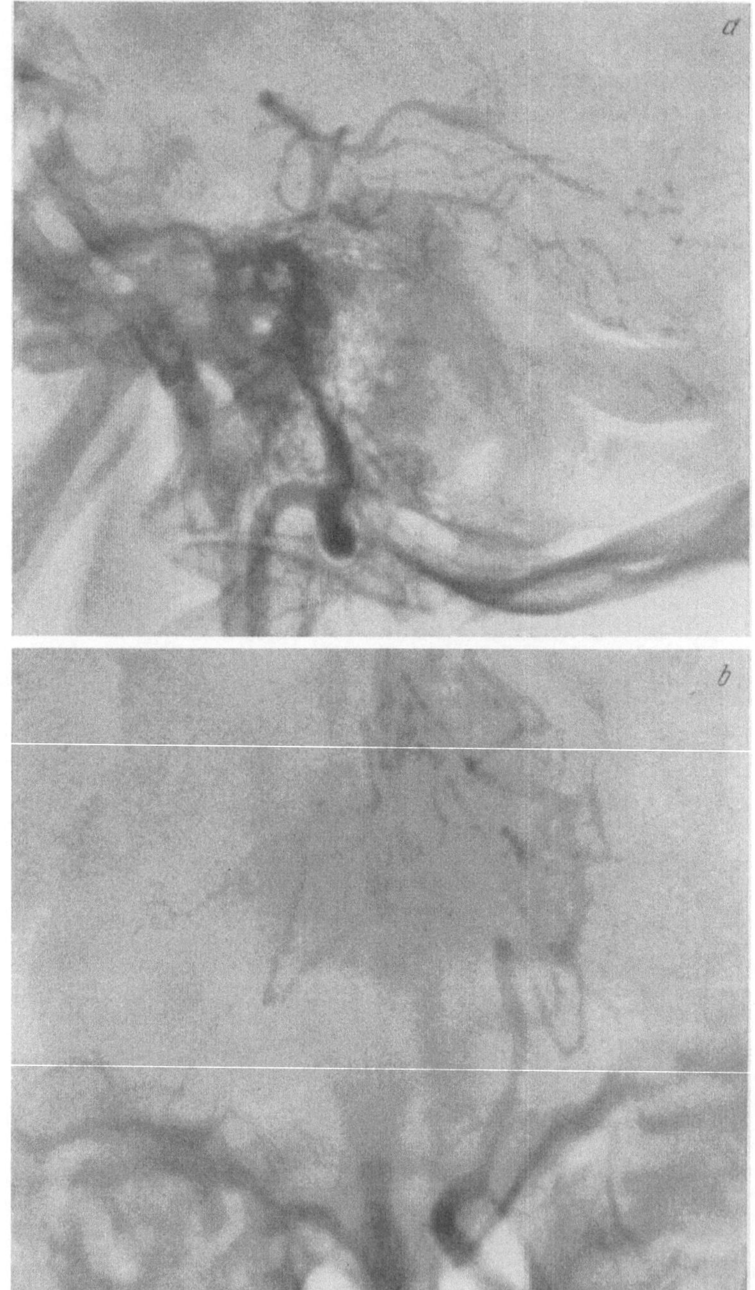

Abb. 191 a u. b. Chordom mit Verkalkungen gleich links von der Mittellinie und Destruktion im Clivus auf der linken Seite. Die Vertebralangiographie zeigt, daß die A. basilaris nach links und ihr oberer Teil außerdem nach hinten verschoben ist, was darauf hinweist, daß der größere Teil des Tumors auf der rechten Seite liegt. Die Bilder sind ein Beispiel dafür, daß zur Erkennung des anatomischen Zustandes stets eine vollständige Untersuchung erforderlich ist.

schieben das Gefäß rund um den Platz, auf dem sie liegen (Abb. 193), aber ein erweiterter 4. Ventrikel kann im großen gesehen den gleichen Erfolg haben. Eine Dislokation der kleinen Gefäßäste der hinteren Schädelgrube kann sehr oft schwer zu beobachten sein

(Abb. 193, 195, 196) und selbst ziemlich große intracerebrale Tumoren können nach unserer Erfahrung leicht Verschiebungen der Gefäße hervorbringen, die übersehen werden. In

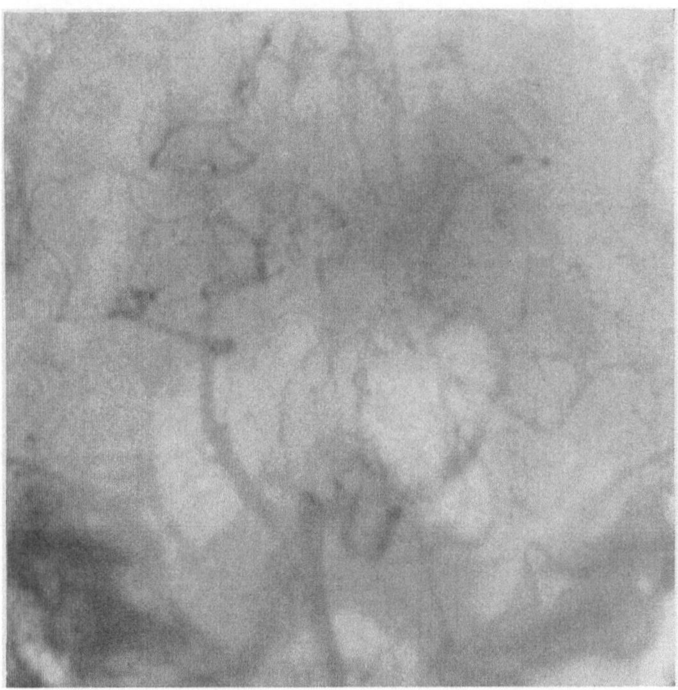

Abb. 192. Cholesteatom im rechten Brückenwinkel. Keine Verschiebung der A. basilaris. Die kleinen Arterienäste im rechten Brückenwinkel sind gestreckt.

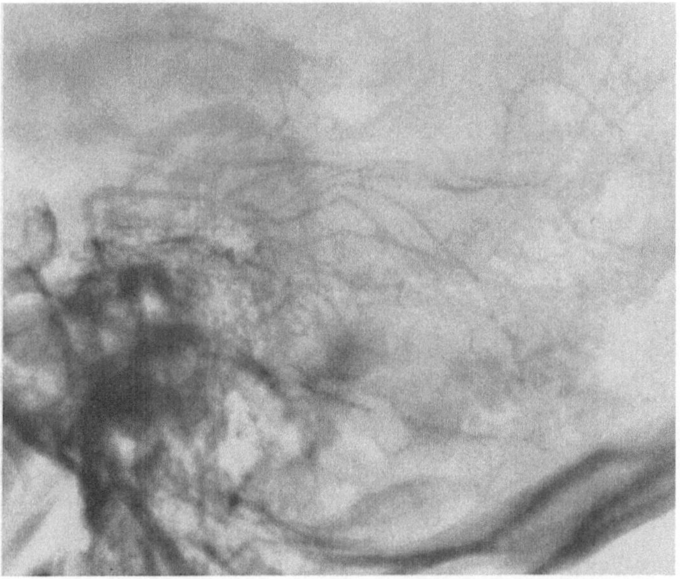

Abb. 193. Medullablastom im 4. Ventrikel. Die Gefäße sind am Ort des 4. Ventrikels verschoben. Die gleiche Gefäßdislokation setzt nur eine Erweiterung des 4. Ventrikels.

gewissen Fällen können Venenveränderungen deutlicher sein als die der Arterien. Die Gefäßveränderungen, die durch eine nach oben oder unten gerichtete Hernienbildung des Cerebellums oder bei einer solchen das Temporallappens im Tentoriumschlitz entstehen, sind früher besprochen worden (s. S. 115, 114). Diese Veränderungen geben allgemeinen

Aufschluß darüber, daß ein Tumor vorliegt, zeigen aber nicht dessen nähere Lokalisation an. Eine Seitenlokalisation eines expansiven Prozesses in der hinteren Schädelgrube ist

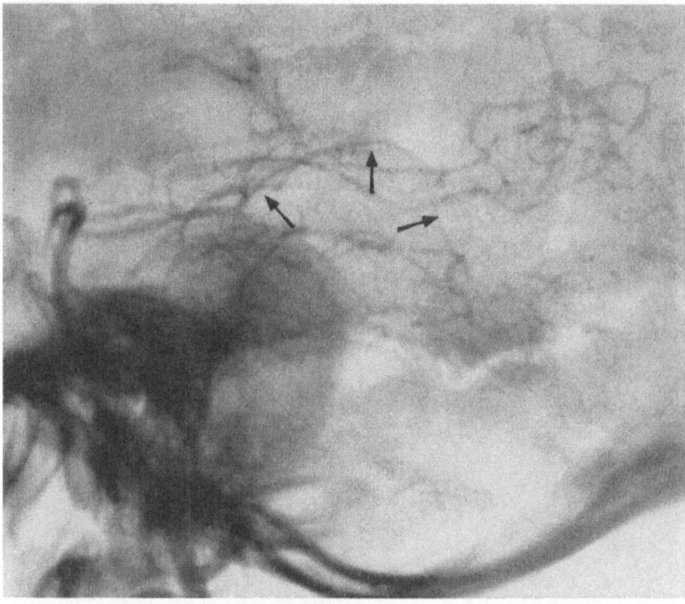

Abb. 194. Gefäßdislokation infolge einer Cyste bei einem Angio-Reticulom. Der solide Tumor nicht beobachtbar.

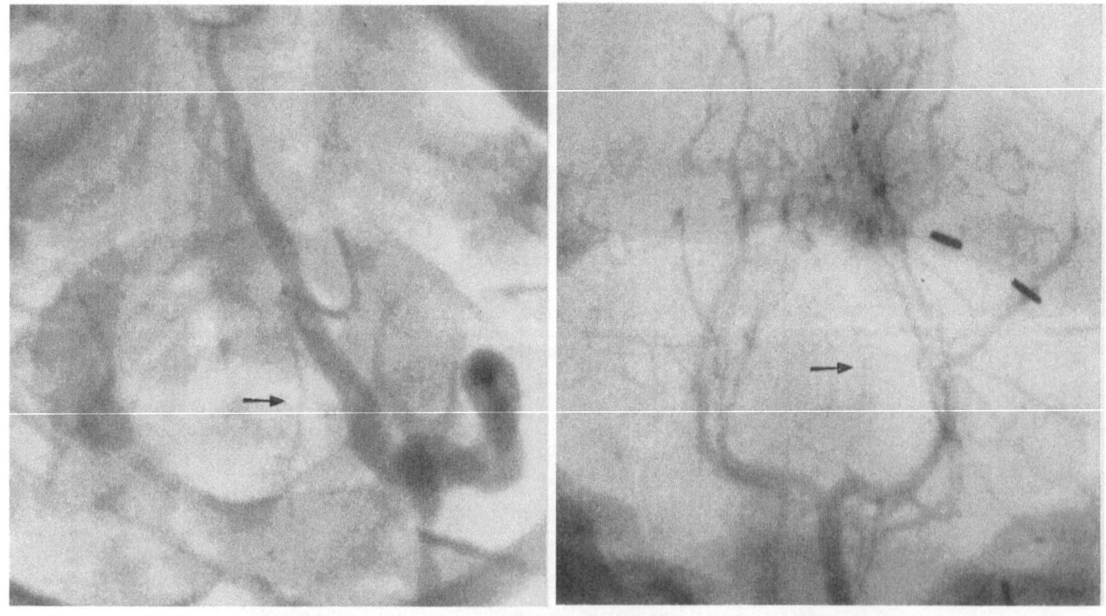

Abb. 195. Abb. 196.

Abb. 195. Bogenförmige Verschiebung des A. cerebralis posterior inf.-Endastes, der normalerweise in der Mittellinie liegt. Einzige deutliche Gefäßdislokation in einem Fall von rechtsseitigem Brückenwinkeltumor (Axialbild).

Abb. 196. Rezidiv eines Angioreticuloms. Die einzige beobachtbare Gefäßveränderung ist eine bogenförmige Dislokation des in der Mittellinie gelegenen Endastes der A. cerebralis post. inferior (halbaxiales Rückenlagebild).

oft nur möglich, wenn es eine Seitendislokation der A. cerebelli post. inf. oder von deren in der Mittellinie belegenem Aste ist (Abb. 195, 196). SJÖGREN hat die Sachlage folgendermaßen gekennzeichnet: Dieses Gefäß hat dieselbe Bedeutung für eine Seitenlokalisation eines expansiven Prozesses in der hinteren Schädelgrube wie sie eine Lateraldislokation der A. pericallosa für die Seitenlokalisation eines supratentorialen expansiven Prozesses hat.

c) Vergleich zwischen Pneumographie und Angiographie bei expansiven Prozessen in der hinteren Schädelgrube.

Während bei supratentorialen Prozessen ein expansiver Prozeß von solcher Größe, daß er klinische Symptome zeigt, im allgemeinen sowohl durch Angiographie als auch durch Pneumographie nicht nur aufgedeckt, sondern auch zufriedenstellend lokalisiert werden kann, ist dies unserer Erfahrung nach bei expansiven Prozessen in der hinteren Schädelgrube nicht der Fall. Selbst wenn die angiographische Lokalisation des Tumors in der hinteren Schädelgrube jetzt beträchtlich sicherer ist als es vor ein paar Jahren der Fall war, ist sie doch nicht ebenso exakt wie die pneumographische. Dies kommt nach unserer Ansicht wesentlich sowohl von unserer mangelhaften Kenntnis der anatomischen Variationen des Verlaufs der Gefäße als auch von der in vielen Beziehungen ungünstigeren Lage der verschiedenen Gefäßstämme und ihrer wichtigsten Äste. In vielen Fällen ist es schwierig oder sogar unmöglich durch Angiographie zu entscheiden, ob überhaupt ein expansiver Prozeß vorliegt, und eine exakte Lokalisation ist unmöglich. In anderen Fällen kann man den Prozeß lokalisieren, aber in der Regel nicht so exakt wie durch Pneumographie (Abb. 198). Zu entscheiden, ob ein Tumor im Pons oder im Vermis belegen ist, ist z. B. keineswegs immer möglich. Eine Aufwärtsverschiebung der A. cerebelli post. sup. kann durch einen extracerebralen Tumor (im Brückenwinkel) wie auch durch einen Hemisphärentumor veranlaßt sein. Die angiographische Lokalisation ist wertvoll, hauptsächlich in solchen Fällen, in denen vorher eine Operation vorgenommen worden war und Verdacht auf ein Rezidiv vorliegt. Durch die Operation können sich die anatomischen Verhältnisse so beträchtlich verändert haben, daß die Möglichkeit für Lokalisation durch Encephalographie ganz oder teilweise geschwunden ist. Cerebellare Angioreticulome (sog. Lindau-Tumoren) sind relativ häufig. Nach Olivecrona machen sie mehr als 7 % aller Tumoren in der hinteren Schädelgrube aus. Diese Tumoren sind gefäßreich. Andere Tumoren mit pathologischen Gefäßen können auch in der hinteren Schädelgrube vorkommen und unter solchen Verhältnissen gilt das, was vorhin bei den supratentorialen Prozessen gesagt worden ist: daß die Lokalisation exakt wird, aber daß die Ausbreitung des Tumors nicht immer mit Sicherheit entschieden werden kann.

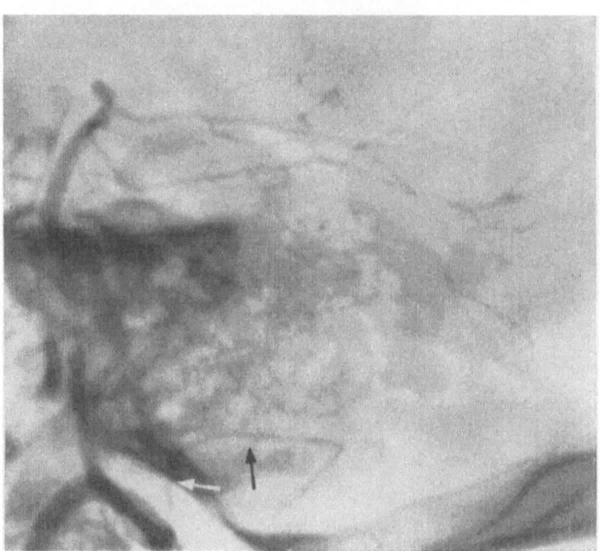

Abb. 197. Deformierung und Verschiebung nach oben der A. cerebralis post. inf. (Ependymiom im 4. Ventrikel).

III. Pathologisch-anatomische Diagnose durch Angiographie.

Manche Gehirntumoren haben einen Gefäßaufbau, der sich von dem des normalen Gehirns unterscheidet. Diese Gefäßstruktur variiert bei verschiedenartigen Tumoren und ist oft für einen gewissen Tumortyp charakteristisch. Dadurch kann der Tumor nicht nur exakt lokalisiert werden, sondern man kann auch Aufschlüsse über seine Art erhalten.

In anderen Fällen kann man zwar eine exakte pathologisch-anatomische Diagnose nicht durch Angiographie allein erhalten, aber aus dem Aussehen der Gefäße geht hervor, daß der Tumor malign ist. Die Tumoren, die am häufigsten hypervascularisiert sind, sind

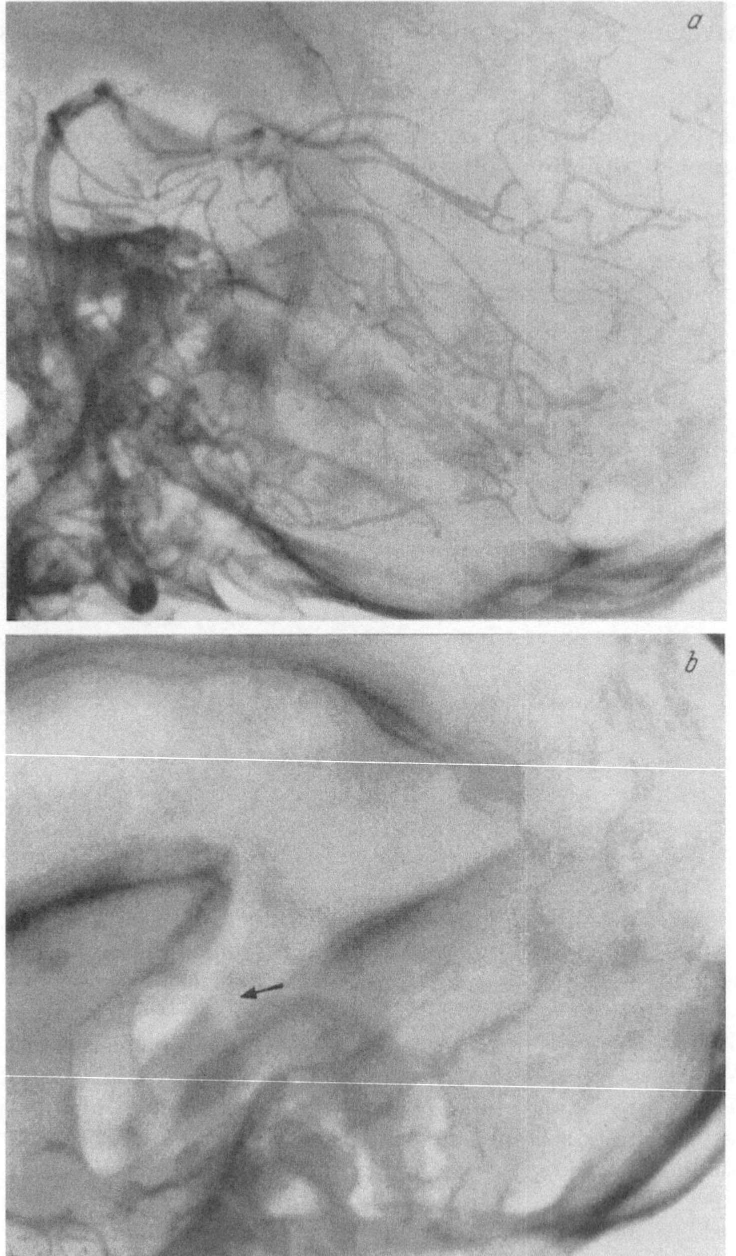

Abb. 198 a u. b. Vergleich zwischen Ventrikulographie und Vertebralangiographie in einem Fall von Vermistumor. Exakte Tumorlokalisation angiographisch nicht möglich.

Glioblastome, Metastasen und Meningeome. Manchmal kann es schwer sein, zu entscheiden, ob pathologische Gefäße vorliegen oder nicht. Dies gilt z. B., wenn normales Gefäßgewebe verschoben wird und die Gefäße zusammengedrängt werden. Dabei kann ein Eindruck von Hypervascularisation entstehen, die als vielleicht an der Peripherie eines Tumors belegen betrachtet wird. Auch andere expansive Prozesse als Geschwülste können durch Angiographie diagnostiziert und deren Art angegeben werden: extracerebrale Blutungen sowie gewisse Gefäßveränderungen. Im allgemeinen haben die letzteren typisches Aussehen, aber arteriovenöse Aneurysmen können in gewissen Fällen schwer von Glioblastomen zu unterscheiden sein. Die Angiographie kann auch Aufschlüsse über die Wachstumsart des Tumors liefern, ob dieser mehr infiltrativ oder mehr expansiv ist, auch wenn der Tumor nicht hypervascularisiert ist; und dieser Umstand kann zu der pathologischen Diagnose beitragen. So wachsen Oligodendrogliom und gewisse Formen von Astrocytom hauptsächlich infiltrativ, während z. B. ein Meningeom mehr expansiv wächst. Stellt man die durch Angiographie nachgewiesenen Veränderungen mit den Veränderungen zusammen, die durch Pneumographie und durch Untersuchung des Skeletes (lokale Knochenveränderungen oder Verkalkungen) nachgewiesen werden, so kann man in den meisten Fällen eine richtige Auffassung über die Art des Tumors erhalten.

1. Glioblastoma multiforme.

Die Gefäßveränderungen, die man histologisch (Bailey, Zülch) und bei Operation (Tönnis) beobachtet, können auch durch angiographische Untersuchung des Glioblastoms wahrgenommen werden. Charakteristisch ist, daß diese Tumoren sehr gefäßreich sind und die Gefäße in der Regel ein ganz anderes Aussehen haben als normale Gehirngefäße; aber ihr Aussehen kann von Fall zu Fall innerhalb ziemlich weiter Grenzen variieren. Ihr Lumen ist oft unregelmäßig, was teilweise auf den unregelmäßigen Verdickungen der Intima und teilweise auf lokalen Erweiterungen der Gefäße beruht. Diese Erweiterungen können den Eindruck wirklicher kleiner Aneurysmen machen. Die Gefäße haben oft einen unregelmäßig geschlängelten Verlauf, der manchmal korkzieherartig ist. In nicht wenigen Fällen bilden sich pathologische Verbindungen zwischen Arterien und Venen: arteriovenöse Fisteln. Die Zirkulationsgeschwindigkeit im Tumor ist oft herabgesetzt und die Tumorgefäße können also länger als die Gefäße im umgebenden Hirngewebe kontrastgefüllt bleiben. In Tumoren mit reichlich weiten arteriovenösen Fisteln kann statt dessen die Zirkulationsgeschwindigkeit so schnell sein, daß eine richtige Auffassung von der Gefäßstruktur des Tumors nicht anders als durch schnelle Serienangiographie zu erhalten ist. Blutungen, Nekrosen und Cystenbildungen können oft in den malignen Gliomen erfolgen. Diese Veränderungen können über den Tumor hin verstreut auftreten, hypervascularisierte Gebiete wechseln also mit avasculären ab. Rund um die nekrotischen Gebiete erscheinen oft kleine pathologische Gefäße, die gleichsam eine „Gefäßkapsel“ bilden. Von den erwähnten Gefäßveränderungen sind es nur die arteriovenösen Fisteln, die man beinahe als pathognomonisch für Glioblastom ansehen kann. Unregelmäßig vascularisierte Tumoren, die zahlreiche unregelmäßige Gefäße mit kleinen aneurysmatischen Erweiterungen enthalten, sprechen jedoch auch in sehr hohem Grade für

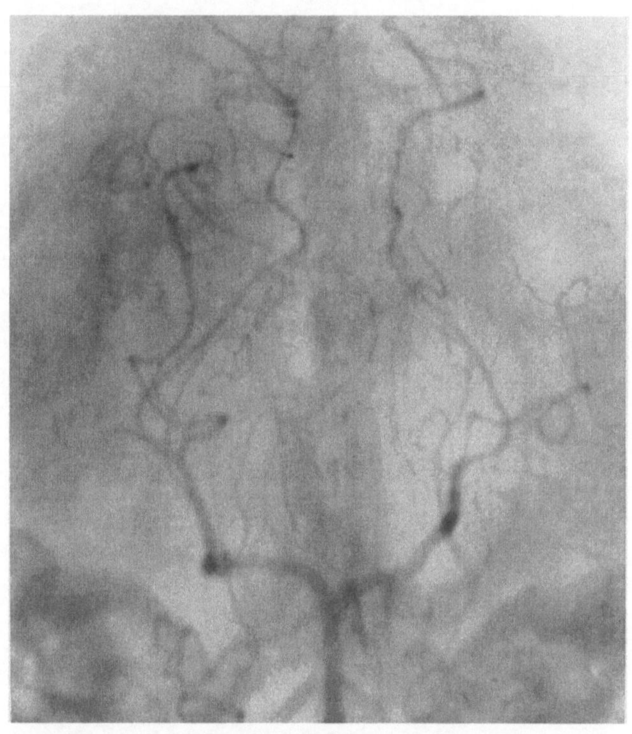

Abb. 199. Tentoriummeningeom, das die Hauptzweige der A. basilaris auseinandersprengt.

Glioblastom. Verschiedene Verfasser haben die Glioblastome je nach deren Gefäßarchitektur in verschiedene Untergruppen eingeteilt. LORENTZ unterscheidet 3 Untergruppen und WICKBOM 5 dadurch, daß er LORENTZ' 2. Gruppe in 2 aufteilt und außerdem als besondere

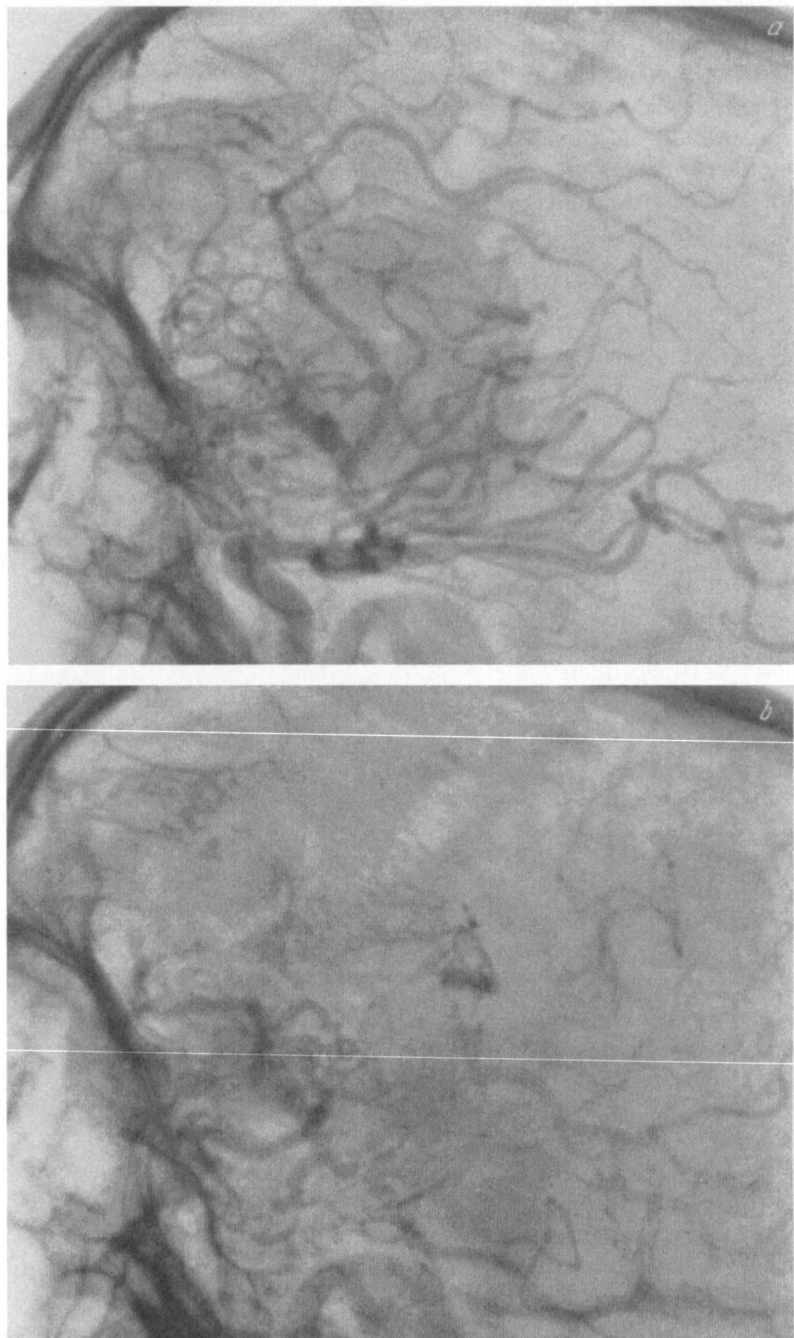

Abb. 200 a u. b. Malignes Gliom mit typischen arteriovenösen Fisteln.

Gruppe Tumoren mit nekrotischem Zentrum und vascularisierter Peripherie aufführt. Hier wird WICKBOMs Einteilung gefolgt:

Typ I wird durch mehr oder weniger zahlreich vorkommende kleine kurze Gefäße charakterisiert, die ein etwas unregelmäßiges Lumen haben und die man gewöhnlich ziemlich schwach kontrastgefüllt erhält. Die Gefäße unterscheiden sich oft nicht viel von denen in normalem Hirngewebe und es kann also schwierig sein, zu entscheiden, ob wirkliche Tumorgefäße vorliegen oder nicht. Diese Gefäße sind nicht charakteristisch, sondern können bei mehreren reichlich vaskularisierten Prozessen auftreten, aber die gewöhnlichste Ursache ist Glioblastom.

Typ II. Hier ist die Gefäßveränderung deutlicher (besonders die Unregelmäßigkeit) und es treten kleine Aneurysmen auf. Veränderungen dieser Art erscheinen nur in malignen Tumoren; außer im Glioblastom auch in Metastasen.

Typ III. Die Gefäßunregelmäßigkeit ist hochgradig. Das Lumen ist offenbar unregelmäßig mit aneurysmenähnlichen Erweiterungen von ungleicher Größe. Die Gefäße haben oft einen geschlängelten Verlauf, der manchmal korkzieherartig ist. Gefäßveränderungen dieses Typs beruhen in den allermeisten Fällen auf Glioblastom. Indessen ist es von Gewicht, daß manchmal sehr ähnliche Gefäße bei Meningeom vorkommen können, aber die Gefäße sind da regelmäßiger angeordnet und das Lumen der einzelnen Gefäße variiert nicht ebenso stark wie beim Glioblastom.

Typ IV. Außer den unter Typ III besprochenen Veränderungen finden sich hier auch arteriovenöse Fisteln. Dadurch geschieht es, daß efferente Venen der Tumorregion schon in der Arterienphase, also zeitiger als die Venen in anderen Teilen des Gehirns, kontrastgefüllt werden. Reichlich vorkommende arteriovenöse Fisteln in einem Tumor sind pathognomonisch für Glioblastom. Meningoblastom kann jedoch sehr ähnliche Gefäßveränderungen zeigen, sogar arteriovenöse Fisteln, die aber weniger zahlreich zu sein scheinen. Diese Tumoren, die relativ selten sind, können demnach angiographisch mit Sicherheit auf keine andere Weise von malignen Gliomen unterschieden werden als dadurch, daß die Tumorgefäße auch von der A. carotis externa gefüllt werden. Manchmal können auch vereinzelte oder wenige arteriovenöse Fisteln in Metastasen beobachtet werden.

Typ V hat eine gefäßreiche Zone, die in Ringform um ein größeres oder kleineres avasculäres Gebiet gelegen ist. Dergleichen Veränderungen können sogar in anderen Gliomen und manchmal auch in Metastasen vorkommen.

In der Literatur finden sich verschiedene Angaben darüber, wie oft sich pathologische Gefäße im Glioblastom finden. Hemmingsson gibt 85% von 31 Fällen an, davon 69% typische, Wickbom 70 bzw. 41%. Engeset sah die Diagnose Glioblastom in 14 von 18 Fällen als sicher an, scheint aber nicht ebenso strenge Forderungen an typische Veränderungen zu stellen wie die vorher angegebenen. Lorentz gibt pathologische Gefäße in 24 von 45 Fällen an und von diesen können 12 als typisch für Glioblastom bezeichnet werden. Engeset ist der Ansicht, daß die ungleiche Gefäßarchitektur, die das Glioblastom hat, von den verschiedenen Entwicklungsstadien des Tumors herrührt. Gewisse von uns beobachtete Fälle sprechen dafür, daß diese Ansicht richtig sein kann. So haben wir in einigen Fällen entweder keine pathologischen Gefäße bei den ersten Untersuchungen entdecken können oder auch nur Gefäße, die der Gruppe I oder II entsprechen, aber bei späteren Untersuchungen typische Gefäßveränderungen (also mit arteriovenösen Fisteln) nachgewiesen. Zülch ist der Meinung, daß keine Beziehung zwischen Gefäßaufbau und Malignität des Tumors bestehe.

2. Andere Gliome.

Die übrigen Gliome sind in der Regel weniger gefäßreich als das Glioblastom. Demnach beobachtet man deutliche Tumorgefäße relativ selten und, wenn sie sich finden, haben sie im allgemeinen das Aussehen, das unter Glioblastoma multiforme Typ I beschrieben wird. Um überhaupt pathologische Gefäße nachweisen zu können, ist ein schneller Bildwechsel gegen den Schluß der Arterienphase, während der arteriovenösen Übergangsphase und im Beginn der Venenphase von großem Wert. Bei der Mehrzahl dieser Gliome ist das Tumorgebiet weniger gefäßreich als die normale Gehirnsubstanz.

3. Meningeome.

Das Meningeom erhält seine Blutversorgung von der A. carotis externa und interna. In gewissen Fällen überwiegt der eine, in anderen der andere Weg. Um die Vascularisation des Tumors klarzulegen, soll deshalb die Kontrastmittelinjektion in diese Gefäße separat vorgenommen werden und nicht in die A. carotis communis (Abb. 152). ALMEIDA LIMA ist, nach Erfahrung bei Operation und bei Angiographie, der Meinung, daß das Meningeom immer eine spezifische Vascularisation hat. Die zuführenden Gefäße verlaufen

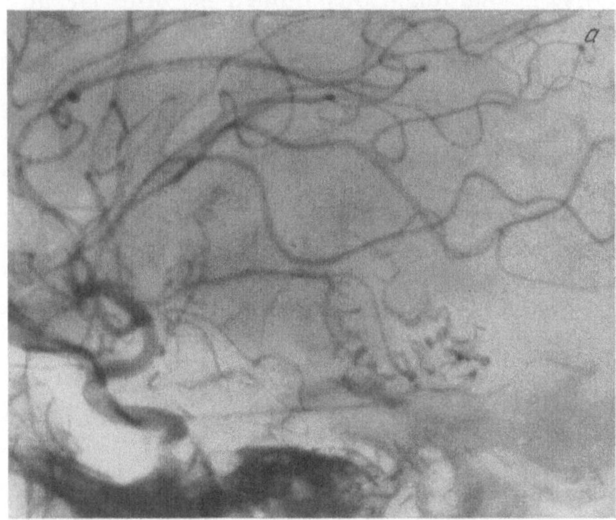

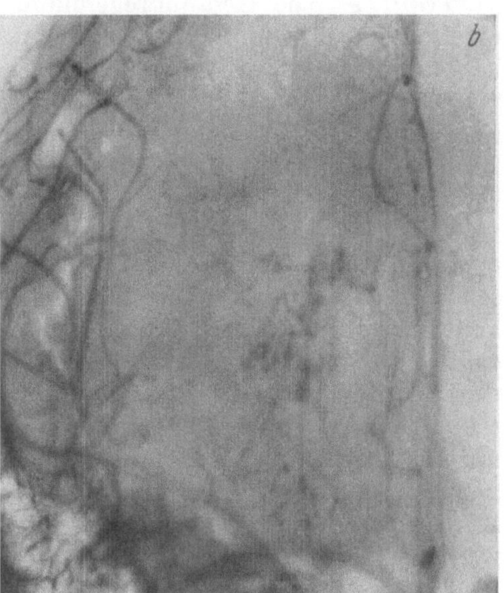

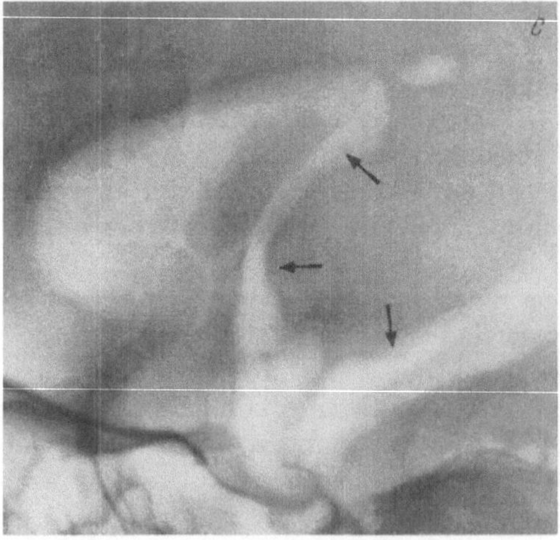

Abb. 201 a—c. Intraventrikuläres Meningeom. a) und b) Angiographie: Tumorgefäße durch eine erweiterte A. chorioidea gefüllt. c) Pneumographie: Die Luft im Temporalhorn umgibt den größten Teil des Tumors.

durch die Peripherie des Tumors, um sich im Inneren des Tumors zu einem arteriellen Netzwerk zu verzweigen, das sich in größere oder kleinere Venen, die in der Peripherie des Tumors belegen sind, entleert. Nach LORENTZ sollte das Meningeom von Arterien, die gekräuselt in den Tumor eindringen und sich verästeln, versorgt werden. Nach unserer Erfahrung finden sich beide Typen wie auch andere Möglichkeiten. Im allgemeinen kann man sagen, daß die Gefäße des Meningeoms regelmäßig angeordnet sind und daß die verschiedenen Gefäße auch ein ziemlich regelmäßiges Lumen haben. WICKBOM hat auf der Basis unseres Materials die Meningeome in 3 Gruppen eingeteilt.

Typ I. Der gewöhnlichste und charakteristischste Befund ist eine beinahe homogene Kontrastamsammlung in der arteriovenösen Übergangsphase, gewöhnlich scharf gegen die

Umgebung abgegrenzt und von zirkulärer Form. Eine ähnliche Gefäßanordnung kann in gewissen Fällen von Tumormetastasen vorkommen, aber die Kontrastmittelfüllung ist dann nicht ebenso einheitlich und das gefäßreiche Gebiet ist unregelmäßiger. In der Arterienphase finden sich reichliche kleine, ziemlich regelmäßige Gefäße.

Typ II wird durch zahlreiche kleine, dünne, ziemlich regelmäßige Gefäße, die in einem gewissen „Muster" angeordnet sind, charakterisiert; sie haben bisweilen einen radiären Verlauf, bisweilen eine mehr reticuläre Anordnung oder erinnern an ein Knäuel. Diesen Gefäßtyp haben wir namentlich bei intraventrikulärem Meningeom beobachtet (Abb. 201).

Typ III besteht aus Tumoren mit einer größeren oder kleineren Anzahl dünner Gefäße und es findet sich in der Peripherie ein dünnes Gefäß, das den Tumor gleichsam abgrenzt. In manchen Fällen können die inneren Tumorgefäße praktisch fehlen, aber wenn eine Arterie in gleichmäßigem Bogen entlang der Peripherie des Tumors läuft und diese Arterie deutlich dicker ist, als es normalerweise an dieser Stelle des Gehirns vorkommt, so ist der Tumor mit größter Wahrscheinlichkeit ein Meningeom (Abb. 202).

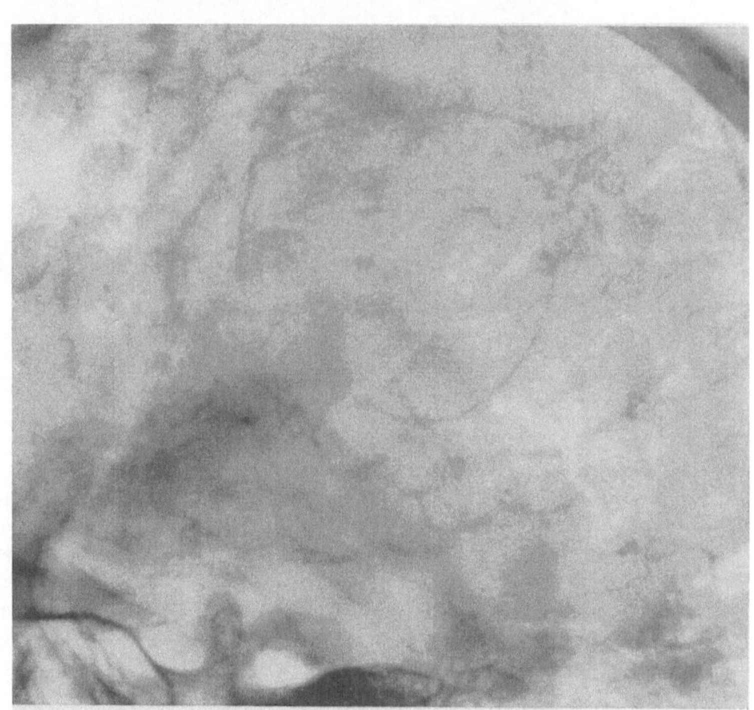

Abb. 202. Gefäßarmes Meningeom. Zwei relativ grobe Gefäße liegen rund um die Peripherie des Tumors herum.

Das Meningeom wächst rein expansiv und dies ist der Grund dafür, daß die Gefäßdislokation der Umgebung ein anderes Aussehen bekommt als bei infiltrativen Tumoren. In vielen Fällen tritt dieser Unterschied jedoch wegen des Ödems, das oft in der Umgebung des Tumors auftritt, nicht deutlich hervor.

4. Metastasen.

Metastasen haben in großem Ausmaße eine pathologische Vascularisation (nach unserer Erfahrung in mehr als 50%). Die Vascularisierung kann in den verschiedenen Fällen, abhängig von der Art des Muttertumors, ein sehr verschiedenes Aussehen haben. Es ist jedoch bei unseren heutigen Erfahrungen nicht möglich, mit Sicherheit die verschiedenen Metastasen voneinander zu unterscheiden und die Art des Muttertumors anzugeben. Im großen und ganzen kann man indessen sagen, daß, wenn pathologische Gefäße in Sarcommetastasen vorkommen, sie mehr den Gefäßen bei Glioblastom ähneln (Typ I—III), während Gefäße in Carcinommetastasen mehr Meningeomgefäßen gleichen. Letzteres gilt auch von dem Umstand, daß sie oft von zirkulär verlaufenden Gefäßen umgeben sind. Die Metastasen sind gewöhnlich expansiv wachsend und gut abgegrenzt und ähneln auch in dieser Hinsicht dem Meningeom. Die Ähnlichkeit mit dem Meningeom wird nach der Ansicht des Verfassers sehr oft nicht genügend betont. Im allgemeinen sind die

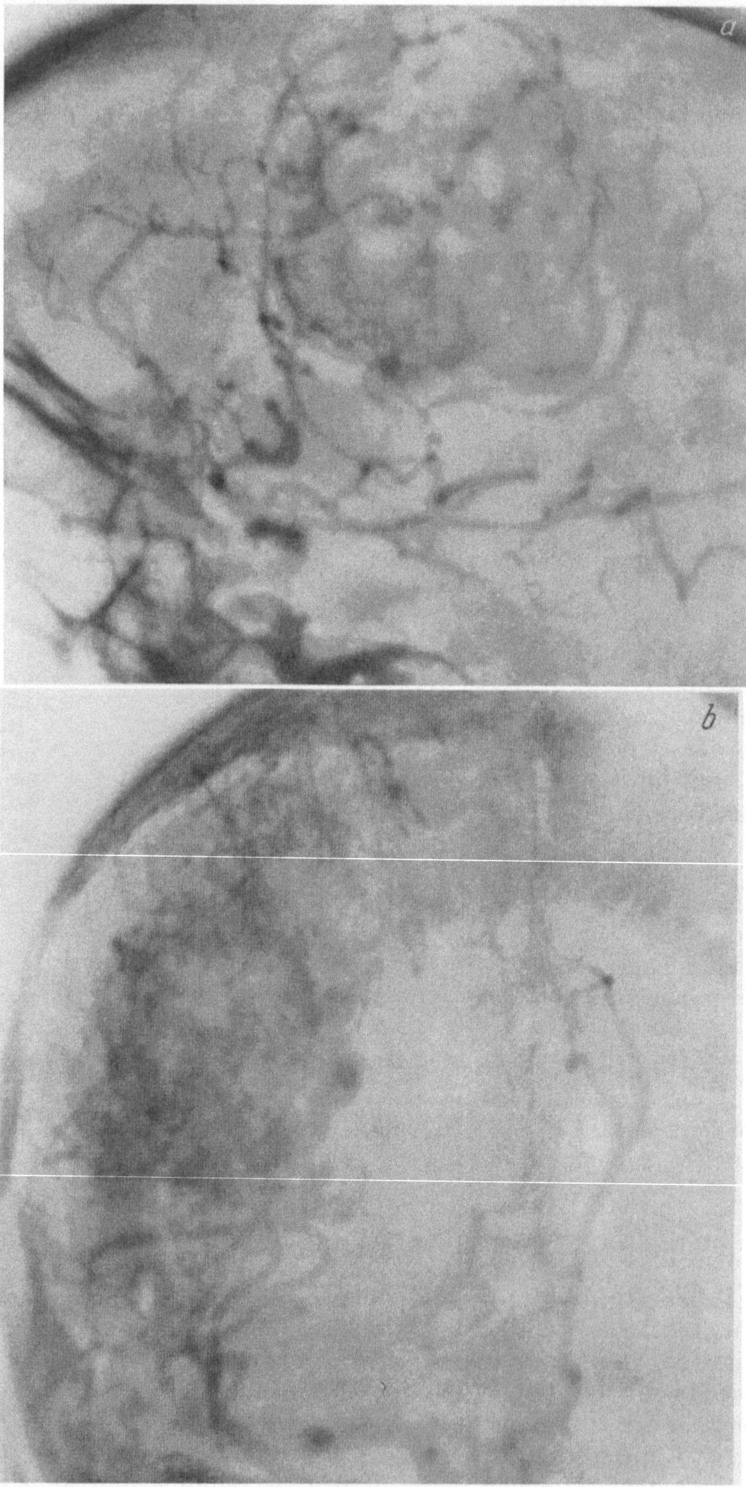

Abb. 203 a u. b. Meningeom. Tumorgefäße durch Injektion in die Carotis interna gefüllt. Die Tumorgefäße sind den Gefäßen sehr ähnlich, die beim malignem Gliom vorkommen.

Metastasen, wenn sie diagnostiziert werden, verhältnismäßig klein (zum Unterschied vom Meningeom) und ferner sind sie oft multipel (Abb. 204). Multiple Meningeome gibt es zwar, aber sie sind bedeutend seltener.

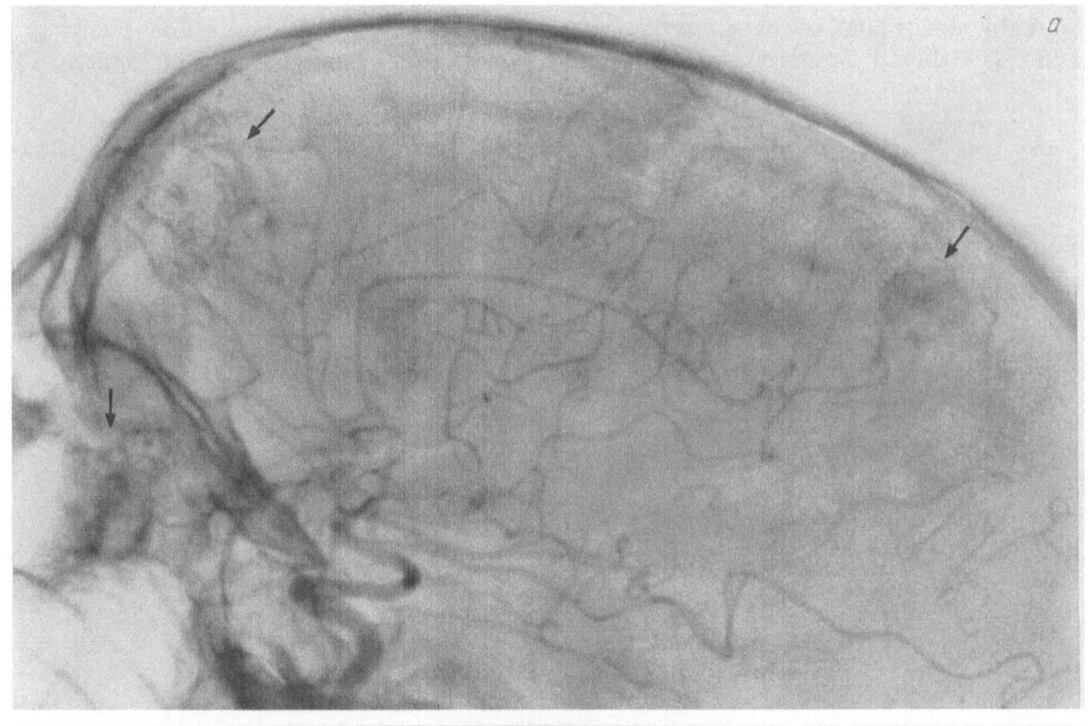

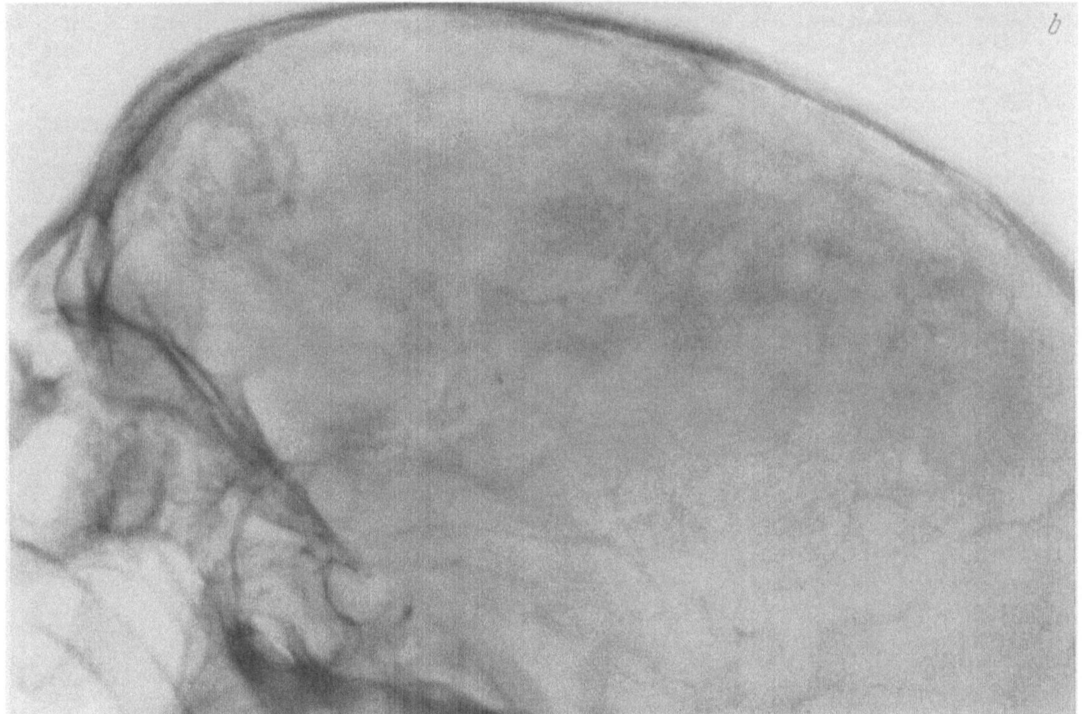

Abb. 204 a u. b. Multiple Metastasen (auch in der Orbita).

5. Angioreticulom.

Die Mehrzahl der hypervascularisierten Tumoren in der hinteren Schädelgrube sind Angioreticulome (Lindau-Tumoren), die auch multipel sein können. Der reichlich vascularisierte Teil kann sehr klein sein, nur mikroskopisch nachweisbar, aber in der

Mehrzahl der Fälle ist er so groß, daß man ihn durch Angiographie nachweisen kann. Bei diesen Tumoren kann man 2 Typen unterscheiden. Bei dem ersten Typ

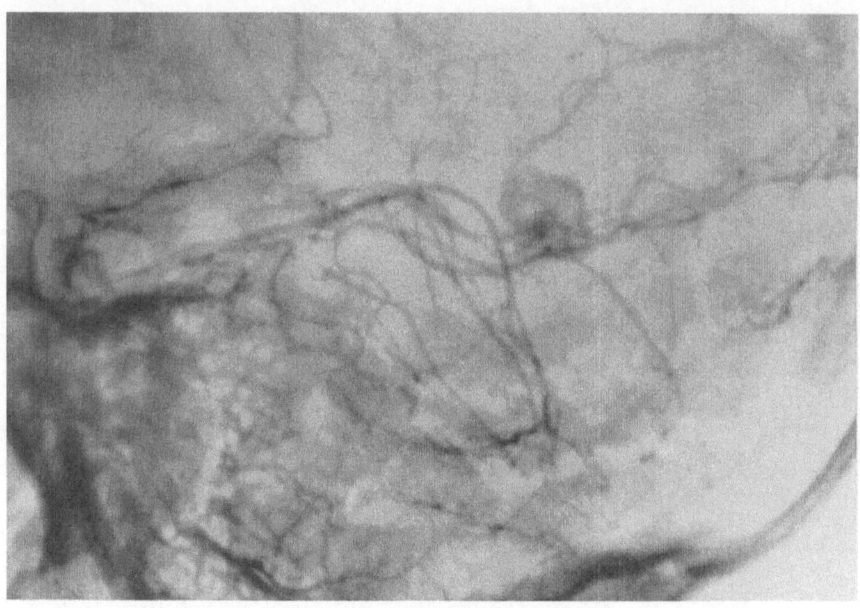

Abb. 205.
Angioreticulom. Der ganze solide Tumor fast homogen durch Kontrast „gefärbt". Die Größe der Cyste kann nach der Gefäßdislokation abgeschätzt werden.

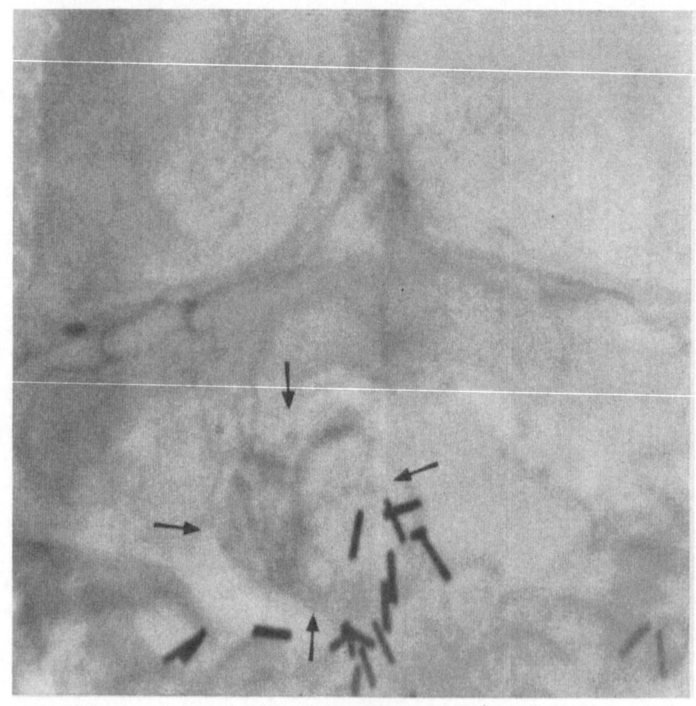

Abb. 206.
Rezidiv von Angioreticulom, ein Gefäßknäuel enthaltend, das am besten in der Venenphase sichtbar ist.

bildet der vascularisierte Teil einen bis haselnußgroßen Knoten, der sich in eine Cyste hineinbuchtet. In gewissen Fällen wird er beinahe homogen kontrastgeladen

(Abb. 205), in der Mehrzahl der Fälle besteht er indessen aus einem dichten Netzwerk feiner, relativ regelmäßiger Gefäße, die gleichsam ein Knäuel bilden (Abb. 206, 207). Die Gefäße füllen sich bereits in der Arterienphase. Der vascularisierte Teil ist immer gut abgegrenzt. Die Größe des cystischen Tumors muß man nach der Gefäßdislokation

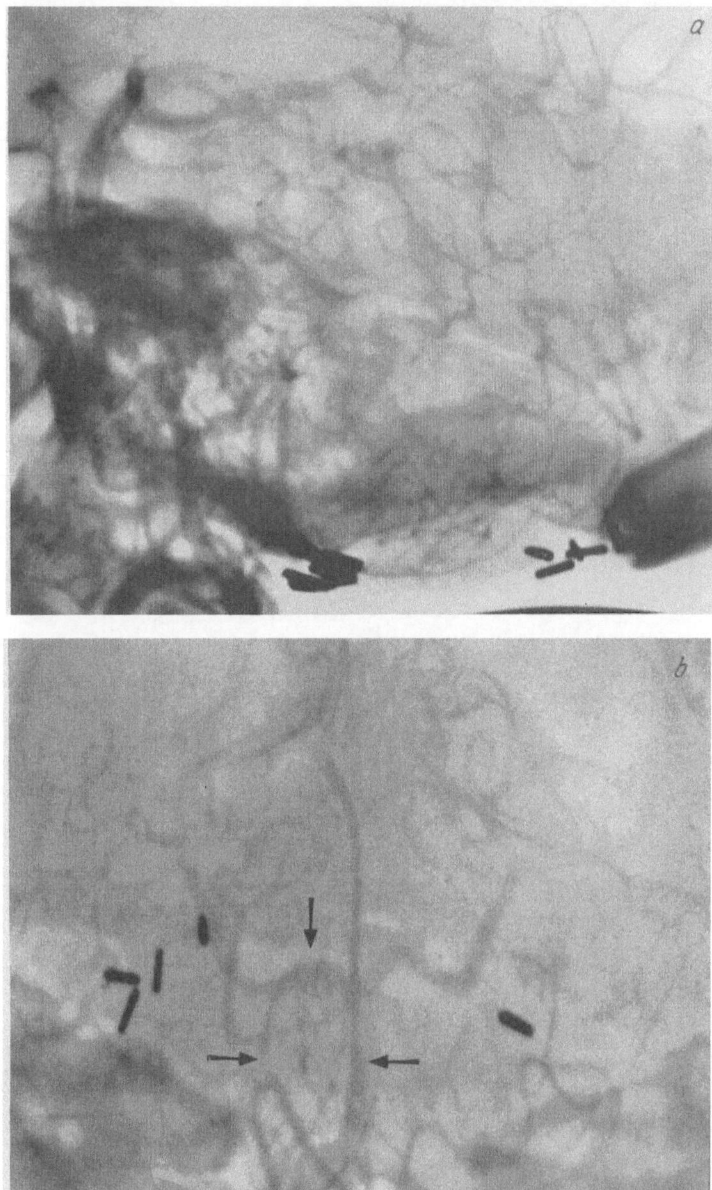

Abb. 207 a u. b.
Angioreticulomrezidiv. Ein ziemlich lichtes Gefäßknäuel befindet sich in der Mittellinie völlig über dem Foramen magnum; am besten in der Arterienphase sichtbar.

der Umgebung beurteilen, aber es ist auffallend, wie wenig die Gefäßdislokation selbst bei großen Cysten hervortritt. Bei dem 2. Typ bildet der vascularisierte Teil des Tumors die eigentliche Cystenwand. In diesen Fällen wird also eine im allgemeinen einige Millimeter breite, ziemlich gut abgegrenzte, gefäßreiche zirkuläre Zone, die ein gefäßarmes Gebiet umgibt, sichtbar (Abb. 208). Diese gefäßreiche Zone ist in der Hauptsache auf

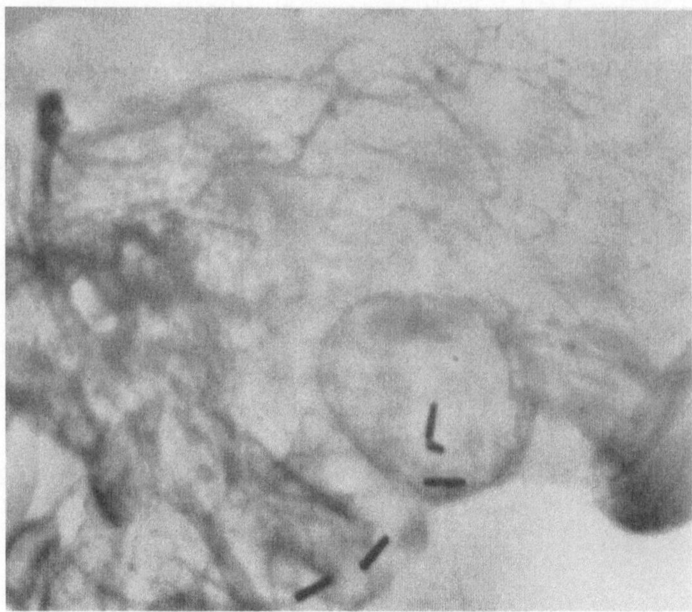

Abb. 208. Angioreticulom, bei dem der gefäßreiche Teil des Tumors die eigentliche Cystenwand bildet.

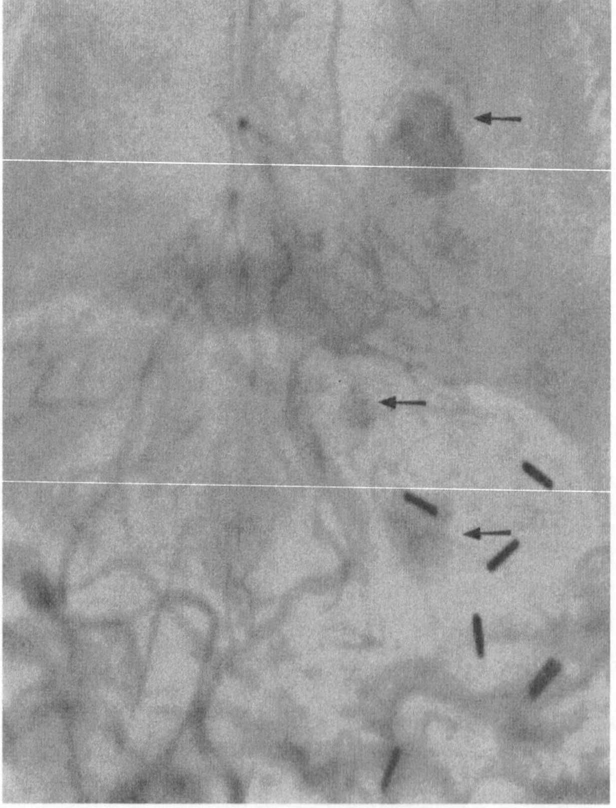

Abb. 209. Multiple Angioreticulome mit fast homogen kontrastgeladenen soliden Tumoren (ein Tumor durch frühere Operation entfernt).

Capillaren und kleinen Venen aufgebaut und erscheint so am besten auf später aufgenommenen Bildern. Die Größe des Tumors ist natürlich in diesen Fällen direkt ersichtlich.

6. Neurinom.

Sowohl beim Neurinom vom Ganglion Gasseri als auch beim Acusticusneurinom können pathologische Gefäße beobachtet werden. Nach unserer Erfahrung haben diese Gefäße fast immer das Aussehen, das oben unter Meningeomtyp II beschrieben wurde, das will sagen, relativ regelmäßig reticulär angeordnete oder ein Gefäßknäuel bildende Gefäße. Eine Differentialdiagnose zwischen Neurinom und Meningeom dürfte in vielen Fällen angiographisch unmöglich sein.

IV. Veränderungen der Gefäße.

1. Arteriosklerose und Arterienthrombose.

Die Wandveränderungen, die bei Arteriosklerose entstehen können, bestehen aus Wandverdickungen, Verkalkungen in den Wänden und Verschluß des Gefäßlumens. Die Wandverdickung äußert sich in Einbuchtungen in das kontrastgefüllte Gefäßlumen. Wie aus vergleichenden anatomischen und röntgenologischen Untersuchungen hervorgeht, kann man lokalisierte Intimaverdickungen, auch wenn diese sehr unbedeutend sind, beobachten. In fortgeschritteneren Fällen umfassen die Intimaverdickungen immer die ganze Zirkumferenz des Gefäßes. Kleine Intimapolster haben indessen nicht immer diese Ausdehnung. Sie können mit Sicherheit nur nachgewiesen werden, wenn man sie tangentiell trifft. Sie können jedoch auch, wenn sie im Verhältnis zur Strahlrichtung an der Vorder- oder Rückwand des Gefäßes belegen sind, dadurch, daß die Kontrastsäule diesen Polstern entsprechend dünner wird, wahrgenommen werden, wenn die Bilder genügend durchexponiert sind. Solche Veränderungen beobachtet man am leichtesten am Hals, wo die Gefäße nicht von Skeletteilen bedeckt werden. Wenn Intimaverdickungen nicht tangentiell getroffen werden, können sie intrakraniell leicht übersehen werden. In der Regel kann man sie intrakraniell nur in gröberen Gefäßen beobachten, aber im allgemeinen kommen mehrere Intimaverdickungen gleichzeitig vor. Praedilektionsstellen für Arteriosklerose sind A. carotis interna (gleich nach der Bifurkation und im Siphon) sowie A. basilaris. Verkalkungen in den Gefäßwänden kann man beobachten hauptsächlich in den Wänden des Carotissiphons, aber nicht so oft wie in den Arterien anderer Teile des Organismus. Infolge des deckenden Skeletes müssen sie, um nachgewiesen werden zu können, hochgradiger sein als an solchen Stellen, wo man die Gefäße gegen die Weichteile projizieren kann. Röntgenologisch haben Intima- und Mediaverkalkungen ungleiches Aussehen, aber die Verkalkungen, die man in intrakraniellen Gefäßen nachweisen kann, sind praktisch genommen immer Mediaverkalkungen.

In der Pathogenese der Arterienokklusion sind Intimablutungen sicherlich von sehr großer Bedeutung. Solche Intimablutungen sind, wenn es Gefäße in anderen Gebieten gilt, oft die direkte Ursache zur Protrusion von Intimapolstern und wahrscheinlich gilt das gleiche von den extra- und intrakraniellen Gefäßen des Gehirns. Die gewöhnlichste Stelle für Okklusion der Carotis liegt ungefähr 1—2 cm peripher von der Teilung der A. carotis communis. Nur bei frischer Thrombose (oder bei Embolie) hat die Thrombose eine abgerundete, gegen den Kontrast konvexe Grenze. Ein solcher Befund ist relativ ungewöhnlich. Im allgemeinen entwickelt sich das Symptom langsam und in Schüben, je nachdem sich die Wandveränderung entwickelt und die Thrombose entsteht, und im Anschluß daran ist die Kontrastsäule beim Stopp mehr oder weniger unregelmäßig zugespitzt (Abb. 210). Die andere Praedilektionsstelle ist das Carotissiphon. Besonders wenn die Okklusion hier liegt, muß die Aufmerksamkeit immer darauf gerichtet sein, auszuschließen, daß der Stopp auf der Zuklemmung des Gefäßes von außen her beruht. (Technische Fehler bei Punktion und Kontrastmittelinjektion müssen immer vermieden werden, da solche Fehler oft dazu führen, daß gewisse Gefäßgebiete nicht kontrastgefüllt werden. Am sichersten werden solche Fehler dadurch vermieden, daß das Nadelauge auf dem Bilde zu sehen ist.) Auch in den gröberen Hirngefäßen können ähnliche Veränderungen, wenn auch weniger oft, nachgewiesen werden. Am häufigsten ist dies in der A. cerebralis media, entweder im Hauptstamm oder einem seiner Hauptäste, der Fall. Arteriosklerotische Veränderungen und Thrombosen in den kleineren Gehirngefäßen entziehen sich im allgemeinen dem Nachweis.

Wenn ein Stopp in einer Arterie entsteht, kann sich ein Kollateralkreislauf ausbilden. In welchem Umfange das geschieht, hängt vom Alter des Patienten ab und davon, wie schnell sich der Prozeß entwickelt. Je langsamer dies geschieht, umso größer sind die

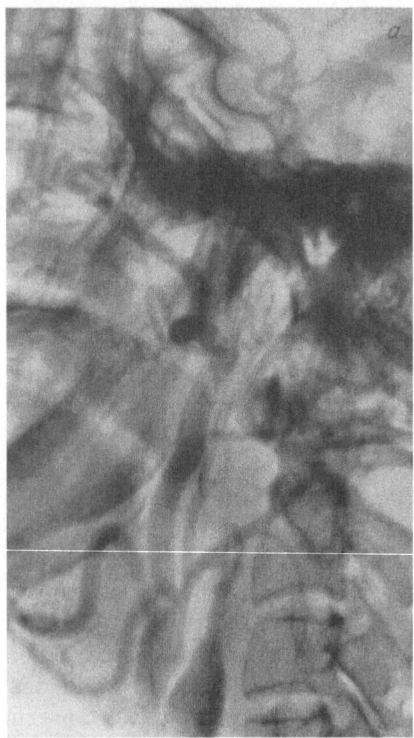

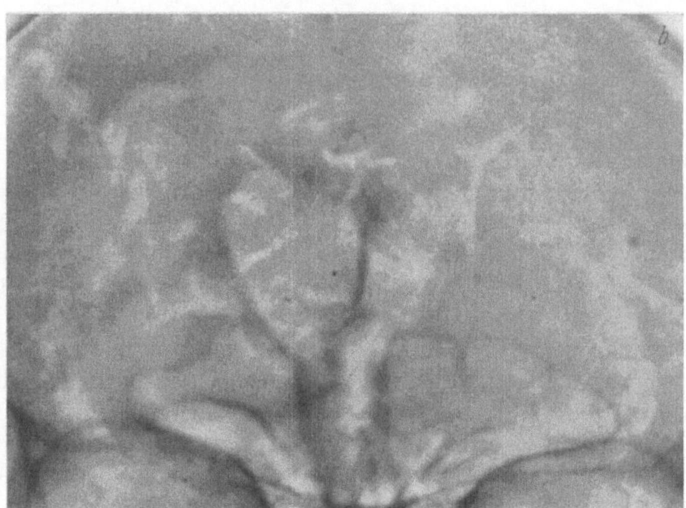

Abb. 210a u. b. a) Thrombose in der Carotis interna an typischer Stelle gleich über der Teilung der A. carotis commun. b) Erweiterung des rechten Seitenventrikels und Furchen auf der Konvexität an der Seite, an der die Thrombose liegt.

Voraussetzungen für einen Kollateralkreislauf, und dasselbe gilt, je jünger der Patient ist. Um eine Auffassung davon zu bekommen, in welcher Ausdehnung das Gehirn bei einem Stopp vascularisiert wird, soll somit die Angiographie der A. carotis der anderen Seite und A. vertebralis ausgeführt werden, und dabei kann es sich zeigen, daß ein Großteil des Gehirns durch dergleichen Kollateralen eine ziemlich gute Vascularisation bekommt. Bei einem Stopp in A. carotis interna auf der einen Seite kann so die Hemisphäre von dem entsprechenden Gefäß der anderen Seite durch die A. cerebralis ant., A. communicans ant. hinüber zur A. cerebralis ant. und media der kranken Seite vascularisiert werden (Abb. 211). Bei einem Stopp in A. cerebralis media kann sich der Bereich des Gefäßes teilweise von der A. cerebralis ant. vascularisieren, aber in der Regel hauptsächlich durch Kollaterale von der A. vertebralis. Um eine klare Auffassung von der Vascularisation des Gehirns in diesen Fällen zu erhalten, ist, da die Zirkulation durch diese Kollateralen oft langsam vor sich geht, eine schnelle Serienangiographie von sehr großem Wert. Es ist auch nur auf solchen Bildern möglich, in Einzelheiten zu studieren, welchen Weg das Kontrastmittel nimmt. Die Ernährungsstörungen, die Arterienveränderungen verursachen können, führen zu vermindertem Volumen der entsprechenden Gehirnabschnitte und hierüber gibt die Encephalographie Aufschluß (vgl. auch S. 207, Abb. 210, 214).

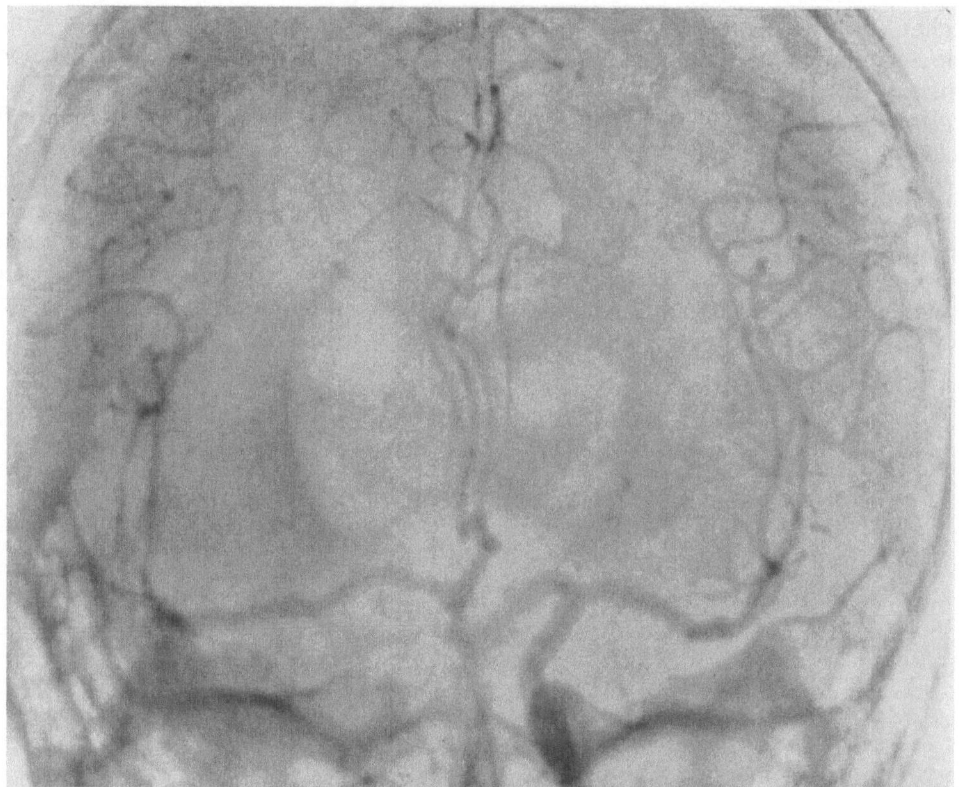

Abb. 211. Kollateralzirkulation bei Thrombose der Carotis interna dextra. Beide Seiten der A. cerebralis ant., pericallosa und media füllen sich bei Kontrastinjektion in die linke Carotis interna.

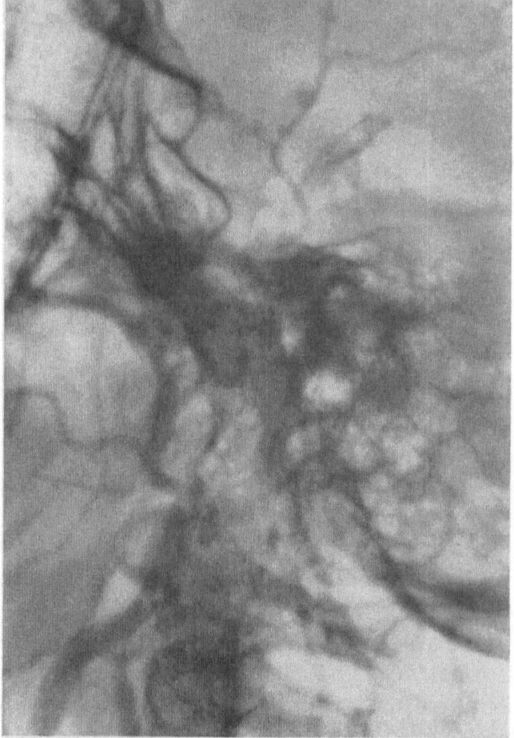

Abb. 212. Kollateralzirkulation bei Carotis-interna-Thrombose. Durch occipitale Kollateralen zwischen Externazweigen und Vertebralisästen füllt sich die A. basilaris.

2. Arterielle Aneurysmen.

Die Untersuchung von Gehirngefäßen bei Verdacht auf arterielles Aneurysma stellt sehr große Anforderungen an den Untersuchenden und an eine exakte Untersuchungsart.

Die durchaus überwiegende Mehrzahl intrakranieller Aneurysmen machen keine klinischen Symptome, die mit Sicherheit zeigen, daß ein Aneurysma vorliegt und noch weniger, wo es lokalisiert ist. Die meisten beginnen in Form einer Subarachnoidalblutung oder einer sogenannten Gehirnblutung. Die Aneurysmen können sehr klein sein. Am häufigsten liegen sie an zentralen Gefäßen und an Gefäßteilungen. Da Aneurysmen heutzutage so operiert werden, daß der Aneurysmahals ligiert wird, muß die Untersuchung das Aneurysma nachweisen, seinen genauen Ausgangspunkt, ob es einen mehr oder weniger deutlichen Hals hat, und dessen Richtung im Verhältnis zum Muttergefäß. Besonders in den Fällen, in denen das Aneurysma in der Nähe der A. communicans ant. liegt, ist es notwendig, die Richtung des Aneurysmas zu bestimmen, da dadurch dessen intra- oder extracerebrale Lage beurteilt werden kann. Alle diese Einzelheiten muß man not-

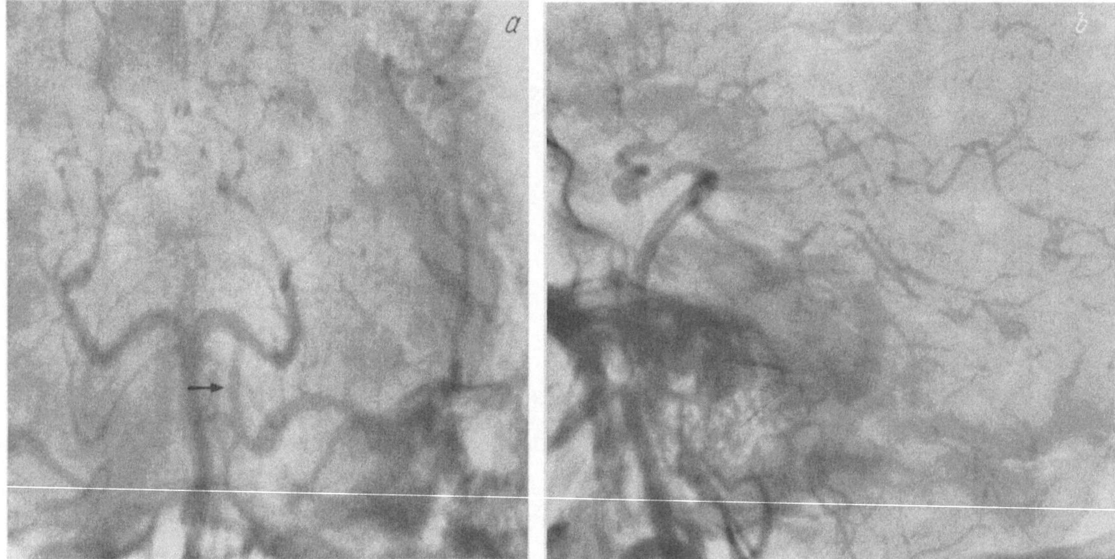

Abb. 213 a u. b. Kollateralzirkulation bei Thrombose der Carotis interna mit Stopp im Carotissiphon. Kontrastinjektion in die A. vertebralis. Füllung der A. communicans post. und der Gefäße der Sylviigruppe.

wendig vor der Operation wissen, da das Aneurysma im Koagel oder in der Gehirnsubstanz verborgen sein kann. Die Operabilität des Aneurysmas und die Wahl der Operationsmethode stützen sich völlig auf die Untersuchung des Röntgenologen und seine Zuverlässigkeit.

Weil diese Aneurysmen klein sind, und meistens an den zentralen Gefäßen liegen, ist es vielfach nicht möglich, sie auf gewöhnlichen Seitenbildern oder a. p.-Bildern wahrzunehmen. Die detaillierten Aufschlüsse über die Lage und das Aussehen des Aneurysmas, die notwendig sind, sind in den meisten Fällen auch nicht ausschließlich durch Zuhilfenahme von stereoskopischen Bildern zu erhalten. Auf einem gewöhnlichen a. p.-Bild und einem gewöhnlichen Seitenbild bekommt man Aufschluß darüber, wie A. cerebralis media und ant. im Verhältnis zur Schädelbasis liegen. Auf dieser Grundlage müssen die Projektionen bestimmt werden, die für die Freiprojizierung der verschiedenen Gefäßwindungen an der Schädelbasis notwendig sind. Im allgemeinen bedarf es der Bilder mit Strahlrichtungen zwischen 15—20° von oben und mit dem Kopf des Patienten 30—45° nach den verschiedenen Seiten gedreht. Auf sämtlichen Bildern muß dann entschieden werden, ob sich die Gefäßwindungen in vollständiger Ausdehnung beurteilen lassen. Im anderen Fall müssen neue Projektionen aus den aufgenommenen Bildern berechnet werden. Löfstedt hat einen besonderen Winkelmesser für Berechnung der verschiedenen Projektionen mit Ausgangspunkt vom gewöhnlichen a. p.- und Seitenbild angegeben. Man kann sagen, daß dieser in gewisser Weise die Einstellungen erleichtert, daß er aber durchaus nicht notwendig ist. Die wesentlichen Bilder sind natürlich die Arterienbilder und um die Exponierungen zu vermindern, können wenigstens gewisse Capillar- und Venenbilder weggelassen werden. Vor allem in größeren Aneurysmen bleibt

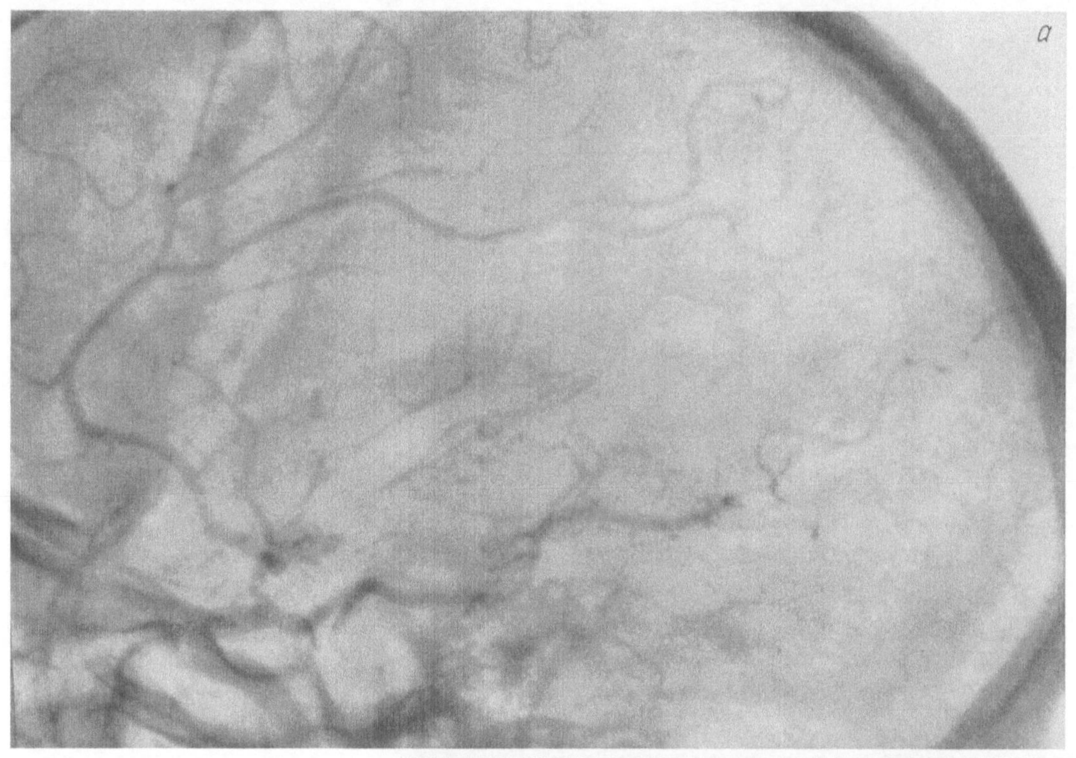

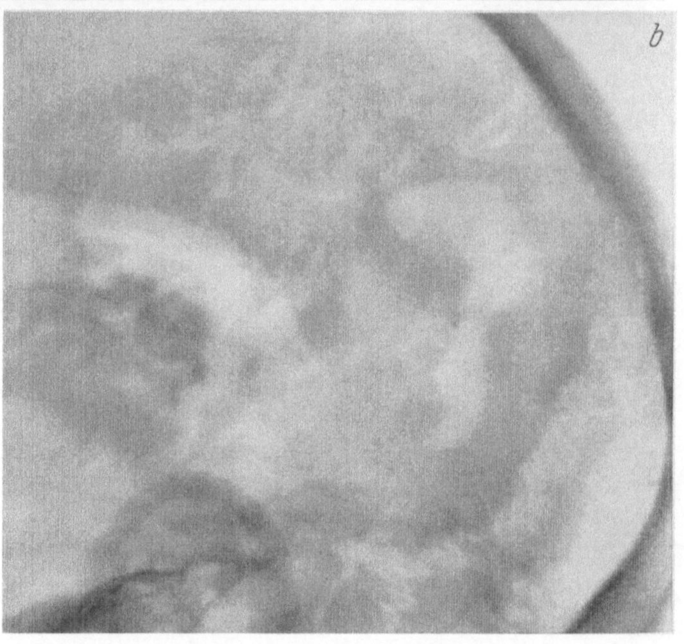

Abb. 211 a u. b. Partielle Thrombose der Sylviigruppe. a) Angiographie, die Auskunft über den Zustand der Gefäße gibt. b: Encephalographie, die Auskunft über Parenchymschäden gibt. Große atrophische Bezirke.

der Kontrast oft etwas länger im Aneurysmasack als in den übrigen Teilen des Arteriensystems, weshalb man in solchen Fällen nicht nur von Arterienbildern Nutzen haben kann. Die Mehrzahl der Untersuchungen, die man in der Literatur über die Lokalisierung der Aneurysmen findet, gründen sich auf Erfahrungen, bei denen die Angiographie nicht mit der richtigen Technik ausgeführt worden ist. Nur dies kann nach Ansicht des Verfassers erklären, weshalb die Aneurysmafrequenz der verschiedenen Gehirngefäße in der

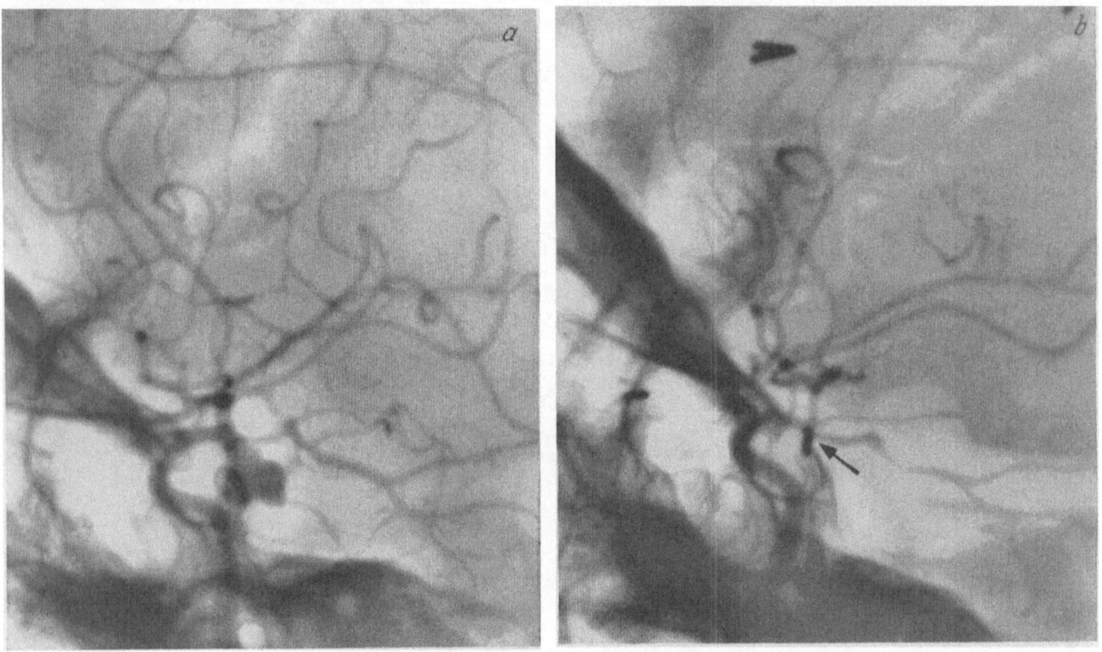

Abb. 215a u. b. a) Arterielles Aneurysma beim Abgang der A. cerebralis post. b) Angiographie nach Operation. Gefäßklemme auf den Hals des Aneurysmas gesetzt. Das Aneurysma füllt sich nicht.

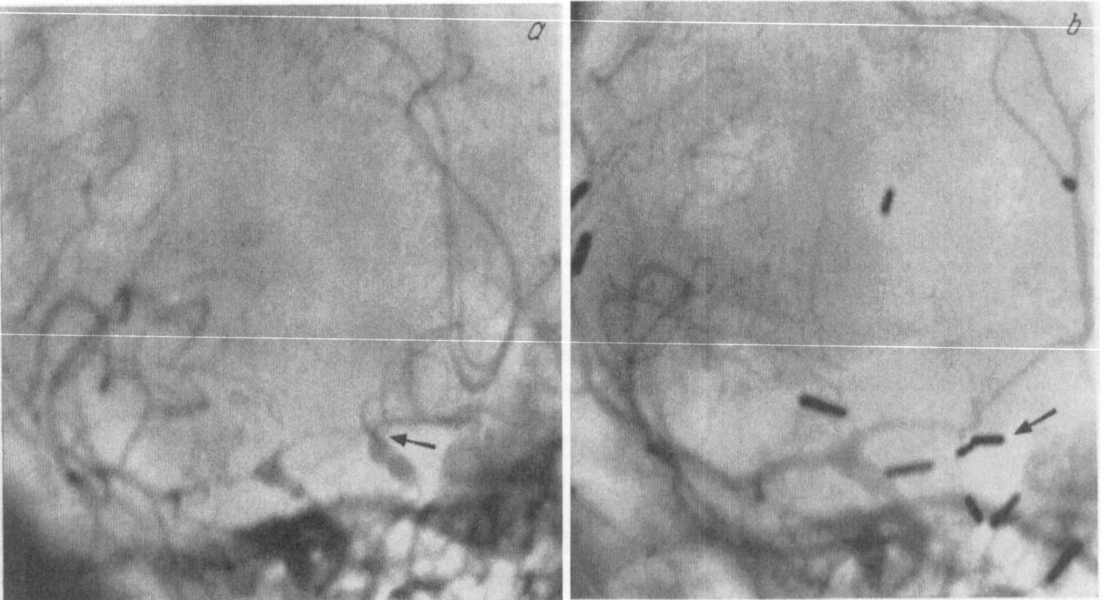

Abb. 216a u. b. a) Arterielles Aneurysma an der A. communicans ant. Der Hals freiprojiziert. b) Derselbe Patient nach Operation. Arterienklemme auf den Aneurysmahals plaziert. Keine Kontrastfüllung des Aneurysmas.

Literatur so sehr von den Erfahrungen abweicht, die man in Schweden gemacht hat. Während z. B. Dandy angibt, daß 44,4% aller intrakraniellen Aneurysmen in der Carotis interna gelegen sein sollen, entfallen in unserem Material mehr als 50% auf die

Communicans ant. oder die Winkel zwischen Aa. communicans ant., pericallosa und cerebralis ant. Die restlichen verteilen sich im großen und ganzen gleichmäßig auf Aa.

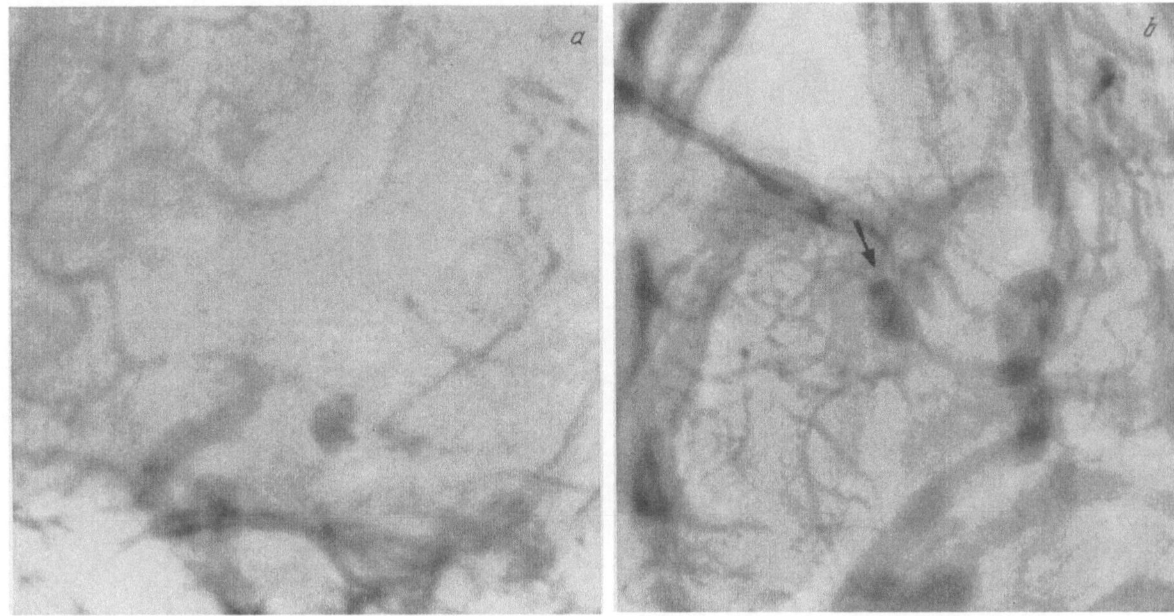

Abb. 217a u. b. Arterielles Aneurysma, nach vorn unten gerichtet auf der A. cerebralis media an deren erster Teilung. Das Aneurysma ist sowohl auf dem schräg halbaxialen Bild in Rückenlage (a) sichtbar als auch auf dem schrägen Axialbild (b).

pericallosa, cerebralis media, Carotis interna und Communicans post. (Von DANDYs Buch über arterielle Aneurysmen, das 1944 herauskam, kann man sagen, daß es ein Epitaphium

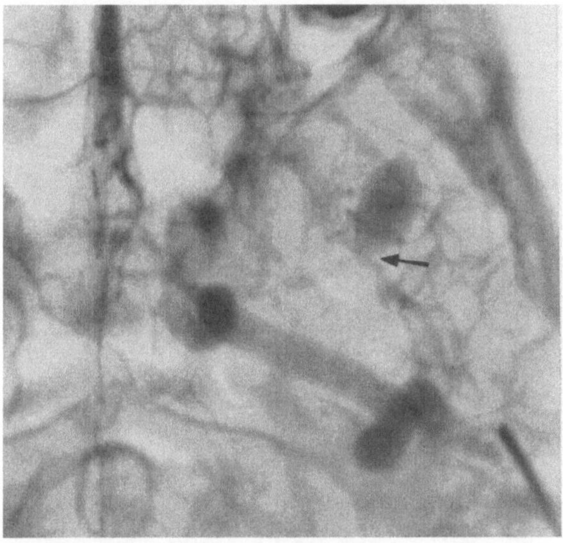

Abb. 218. Aneurysma der A. cerebralis media an deren Teilung. Das Aneurysma ist nach vorn gerichtet und sein Hals ist nur auf dem Axialbild sichtbar.

über die vorangiographische Zeit ist und jetzt nur noch historisches Interesse besitzt.) Besteht um das Aneurysma herum eine offensichtliche Blutung, so verursacht diese eine Dislokation von nahegelegenen Gefäßen (Abb. 220, 221). Sehr oft kommen Kontraktionen der Gefäße in der Umgebung des Aneurysmas vor (Abb. 222), besonders wenn die Untersuchung bald nach einer Blutung ausgeführt wird. Diese Gefäßkontraktionen können

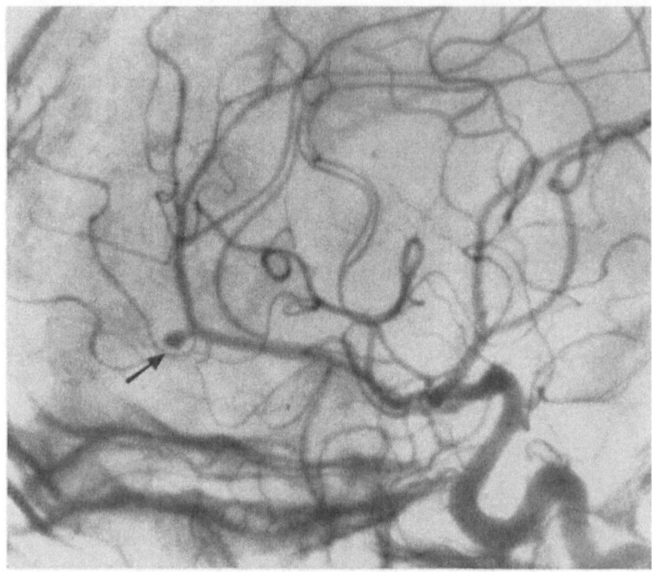

Abb. 219. Aneurysma der A. pericallosa.

relativ lange Strecken umliegender Gefäße umfassen und dürften oft größere Bedeutung für das Aufkommen klinischer Symptome haben als die eigentliche Blutung.

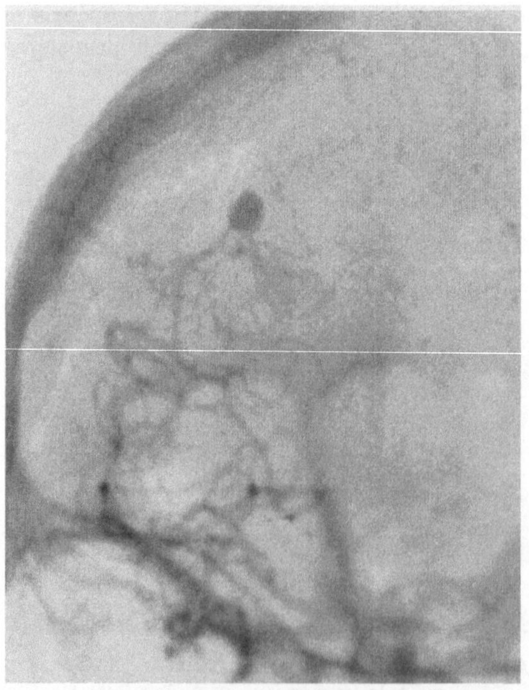

Abb. 220. Arterielles Aneurysma an einem Zweig der Sylviigruppe mit extracerebraler Blutung. Auf dem schrägen a. p. Bild sieht man die Gefäßabhebung von der Kalotte.

Vor allem dort, wo das Aneurysma in der Gegend der A. communicans ant. liegt, müssen die Zirkulationsverhältnisse sehr genau untersucht werden. Wenn der Druck im Gefäßsystem auf beiden Seiten gleich ist, füllen sich bei der Kontrastmittelinjektion der A. carotis int. der einen Seite nur die Gefäße der entsprechenden Hemisphäre, soweit

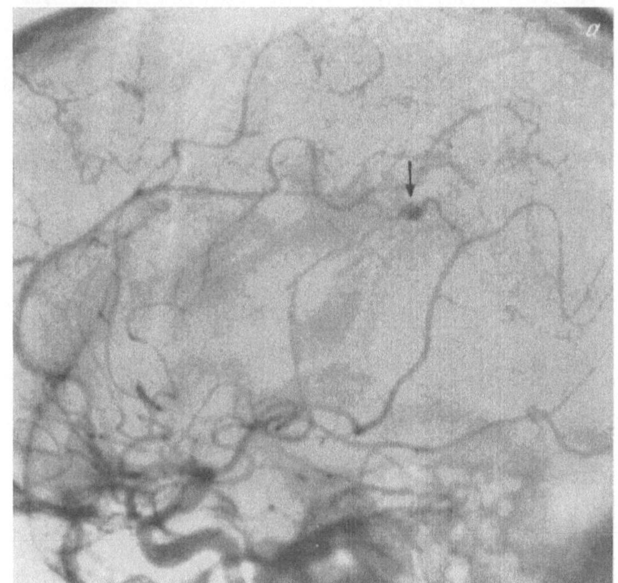

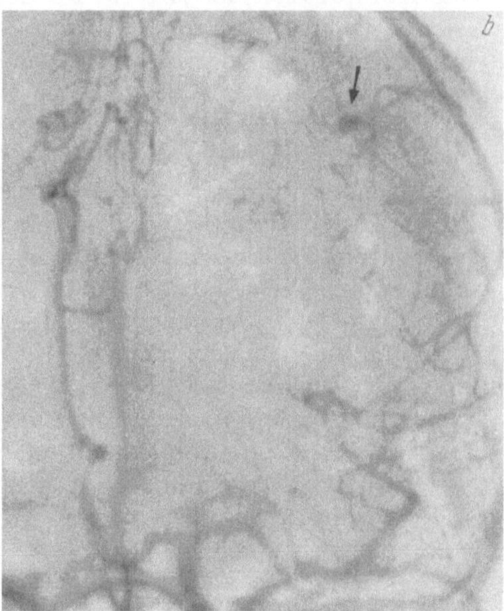

Abb. 221a u. b. Peripher gelegenes Aneurysma an einem Zweig der A. cerebralis media mit Blutung: Streckung und Auseinandersprengung der aufsteigenden Gefäßäste der Sylviigruppe sowie Hinüberschiebung der A. pericallosa.

nicht die A. communicans ant. sehr weit ist. In diesem Falle kann Kontrast sogar hinüberpassieren in die A. cerebralis ant. und A. pericallosa der anderen Seite. [In vereinzelten Fällen gehen beide A. pericallosae von der einen Seite aus (vgl. Abb. 110).] Wird

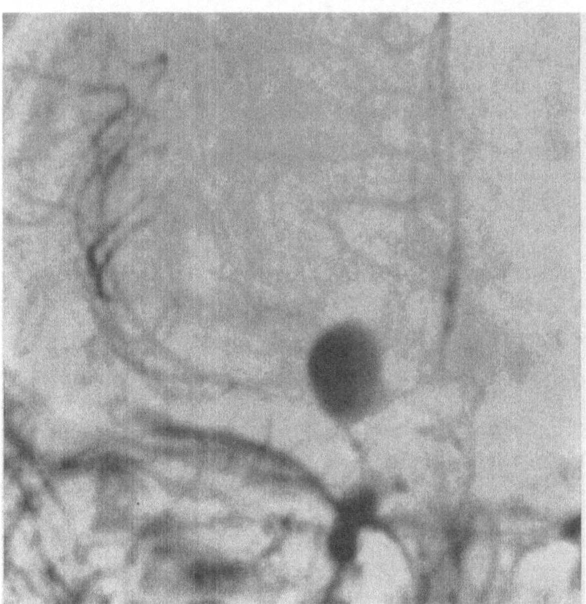

Abb. 222. Großes arterielles Aneurysma mit deutlicher Gefäßkontraktion in der Umgebung.

der Blutdruck in der einen Hemisphäre dadurch gesenkt, daß die A. carotis am Hals komprimiert wird, so passiert der Kontrast durch A. communicans ant. zu dieser Seite hinüber, wenn die Injektion auf der entgegengesetzten Seite geschieht und A. cerebralis ant. sich auf beiden Seiten findet. Bei Aneurysmen in der Gegend der Communicans ant. sollte die Injektion immer von beiden Seiten vorgenommen werden, sowohl mit als auch ohne Kompression der Arterie auf der „Nichtinjektionsseite". Nur dadurch erhält man Klarheit darüber, wie die Zirkulationsverhältnisse sich nach einer eventuellen Ligatur verhalten werden, was vor einem operativen Eingriff zu wissen notwendig ist. Dadurch kann der Chirurg klar erkennen, welche Konsequenzen für die Zirkulation die Ligatur eines bestimmten Gefäßes mit sich bringt, wenn es sich zeigen sollte, daß eine Entfernung des Aneurysmas selbst technisch nicht möglich ist. In der Literatur finden sich Angaben darüber, daß Aneurysmen oft so thrombosiert seien, daß man sie durch Angiographie nicht nachweisen könne. Dies stimmt mit unserer Erfahrung nicht überein. Die großen Aneurysmen, die Tumorsymptome machen, bedeuten kein diagnostisches

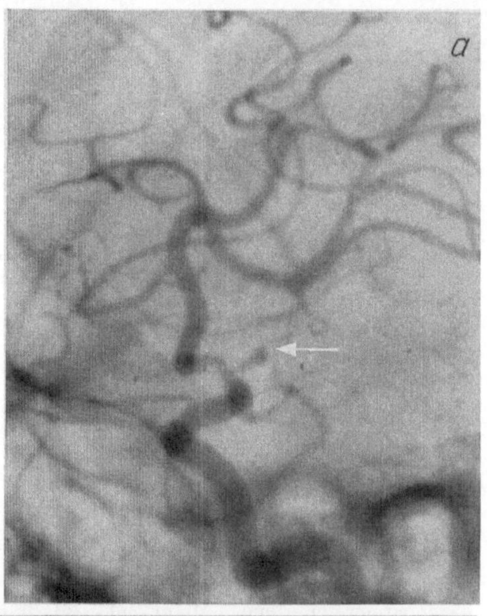

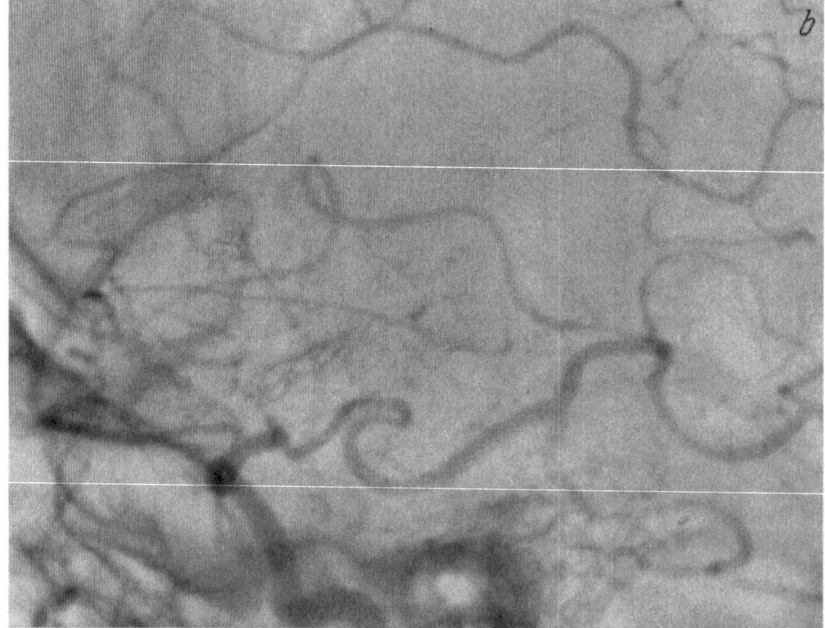

Abb. 223a u. b. a) Arterielles Aneurysma der A. cerebralis med. mit Wandveränderung des Gefäßes um das Aneurysma herum. b) Derselbe Patient 3 Jahre später. Occlusion der A. cerebralis med. am Ort der Wandveränderung. Das Aneurysma füllt sich nicht mehr mit Kontrast. Kollateralzirkulation hat sich hauptsächlich durch die A. cerebralis post. ausgebildet (die sich vorher bei Injektion in die Carotis interna nicht füllte).

Problem. In ihnen können wandständige Thromben vorkommen. Die wichtigsten Aneurysmen sind die kleinen, die nicht solche Symptome machen, daß sie klinisch lokalisiert werden können. Sie sind die am häufigsten vorkommenden. Ob sie aufgedeckt werden oder nicht, hängt von der Untersuchungstechnik ab.

In der hinteren Schädelgrube sind arterielle Aneurysmen unserer Erfahrung nach nicht ebenso gewöhnlich, und es hat auch vom therapeutischen Standpunkt aus nicht dieselbe Bedeutung, daß sie nachgewiesen werden, da sie im allgemeinen nicht in gleichem Ausmaß Gegenstand der Radikalbehandlung werden können. Aneurysmen in der hinteren Schädelgrube liegen besonders an der A. basilaris oder ihrer Teilungsstelle. Um die Winkel zwischen A. basilaris und A. cerebralis post. bzw. cerebelli post. sup. beurteilen zu können, müssen, außer gewöhnlichen Seitenbildern und a. p.-Bildern, mit Strahlrichtung 35° von oben aufgenommen, auch Schrägprojektionen mit Drehung des Kopfes angewendet werden. Verkalkungen in Aneurysmawänden sind verhältnismäßig selten und kommen nur in großen Aneurysmen vor.

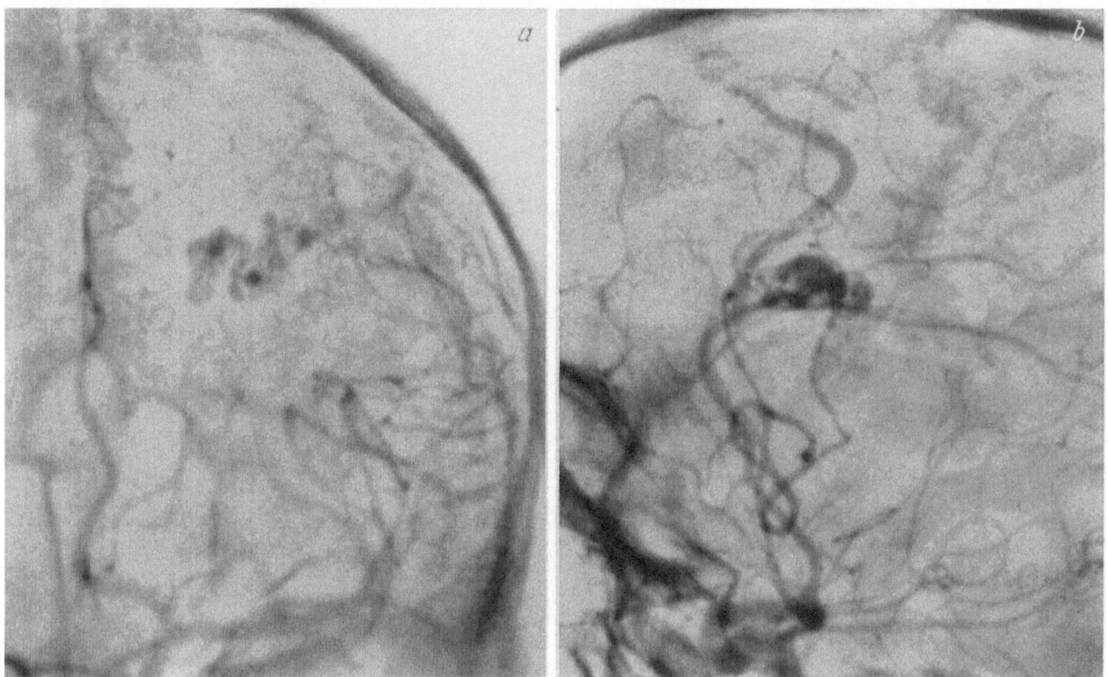

Abb. 224 a u. b. Kleines arteriovenöses Aneurysma, das sich durch einen Ast der A. cerebralis med. kontrastfüllt. Die abführende Vene ist bereits in der Arterienphase kontrastgefüllt.

Pneumographie.

In einzelnen Fällen kann ein Aneurysma vom oberen Teil des Carotissiphons eine solche Größe erreichen, daß es eine Deformierung des vorderen Teils des 3. Ventrikels verursacht. Es kann nach hinten oben verschoben werden und eventuell zur Seite. Auch der vordere Teil des Temporalhorns kann beeinflußt werden. Die suprasellären Zisternen können auch wie bei suprasellären Tumoren deformiert werden. Im allgemeinen machen die arteriellen Aneurysmen indes keine pneumographischen Veränderungen.

3. Arteriovenöse Aneurysmen.

a) Angiographie.

Bei diesen Gefäßmißbildungen besteht eine pathologische Verbindung zwischen Arterien und Venen. Anstelle des normalen Capillarsystems sind ein oder gewöhnlich mehrere unregelmäßige mehr oder weniger weite Gefäßstämme vorhanden. Aus diesem Grunde wird der Widerstand gegen den Blutstrom an dem Ort der Mißbildung geringer. Der Arteriendruck pflanzt sich direkt auf die Venen fort, die erweitert werden, und die Geschwindigkeit des Blutstromes ist schneller im Aneurysma als in sonstigen Gefäßen. Dadurch saugt das Aneurysma gewissermaßen Blut an, mit der Folge, daß andere Teile des Gehirns geringeren Blutzufluß erhalten. Eine ausgedehntere Anwendung der Angiographie hat gezeigt, daß arteriovenöse Aneurysmen keineswegs so selten sind, wie angenommen wurde.

Das arteriovenöse Aneurysma hat im allgemeinen ein typisches Aussehen. Die Mißbildung selbst besteht aus mehr oder weniger zahlreichen geschlängelten, unregelmäßigen

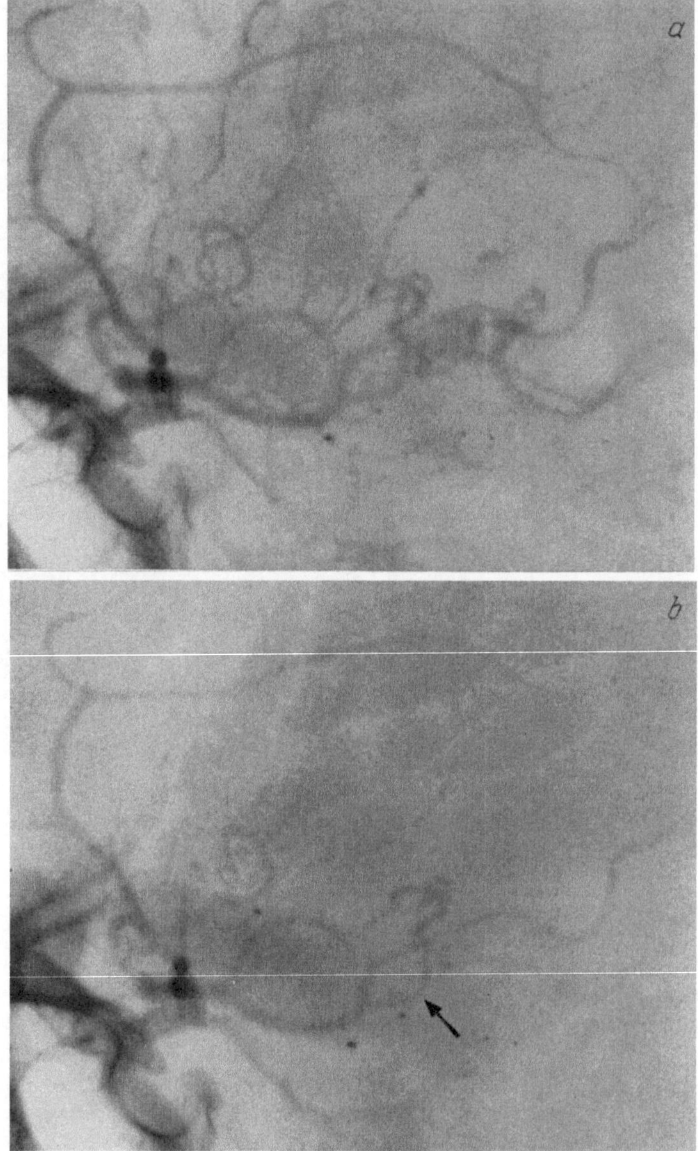

Abb. 225 a u. b. a) Kleines arteriovenöses Aneurysma bei gewöhnlicher Untersuchung. Welches die zuführenden Gefäße sind, kann nicht mit Sicherheit entschieden werden. b) Bild am Beginn einer Serienangiographie mit 3 Bildern/sec. Die zuführende Arterie ist dargestellt.

Gefäßen. Zu diesem Gefäßknäuel ziehen eine oder mehrere Arterien, die mehr oder weniger erweitert sind und einen geschlängelten Verlauf haben. Viele Male können diese zuführenden Gefäße nicht als den normal vorkommenden Gefäßen zugehörig identifiziert werden. Die afferenten Venen sind sehr häufig stärker erweitert als die zuführenden Arterien und füllen sich wegen der raschen Zirkulation zeitig mit Kontrast (Abb. 224). Manchmal können die Venen zu großen Säcken erweitert sein, die das Bild beherrschen. Vor einem operativen Eingriff muß eine detaillierte Bestandaufnahme der zuführenden und der abführenden Gefäße gemacht werden. Da die Zirkulation beschleunigt ist, muß der

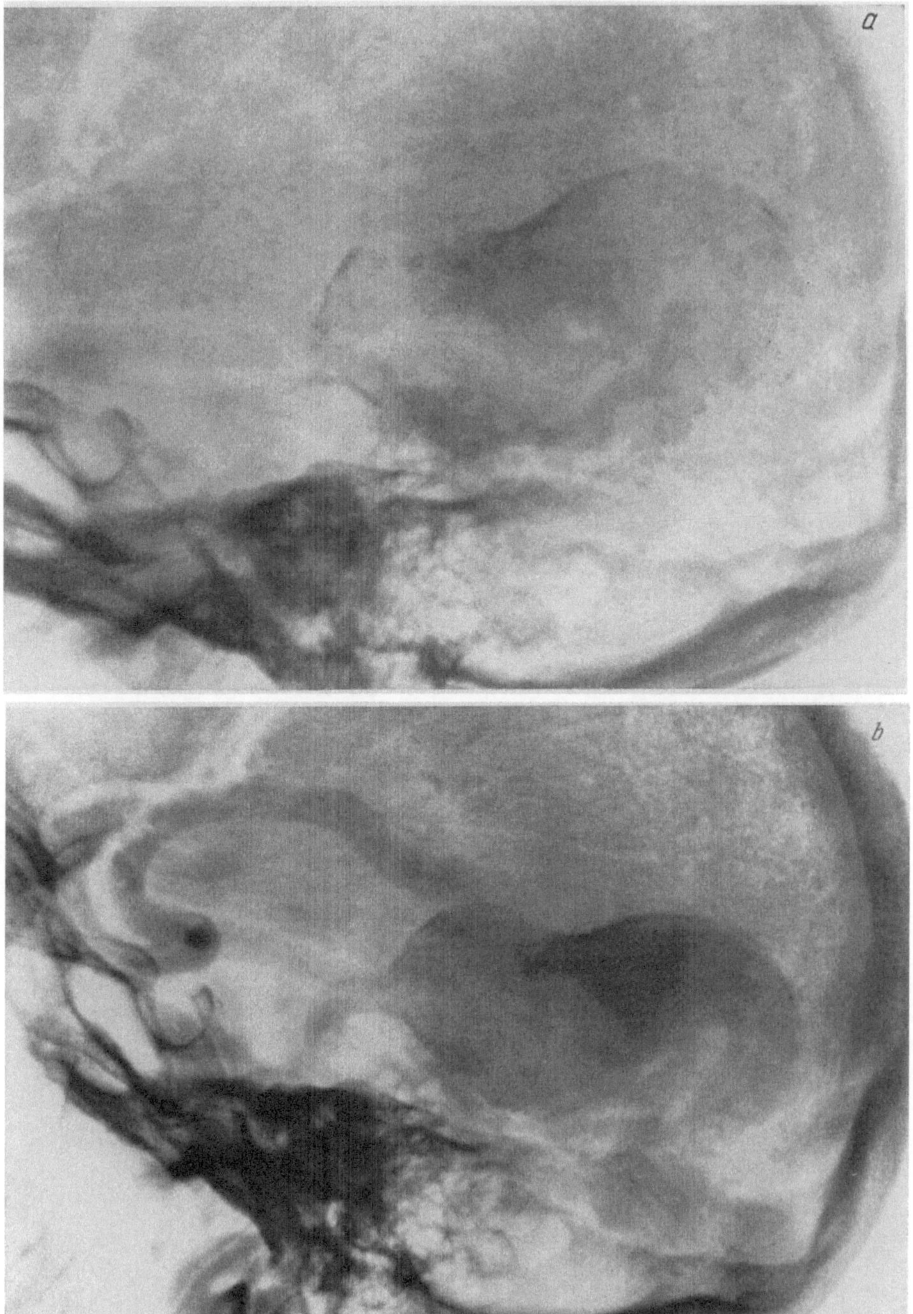

Abb. 226a u. b. Arteriovenöses Aneurysma, einen großen Sack bildend. a) Verkalkung in der Wand. b) Angiographie: Eine einzige zuführende Arterie von der Carotis interna. Der Aneurysmasack entleert sich durch ein paar weite Venen, eine nach vorn, eine nach hinten.

Kontrast schneller als gewöhnlich injiziert und auch die Bilder müssen früher und rascher aufgenommen werden. Liegt das Aneurysma nahe dem Carotissiphon, so muß das erste Bild schon zu Beginn der Injektion gemacht werden. Eine schnelle Serienangiographie ist in diesen Fällen von großer Bedeutung, da sie die Untersuchung erleichtert (Abb. 225).

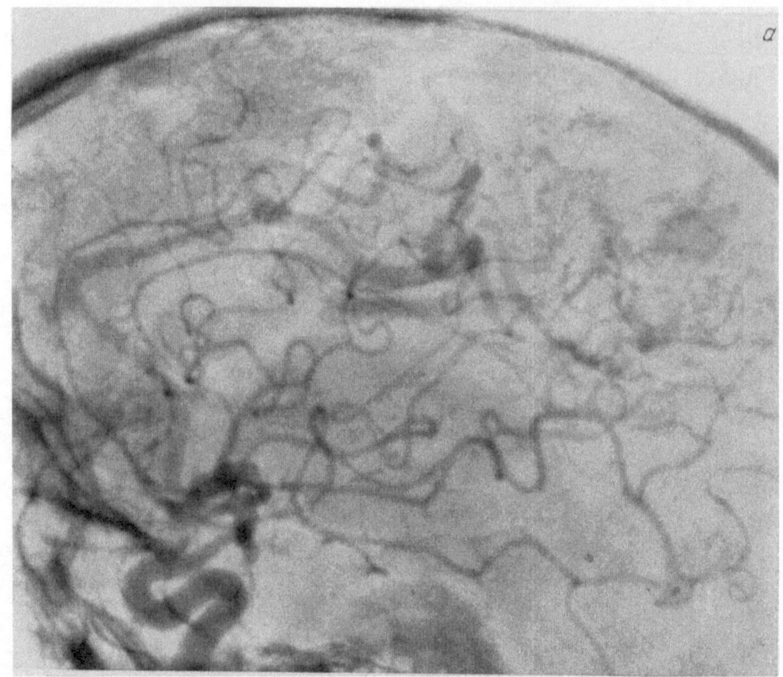

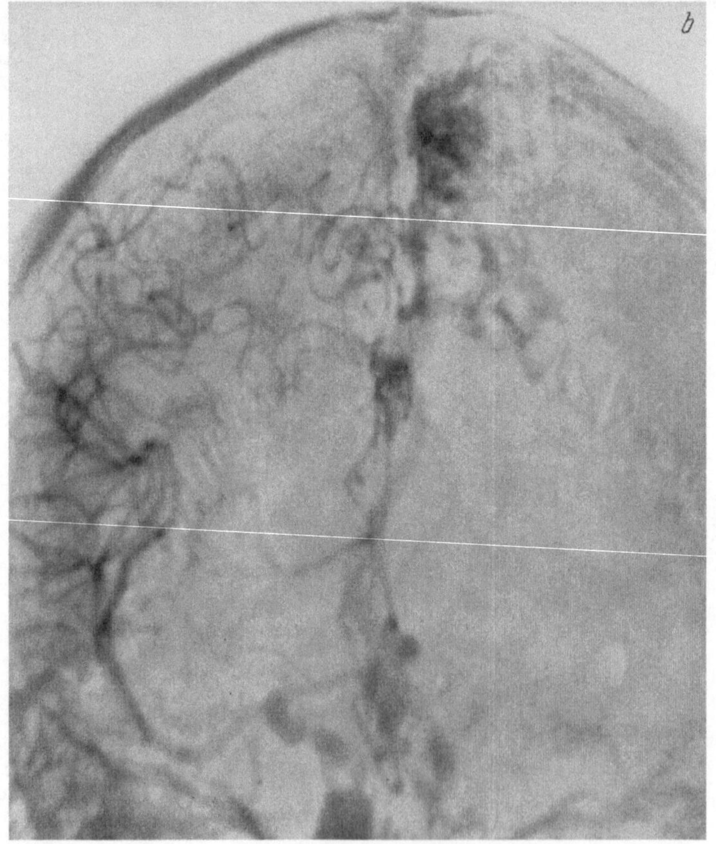

Abb. 227a u. b.

Ist ein arteriovenöses Aneurysma nach Kontrastinjektion in einem bestimmten Gefäßgebiet nachgewiesen worden, so müssen auch die übrigen Gefäßgebiete untersucht werden, um zu unterscheiden, ob das Aneurysma auch mit diesen Verbindung hat. Ist so nach

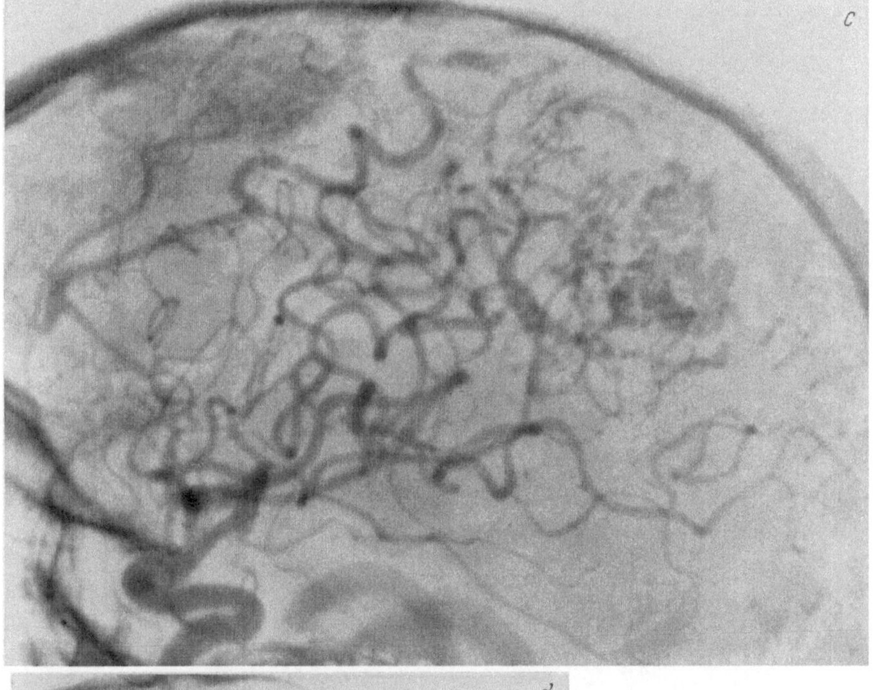

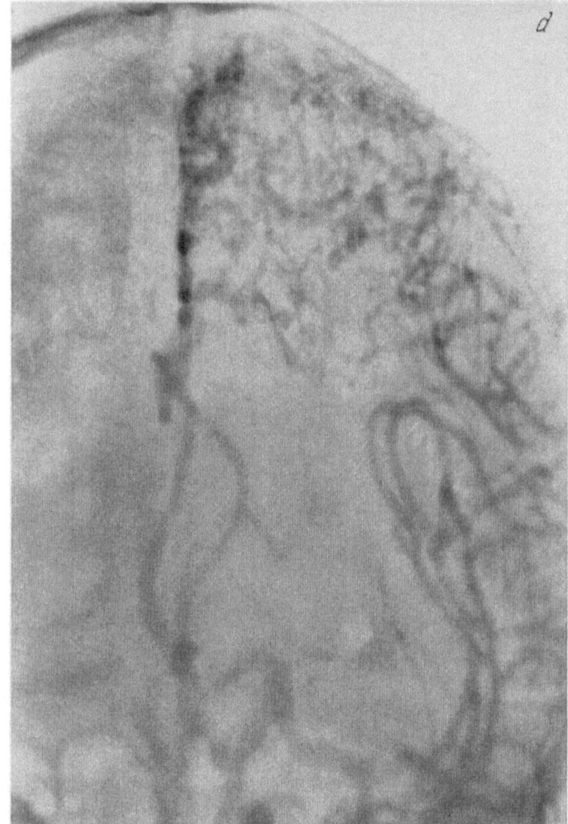

Abb. 227 a—d. Arteriovenöses Aneurysma. a) und b) Kontrastinjektion auf der rechten Seite. Durch die erweiterten A. communicans ant. und A. pericallosa sin. füllt sich der mediale Teil des auf der linken Seite gelegenen Aneurysmas. c) und d): Bei Injektion auf der linken Seite füllt sich das ganze Aneurysma, aber der mediale Teil schlechter als bei Injektion auf der rechten Seite.

Abb. 227 c u. d.

Injektion der Carotis interna einer Seite ein Aneurysma nachgewiesen worden, soll auch in die Carotis interna und A. vertebralis der anderen Seite Kontrastinjektion erfolgen. Oft füllen sich verschiedene Teile des Aneurysmas von verschiedenen Gefäßbezirken aus

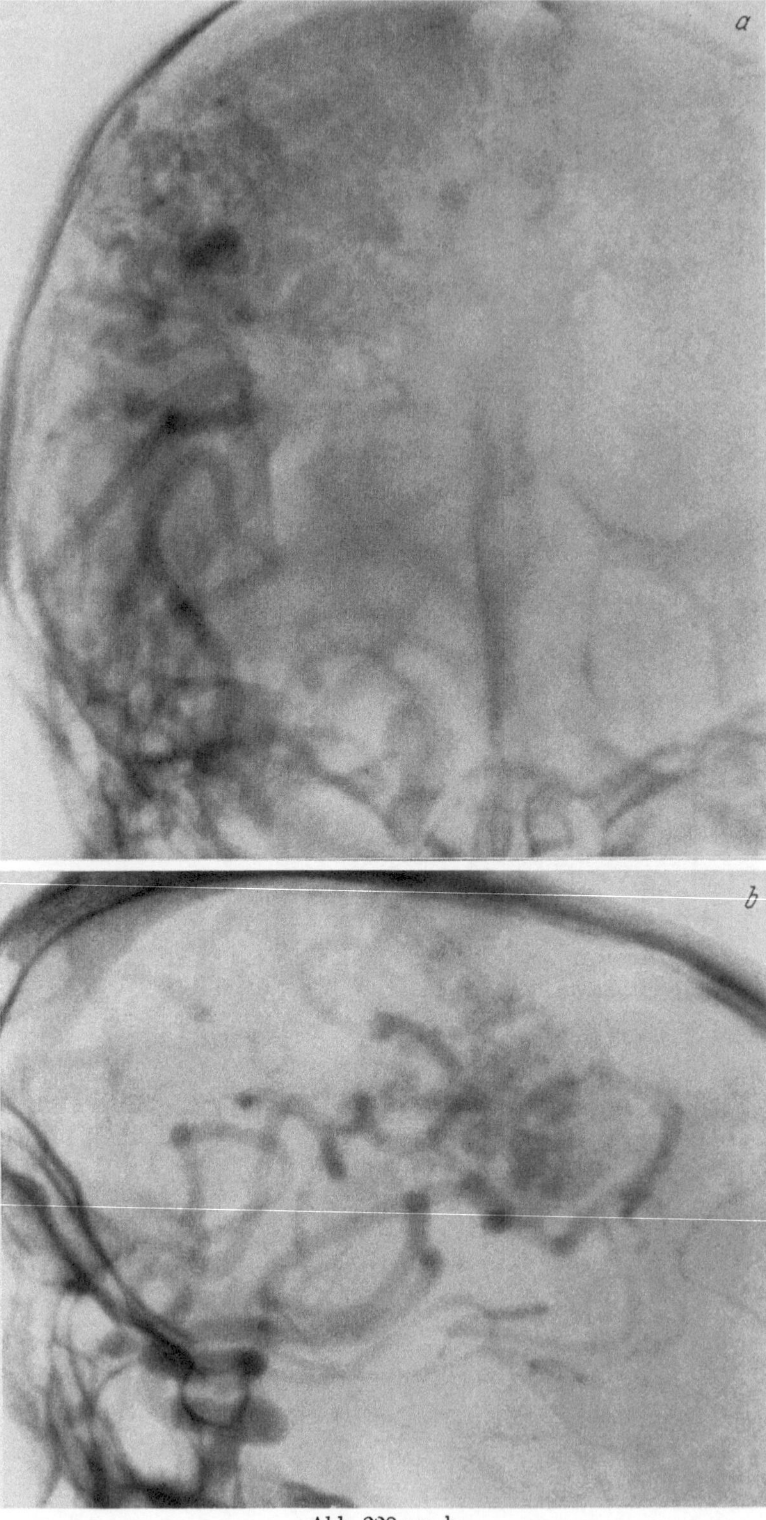

Abb. 228 a u. b.

(Abb. 227, 228). Der Wert der alten Behandlungsmethode mit Unterbindung der Carotis interna bei einem in deren Ausbreitungsgebiet gelegenen arteriovenösen Aneurysma wird vielleicht dadurch am besten beleuchtet, daß auch frontal gelegene Aneurysmen sich oft

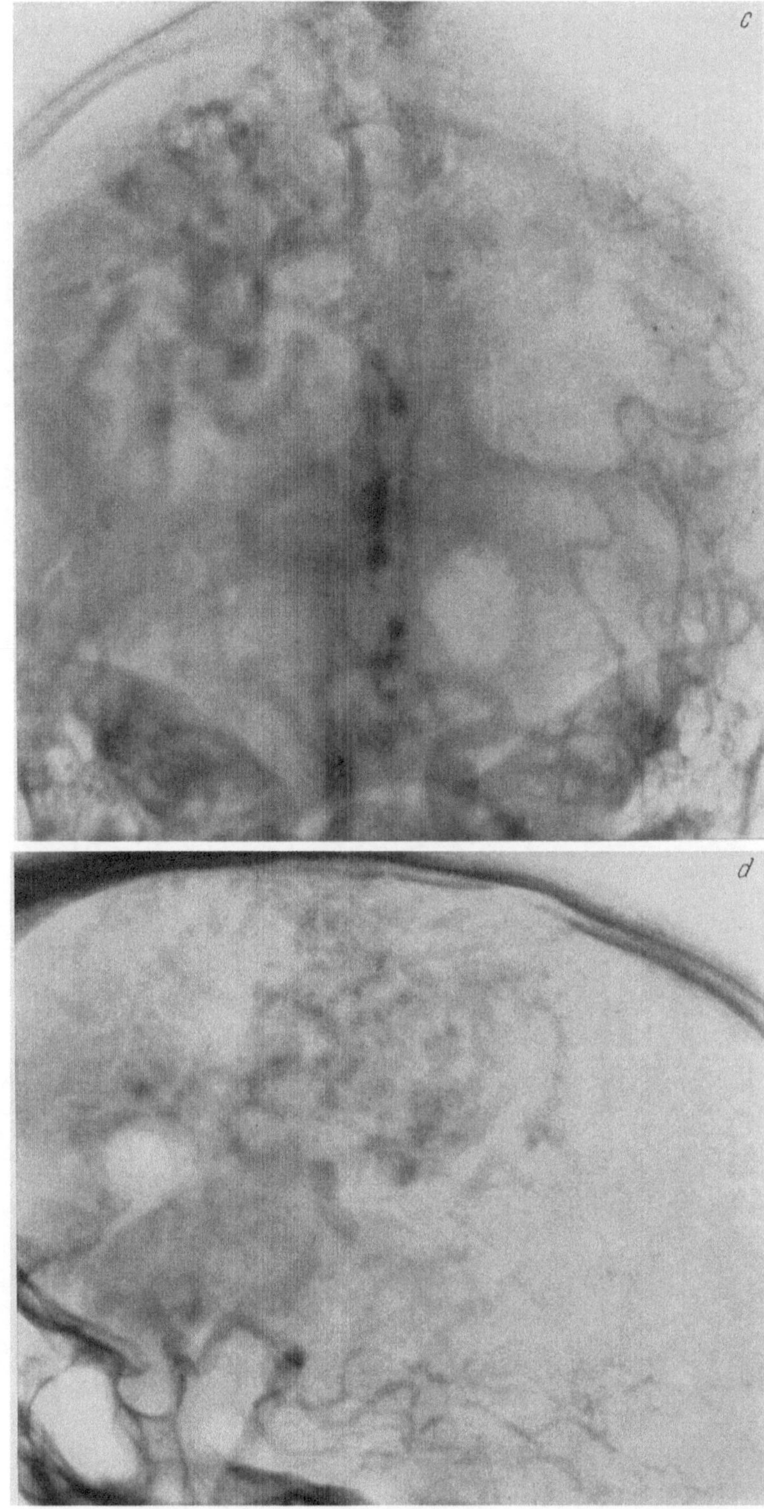

Abb. 228 c u. d.

Abb. 228 a—d. Arteriovenöses Aneurysma. a) und b) Kontrastinjektion auf der rechten Seite. Das Aneurysma saugt fast allen Kontrast zu sich, so daß die übrigen Gefäße sehr mangelhaft kontrastgefüllt sind. c) Injektion auf der linken Seite. Die tieferen Teile des Aneurysmas werden durch die erweiterte A. pericallosa kontrastgefüllt. d) Kontrastinjektion in die A. vertebralis. Ein Teil des Aneurysmas füllt sich durch die erweiterte A. communicans post. Ohne Injektion in alle Gefäßbezirke kann somit eine falsche Ansicht über Größe und Zuflußwege des Aneurysma aufkommen.

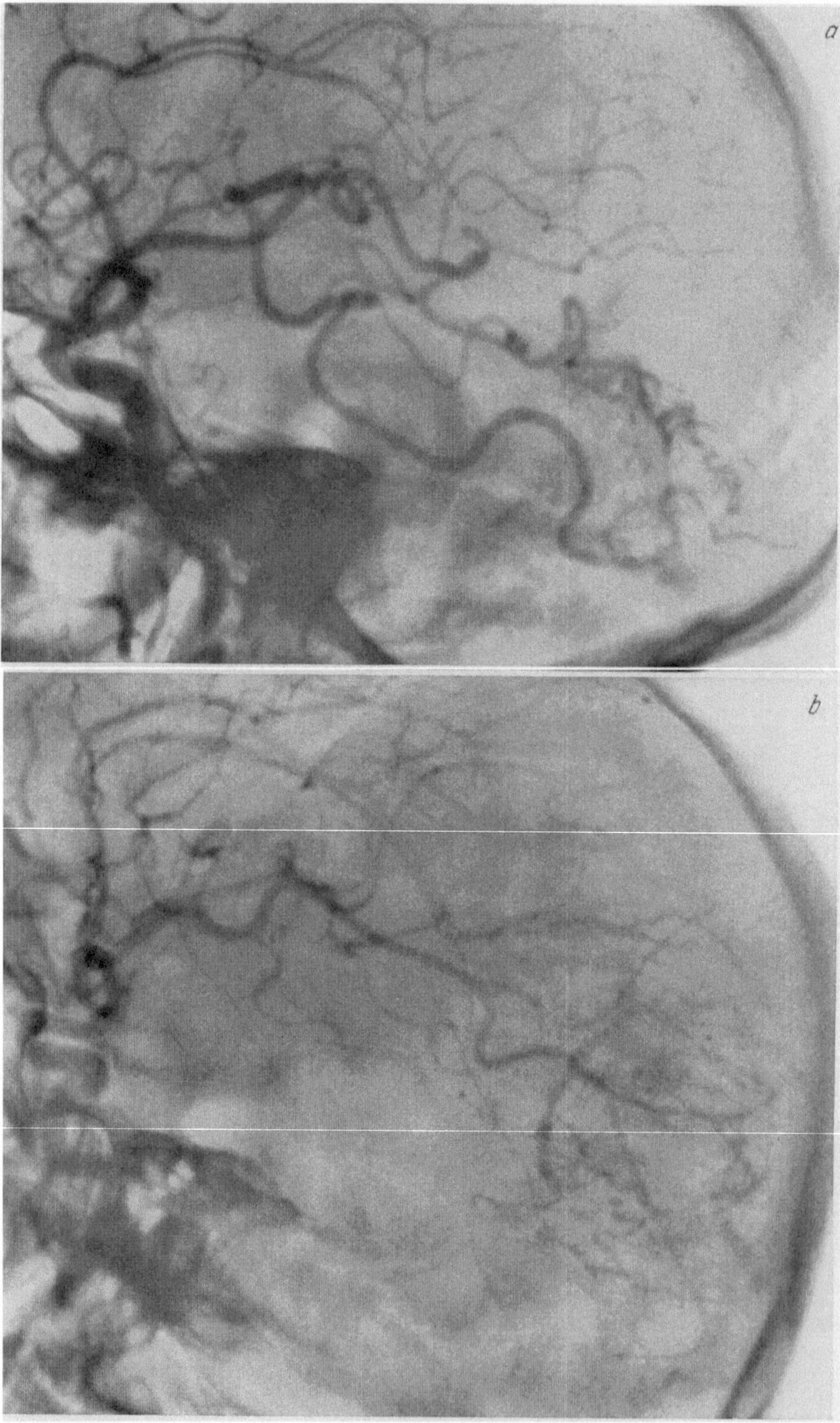

Abb. 229a u. b.
a) Arteriovenöses Aneurysma. Erweiterte zuführende Gefäße. Keine Expansivität, aber das Gefäßknäuel selbst gleicht ziemlich den pathologischen Gefäßen bei einem malignen Gliom. b) Malignes Gliom. Zuführende Gefäße auch hier etwas erweitert, aber nicht ebenso hochgradig. Expansivität des Prozesses.

nach Injektion in die A. vertebralis kontrastfüllen. In einzelnen Fällen können auch intracerebrale arteriovenöse Aneurysmen Blutzufluß aus Externaästen erhalten.

Differentialdiagnostische Schwierigkeiten treten im allgemeinen nicht auf, aber maligne Tumoren, hauptsächlich Glioblastom, können zahlreiche, unregelmäßige neugebildete

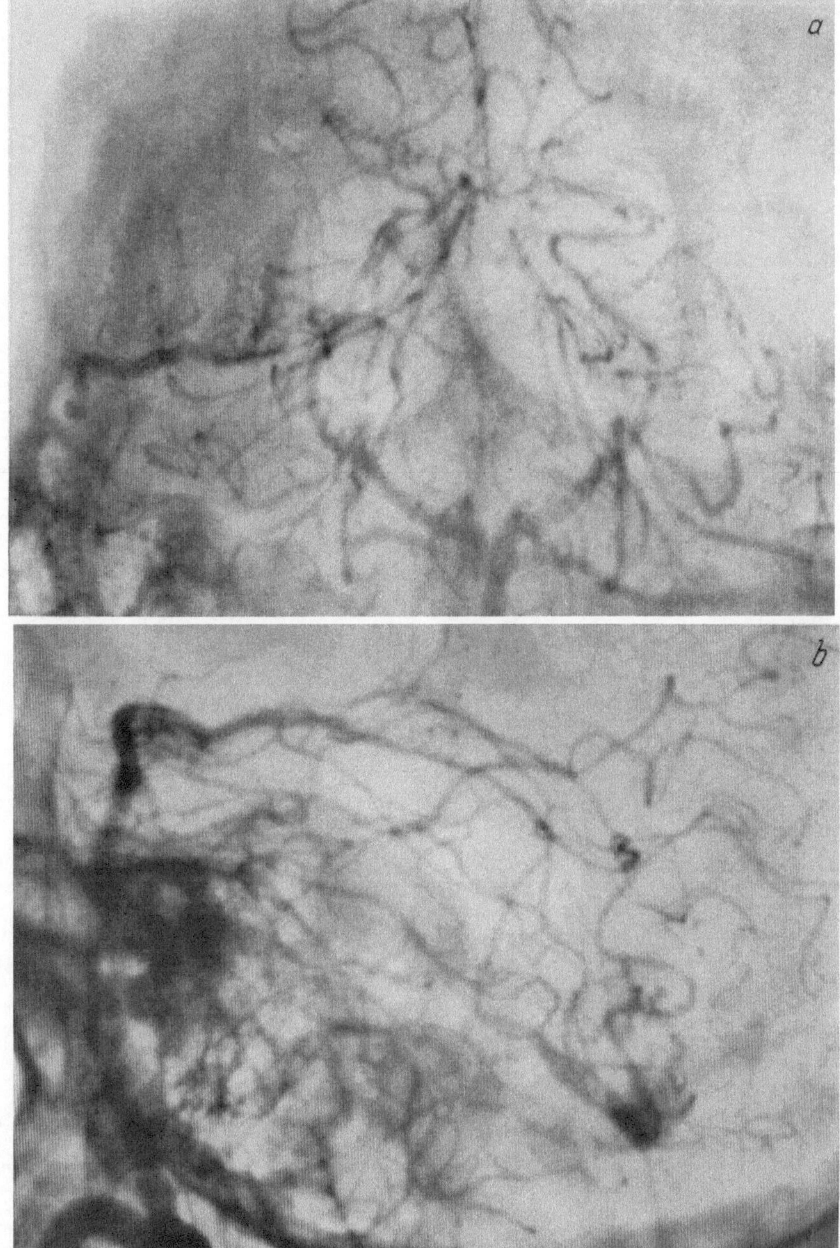

Abb. 230a u. b. Kleines arteriovenöses Aneurysma auf der rechten Seite unmittelbar über dem Tentorium. (Bei Pneumographie erweitertes Hinterhorn auf derselben Seite. Die A. cerebralis post. füllt sich nicht bei Injektion in die A. carotis int.)

Gefäße und große arteriovenöse Fisteln enthalten, die gewissen Formen von arteriovenösem Aneurysma sehr ähnlich sind (Abb. 229). In diesen Tumorfällen können auch wegen der zahlreichen Fisteln die zuführenden Arterien etwas erweitert sein. Im allgemeinen erlaubt indes das Aussehen der Arterien eine sichere Differentialdiagnose. Die Arterien

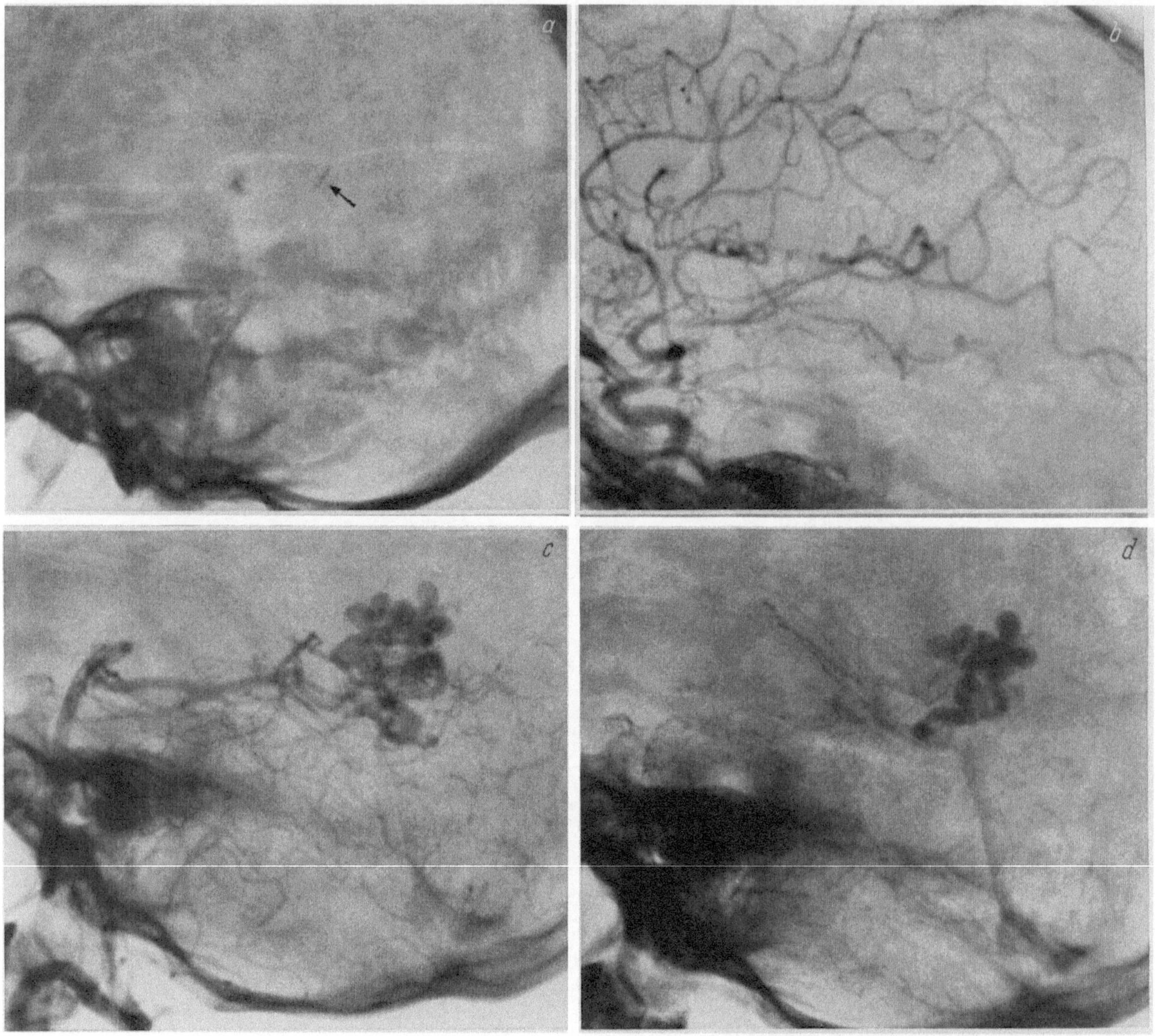

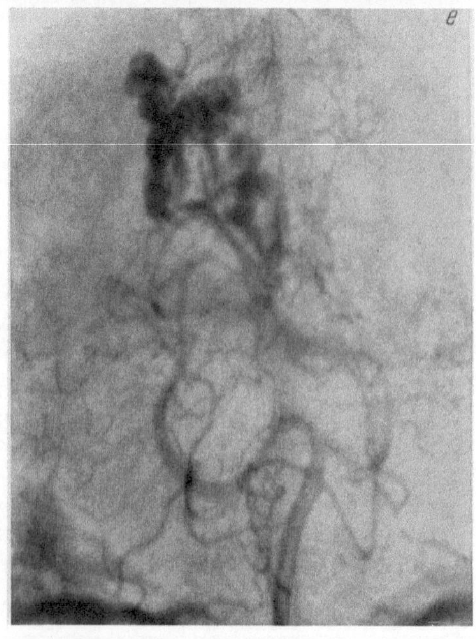

Abb. 231a—e. Arteriovenöses Aneurysma der A. cerebralis post. detra. a) Bogenförmige Verkalkung ein Stück hinter dem Corpus pineale; die Verkalkung hat das Aussehen, das Gefäßverkalkungen zu haben pflegen. b) Injektion in die Carotis interna. Keine Füllung des Aneurysma. c) und d) Das Aneurysma nach Injektion in die A. vertebralis gefüllt. e) Das Aneurysma entleert sich wesentlich in den Sinus rectus.

des Aneurysmas sind stärker erweitert und in der Regel mehr geschlängelt. Weiterhin ist der Tumor mehr expansiv als das Aneurysma, was an der Gefäßdislokation in der Umgebung beobachtet werden kann. Ist vom Aneurysma aus eine intracerebrale Blutung entstanden, so findet man zwar auch eine Gefäßverschiebung, aber das Gebiet der Blutung ist gefäßleer. Die Zirkulationsgeschwindigkeit ist gewöhnlich im Aneurysma größer als im Glioblastom. Das kommt teils davon, daß beim Aneurysma die arteriovenösen Fisteln größer zu sein pflegen, teils aber auch von dem Ödem, das gewöhnlich in oder um den Tumor entstanden ist und in diesem einen etwas verlangsamten Blutstrom mit sich bringt. Ist das Ödem gering und sind die arteriovenösen Fisteln groß, so kann jedoch der Blutstrom auch bei Glioblastom so geschwind werden wie beim arteriovenösen Aneurysma. Faßt man das Aussehen des Prozesses, Weite und Verlauf der zuführenden Gefäße und ableitenden Venen, Zirkulationsgeschwindigkeit und Expansivität des Prozesses zu einem Gesamtbild zusammen, so können wohl nur in Ausnahmefällen Zweifel aufkommen. Bei einem Aneurysma mit großer Zirkulationsgeschwindigkeit werden die übrigen zum gleichen Gebiet gehörigen Gefäße schlechter und in gewissen Fällen überhaupt nicht kontrastgefüllt. Nach Entfernung des Aneurysmas wird die Kontrastfüllung dieser Gefäße wieder normal und die Dilatation der afferenten und efferenten Aneurysmagefäße geht zurück (Abb. 233). In solchen Fällen, wo die Angiographie relativ kurze Zeit nach der Operation (4—6 Wochen) ausgeführt wurde, können diese Gefäße fortfahrend teilweise erweitert sein, geschieht die Untersuchung aber später, dann pflegen die Gefäße vollkommen ihre normale Weite angenommen zu haben.

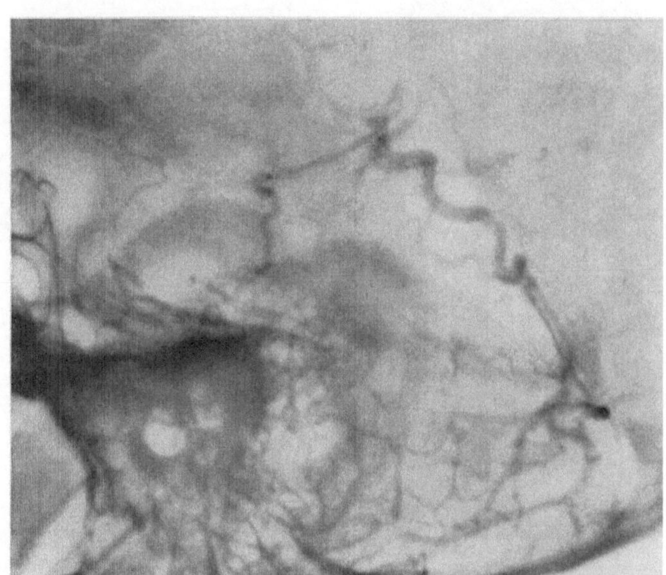

Abb. 232. Arteriovenöses Aneurysma, hauptsächlich aus der arterialisierten Vene vor und unter dem Sinus rectus bestehend.

b) Pneumographie.

Das arteriovenöse Aneurysma gibt zwar keinen Anlaß zu charakteristischen pneumographischen Veränderungen, aber die Pneumographie klärt doch in der Mehrzahl der Fälle darüber auf, daß ein pathologischer Prozeß vorliegt. Die Ernährungsstörung, die das Aneurysma hervorrufen kann, hat ein vermindertes Volumen größerer oder kleinerer Gebiete zur Folge. Entsprechend diesen Veränderungen können also durch Pneumographie atrophische Bezirke nachgewiesen werden (Abb. 234). Die Atrophie kann lokal oder mehr allgemein sein. Ist der Kurzschluß zwischen der Arterien- und Venenseite so hochgradig, daß die Vascularisierung der ganzen Hemisphäre schlecht wird, so führt das zu einer Atrophie, die sich in einer allgemeinen Erweiterung des einen Seitenventrikels ausdrückt. In bestimmten Fällen kann sich die Zirkulationsstörung auch hinüber zur anderen Hemisphäre erstrecken, nämlich wo das Aneurysma auch reichlich Blut von da her erhält, und in diesem Fall wird auch der Seitenventrikel auf dieser Seite erweitert. In anderen Fällen kommt es nur zu einer Ernährungsstörung innerhalb eines mehr lokalisierten Bezirkes in der Nähe des Aneurysmas und in diesen Fällen entsteht eine lokale Erweiterung des Seitenventrikels. In verschiedenen Fällen bestehen außer einer Erweiterung des

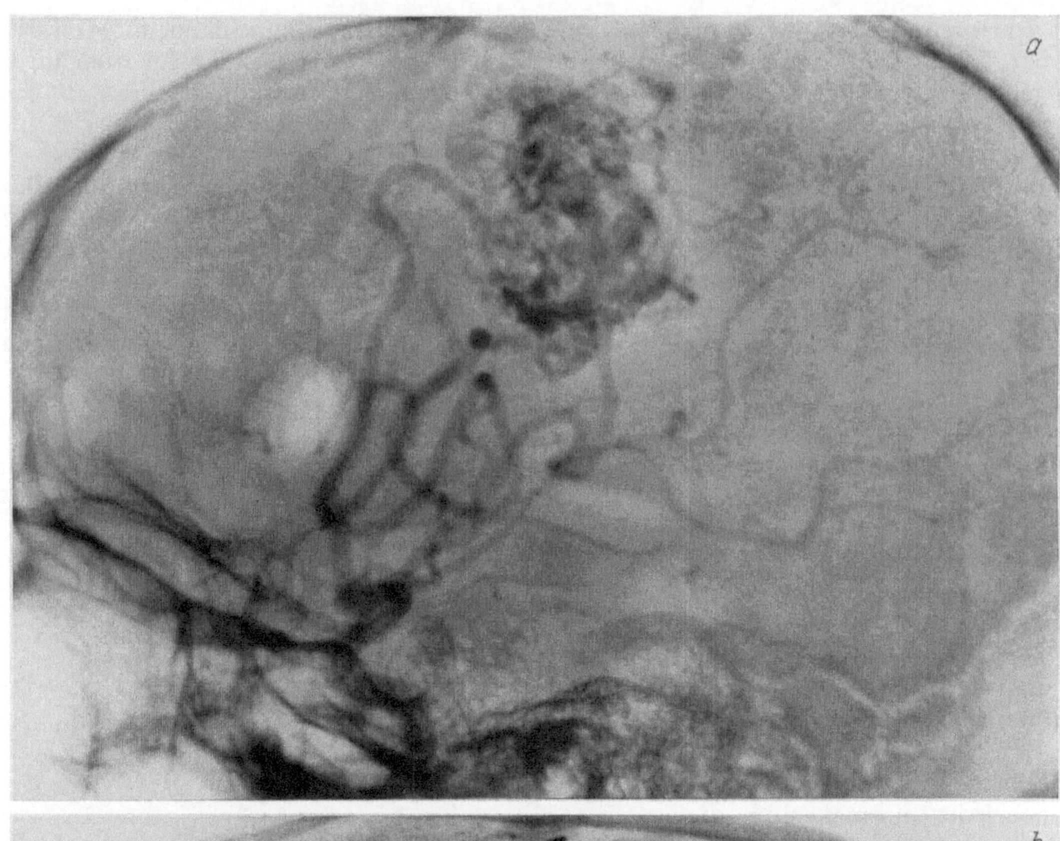

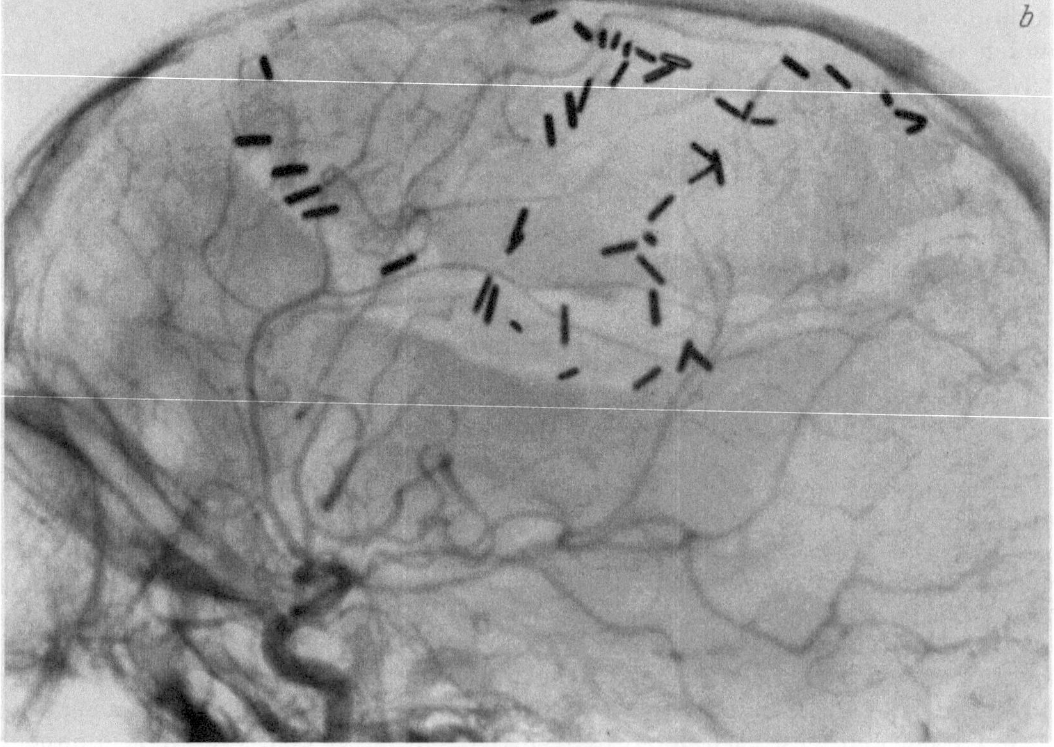

Abb. 233a u. b.
a) Typisches arteriovenöses Aneurysma, das fast allen Kontrast an sich saugt. Schlechte Kontrastfüllung der übrigen Gefäßzweige. b) Nach operativer Entfernung des Aneurysmas. Gute Füllung der Hirngefäße. Keine erweiterten Gefäße übrig.

Seitenventrikels auch erweiterte Sulci auf der Konvexität und in vereinzelten Fällen können größere unregelmäßige Hohlräume auf der Hirnoberfläche vorkommen. Während die Angiographie Aufschluß über Aussehen und Größe der Mißbildung und die veränderte Zirkulation erteilt, gibt die Pneumographie somit Bescheid über das makroskopische Aussehen des Hirnschadens, den die Mißbildung verursacht hat. Große arteriovenöse Aneurysmen können auch tumorähnliche Symptome bei der Pneumographie machen, besonders wenn sie dem Ventrikelsystem naheliegen. In solchen Fällen pflegen unregelmäßige Einbuchtungen in den Ventrikeln vorhanden zu sein, die es klarmachen, daß der Prozeß intracerebral ist. In gewissen Fällen kann die Wellenform der Einbuchtungen

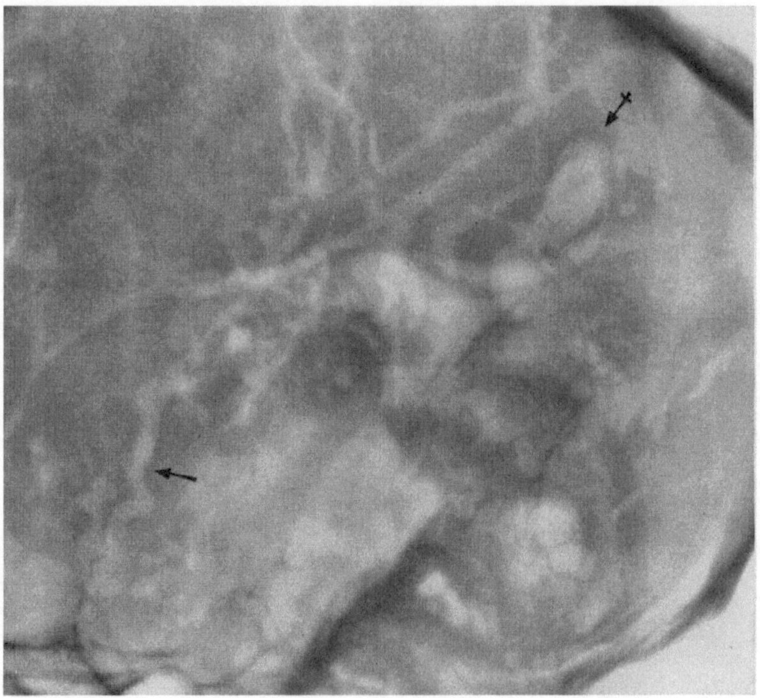

Abb. 234. Lokale Erweiterung und Ausziehung des Hinterhorns (+→) bei einem arteriovenösen Aneurysma. Das intracerebrale Aneurysma füllt sich auch von Externaästen, die zu erweiterten Arterienfurchen in der Kalotte geführt haben (→).

den Gedanken auf ein Aneurysma lenken, wenn auch sehr ähnliche Einbuchtungen vom Gliom verursacht sein können (vgl. Abb. 133 und 134). Liegt eine Blutung vor, so entstehen Anzeichen für einen expansiven Prozeß. Eine Kombination von Erweiterung in einem bestimmten Gebiet und im Anschluß daran Zeichen für einen expansiven Prozeß sprechen in hohem Grade für das Vorliegen eines arteriovenösen Aneurysmas.

4. Fisteln zwischen A. carotis int. und Sinus cavernosus.

Sowohl kongenitale als auch erworbene pathologische Verbindungen zwischen Arterien und Venen werden oft in der Literatur als arteriovenöses Aneurysma bezeichnet. Nach Ansicht des Verfassers würde man zu größerer Klarheit gelangen, wenn dieser Name für kongenitale abnorme Verbindungen zwischen Arterien und Venen reserviert würde. Die erworbenen pathologischen Verbindungen sind in der Regel traumatisch. Wenn ein Trauma eine Arterie mit einer Vene in direkte Verbindung bringt und diese Verbindung dauernd wird, dann ist eine Fistel zwischen diesen beiden Gefäßen entstanden und es erscheint deshalb zweckmäßiger, solche pathologischen Verbindungen arteriovenöse Fisteln zu nennen. Fisteln zwischen Carotis interna und Sinus cavernosus sind sehr häufig traumatisch, können aber auch in gewissen Fällen spontan sein. Sie treten dann bei Hypertonie und Arteriosklerose als Resultat eines Berstens der Arterienwand bei erhöhtem Blutdruck auf. Ein sackförmiges subclinoidales arterielles Aneurysma kann auch in den Sinus cavernosus rupturieren und eine Fistel verursachen. Bei Kontrasteinspritzung in die A. carotis interna gelangt in allen diesen Fällen von Fisteln Kontrast direkt in den Sinus cavernosus hinüber. Von der Größe der Fistel hängt es ab, wieviel Kontrast in den Sinus gelangt und wieviel hinaufdringt in die intrakraniellen Äste der A. carotis interna. Ist die Fistel groß, so kann aller Kontrast in den Sinus cavernosus übergehen

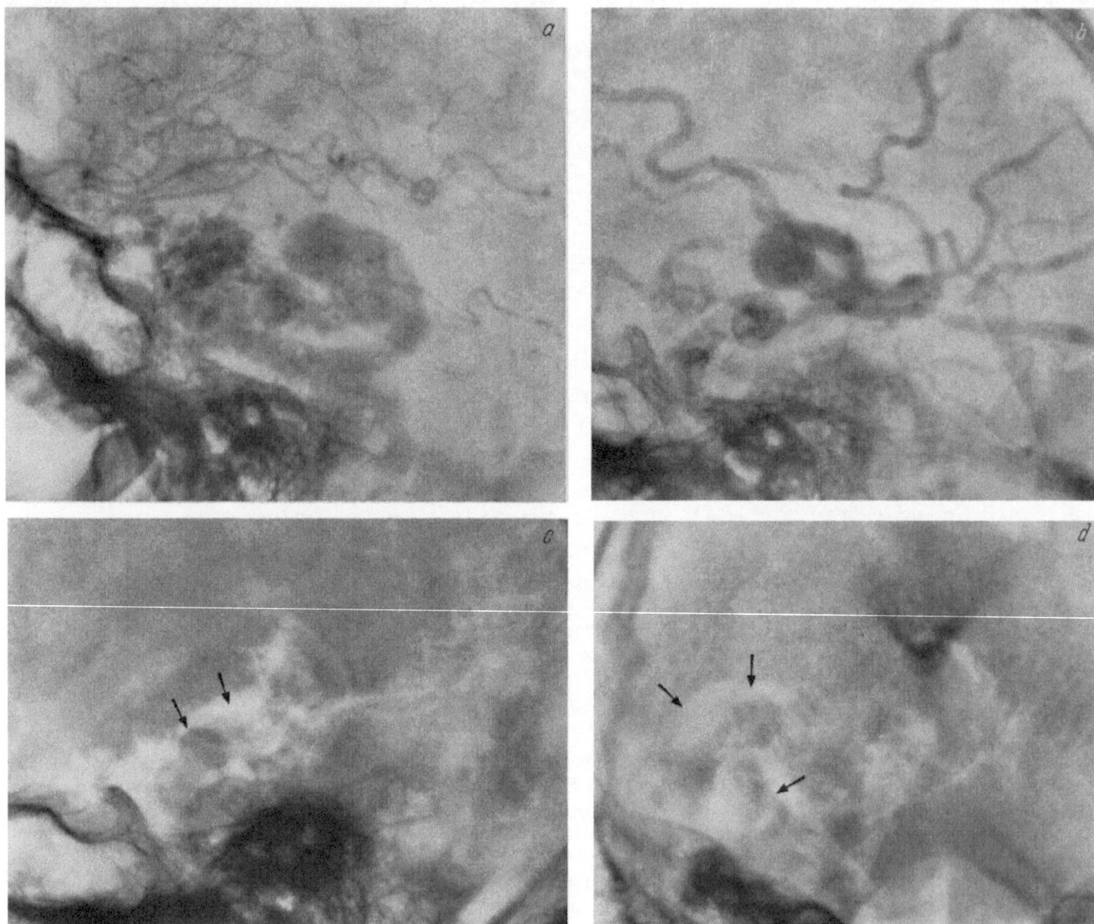

Abb. 235a—d. a) und b) Großes arteriovenöses Aneurysma, hauptsächlich von der Carotis interna gefüllt. c) und d) Pneumographie: Die weiten Gefäße in den erweiterten Zisternen sichtbar.

und keine nachweisbare Kontrastfüllung der intrakraniellen Äste erfolgen. Nach unserer Erfahrung sind es nur Ausnahmefälle, in denen so wenig Kontrast in den Sinus übergeht, daß die intrakraniellen Äste gut gefüllt werden.

In allen 12 Fällen unserer Beobachtung ist der Kontrast vom Sinus cavernosus weiter durch die V. ophthalmica zur V. facialis ant. und V. jugularis externa gegangen (Abb. 236). Außerdem kann in einzelnen Fällen Abfluß durch venösen Sinus der Schädelbasis erfolgen. Dabei kann auch der Sinus cavernosus der anderen Seite kontrastgefüllt werden. Die Füllung der basalen Venen läßt sich am besten auf Axialbildern beobachten. Auch wenn eine Fistel zwischen Carotis interna und Sinus cavernosus derartige Symptome macht, daß sie klinisch diagnostiziert werden kann, gibt nur die Angiographie Aufklärung über die Ausdehnung des Schadens und die cerebrale Blutzirkulation. Die chirurgische Behandlung besteht in Ligierung der Carotis interna und dabei ist es wesentlich, vor einem solchen Eingriff Angiographie vorzunehmen, auch von der gesunden Seite mit Kompression auf der kranken, um die Möglichkeiten einer Kollateralzirkulation von der gesunden Seite her zu klären. Wenn z. B. beide Aa. pericallosae von der Seite herkommen, auf welcher die Fistel liegt, dann hat eine solche Operation eine außerordentlich schlechte Prognose.

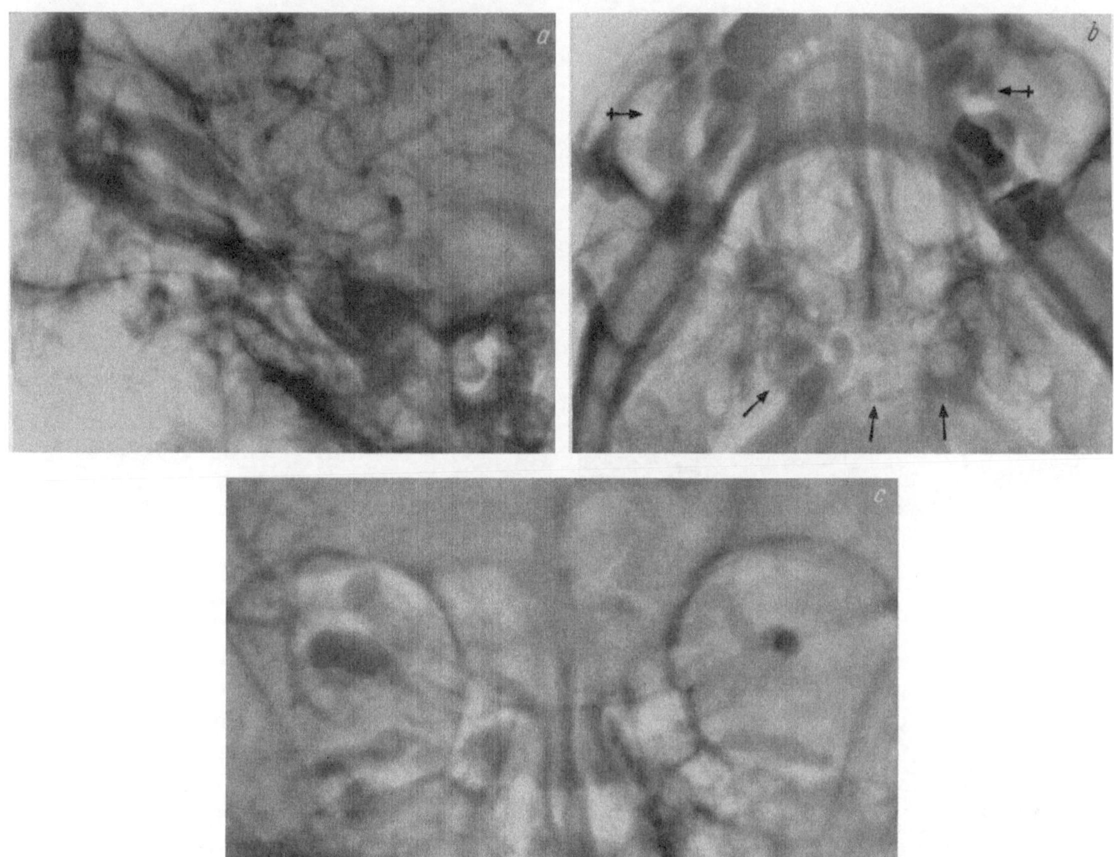

Abb. 236a—c. Fistel zwischen Carotis interna und Sinus cavernosus der rechten Seite. a) Bei Injektion in die Carotis int. gelangt der Kontrast hinüber in den Sinus cavernosus und nach vorn in die erweiterte Vena ophthalmica. Relativ gute Füllung der intrakraniellen Gefäßzweige. b) und c) Kontrastfüllung auch des Sinus cavernosus der linken Seite durch Kommunikanten auf der Schädelbasis (→) und der Vena ophthalmica der linken Seite.

V. Traumatische kraniocerebrale Schädigungen.

1. Frakturen.

In der Literatur findet sich zuweilen die Ansicht, eine Röntgenuntersuchung des Schädelskelets nach Schädeltrauma sei in vielen Fällen nicht nötig. Eine derartige Meinung kann insoweit berechtigt sein, als die Untersuchung des Skelets in erster Reihe nur Aufklärung über den Zustand des Skelets liefert und nicht über das, was wichtiger ist, nämlich die eventuelle Schädigung des Gehirns oder das Vorhandensein intrakranieller Blutungen. Vom praktischen Standpunkt aus muß indessen betont werden, daß die Untersuchung des Skeletes wertvolle Aufschlüsse geben kann, vor allem natürlich bei Verdacht auf Impressionsfraktur oder intrakraniellen Fremdkörper, aber auch über anderes. Sie kann darüber unterrichten, ob lufthaltige Räume eröffnet worden sind und damit ein Infektionsweg in das Innere des Schädels geschaffen worden ist, oder ob Luft eventuell intrakraniell eingedrungen ist. Eine Querfraktur durch die Pyramide hat wegen

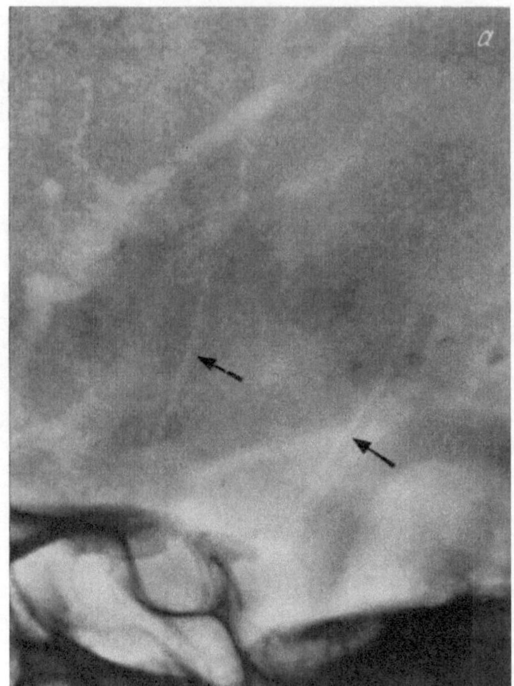

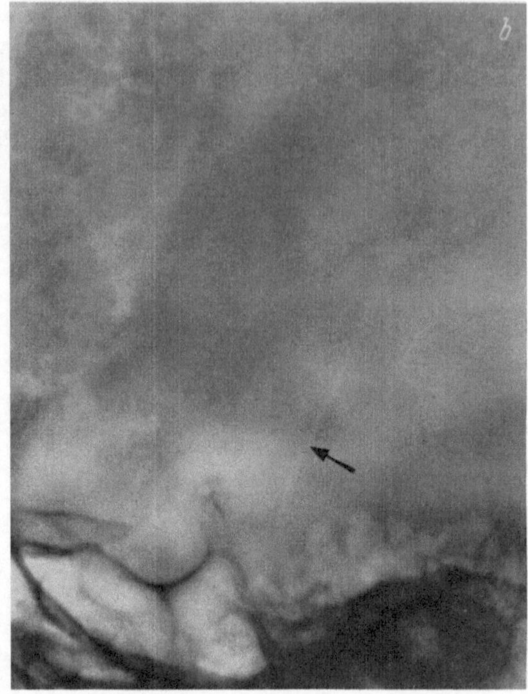

Abb. 237 a u. b. Frakturähnliche Gefäßfurchen in der Schläfenregion (Meningea media-Äste).

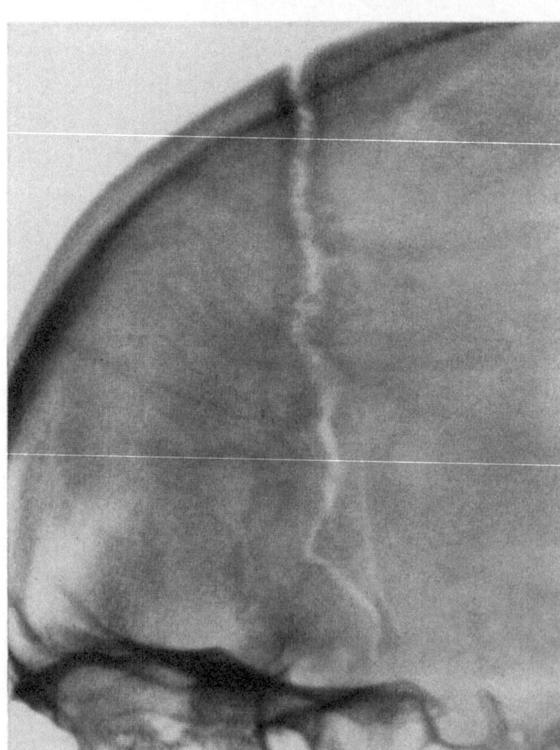

Abb. 238. Traumatische Suturdiastase in der Sutura coronaria mit Fortsetzung nach unten in Frakturform.

ihrer geringen Heilungstendenz große klinische Bedeutung, weil Gefahr von Spätmeningitis vorliegt. Vom Versicherungsstandpunkt kann der Nachweis einer Fraktur an und für sich in gewissen Fällen wertvoll sein, als ein Zeichen, daß der Kopf von einer kräftigen äußeren Gewalt getroffen worden ist, was auf andere Weise unter Umständen nicht klargestellt werden kann. Die Untersuchung des Schädels bei Frakturverdacht kann ebensowenig wie andere Röntgenuntersuchungen schablonenmäßig vorgenommen werden. Soll sie klare Resultate liefern, so ist sie in vielen Fällen eine ziemlich komplizierte Prozedur, die an die technischen Kenntnisse des Untersuchers große Ansprüche stellt. Sie macht in gewissen Fällen zahlreiche Manipulationen mit dem Patienten notwendig. Ist sie also nicht unmittelbar vonnöten, z. B. wegen Verdachts auf Impressionsfraktur oder Vorhandenseins intrakranieller Fremdkörper, so wird das Resultat der Untersuchung ein besseres, wenn sie aufgeschoben wird, bis der Patient über den unmittelbaren Schock hinweggekommen ist. Besteht ein verkalktes Corpus pineale, so kann die gewöhnliche Schädeluntersuchung ohne Kontrast auch Auskunft über eventuell intrakranielle Veränderung geben. So deutet eine Seitenverschiebung des Corpus pineale auf intrakranielle Blutung hin.

Eine lineare Schädelfraktur kann mitunter schwer von Gefäßfurchen oder Suturlinien zu unterscheiden sein. An der Frakturstelle bekommt der Film eine tiefere Schwärzung als am Boden einer Gefäßfurche (ebenso auch einer Suturlinie). Bei Aufkommen von Zweifeln muß die Strahlenrichtung geändert werden, so daß sie mit der Frakturebene zusammenfällt. Die Frakturen haben schärfere Kanten und mehr gradlinigen Verlauf als Gefäßfurchen und verzweigen sich nicht wie diese. Temporal besteht aller-

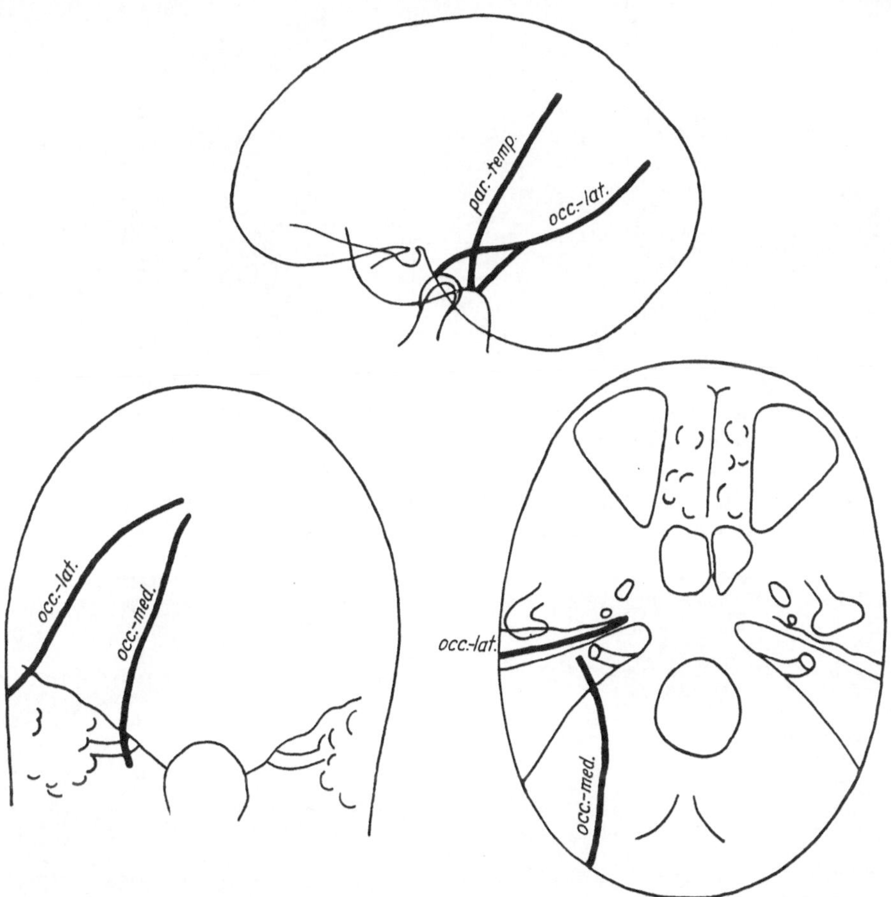

Abb. 239. Schematische Übersicht über die Schädelfrakturen, die im wesentlichen das Ohr mitbetreffen. Occipito-medial, occipito-lateral, parieto-temporal.

dings eine Anzahl Gefäßfurchen für Zweige der Meningea media, die zuweilen ein sehr frakturähnliches Aussehen haben (Abb. 237), sowohl was den Verlauf als auch was die Kanten betrifft, aber die Furchen gehen niemals durch den ganzen Schädelknochen hindurch. Die bei einem Erwachsenen vorkommenden Suturlinien bieten im allgemeinen keine diagnostischen Schwierigkeiten, höchstens möglicherweise Teile der Sutur zwischen Squama temporalis und Os frontale oder Os parietale, die Fissura petro-tympanica oder, wenn es sich um Querfrakturen durch die Pyramide handelt, die Fossula petrosa. Persistierende Teile von Suturen, z. B. eine metopische Sutura frontalis oder persistierende Teile der Sutura mastosquamosa können ein sehr frakturähnliches Aussehen haben.

Außer zu Frakturen kann ein Trauma Anlaß zu Suturdiastase geben. Diese kommen weniger häufig vor, je älter der Patient ist. Eine traumatische Suturdiastase bedeutet fast niemals nur eine Erweiterung der Sutur. Am einen oder anderen Ende der Sutur verläuft sie in Form einer Fraktur ein kürzeres oder längeres Stück weiter (Abb. 238).

In der Regel sind auch ein oder mehrere „Zähne" der Sutur abgesprengt. Es ist eigentlich nur die Sutura zygomatico-frontalis, in der eine reine Sutursprengung vorkommt,

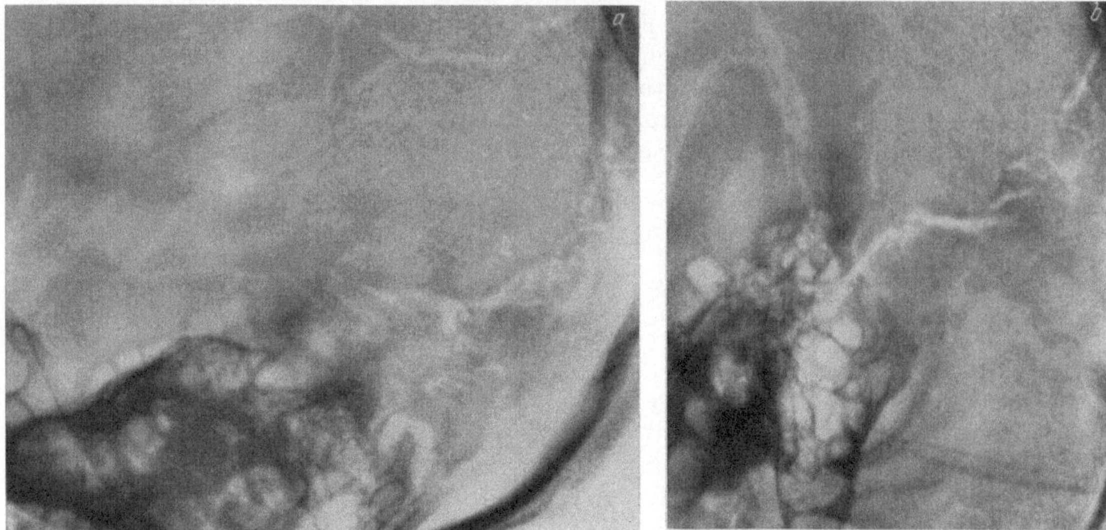

Abb. 240a u. b. Occipito-laterale Fraktur in Form von Sutursprengung (a, gewöhnliches Seitenbild). b) Die Sutursprengung setzt sich in Form einer Fraktur in das Zellsystem hinein fort, was auf dem mit Strahlenrichtung 35° von oben aufgenommenen Bilde sichtbar ist.

aber diese ist nie ein isolierter Vorgang, sondern sie ist immer von Verletzung des Gesichtsskeletes begleitet, des Jochbogens oder von beiden.

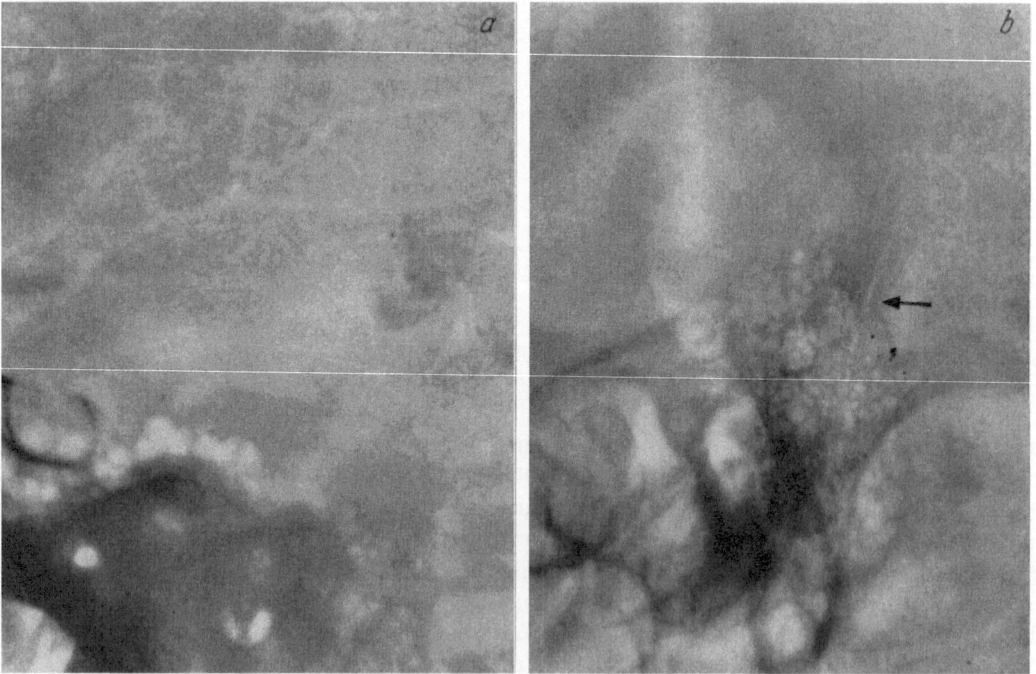

Abb. 241a u. b. a) Gewöhnliches Seitenbild. Keine Fraktur sichtbar. b) Dieselbe Untersuchung. Bild mit Strahlenrichtung 30° von oben her aufgenommen. Fraktur im Zellsystem.

Ein genügend kräftiger direkter Schlag auf den Schädel kann natürlich an jeder beliebigen Stelle desselben Frakturen verursachen. Derartige Gewalteinwirkungen geben in der Regel Anlaß zu Splitterbrüchen mit mehr oder weniger hochgradigem Hineinpressen von Fragmenten am Ort, der getroffen ist. In anderen Fällen wird der Schädel vom Trauma komprimiert. Die Knochenkapsel des Schädels besitzt eine, wenn auch unbedeutende Elastizität, und wo die Elastizitätsgrenze überschritten wird, birst der Knochen (Berstungsbruch). Der Verlauf derartiger Frakturen hängt teils von der Gewalt selbst ab, teils vom anatomischen Bau des Schädels, bei dem dünnere und dickere Partien miteinander abwechseln. Man hat die letzteren die Strebepfeiler des Schädels genannt. Der Beugungsbruch verläuft nicht durch sie der Länge nach hindurch, sondern mehr oder weniger gerade über sie hinweg. Der Beugungsbruch verläuft also in der Kalotte hauptsächlich in der Richtung von vorn nach hinten (horizontal) oder hauptsächlich vertikal. Die ersteren verlaufen nicht hinab zur Schädelbasis, während die letzteren das oft tun. Kombinationen von horizontal und vertikal verlaufenden Frakturen können vorkommen. Vom Nasion zieht ein mehrere Zentimeter breiter Strebepfeiler der Kalotte entlang zum Foramen magnum und längsgehende Frakturen dieser Gegend pflegen somit nicht anders vorzukommen als in Form einer Sprengung der Sutura sagittalis. Die vertikal verlaufenden Frakturen haben entsprechend den dünneren Partien der Kalotte gewisse Prädilektionsstellen. Die occipitalen können in 2 Gruppen geteilt werden, die occipitalmedialen und die occipital-lateralen (Abb. 239). Die occipito-medialen verlaufen durch die Squama occipitalis einige Zentimeter von der Mittellinie, gewöhnlich ungefähr von der Gegend des Lambda hinab zur Schädelbasis. Sie pflegen nicht in das Foramen magnum hineinzureichen, sondern gehen weiter lateral nach vorn hin zum Foramen jugulare. Oft setzen sie sich in Form von Querfrakturen durch die Pyramide weiter auf die Schädelbasis fort. Die überwiegende Mehrzahl der Querfrakturen durch die Pyramide sind solche Fortsetzungen von occipito-medialen Frakturen. Verf. hat nie isolierte Querfrakturen durch die Pyramide ohne andere Frakturen gesehen. Die Querfrakturen verlaufen gewöhnlich durch die Schnecke oder das Vestibulum. Nach STENGER ist das Vestibulum der schwächste Teil des Labyrinths. Zur genauen Lokalisation der Frakturen der Pyramide wie überhaupt der Schädelbasis ist Tomographie von Wert. Die occipito-laterale Gruppe besteht aus Frakturen, die gleichfalls ungefähr vom Lambda ausgehen. Sie verlaufen längs der Sutura lambdoidea entweder in unmittelbarer Nähe der Sutur oder in Form von Sutursprengung (Abb. 240). Die Frakturen setzen sich schräg abwärts gegen den Processus mastoideus fort. Der weitere Verlauf der Fraktur hängt wahrscheinlich von der Ausbildung der Crista supermastoidea ab, wie dünn der Knochen unter dieser ist, sowie davon, ob Reste der Sutura masto-squamosa bestehen geblieben sind. Entweder verläuft somit die Fraktur oberhalb des Antrums und des äußeren Gehörgangs nach vorn, oft in das Kiefergelenk; je nachdem die Pneumatisierung sich in der Squama temporalis nach oben erstreckt, kann sie dabei durch einen größeren oder kleineren Teil des Zellsystems hindurch verlaufen. Oder die Fraktur verläuft, wie in anderen Fällen, mehr distal und reicht in das Antrum, den äußeren Gehörgang oder geht durch die Sutura masto-squamosa. In diesen Fällen setzt sich die Fraktur oft als sog. pyramido-longitudinale Fraktur fort, das bedeutet: der Vorderkante der Pyramide entlang zu einem der Foramina der mittleren Schädelgrube oder zur Keilbeinhöhle. Bei diesen Frakturen können die Gehörknöchelchen disloziert werden, das Labyrinth bleibt aber in der Regel intakt. Die pyramido-longitudinalen Frakturen stehen oft mit längsgerichteten Frakturen der Schädelbasis durch Keilbeinplatte oder Orbitaldach in Verbindung. Werden

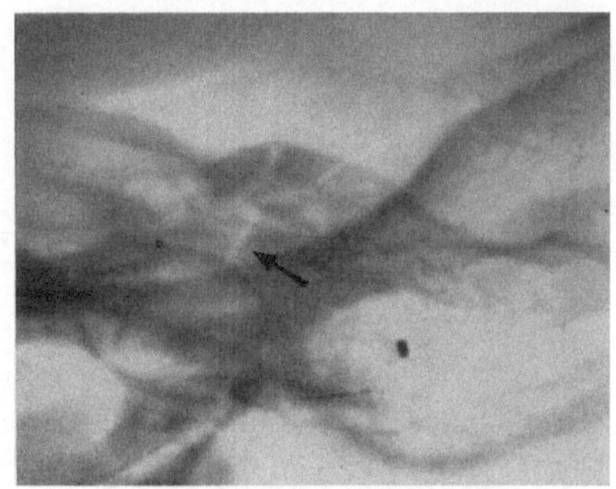

Abb. 242. Querfraktur der Pyramide.

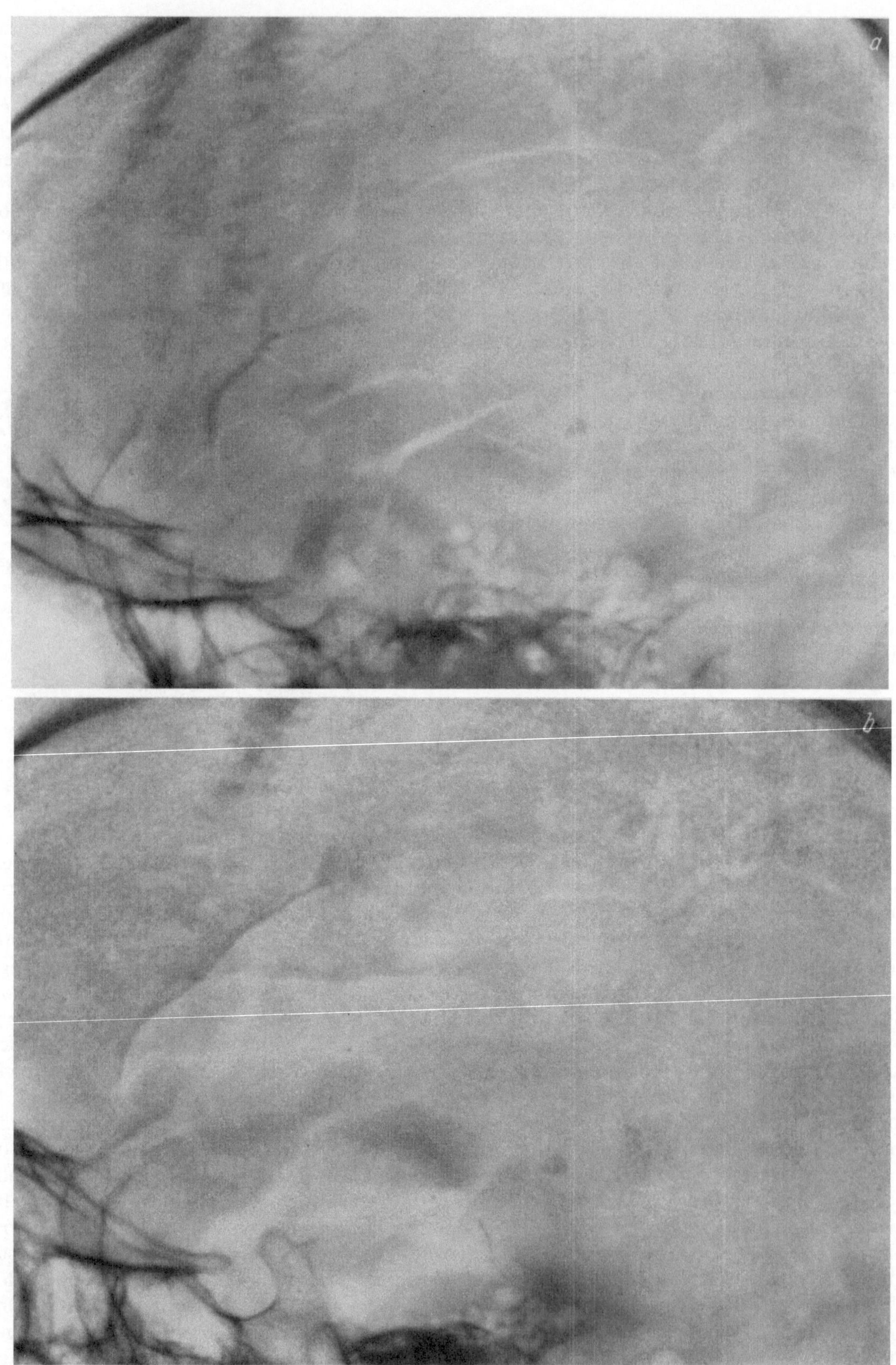

Abb. 243 a u. b. a) Frische Schädelfrakturen. b) Derselbe Patient 2 Jahre später. Die Frakturen sind nun geheilt und haben das Aussehen, das im hohen Grade dem von Gefäßfurchen gleicht.

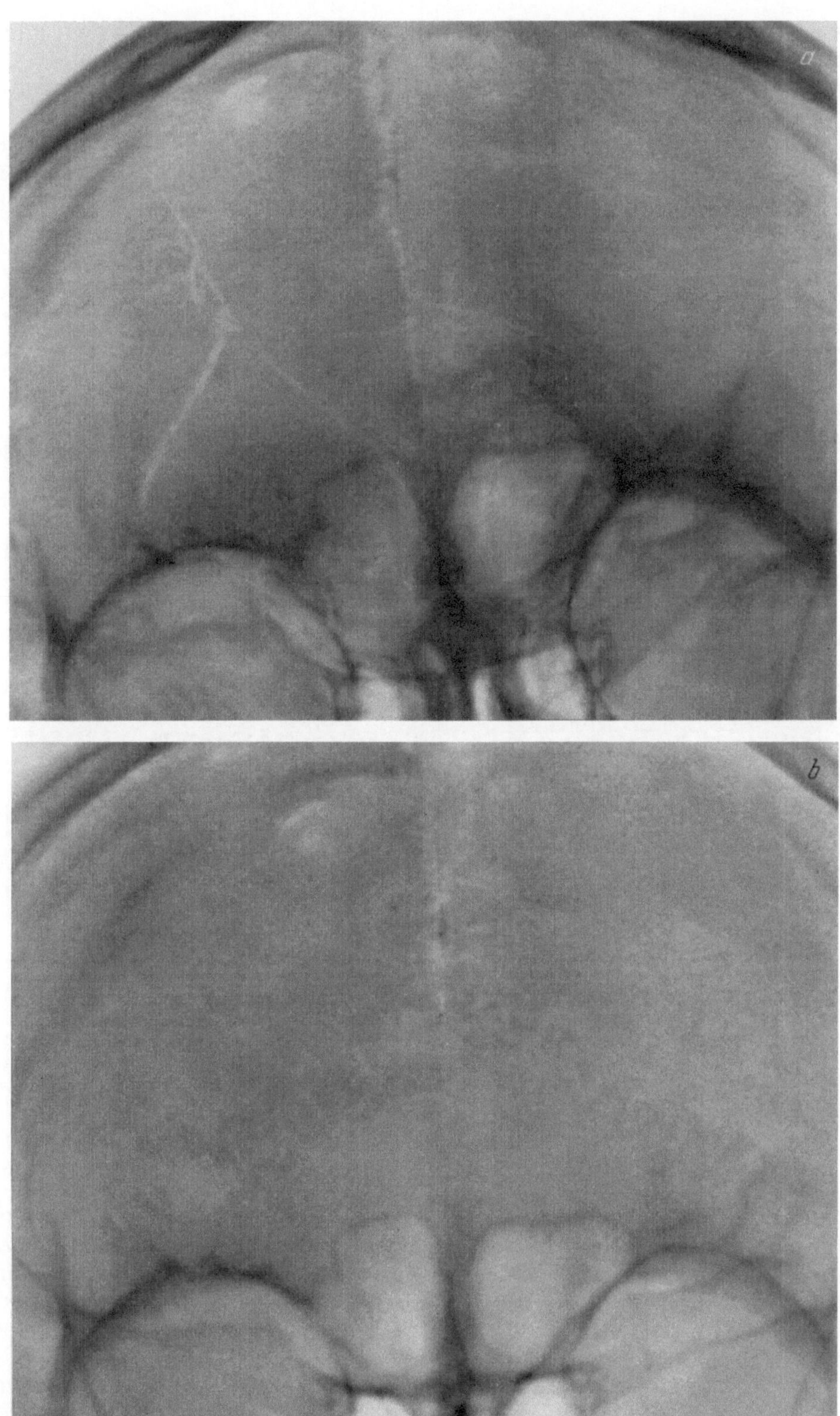

Abb. 244a u. b. a) Frische Schädelfrakturen bei einem 22jährigen. b) Derselbe Patient 1 Jahr später. Frakturen geheilt.

bei der präliminären Röntgenuntersuchung Frakturen gefunden, die nach ihrer Lage der occipitalen medialen oder lateralen Gruppe zugehören, so soll die Untersuchung daher immer den Verlauf der Fraktur im Verhältnis zum Os temporale klarlegen, und das ist nicht anders möglich als durch Spezialbilder in verschiedenen Projektionen. Gute Übersicht über den Verlauf der occipito-lateralen Frakturen geben in der Regel Seitenbilder mit Strahlrichtung 25—35^0 von oben (Abb. 241).

Die parieto-temporale Frakturgruppe besteht aus Frakturen, die etwas schräg von oben herkommen und gegen das Ohr hinab verlaufen. Die meisten Frakturen nehmen einen Verlauf etwa von der Mitte des Parietale bis zum Ohr hinab (Abb. 239). Die Frakturen können auch etwas mehr nach vorn verlaufen, haben aber in der Regel dieselbe

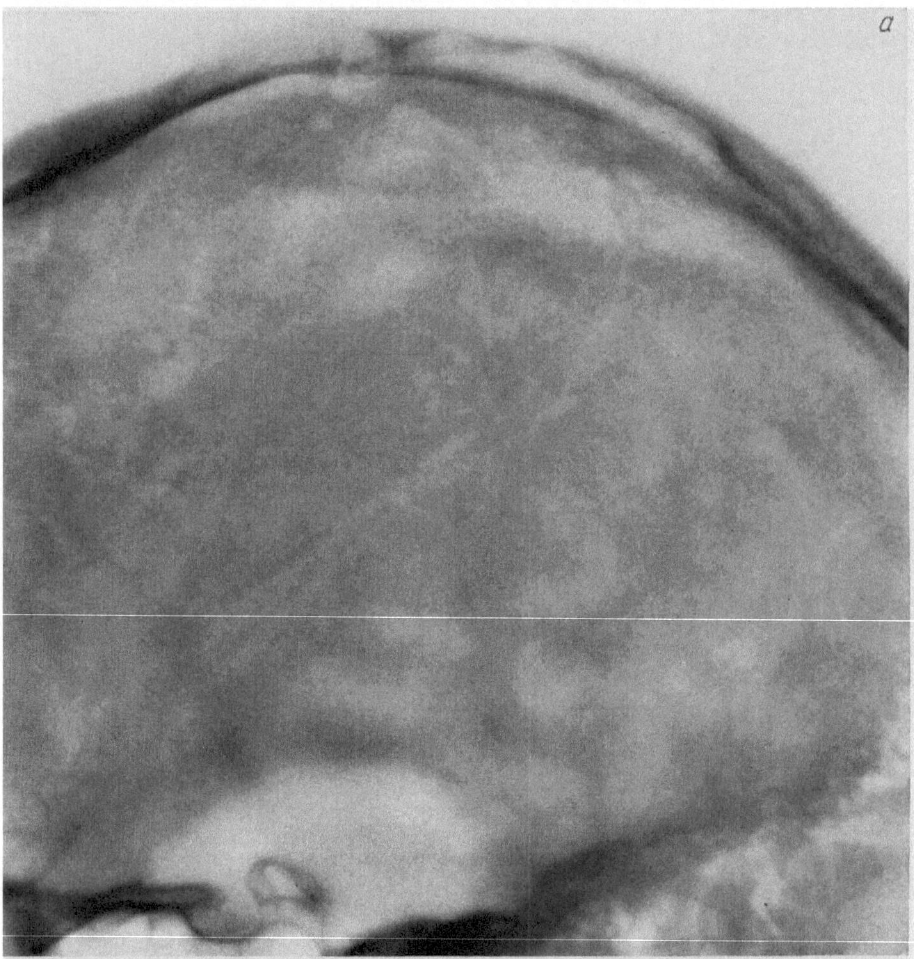

Abb. 245 a.

Richtung. Sie treffen oft auf einen Ast der Meningea media. Daher sind die Voraussetzungen für eine Verletzung der Arterie vorhanden, mit eventuell extracerebralem Hämatom. Diese Frakturen setzen sich oft in das Antrum fort und können auch als eine pyramido-longitudinale Fraktur in der Schädelbasis weitergehen. Je schräger der Verlauf der Fraktur ist und je weiter nach vorn sie liegt, um so größer ist die Wahrscheinlichkeit, daß die Fraktur nicht in das Ohr hinabreicht, sondern oberhalb und vorn vom äußeren Gehörgang in das Kiefergelenk hinein. Auch von diesen Fällen gilt das vorher Gesagte, nämlich daß zur Beurteilung des Frakturverlaufes in seinen Beziehungen zu Ohr und Schädelbasis Spezialbilder erforderlich sind. Hauptsächlich vertikal verlaufende mehr nach vorn gelegene Frakturen sind nicht gewöhnlich, kaum in der Frontalgegend. Dort verlaufen sie meist einige Zentimeter von der Mittellinie nach abwärts. Sie gehen gewöhnlich nicht durch den Margo supraorbitalis, sondern biegen medial ab und ziehen eventuell durch die Hinterwand des Sinus frontalis hinunter zur Keilbeinplatte, wo sie als längsverlaufende Frakturen der Schädelbasis weitergehen und Siebbeinzellen und Keilbeinhöhle eröffnen können.

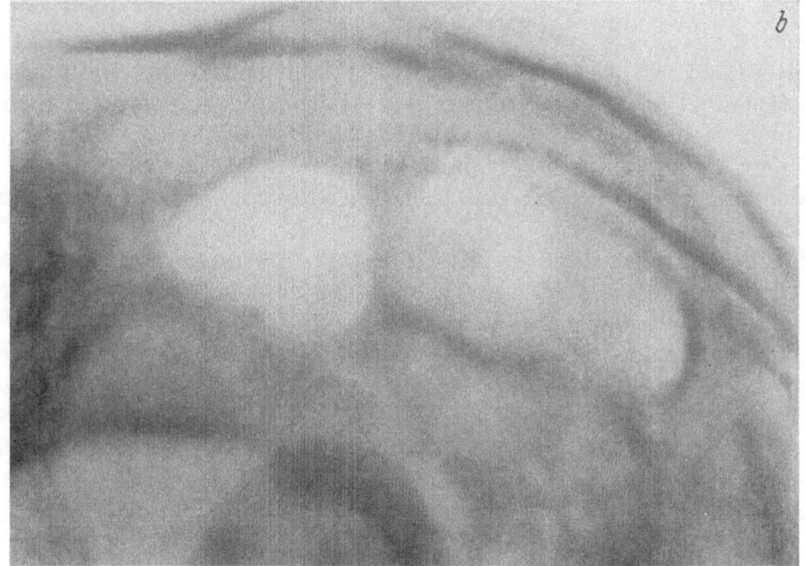

Abb. 245 b.

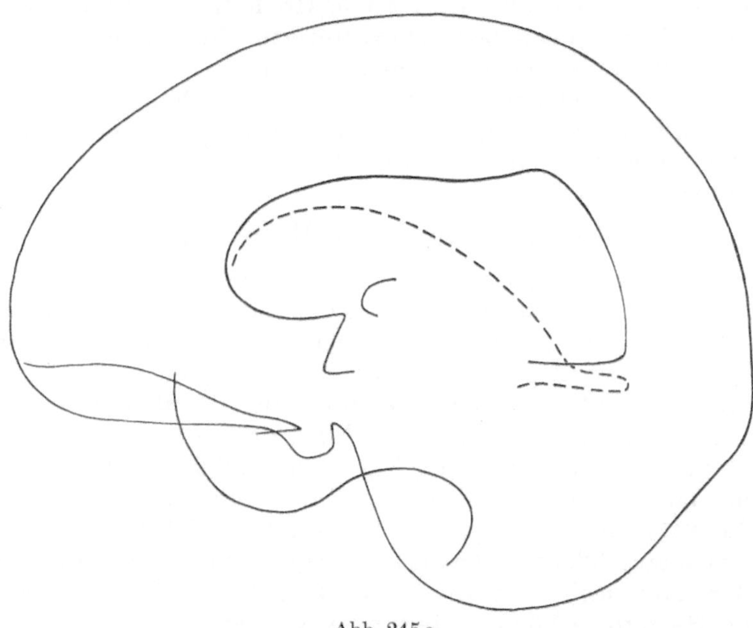

Abb. 245 c.

Abb. 245 a—c. Knochenveränderung nach Cephalhämatom. Die Veränderung erweckt leicht den Eindruck einer lokalen Druckatrophie über einem intrakraniellen expansiven Prozeß. a) Gewöhnliches Seitenbild. b) Schräges Seitenbild (Strahlenrichtung 35° von caudal her). c) Skizze stellt das Aussehen des Ventrikelsystems dar: Lokale Erweiterung der Seitenventrikel entsprechend der Knochenveränderung.

Lineare Frakturen heilen bei Kindern ziemlich schnell. Sie können in einigen Monaten verschwinden. Je älter der Patient ist, desto längere Zeit erfordert es in der Regel, und beim Erwachsenen können die Frakturlinien verschiedene Jahre bestehen bleiben. Die Bruchkanten werden dabei immer unschärfer. Besonders wenn der Knochen bei

Splitterbrüchen unregelmäßig und stark fragmentiert und wo die Dura zerrissen war, können Fragmente resorbiert werden und Knochendefekte entstehen, die nun das ganze Leben lang bestehen bleiben.

2. Subperiostales Hämatom.

Blutung unter das Periost ist gewöhnlich das Ergebnis eines Entbindungstraumas. Sie nimmt sich wie eine Weichteilschwellung aus, welche die Kanten des Knochens, über dem sie liegt, nicht überschreitet. In einzelnen Fällen können sich mehrere subperiostale Hämatome finden. Der Charakter bleibt der gleiche, d. h. die Haftung des Periosts an den Knochenkanten verhindert es, daß sich die Blutungen über die Suturen hinaus erstrecken. Das abgehobene Periost bildet sehr früh, oft schon nach wenigen Tagen, Verkalkungen, die zuerst an den Rändern des Hämatoms beginnen und dann allmählich eine ganze Schale bilden können. Allmählich verkleinert sich das Hämatom, die Verkalkungen wachsen mit dem darunterliegenden Knochen zusammen und ossifizieren. Unter einem solchen Hämatom nimmt die Knochenstruktur dann in der Regel ein mehr oder minder unregelmäßiges Aussehen an (Abb. 245, 246). Gewöhnlich wird es stärker oder schwächer verdickt. In bestimmten Fällen können Bilder entstehen, die mehr oder weniger den Knochenveränderungen gleichen, die bei einem in den Knochen hineinwachsenden Meningeom oder bei Metastasen vorhanden sein können (Abb. 246), aber es finden sich in der Umgebung keine Gefäßveränderungen.

3. Traumatische Pneumatocele.

Im Anschluß an Frakturen, die luftführende Hohlräume eröffnen, kann in ziemlich seltenen Fällen Luft intrakraniell beobachtet werden. Gewöhnlich geschieht das nach Eröffnung des Sinus frontalis oder der Siebbeinzellen, ist aber schon nach Fraktur des Zellsystems des Ohres vorgekommen. Die Luft kann subdural liegen oder im Subarachnoidalraum, sie wurde aber auch schon intraventrikulär gesehen. War die Fraktur mit Hirnverletzung verbunden, dann kann die Luft eventuell auch in der Hirnsubstanz nachgewiesen werden.

4. Extracerebrale Blutungen.

Die häufigste traumatisch entstandene intrakranielle Blutung ist das Subduralhämatom. Es hat ein charakteristisches Aussehen bei Angiographie, indem das Hämatom das Gehirn von der Kalotte fortschiebt und ein wohlabgegrenztes gefäßarmes Gebiet entsteht. Im allgemeinen liegen diese Hämatome über dem mittleren Teil der Konvexität und sind in der Gegend der Fissura Sylvii besonders tief; somit sind sie auf gewöhnlichen a. p.-Bildern leicht erkennbar. Oft hat das Hämatom allerdings eine atypische Lage. Es kann weiter hinten oder weiter vorn gelegen sein und solche Hämatome können vorhanden sein, ohne daß eine deutliche Gefäßdislokation auf einem gewöhnlichen a. p.-Bild zu sehen ist (Abb. 247), oder eventuell nur ein Hinüberschieben der A. pericallosa. Um Subduralhämatom auszuschließen, ist es also notwendig, Bilder mit solcher Strahlrichtung aufzunehmen, daß auch nach vorn und hinten zu gelegene Teile tangential abgebildet werden. Gewisse Hämatome können auch basal gelegen sein, auf der Unterfläche des Temporallappens oder Frontallappens. Diese Hämatome, die besonders nach schweren Schädeltraumen vorkommen, sind gewöhnlich mit Kontusionsverletzungen des Gehirns oder intracerebralen Blutungen verbunden. Die relative Größe der beiden Komponenten kann im allgemeinen ziemlich gut mittels Angiographie bestimmt werden, durch den Grad der Gefäßverschiebung von der Kalotte, verglichen mit den übrigen Gefäßverschiebungen: Verschiebung der A. cerebralis media nach oben, des ersten Teils der A. pericallosa nach oben, Größe der Seitenverschiebung der A. pericallosa, und vor allem Verlauf der von diesen Gefäßen abgehenden kleinen Äste. Größere Subduralhämatome machen stets eine Seitenverschiebung der A. pericallosa. Liegt die Arterie in der Mittellinie, obgleich ein großes Subduralhämatom vorliegt, so ist das ein Zeichen dafür, daß sich auch auf der anderen Seite ein Hämatom befindet.

Extradurale Hämatome ergeben meist das gleiche arteriographische Bild wie subdurale Hämatome, indem sie die Gefäße von der Kalotte fortschieben. Diese Hämatome

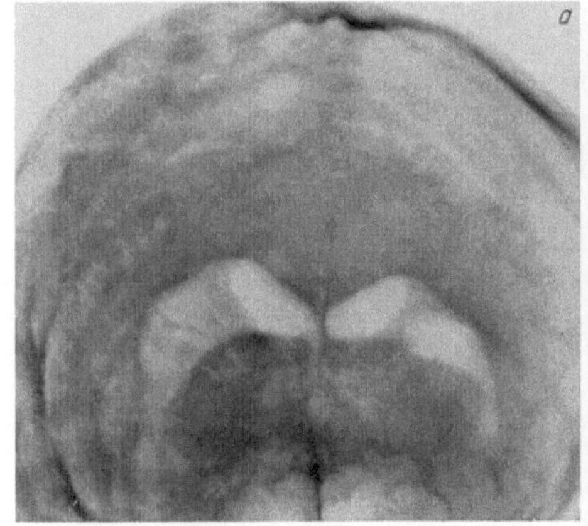

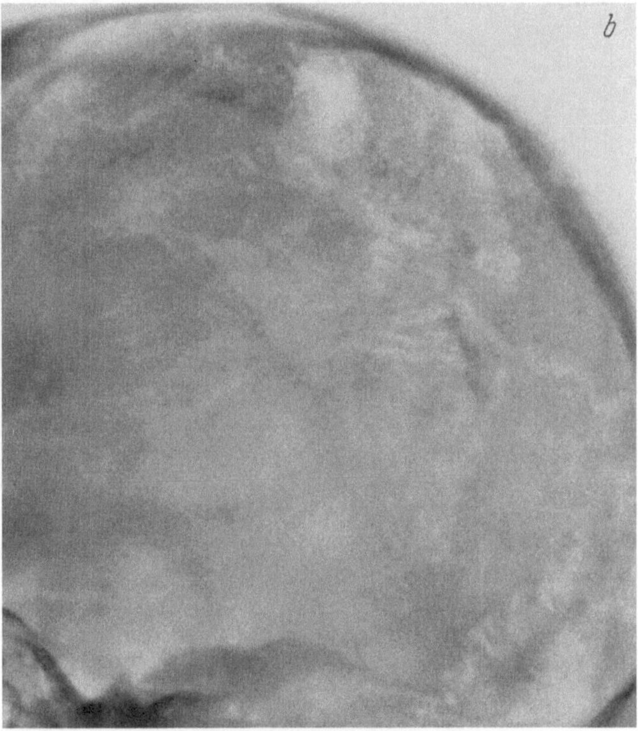

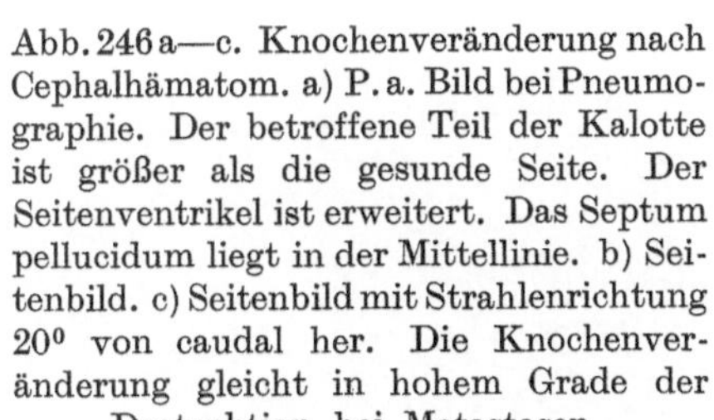

Abb. 246 a—c. Knochenveränderung nach Cephalhämatom. a) P. a. Bild bei Pneumographie. Der betroffene Teil der Kalotte ist größer als die gesunde Seite. Der Seitenventrikel ist erweitert. Das Septum pellucidum liegt in der Mittellinie. b) Seitenbild. c) Seitenbild mit Strahlenrichtung 20° von caudal her. Die Knochenveränderung gleicht in hohem Grade der Destruktion bei Metastasen.

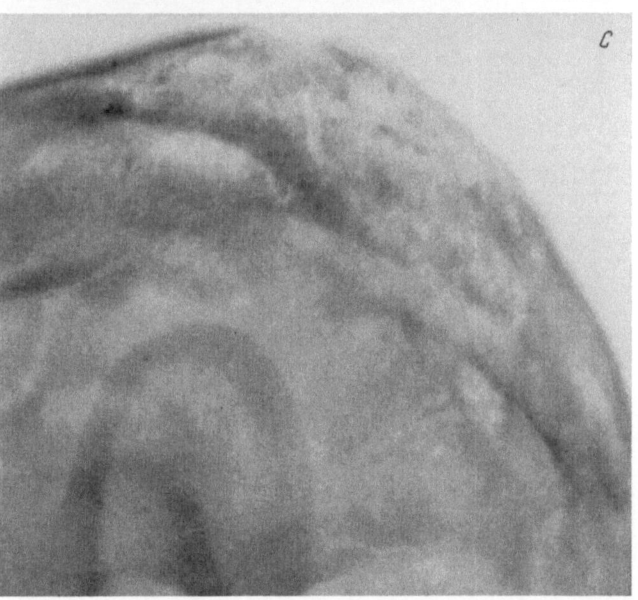

pflegen indes nicht so hochgradig zu werden und liegen gewöhnlich über dem Temporallappen, da sie in der Regel infolge Verletzung der A. meningea media durch eine Fraktur entstanden sind, die dieses Gefäß kreuzt. In einzelnen Fällen kann die Gefäßruptur selbst beobachtet werden, wenn der Kontrast in die A. carotis externa injiziert wird (Abb. 248). Nur wenn das Hämatom hoch oben liegt und die Mittellinie erreicht, kann

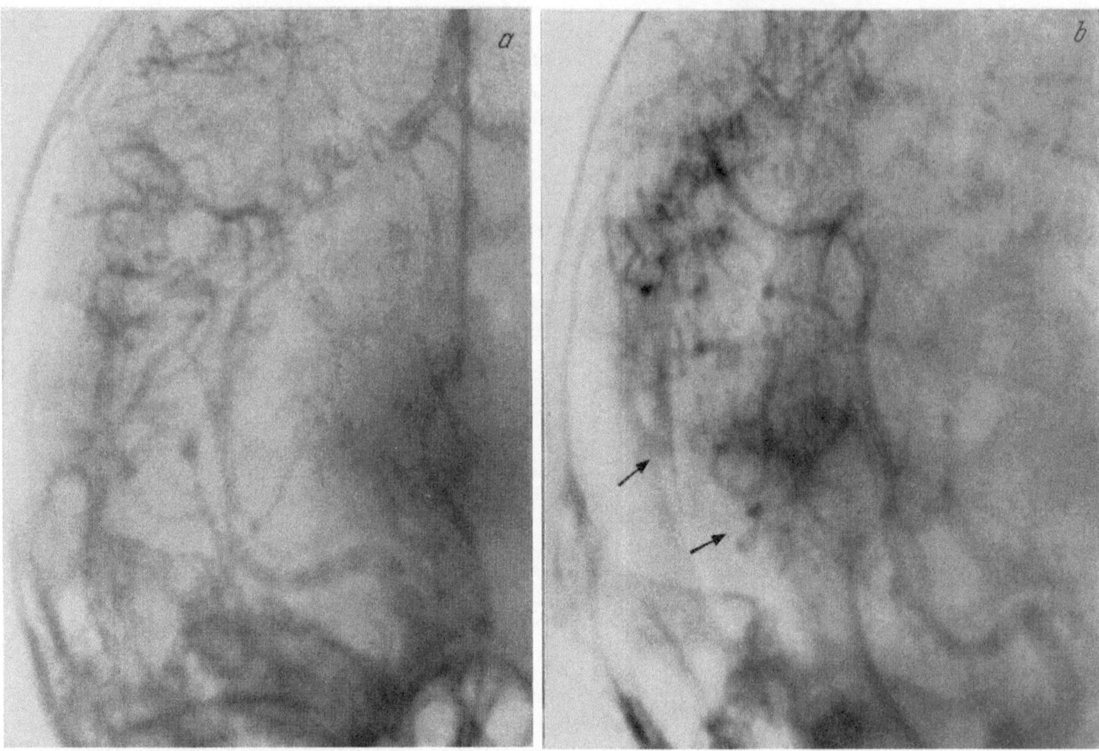

Abb. 247a u. b. Schädeltrauma. a) Nur unbestimmte Gefäßveränderungen. b) Schräges halbaxiales Rückenlagebild mit Strahlenrichtung tangential zum vorderen Teil der mittleren Schädelgrube: Extracerebrales Hämatom.

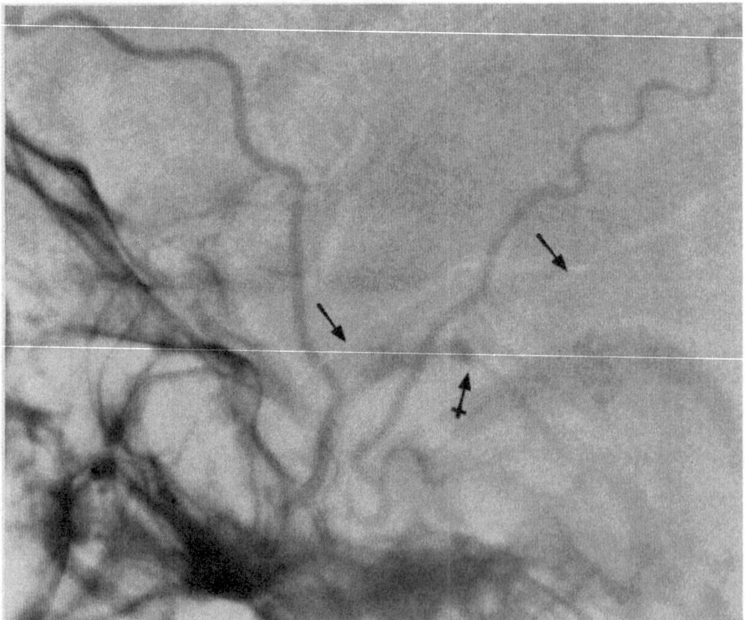

Abb. 248. Percutane Angiographie in der A. carotis externa bei Schädeltrauma. Frakturen bei →. Ruptur eines Meningea media-Astes (+→).

ein Extraduralhämatom mit Sicherheit von einem Subduralhämatom unterschieden werden, und zwar dadurch, daß in solchem Fall der Sinus long. sup. von der Kalotte fortgeschoben ist (Abb. 249).

5. Intracerebrale Blutungen.

Die traumatischen intracerebralen Hämatome liegen gewöhnlich frontal oder temporal und zeigen bei Angiographie die gleichen Veränderungen wie jeder beliebige gefäßarme expansive Prozeß mit der gleichen Lokalisation. Eine Gehirnkontusion mit Ödem, aber ohne Blutung, kann die Gefäße auf gleiche Weise dislozieren, doch sind die Veränderungen in diesem Fall mehr diffus und nicht so lokalisiert wie abgegrenztes Hämatom. Die Zirkulation scheint in solchen ödematösen Bezirken langsamer zu sein als in normalem Hirngewebe. In den Fällen, in denen eine extra- und intracerebrale Blutung zugleich vorliegt, kann man, wie früher ausgeführt, Auskunft über die intracerebrale Blutung dadurch erhalten, daß man die Größe der extracerebralen Blutung mit der Verschiebung der A. pericallosa und eventuell mit anderen Gefäßverschiebungen vergleicht. Wenn ein relativ dünnes extracerebrales Hämatom vorliegt, z. B. über dem Schläfenlappen, und die A. cerebralis media nach oben verschoben ist, spricht das dafür, daß sowohl eine extra- als auch intracerebrale Verletzung vorliegt.

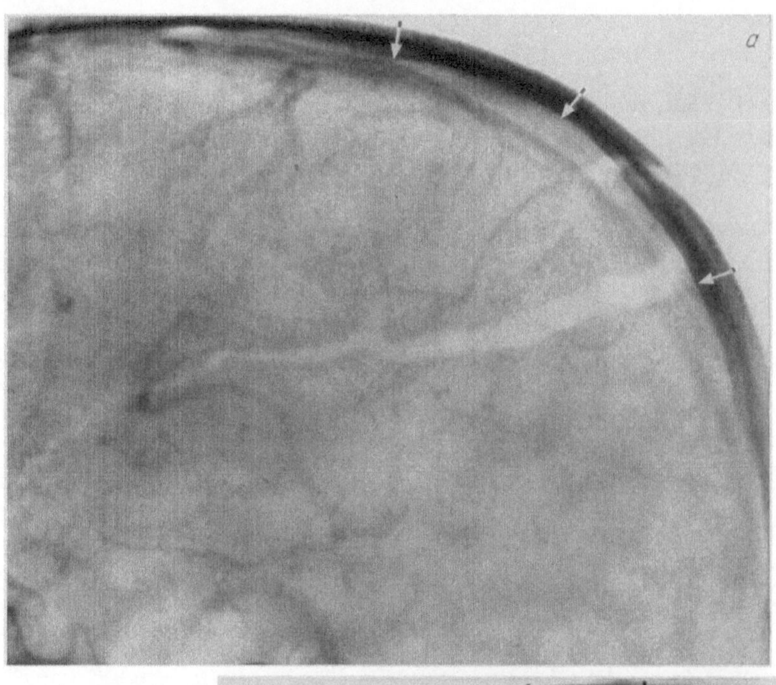

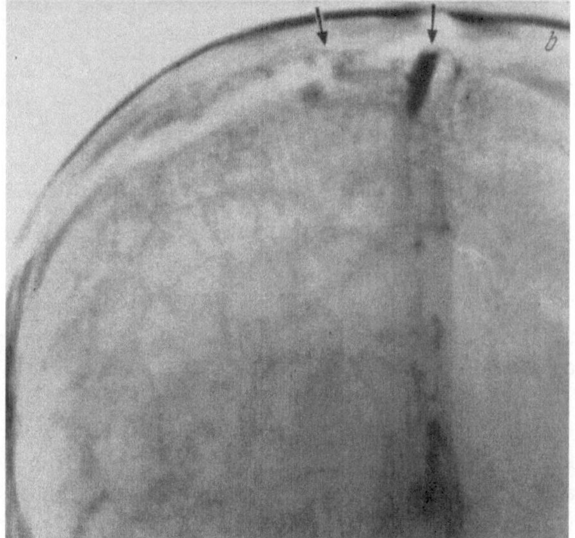

Abb. 249 a u. b. Extradurales Hämatom mit Verschiebung des Sinus long. sup. von der Kalotte fort.

Die Angiographie kann also sichere Auskunft über das eventuelle Vorhandensein extracerebraler Blutungen oder Hirnverletzungen erteilen. Den Nachteil bildet indessen das Kontrastmittel. Obwohl im allgemeinen die wasserlöslichen Kontrastmittel keine Komplikationen hervorrufen (im wesentlichen bezieht sich dies nur auf Umbradil), ist doch ihr Verhalten bei Hirnverletzungen nicht genügend bekannt, und eine Angiographie bei akuter Hirnverletzung kann den Zustand des Patienten verschlechtern. Entweder kann das Trauma die Gefäßwände so beschädigen, daß die Blutliquorschranke durchbrochen wird, oder so, daß ein Kontrastmittel, das sonst die Blutliquorschranke nicht schädigt, dies nun tut. Dadurch kann also bei traumatischen Hirnverletzungen Kontrast aus den Gefäßen in das umliegende Parenchym hinübergelangen. Dies dürfte die Ursache der Verschlechterung im Zustand von Patienten sein, die unzweifelhaft in einem Teil der Fälle zu beobachten ist. Angiographische Untersuchungen bei frischen Schädelverletzungen sollten also nach unserer Meinung nur vorgenommen werden, wenn sie für das therapeutische Handeln notwendig sind. Es sollten immer kleine Kontrastmittelmengen angewendet werden und niemals eine stärkere Lösung als eine 35 %ige. Während der Untersuchung muß das Befinden des Patienten genau kontrolliert werden.

6. Posttraumatische Folgezustände.

Bei akuten Schädelverletzungen wird wohl jetzt keine Pneumographie angewendet, aber bei chronischen posttraumatischen Zuständen hat sie große Bedeutung. Im allgemeinen dient sie in erster Reihe zum objektiven Nachweis grobanatomischer Veränderungen nach einem Trauma. Dabei lassen sich auch in gewissen Fällen chronische Subduralhämatome feststellen. Diese werden zwar am sichersten mittels Angiographie diagnostiziert, aber da ihre klinische Symptomatologie oft unklar ist, kommen viele solche Fälle zur pneumographischen Untersuchung. Ein solches Hämatom setzt in typischen Fällen Veränderungen, die mit relativ großer Sicherheit die Art des Prozesses andeuten. Das Ventrikelsystem ist deformiert, und zwar auf eine Weise, daß die Deformierung auf einen ausgedehnten Prozeß über der Konvexität hinweist, der oft am größten im Gebiet der Fissura Sylvii ist. Eine solche Deformierung kann zwar auch von einem ausgedehnten Tumor ausgehen, aber erstens sind so große Tumoren nicht häufig, dann aber machen sie ganz andere Symptome, als es das Hämatom tut. Erstreckt sich das Hämatom weit nach abwärts, so wird auch das Temporalhorn verschoben. Ist eine solche Medialverschiebung des Temporalhorns zugleich mit Zeichen eines ausgedehnten Prozesses über der Konvexität vorhanden, so kann man fast sagen, daß die Veränderung pathognomonisch für Hämatom ist. Eine einzige pathognomonische pneumographische Veränderung gibt es allerdings, nämlich wenn Luft zwischen Hämatom und Hirnoberfläche eindringt. Das kommt aber nach unserer Erfahrung so selten vor, daß es keine praktische Bedeutung hat.

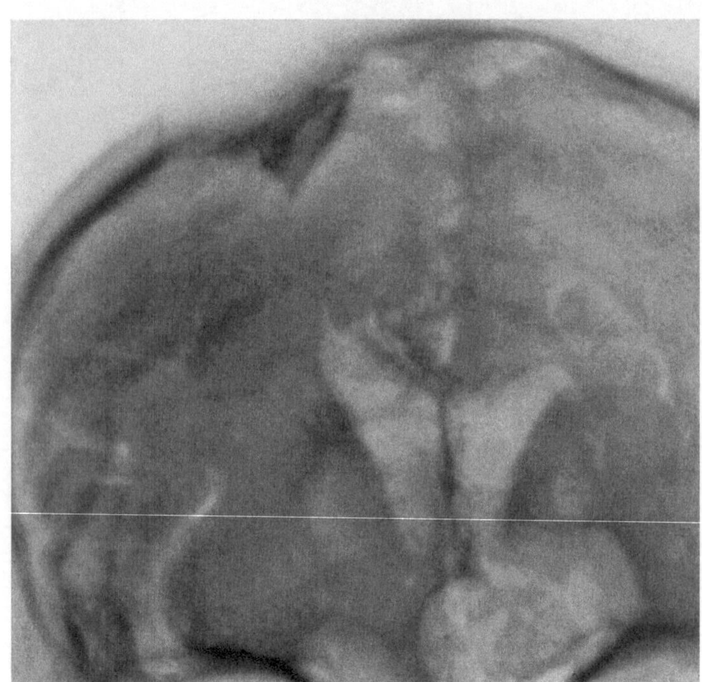

Abb. 250. Unbehandelte Impressionsfraktur. Rechter Seitenventrikel nach der Fraktur zu ausgezogen.

Auch die Hirnveränderungen, die nach Trauma eintreten, haben kein typisches pneumographisches Aussehen. Sie bestehen aus atrophischen Zuständen mit allgemeiner oder lokaler Erweiterung des Subarachnoidalraumes oder Ventrikelsystems, Schrumpfung mit Verzerrung des Ventrikelsystems, eventuell in Verbindung mit lokalen Deformierungen und Erweiterungen (Abb. 250). In jedem Fall, in dem eine Verschiebung des Ventrikelsystems stattgefunden hat, muß die Untersuchung in erster Reihe ausschließen, daß es sich um eine Dislokation handelt, die von einem expansiven Prozeß verursacht ist. Hat das Trauma einen direkten Verlust von Hirnsubstanz verursacht, so erfolgt natürlich eine Erweiterung des entsprechenden Teils des Ventrikelsystems unmittelbar im Anschluß an das Trauma, aber auch wenn kein Substanzverlust eingetreten ist, können sich allgemeine oder lokale Erweiterungen verhältnismäßig schnell entwickeln. Somit können sich schon nach einigen Wochen pneumographische Veränderungen finden. Statistisch wurden pneumographische Veränderungen häufiger nach schweren als nach leichten Schädeltraumen nachgewiesen, aber auch bei schweren, bei denen der Verletzte klinisch Encephalopathia traumatica hat, kann der pneumographische Befund völlig normal sein. Andererseits können pneumographische Veränderungen in gewissen Fällen auch nach leichten Schädeltraumen nachgewiesen werden. Aus den pneumographischen Veränderungen lassen sich also keine Schlüsse auf den Grad der Schwere der einwirkenden Gewalt ziehen. Vor allem ist die subdurale Pneumographie bei Untersuchung posttraumatischer Zustände von Wert, da diese Untersuchungsmethode Verwachsungen von Arachnoidea mit Dura aufzeigen kann. Dabei lassen sich Verwachsungen nicht nur an den Stellen nachweisen, wo die Fraktur gefunden wurde, sondern auch über anderen Partien des Gehirns, selbst in Fällen, in denen keine Erweiterung des Ventrikelsystems vorliegt.

Das grobanatomische Aussehen der posttraumatischen Folgezustände wird also in der Regel am besten durch Pneumographie geklärt (Encephalographie, eventuell auch mit subduraler Pneumographie). Angiographie gibt nur Aufschluß über eventuell noch verbliebene Hämatome oder darüber, ob traumatische Fisteln entstanden sind. Die letzteren sind im allgemeinen Fisteln zwischen Carotis interna und Sinus cavernosus (s. S. 209).

VI. Raumverdrängende Prozesse, nicht Geschwülste.

a) Pneumographie.

Die pneumographische Untersuchung eines intrakraniellen expansiven Prozesses ist vor allem lokalisatorisch. Sie bezweckt also ein Urteil, ob ein expansiver Prozeß vorhanden ist, sowie bejahenden Falles über dessen Lage und Größe. In vielen Fällen kann sie außerdem angeben, ob der Prozeß intracerebral oder extracerebral ist. Eine weitere Artdiagnostik gestattet in der Regel die Methode an und für sich nicht, abgesehen von speziellen Fällen, z. B. bei intraventrikulären Cholesteatomen. Wenn man die Ergebnisse der pneumographischen Untersuchung mit denen der übrigen Röntgenuntersuchungen zusammenhält, erhält man indessen oftmals Aufschlüsse über die Art eines Prozesses, wie sie die einzelne Untersuchung nicht liefert.

Ein diffuses Hirnödem, auf einer Hemisphäre gelegen, verursacht ein allgemeines, gewöhnlich ziemlich unbeträchtliches Hinüberschieben der supratentorial gelegenen Teile des Ventrikelsystems ohne lokale Deformierung. Ein solches Ödem kann bei einem akut auftretenden Verschluß der A. carotis interna entstehen. Je länger diese Arterienokklusion besteht, desto geringer wird die Verschiebung. Allmählich kommt, besonders wenn die Kollateralzirkulation weniger zufriedenstellend ist, eine Erweiterung des Seitenventrikels auf der gleichen Seite zustande, und eventuell ein gewisses Hinüberziehen nach der kranken Seite. Ähnliches allgemeines Hinüberdrängen kann bei ausgedehnten Ödemen anderer Herkunft erfolgen, z. B. nach Schädeltrauma.

Betrifft die Gefäßthrombose nur ein kleineres Gefäßgebiet intrakraniell, so entsteht nur ein lokales Ödem. Pneumographisch erhält man das Bild eines nur geringen expansiven lokalen Prozesses. Diesem Gebiet entsprechend werden bei Angiographie Gefäßveränderungen beobachtet (Abb. 251).

Andere lokale intrakranielle Prozesse sind entzündlicher Art oder Blutungen. Die ersteren können entweder spezifisch sein (Tuberkulom oder Gumma) oder unspezifisch (Abscesse). Insbesondere sind oft die letzteren von einem großen Ödem umgeben, und die pneumographischen Veränderungen können oft auch bei relativ kleinen Abscessen ziemlich bedeutend sein. Viele Male liefert somit die Pneumographie keine hinreichend exakte Lokalisation des Abscesses selbst. Wird dagegen diese Untersuchungsmethode mit Angiographie kombiniert, so erhält man bessere Auskunft über die anatomische Veränderung, indem die Angiographie das gefäßarme Gebiet erkennen läßt, das der Absceß verursacht. Durch Vergleich zwischen den pneumographischen und den arteriographischen Veränderungen kann man einen Eindruck des Grades des Ödems erhalten. Zuweilen enthält der Absceß Gas und kann dann direkt nachgewiesen werden. Nach

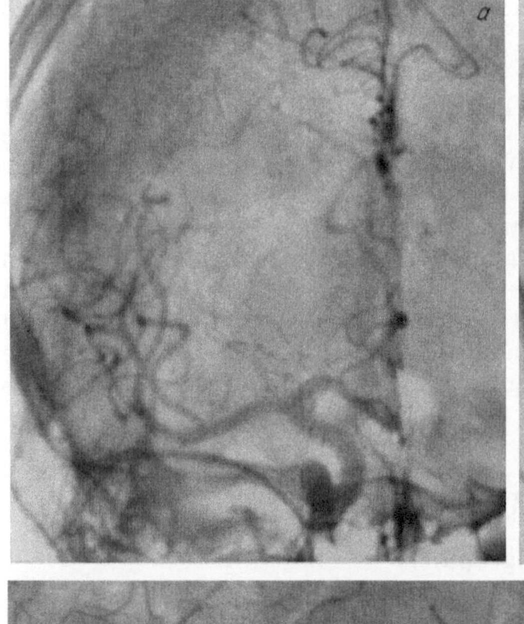

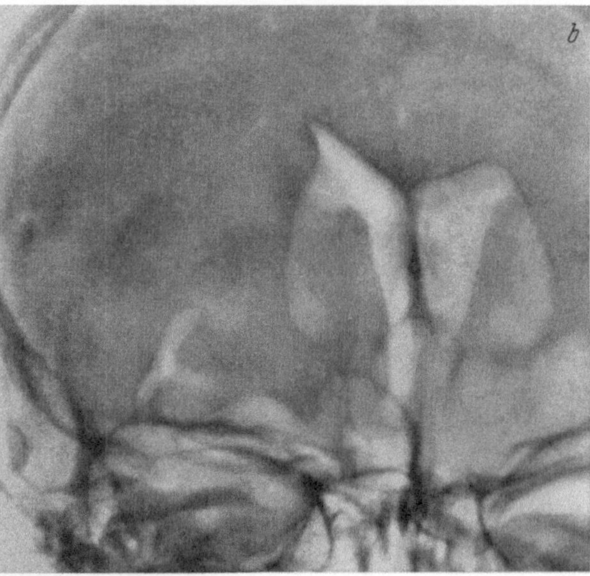

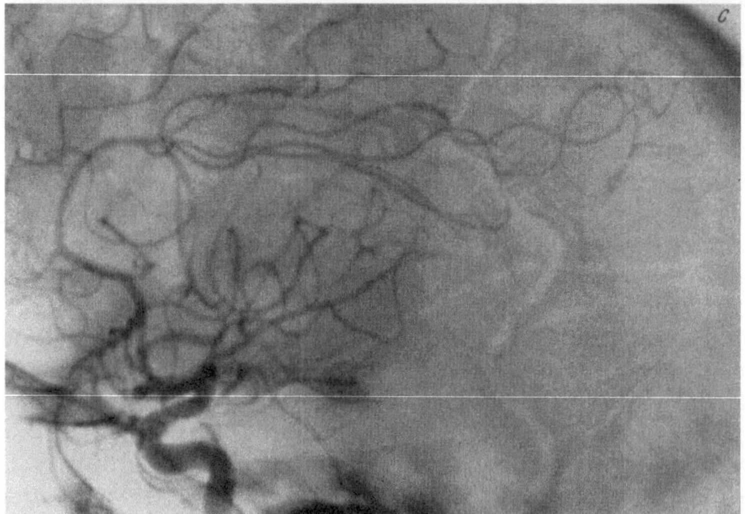

Abb. 251 a—c. Gefäßthrombose mit Ödem. a) und b) Kleingefäße und Endäste der Sylviigruppe nicht kontrastgefüllt. c) Pneumographie: Lokaler expansiver Prozeß temporal. (Bei der Operation fanden sich ausgedehnte Thrombosen im freiliegenden Teil der Hirnoberfläche. Die Hirnrinde war fleckweise nekrotisch. Bei der histologischen Untersuchung sowohl jüngere als auch ältere Thromben der Gefäße. Normale Hirnstruktur völlig aufgelöst.)

Punktion des Abscesses kann ein Kontrastmittel in die Höhle eingespritzt und so ihr Kleinerwerden durch wiederholte Untersuchungen verfolgt werden.

Lokale Encephalitis mit Ödem und Volumvergrößerung in einem bestimmten Hirnabschnitt kann zum Anlaß gewisser pneumographischer Veränderungen werden, die von den durch Tumor entstandenen nicht zu unterscheiden sind. Auch intrakranielle Blutungen geben Anlaß zu pneumographischen Veränderungen. Ist das Ventrikelsystem auf die Art deformiert, daß ein ausgedehnter Prozeß über der Konvexität, am größten im Zuge der Fissura Sylvii, besteht, besonders wenn auch das Temporalhorn verschoben ist, dann spricht das für eine extracerebrale Blutung. Eine intracerebrale Blutung setzt die gleichen Veränderungen wie ein Tumor. Wenn ein Zusammenhalten des angiographischen

Resultates mit der Anamnese des Patienten nahe legt, daß eine Blutung wahrscheinlich ist, und wenn sie nicht Gegenstand chirurgischer Behandlung wird, so verkleinert sich allmählich der expansive Prozeß bei wiederholten Untersuchungen, um schließlich ganz zu verschwinden. Statt dessen entsteht eine lokale Erweiterung des entsprechenden Abschnittes des Ventrikelsystems. Dagegen pflegt ein nennenswertes Hinüberziehen des Ventrikelsystems nicht einzutreten. Gewöhnlich sind Blutungen die Ursache von erst expansiven, dann atrophischen intracerebralen Veränderungen, aber auch eine andere Ursache kann vorkommen, z. B. Lymphogranulomatosis benigna (s. Abb. 252).

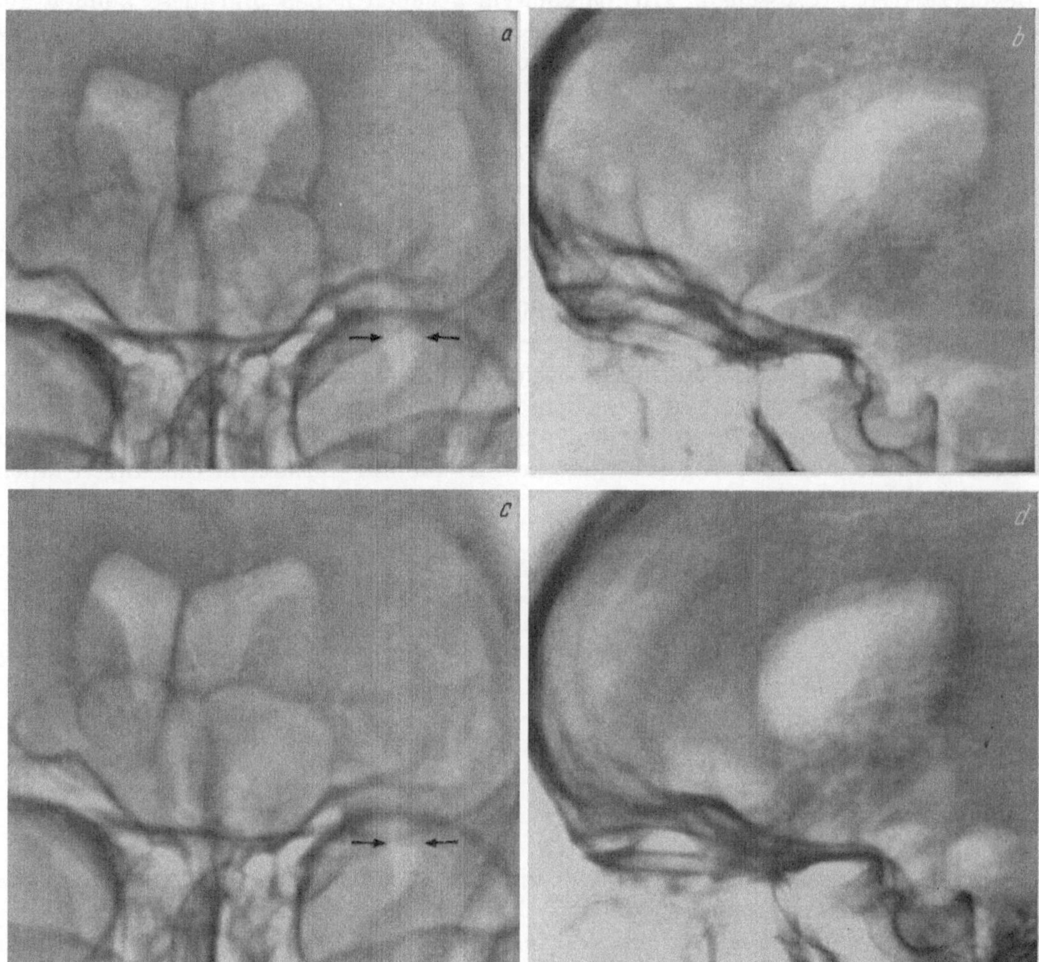

Abb. 252a—d. 25jähriger Patient mit Milzvergrößerung; Hemianopsie; Lymphdrüsenvergrößerung. Rechtsseitige Facialisparese von zentralem Typ. P.A.D. der exstirpierten Lymphdrüsen: Lymphogranuloma benignum. a) und b) Encephalographie: Frontaler expansiver Prozeß. c) und d) 2 Monate später. Der expansive Prozeß ist verschwunden. Dagegen ist eine unbedeutende Atrophie mit etwas Erweiterung des Temporalhorns entstanden.

b) Angiographie.

Im Vorhergehenden wurden die angiographischen Veränderungen besprochen, die extracerebrale Blutungen hervorrufen. Es bildet sich dabei ein gefäßarmer Bezirk zwischen Gehirn und umgebendem Skelet. Da Blutungen nicht selten atypische Lage haben, können sie übersehen werden, wenn die gewöhnlichen Standardprojektionen angewendet werden. Es sind Spezialbilder mit Strahlrichtung tangential zu der Stelle, an der das Hämatom liegt, notwendig. Die intracerebralen Blutungen verhalten sich wie ein expansiver gefäßfreier Prozeß. Kommt die Blutung aus einem großen arteriovenösen

Aneurysma, so ist es in der Regel nicht schwer, sich eine richtige Meinung über den Prozeß zu bilden, ist aber das Aneurysma klein und besteht es nur aus einigen wenigen pathologischen Gefäßen, dann kann die Veränderung einem Tumor gleichsehen. Doch erlaubt die Veränderung der zu- und abführenden Gefäße gewöhnlich eine richtige Diagnose. Eine Blutung aus einem arteriellen Aneurysma kann meist nicht wahrgenommen werden, wenn dies im Subarachnoidalraum liegt, nur wenn es intracerebral gelegen ist. Bei arteriellen wie bei arteriovenösen Aneurysmen können Gefäßdislokationen, von Blutungen herstammend, beobachtet werden, aber außerdem können Aneurysmen Anlaß zu degenerativen Prozessen im Hirnparenchym gegeben haben und diese können auch, als Folge des verringerten Volumens in einem gewissen Hirnabschnitt, Verschiebungen der Gefäßzweige herbeiführen. Expansive entzündliche Prozesse stellen sich als gefäßfreie Bezirke dar, doch besteht nicht selten in der Umgebung von Abscessen eine ziemlich reiche Vascularisation. Besonders bei langem Bestehen des Abscesses kann sich um ihn eine Kapsel mit zahlreichen kleinen Gefäßen bilden, so daß besonders in der Venenphase ihr Aussehen einem malignen Gliom mit nekrotischem Zentrum sehr ähnlich ist. Bei Ödem in einem bestimmten Gehirnabschnitt sieht man oft, daß die Zirkulation in diesem Gebiet verlangsamt ist, und in gewissen Fällen füllen sich die Gefäße in dem ödematösen Bezirk weniger gut. Wahrscheinlich erklärt sich das ebenso wie bei den pathologischen Gefäßen in malignen Gliomen, nämlich so, daß das Blut in diesen Gefäßen wegen der langsamen Zirkulation teilweise stagniert und der Kontrast dadurch verdünnter wird. Die Gefäße können auch oft aussehen, als seien sie eine Ahnung weiter und hätten irgendwie ihr normales wellenförmiges Aussehen verloren. Solche Veränderungen sind indes häufig sehr subtil und es erfordert große Erfahrung, sie richtig beurteilen zu können. Die herabgesetzte Zirkulationsgeschwindigkeit ist die am meisten in die Augen fallende Veränderung.

B. Wirbelsäule.

Die Röntgenuntersuchung von Patienten bei klinischem Verdacht auf raumeinschränkende Prozesse im Wirbelkanal besteht teils aus der Untersuchung des Wirbelsäulenskelets und teils aus Untersuchung des Wirbelsäuleninhalts mit Zuhilfenahme verschiedener Kontrastmethoden.

I. Skeletveränderungen bei spinalen Tumoren.

Die spinalen Tumoren liegen ganz oder teilweise in einem Kanal, der von den Wirbeln und von Intervertebralgewebe gebildet ist. Die langsam wachsenden, gutartigen Tumoren setzen die Kanalwände einem Druck aus, der da, wo der Tumor liegt, eine Erweiterung des Vertebralkanals zur Folge haben kann. Elsberg und Dyke haben gezeigt, daß der Abstand zwischen den medialen Kanten der Bogenwurzeln (Interpedikularabstand) ein brauchbares Maß für die Weite des Wirbelkanals von Seite zu Seite ist und daß spinale Tumoren in vielen Fällen eine Erweiterung dieses Abstandes herbeiführen. Normalerweise ist der Interpedikularabstand in verschiedenen Regionen verschieden. Im Halsteil ist der Abstand relativ groß, wird dann aber im oberen Teil des thorakalen Rückgrats kleiner bis zu dessen Mitte, bleibt 3—4 Wirbelkörper konstant und beginnt dann wieder größer zu werden. In Abb. 253 ist Elsbergs und Dykes Normalkurve dargestellt. Im großen ganzen stimmen die Kurven mit des Verfassers Erfahrungen überein, aber die geringe Steigerung, die sich in der genannten Kurve in Höhe der 8., 9. und 10. Brustwirbel findet, kommt in unserem Material nicht vor. Andere haben dieselbe Erfahrung gemacht (z. B. B. Busch und Scheuermann) und konnten diese Zunahme nicht feststellen. Die exakten Maße besitzen indes nicht so großen Wert, weil sie von Fall zu Fall variieren. Sie hängen auch von den Untersuchungsbedingungen ab, vor allem dem

Abstand zwischen Filmkassette und dem Rückgrat, und davon, in welchem Maße eine Kyphose oder Lordose ausgeglichen ist, wenn die Bilder aufgenommen wurden. Größere Hilfe hat man von dem Verhältnis zwischen den einzelnen Interpedikularabständen. Dies Verhältnis variiert nämlich normalerweise nur in gewissen engen Grenzen und, ehe ein expansiver Prozeß eine solche Ausdehnung erreicht, daß ein Interpedikularabstand einen bestimmten Maximalwert übertrifft, kann der Unterschied zwischen den Interpedikularabständen in verschiedenen Höhen das überschritten haben, was normal vorkommt. Allgemeingültige Tabellen können, weil das technische Verfahren bei der Untersuchung an

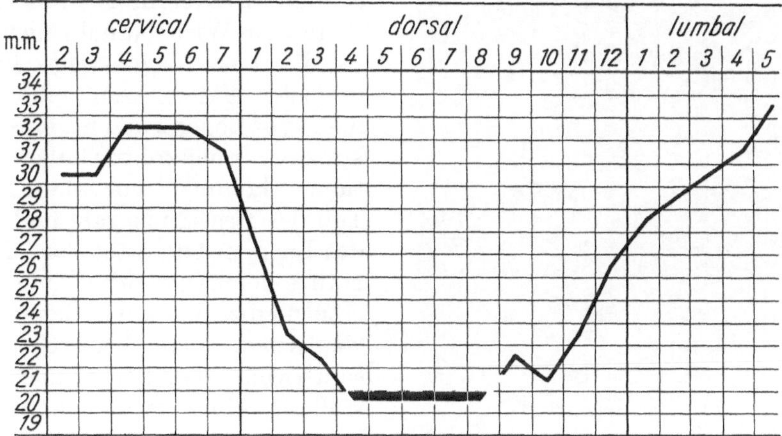

Abb. 253. Normalkurve nach ELSBERG und DYKE.

verschiedenen Stellen so verschieden ist, nicht aufgestellt werden, aber die Tabelle, die Verf. früher veröffentlicht hat, gibt ein Beispiel der Variationsmöglichkeiten in verschiedenen Niveaus:

Verhalten der interpedikulären Abstände zueinander.

C. IV	+2 / —2	C. V	Th. IV	+2 / 0	Th. V	Th. XI	—2 / —5	Th. XII
V	+2 / —2	VI	V	+1 / —1	VI	XII	—1 / —4	L. I
VI	+3 / —3	VII	VI	+1 / —1	VII	L. I	0 / —3	II
VII	+5 / +3	Th. I	VII	+1 / —1	VIII	II	0 / —3	III
Th. I	+4 / +1	II	VIII	0 / —2	IX	III	0 / —3	IV
II	+3 / +1	III	IX	0 / —3	X	IV	0 / —5	V
III	+2 / +1	IV	X	0 / —3	XI			

+ bedeutet: größer als; — bedeutet: kleiner als.

Die Variationsbreite liegt zwischen den angegebenen Zahlen, z. B. Th. VI kann 1 mm größer, gleich groß oder 1 mm kleiner sein als Th. VII. Oder: Th. XII ist 1—4 mm kleiner als L. I.

Im unteren Teil des Brustrückgrates oder Lendenrückgrates sind die Interpedikularabstände nie kleiner als die der oberhalb liegenden Wirbel. Ist somit in diesen Teilen ein Interpedikularabstand deutlich kleiner als der darüberliegende, so macht das einen expansiven Prozeß in Höhe des oberen dieser Wirbel wahrscheinlich. Das gleiche ist der Fall, wenn eine Vergrößerung der Differenz der Interpedikularabstände zweier Wirbel das übertrifft, was gewöhnlich vorkommt. Übersteigt schließlich in einer Region, in der die Größe der Interpedikularabstände abzunehmen pflegt, die Abnahme das normalerweise Vorkommende, so muß man an einen expansiven Prozeß in der Höhe des oberen der betreffenden Wirbel denken.

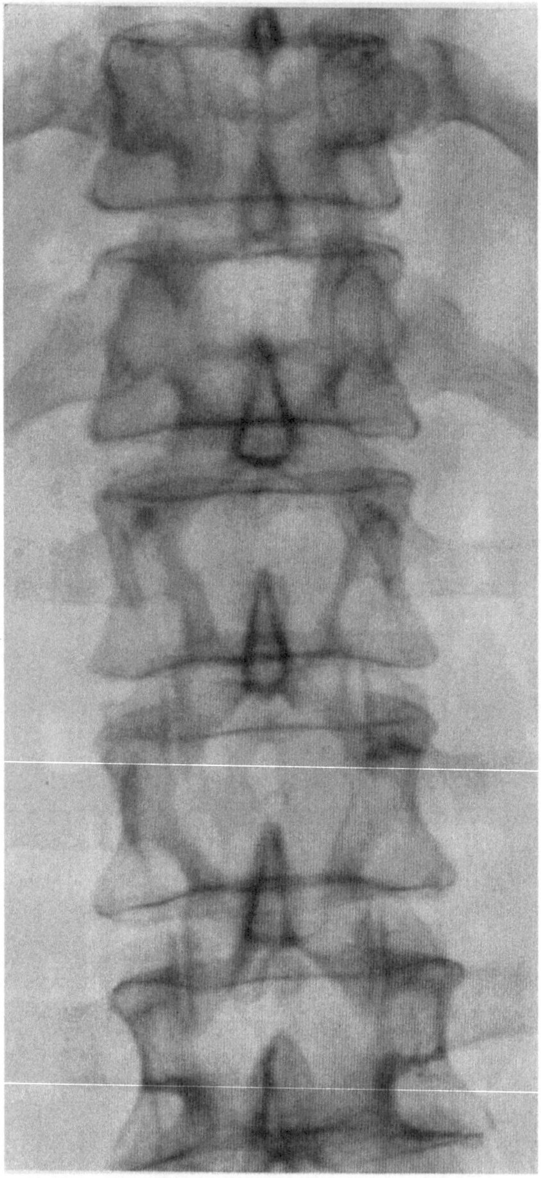

Abb. 254. Erweiterter Interpedikularabstand L. 1—2 mit Abplattung der Bogenbasen in einem Fall von Neurinom.

Die Bogenbasis ist auf einem a. p.-Bild längsoval im Brustrückgrat, mehr abgerundet im Lendenrückgrat, oft in Form eines abgerundeten Dreiecks oder von angedeuteter Nierenform mit der konvexen Seite dem Wirbelkanal zugewendet. Doch ist die Form keineswegs konstant und in vielen Fällen kann eine oder können mehrere Bogenwurzeln eine platte oder konkave Innenkontur haben. Diese Variationen kommen vor allem im untersten Teil des Brustrückgrats und obersten Teil des Lendenrückgrates vor. In der oberen Hälfte der Brustwirbelsäule scheint somit eine medial konkave Bogenbasis bei Erwachsenen nicht beobachtet worden zu sein (wohl aber bei Kindern). Der Feststellung einer medial konkaven Bogenwurzel im oberen Teil des Rückgrats kann also vielleicht größere Bedeutung beigemessen werden, als wenn sie weiter unten vorhanden ist. Die Bogenbasis ist außerdem dorsal etwas platter als ventral. Bei Beurteilung der Form der Bogenwurzel muß also berücksichtigt werden, ob die Bogenwurzeln von den Röntgenstrahlen in schräger Richtung getroffen worden sind. In der Literatur findet man angegeben, eine Erweiterung des Interpedikularabstandes solle ohne Veränderung der Bogenwurzelform vorkommen können. Das stimmt nach unserer Erfahrung jedoch nicht, sondern jede Erweiterung des Wirbelkanals hatte eine Abplattung oder Konkavierung der entsprechenden Bogenbasis auf einer oder beiden Seiten zur Folge.

Im obersten Teil der Halswirbelsäule und im Sacralkanal kann allerdings eine Erweiterung des Wirbelkanals durch Vergrößerung der Interpedikularabstände nicht festgestellt werden. Dafür kann die Weite des Kanals in sagittaler Ausdehnung an diesen Stellen beurteilt werden. Ob eine Erweiterung des Sacralkanals vorliegt oder nicht, wird also am besten auf einem Seitenbild über dem Sacrum bestimmt. Ein Tumor im obersten Teil der Halswirbelsäule kann zwar auch zuweilen eine Erweiterung in sagittaler Richtung herbeiführen, verursacht aber oft als deutlichste Veränderung einen vermehrten Abstand zwischen dem hinteren Bogen des Atlas und dem Dornfortsatz des Epistropheus.

Die Wirbelkörper haben normalerweise eine schwach konkave hintere Oberfläche. Ein spinaler Tumor kann diese Krümmung bei einem oder mehreren Wirbelkörpern akzentuieren (Abb. 263), aber wenn die Konkavität nicht hochgradig ist, ist es sehr oft schwer, zu entscheiden, ob eine pathologische Veränderung vorliegt oder nur eine ungewöhnlich starke normale Variation. Die Intervertebralscheiben sind widerstandsfähiger als die Wirbelkörper. Ist mehr als die Hinterfläche eines Wirbelkörpers verändert, dann buchtet sich somit die dazwischenliegende Intervertebralscheibe hügelförmig in den Wirbelkanal hinein.

Außer den genannten Zeichen von expansiven Prozessen im Wirbelkanal kommen bei Sanduhrtumoren Erweiterungen der Foramina intervertebralia vor (Abb. 255). Zur sicheren Beurteilung von Zwischenwirbellöchern sind stets Spezialbilder notwendig (welche oft in Durchleuchtung am besten darstellbar sind). Häufig ist die Deformierung oder Verschiebung von einer oder beiden Bogenwurzeln um das Loch so hochgradig, daß sie

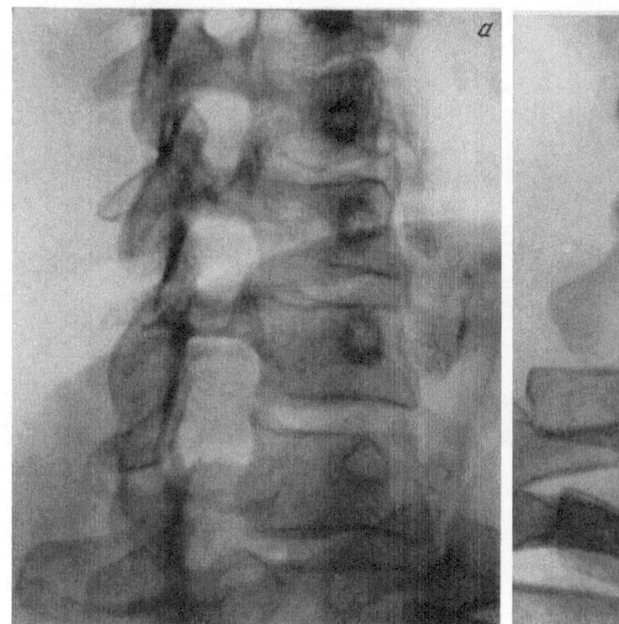

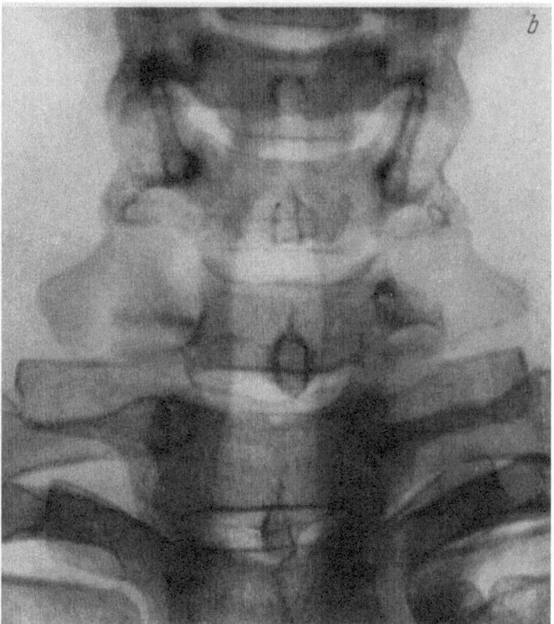

Abb. 255 a u. b. Erweitertes Foramen intervertebrale auf der rechten Seite bei einem Sanduhrtumor.

auch auf gewöhnlichen a. p.-Bildern wahrnehmbar ist, aber die detaillierte Bestimmung der Größe der Intervertebralhöhle muß stets auf Spezialbildern geschehen. Sogar ziemlich große Tumoren können vorhanden sein, ohne daß sie deutliche Veränderungen auf a. p.-Bildern hervorrufen. Vor allem hat das Neurinom die Tendenz, die Foramina intervertebralia zu durchwachsen, aber auch andere Tumoren können das tun, wenn auch weniger oft. Manchmal kann sich der außerhalb der Wirbelsäule gelegene Teil des Tumors als ein Weichteilschatten zeigen. Besonders günstige Bedingungen hierfür liegen im Thorax vor, wo ein aus dem Zwischenwirbelloch hervorwachsender Tumor sich gegen das lufthaltige Lungengewebe deutlich abhebt (Abb. 256 b). Ein vom sympathischen Grenzstrang ausgehender Tumor gibt gleichfalls in der Nähe des Rückgrats einen abgerundeten Tumorschatten und kann von einem Sanduhrtumor nur dadurch unterschieden werden, daß man die Foramina intervertebralia untersucht.

Die Tumoren, die eine Erweiterung des Vertebralkanals setzen, sind vor allem große angeborene Geschwülste des Rückenmarks, hauptsächlich die in der Hals- und oberen Brustregion auftretenden Lipome. Auch große Caudatumoren (Neurinom, Ependymom, Lipom) machen oft beträchtliche Erweiterungen, in der Regel von mehreren Interpedikulärabständen und Atrophie der Bogenwurzeln. Verursacht ein Meningeom eine Erweiterung des Wirbelkanals, so ist es in der Regel nur *ein* Interpedikularabstand, der vergrößert wird.

Skeletveränderungen der soeben angegebenen Art können sowohl bei intramedullären als auch bei juxtamedullären und extraduralen Tumoren auftreten. Bei kongenitalen Geschwülsten des Kindesalters oder extraduralen Prozessen kommen diese Veränderungen ziemlich oft vor. Sie sind indessen verhältnismäßig ungewöhnlich bei anderen Tumoren. Ob sie vorhanden sind oder nicht, hängt natürlich in sehr hohem Grad davon ab, wann

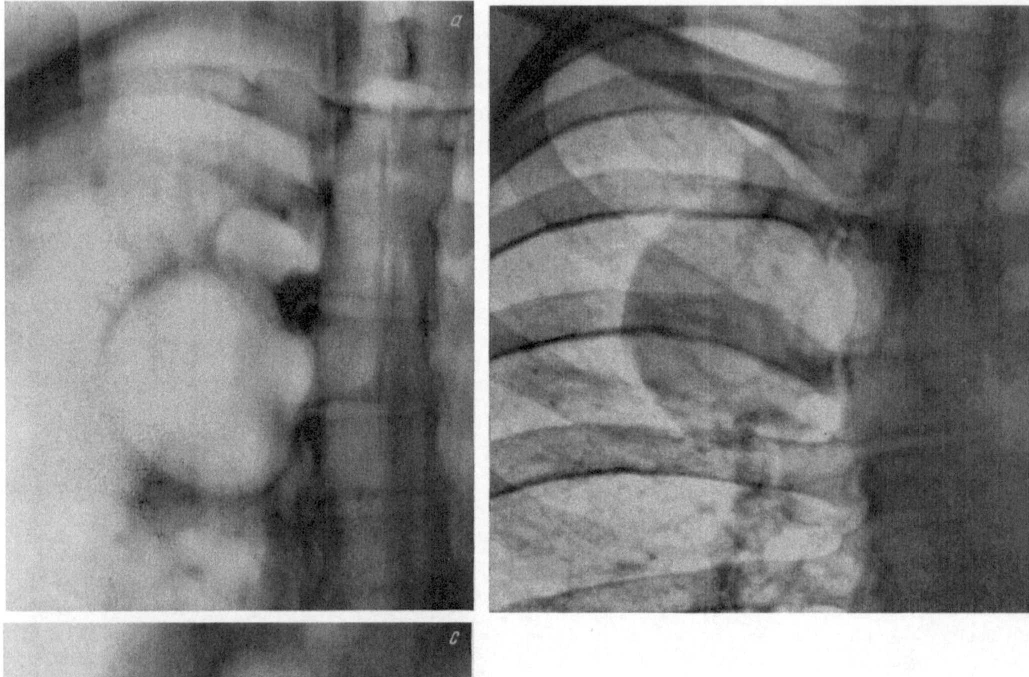

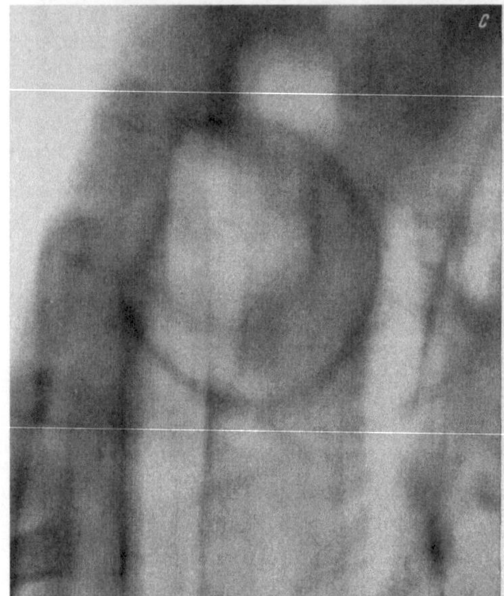

Abb. 256a—c. a) Weichteiltumor aravertebral rechterseits. Der Tumor verursacht Druckveränderungen in den rechten und hinteren Partien der Wirbelkörper mit Erweiterung des Foramen intervertebrale zwischen Th. 5—6. b) und c) Gasmyelographie: Das Gas dringt hinaus in den expansiven Prozeß, der von einer Meningocele gebildet wird.

der Patient zur Röntgenuntersuchung kommt, mit anderen Worten, wie lange er seinen Tumor hat. Wirkliche Frühsymptome sind die Skeletveränderungen nicht.

Die bisher genannten Methoden gestatten ohne weiteres die Diagnose eines expansiven Prozesses, der ganz oder teilweise im Wirbelkanal liegt, und die Veränderungen erlauben außerdem den Schluß, daß der expansive Prozeß gutartig ist. Bei den schnell wachsenden malignen Tumoren kommt es entweder überhaupt zu keinen Skeletveränderungen oder, wenn die Tumoren die Wirbelkörper oder -bogen infiltrieren, zu sehr oft uncharakteristischen Zerstörungen. Lage und Aussehen dieser Destruktionen können gewisse Anhaltspunkte liefern, aber häufig ist es nicht möglich, zu entscheiden, ab sie von einem Tumor herstammen, der von den Rückenmarkshäuten, vom Skelet ausgeht oder ob sie von einer solitären Metastase eines unbekannten Primärtumors herstammen. Indes geben Skeletveränderungen in diesen Fällen wertvolle Aufschlüsse für das therapeutische Handeln, nicht nur dadurch, daß das Niveau des Prozesses festgestellt wird, sondern auch dadurch, daß durch sie die Operationsmöglichkeit beurteilt werden kann.

Bei histologischer Untersuchung von spinalen Meningeomen kann man nicht selten Verkalkungen finden. Der röntgenologische Befund solcher Verkalkungen ist jedoch ziemlich selten. Das kommt zum Teil daher, daß die Verkalkungen klein sind, teils davon, daß sie im allgemeinen gegen das Skelet projiziert werden, so daß sie schwer zu Gesicht kommen, wenn nicht Tomographie angewendet wird. Zur Entscheidung, ob ein spinaler Tumor vorliegt oder nicht, haben die Verkalkungen also keinen praktischen Wert. Ist dagegen auf anderem Wege ein Tumor lokalisiert worden, dann kann Tomographie der Tumorgegend in einzelnen Fällen zu einer präoperativen Artdiagnose dadurch beitragen, daß Verkalkungen nachgewiesen werden. Bei spinalen Tumoren sind verschiedene andere Skeletveränderungen beschrieben worden: Skoliose an oder über der Stelle des Tumors, lokalisierte Arthritis und noch andere Veränderungen. Sie sind indessen in keiner Weise charakteristische und entbehren also diagnostischer Bedeutung.

II. Skeletveränderungen bei Discusbruch.

Die Voraussetzungen für das Zustandekommen eines Discusbruches sind degenerative Veränderungen im Intervertebralknorpel. Das früheste röntgenologische Zeichen der-

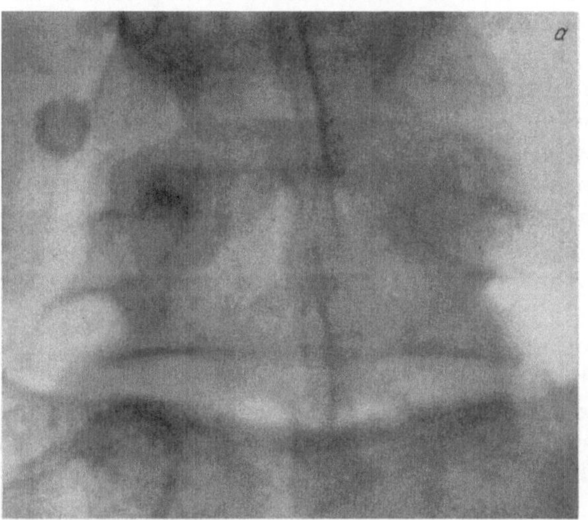

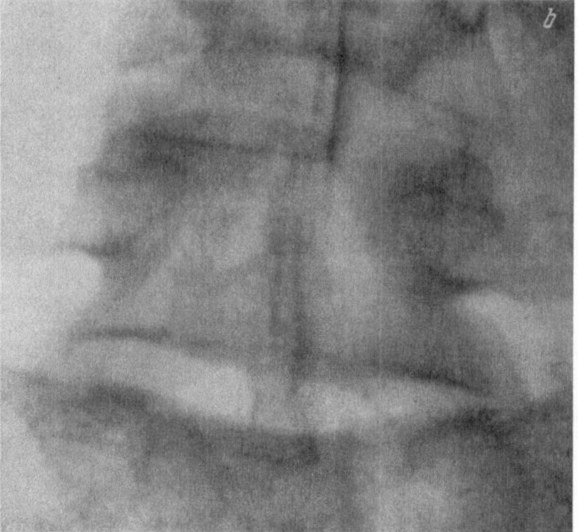

Abb. 257a u. b. Die Intervertebralscheibe zwischen L. 5—S. 1 wird bei Beugung nach rechts nicht komprimiert (a), aber auf der linken Seite bei Beugung nach links (b). (Die Untersuchung muß am stehenden Patienten vorgenommen werden mit einer mit der Ebene der Intervertebralscheibe zusammenfallenden Strahlrichtung. Die Strahlrichtung wird am besten bei Durchleuchtung eingestellt.)

artiger degenerativer Prozesse ist Instabilität, d. h. eine vergrößerte Verschiebung der Wirbelkörper gegeneinander bei Vorwärts- bzw. Rückwärtsbeugung. Wird die Knorpelsubstanz stärker zerstört, so verkleinert sich der Abstand zwischen den Wirbelkörpern. Die gesteigerte Verschiebbarkeit zwischen den Wirbelkörpern hat reaktive Veränderungen im Gefolge, in Form von Sklerose der Wirbeloberfläche, sowie Osteophyten an ihren Kanten. In gewissen Fällen kann man die durch Degeneration erzeugten Sprünge im Knorpel auf den Röntgenbildern dadurch direkt wahrnehmen, daß sie gasgefüllt sind.

Der eigentliche Discusbruch ist eine Herniierung des Knorpelgewebes durch Rupturen im Annulus fibrosus. Die Ruptur kann vollständig sein, wobei der Knorpel nach außen verschoben ist und außerhalb des Annulus fibrosus liegt, oder unvollständig, wobei sich Nucleus pulposus-Gewebe in Rupturen des Faserknorpels hinein erstreckt. In solchem Fall kann eine lokale Ausbuchtung der Intervertebralscheibe entstehen. In gewissen Fällen buchtet sich die ganze Intervertebralscheibenhinterfläche nach hinten, was man mit Discusprotrusion zu bezeichnen pflegt.

Bei Seitenbeugung werden normalerweise die Intervertebralscheiben auf der Seite zusammengepreßt, nach der hin die Beugung geschieht. Duncar und Hoen haben gezeigt, daß eine solche Kompression nicht an der Stelle stattfindet, an der sich ein Diskusbruch befindet (Abb. 257). Für frische Fälle von Wurzelkompression trifft das nach Ansicht des Verfassers zu, dagegen nicht für mehr chronische Fälle. Intervertebralscheiben mit stärkeren degenerativen Veränderungen werden überhaupt nicht komprimiert. Bei der Kompression der Intervertebralscheiben, die bei Rückenbeugung entsteht, wird das Nucleus pulposus-Gewebe mehr hinausgedrückt, der Diskusbruch nimmt damit an Größe zu und als Folge davon wird der Druck auf die Nervenwurzel vermehrt. Die ausgebliebene Zusammenpressung der Intervertebralscheibe muß, wo ein Diskusbruch vorliegt, somit als eine Art Abwehrreaktion aufgefaßt werden.

III. Prinzipielle Veränderungen bei spinalen Tumoren und Discusbruch.

Seit langem pflegt man absolute und partielle Passagehindernisse voneinander zu unterscheiden, sowohl klinisch wie myelographisch. Die Grenze ist freilich nicht scharf und eine völlige Übereinstimmung zwischen klinischen Zeichen absoluten Blocks und dem Resultat der Myelographie besteht nicht. Praktisch wichtig ist, daß es expansive Prozesse gibt, die bei klinischer Prüfung keine Zeichen von Obstruktion zeigen, bei denen aber die Myelographie einen pathologischen Prozeß aufdeckt. Die spinalen Tumoren pflegen in extra- und intramedulläre Tumoren eingeteilt zu werden und unter Berücksichtigung ihrer Lage zur Dura in extra- und intradurale. Intradurale extramedulläre Geschwülste werden auch als juxtamedullär bezeichnet. Ein extraduraler expansiver Prozeß verschiebt die Dura nach dem Rückenmark. Der Subarachnoidalraum wird auf der Tumorseite dadurch schmaler und schließlich ganz zugedrückt. Wächst der Tumor weiter, so wird das Rückenmark nach der Gegenseite verschoben und schließlich der Subarachnoidalraum auf dieser Seite zugedrückt. Der Subarachnoidalraum wird gegen das Hindernis immer schmaler, während das Rückenmark seine Dicke behält. In der Höhe mit einem großen Tumor kann es indes abgeplattet werden und dann in gewissen Richtungen breiter aussehen, also an das erinnern, was bei einem intramedullären Tumor vorkommt. Ist der Prozeß im Subarachnoidalraum gelegen, so wird die Dura zur Wand des Wirbelkanals hin verschoben, während das Rückenmark nach der entgegengesetzten Seite gedrängt wird. Oberhalb des Tumors bildet sich ein Raum, der weiter ist als der normale Subarachnoidalraum, und der Boden dieses Raumes wird vom Pol des Tumors gebildet. Ist der Tumor groß, so kann das Rückenmark so verdrängt werden, daß auch der Raum auf der entgegengesetzten Seite des Rückenmarks zusammengedrückt wird. In solchem Fall wird hier der Subarachnoidalraum auf dieselbe Art zugespitzt wie bei einem extraduralen Tumor. Ein intramedullärer expansiver Prozeß verursacht eine Verdickung des Rückenmarks, und zwar entweder eine mehr gleichmäßige, allmählich eintretende oder eine unregelmäßige (Abb. 258, 264, 266). Bei intramedullären Cysten können lokale scharf abgegrenzte Verdickungen entstehen. Der Subarachnoidalraum wird also auf der Seite des Rückenmarks mehr oder minder verdrängt und kann eventuell vollständig zugeklemmt werden. Im allgemeinen ist eine Differentialdiagnostik, wenigstens bei Anwendung von Gasmyelographie, möglich. Aber bei sehr großen Tumoren können die Verschiebungen und Deformierungen des Wirbelkanalinhalts solcher Art werden, daß eine Differentialdiagnose nicht möglich ist. Alle Prozesse, die im Wirbelkanal einen gewissen Raum beanspruchen, also Adhärenzen, Hämatome, wirkliche Tumoren usw., können ähnliche Veränderungen setzen und es ist in der Regel nicht möglich, ausschließlich mittels Myelographie näheres über deren Art auszusagen.

Ein Discusbruch, der sich in den Subarachnoidalraum hineinbuchtet, verhält sich wie ein extraduraler expansiver Prozeß, in der Regel in Höhe einer Intervertebralscheibe. Ein kleiner extraduraler expansiver Prozeß in Höhe mit einer Intervertebralscheibe, der Zeichen von degenerativen Veränderungen zeigt, ist also mit größter Wahrscheinlichkeit ein Discusbruch. Vom differentialdiagnostischen Gesichtspunkt kommt nur ein kleiner Tuberkuloseabsceß in Frage. Auch in diesen Fällen hat die Intervertebralscheibe eine geringere Höhe, aber es werden auch destruktive Veränderungen im Wirbelkörper dabei beobachtet, eventuell jedoch nur mit Tomographie. Herniierte Knorpelsubstanz kann ein Stück von der Intervertebralscheibe verschoben werden, von der sie stammt. In solchen Fällen, oder wenn der Discusbruch so groß ist, daß der ganze Wirbelkanal ausgefüllt wird, kann die Diagnose anderen extraduralen oder sogar subarachnoidalen Prozessen gegenüber unmöglich werden. Die Discusbrüche, die so liegen, daß sie den Subarachnoidalraum deformieren, können myelographisch nachgewiesen werden. Mehr lateral gelegene Discusbrüche machen eventuell nur Veränderung einer Wurzeltasche, und liegen sie noch weiter lateral, so setzen sie keine myelographische Veränderung. Nach den Erfahrungen des Verfassers sind solche lateral gelegenen Discusbrüche, die nicht einmal eine Wurzeltasche beeinträchtigen würden, im klinischen Material durchaus nicht so gewöhnlich, wie das aus Lindbloms anatomischen Untersuchungen hervorzugehen scheint. Ein Discusbruch kann ödematöse Verdickung einer Nervenwurzel verursachen und in gewissen Fällen von lateral gelegenen Discusbrüchen kann eine solche Nervenverdickung das einzige myelographische Zeichen sein. Die Dicke der Nervenwurzeln variiert indessen normal etwas, weshalb ein derartiger Befund mit Vorsicht beurteilt werden muß.

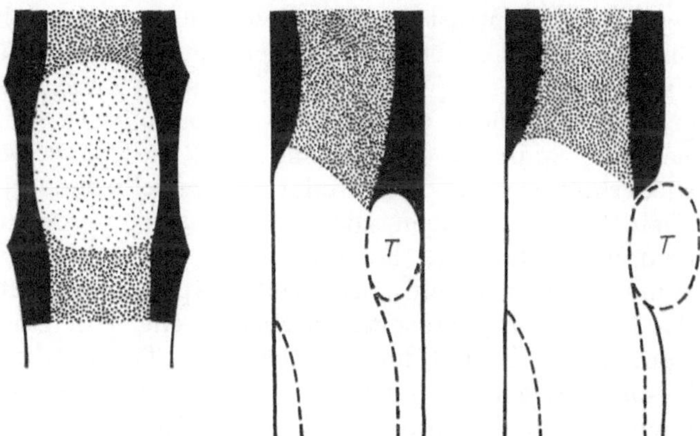

Abb. 258. Schematisches Bild der myelographischen Veränderungen bei spinalen Tumoren. Links intramedullarer Tumor; in der Mitte juxamedullar, intradural; rechts extradural.

Nach Entfernung eines Discusbruches wird der Subarachnoidalraum dennoch oft nicht normal, sondern eine gewisse Einbuchtung ist auch weiterhin zu beobachten. Sie erstreckt sich dann oft länger dorsalwärts, als es bei Discusbruch vorkommt (Abb. 273). In der Lendenwirbelsäule ist der Wirbelkanal ungefähr dreikantig, mit abgerundeten Ecken. Die lateralen Teile sind also schmaler als die mehr zentralen und das ist vor allem in den distalsten Teilen der Fall. Die Ligamenta flava (interarcualia) buchten sich mehr oder minder in die Luft hinein, je nach dem Grade der Lordose. Bei stärkerer Lordose ist die Einbuchtung beträchtlicher, teils weil sie da dicker werden, teils weil sie durch die Bewegung in den Zwischenwirbelgelenken nach innen gedrängt werden. Auch die hintere Oberfläche der Intervertebralscheibe buchtet sich bei Lordose stark nach hinten, besonders bei Discusdegeneration. Auf Grund dieser Veränderungen wird also der Wirbelkanal und dadurch auch der Subarachnoidalraum in den lateralen Teilen bei Lordose noch enger. Bei Lordose wird wahrscheinlich auch in den meisten Fällen mehr Knorpelmasse in den Discusbruch hinausgedrückt als bei Kyphose. Diese Volumenvariationen spielen bei der myelographischen Diagnose des Diskusbruchs eine Rolle. Nach Ansicht des Verfassers kommt ein verdicktes Lig. flavum an und für sich nicht vor und die Angaben darüber in der Literatur haben anscheinend die hier beschriebenen normalen Verhältnisse nicht berücksichtigt.

IV. Myelographie.

1. Subarachnoidale Myelographie.

Entweder negativer (Luft, Sauerstoff) oder positiver Kontrast kann angewendet werden. Schon DANDY schlug (1919) die Anwendung von Luft vor und mit diesem Kontrastmittel wurden in den nächsten Jahren Versuche angestellt, teilweise mit gutem Resultat. Die Methode wurde jedoch fast ganz verlassen, als SICCARD und FORESTIER das jodierte Öl in die Diagnostik einführten. In den letzten Jahren hat indes der negative Kontrast in seinem Bereich wieder größere Anwendung gefunden. Myelographie mit negativem Kontrast ist, wenn der ganze Subarachnoidalraum untersucht werden soll, für den Kranken bei Gelegenheit der Untersuchung etwas mehr anstrengend als die Untersuchung mit jodiertem Öl. Sie stellt auch, wenn sie sichere Resultate ergeben soll, größere Ansprüche an die röntgenologische Technik. Auf der anderen Seite hinterläßt sie keine Spuren und gibt nicht Anlaß zu Spätschäden. Sie kann also erforderlichenfalls wiederholt werden. Das Jodöl hat verschiedene Nachteile. Der Kontrast ist zu dicht. Kleine Veränderungen, die vom Kontrast verdeckt werden, können sich so der Wahrnehmung entziehen. Er rinnt ferner nicht mit Sicherheit in die distalsten Partien der Wurzeltaschen hinein. Ein Teil Präparate zerfällt relativ leicht in Tropfenform, was das Untersuchungsresultat in Frage stellt. Im ganzen wird das Jodöl nicht resorbiert. Pantopaque zerfällt nicht so leicht in Tropfen und wird zum Teil resorbiert, aber die Resorption geht nur langsam vor sich. Die meisten halten es für angezeigt, zu versuchen, nach Schluß der Untersuchung das Kontrastmittel entweder durch einfache Lumbalpunktion zu entfernen oder mit Hilfe eines in den Sacralkanal eingeführten Trokars oder nach Trepanation des Sacrums. Das glückt jedoch gewöhnlich nicht vollständig. Pantopaque ist leichter abzusaugen als andere jodierte Öle. Das beste Verfahren ist nach Meinung des Verfassers, nach Abschluß der Untersuchung den Patienten mit kräftiger Lordose in Bauchlage zu bringen. Dann sammelt sich das Kontrastmittel am niedersten Punkt der Konkavität und kann dort zum größten Teil mit einer unter Durchleuchtung eingeführten Punktionsnadel abgesaugt werden. Bei Sektionen kann man beobachten, daß zurückgebliebenes Jodöl (auch Pantopaque) Anlaß zu Granulombildung im Subarachnoidalraum gegeben hat. Kleine Kontrastmengen neigen schnell dazu, fixiert zu werden, größere Mengen können längere Zeit frei liegen bleiben. Ob die zweifellos entstehenden anatomischen Veränderungen klinische Bedeutung haben, ist umstritten. Zurückgebliebenes Lipoiodol und entstandene Adhärenzen können spätere Untersuchungen erschweren oder unmöglich machen. Myelographie mit Jodöl ist eine Untersuchungsmethode, die nur bei strengen Indikationen angewendet werden sollte und nur da, wo man die Methode ganz beherrscht. Nach Ansicht des Verfassers hat sie heutzutage in der Regel keine Berechtigung. Sowohl nach Myelographie mit positivem als auch mit negativem Kontrast kann im Anschluß an die Untersuchung eine leichte Eiweißsteigerung eintreten und in gewissen Fällen auch eine geringe Temperaturerhöhung um einige Zehntelgrade. Diese Nebenwirkungen spielen in der Regel keine Rolle. Die Untersuchung mit positivem Kontrast hat ferner den Nachteil, daß das Untersuchungsresultat in hohem Grade von dem Durchleuchter abhängt. Wird eine Veränderung bei der Durchleuchtung übersehen und somit nicht auf der gezielten Aufnahme fixiert, so wird sie gewöhnlich auch nicht auf den Übersichtsbildern oder Routinebildern sichtbar, die in den meisten Fällen hergestellt werden. Das Resultat der Gasmyelographie hängt nicht von Durchleuchtung ab.

a) Myelographie mit negativem Kontrast.

Wenn der gesamte Subarachnoidalraum untersucht werden soll, wird der Patient in Seitenlage mit leichter Beckenhochlage auf einen Kipptisch gelegt. Der Subarachnoidalraum wird suboccipital punktiert und danach erfolgt ein fraktionierter Liquoraustausch. Wenn 40—50 cm³ Liquor abgeflossen sind, entsteht in der Regel ein solcher Unterdruck,

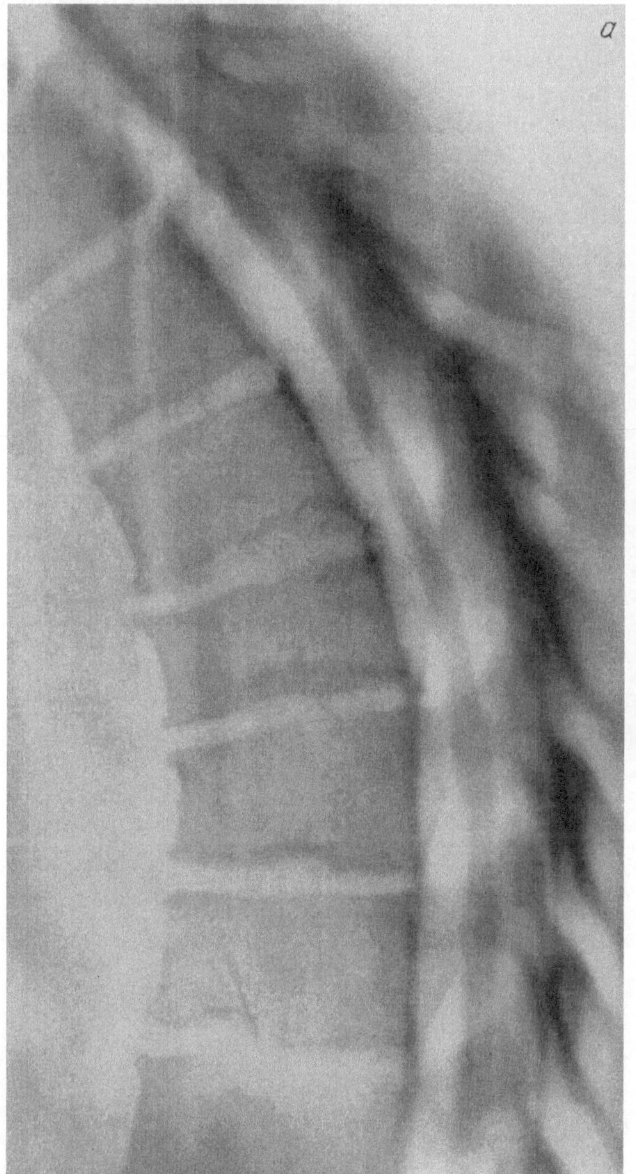

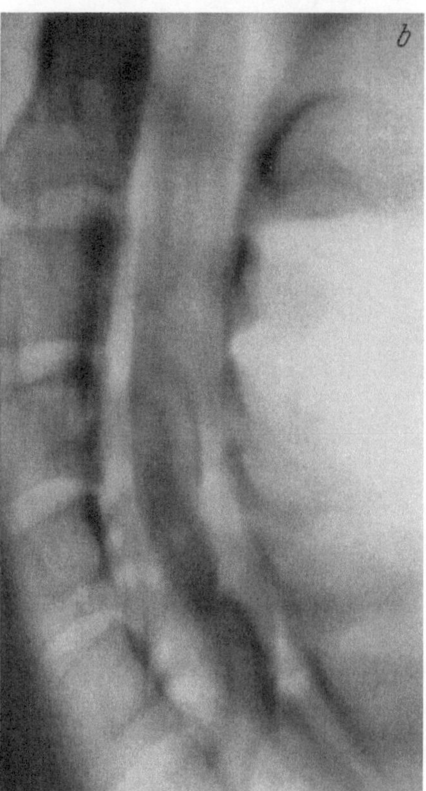

Abb. 259a u. b. Gasmyelographie, Tomographie: Rückenmark der Halswirbelsäule ist unregelmäßig; teilweise verdickt, teilweise schmal, in einem Fall von Syringomyelie. In der Brustwirbelsäule ist das Rückenmark atrophisch.

daß der Patient Kopfschmerz bekommt und der Liquorabfluß sich sehr verlangsamt. Dann oder am liebsten etwas früher soll Gas in etwas größerer Menge als der abgezapfte Liquor eingespritzt werden. Der Liquorgasaustausch wird fortgesetzt in den Fällen, in denen der gesamte Subarachnoidalraum untersucht werden soll, bis kein Liquor mehr zu erhalten ist. Am Ende des Liquorgasaustausches soll so viel Gas eingespritzt worden sein, daß ein leichter Überdruck von 200—250 mm Wasser im Subarachnoidalraum herrscht. Das darum, weil der Subarachnoidalraum mit Sicherheit ausgespannt sein soll. Sauerstoff wird etwas schneller als Luft aufgesaugt und deswegen ist er zur Anwendung

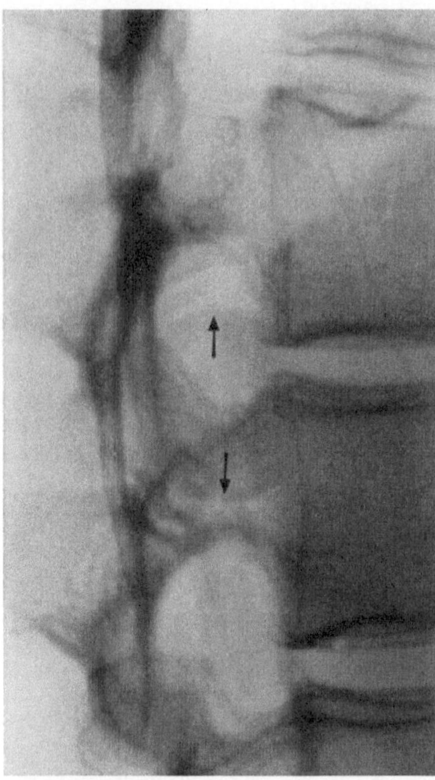

Abb. 260. Juxtamedullares Meningeom (Gasmyelographie).

geeignet. Es ist wichtig, daß das Gas auf Körpertemperatur erwärmt ist, wenn es eingespritzt wird, da andernfalls der Patient größere Beschwerden hat. Das Gas muß ferner in einem langsamen, gleichmäßigen Strom mit Hilfe einer geeigneten Apparatur hineingebracht werden und nicht rasch und ruckweise mit einer gewöhnlichen Injektionsspritze. Eine wie große Gasmenge gebraucht werden muß, hängt von der Größe des Patienten ab und davon, ob ein Teil des Subarachnoidalraumes verschlossen ist oder nicht. Bei Erwachsenen sind gewöhnlich mindestens 100 cm^3 Gas nötig, wenn auch die Halsregion gefüllt werden soll. Ist die Gasinjektion zu Ende geführt, so werden Übersichtsbilder mit dem Patienten in unveränderter Lage gemacht, um Aufschluß über die Verteilung des Gases im Subarachnoidalraum zu erhalten. Nach Prüfung dieser Bilder werden dann die erforderlichen Spezialbilder aufgenommen, eventuell nach Lageveränderung des Patienten und auch nach Änderung der Neigung des Tisches. Tomographie macht das Untersuchungsresultat beträchtlich sicherer und muß deswegen teils von den Bezirken gemacht werden, wo die gewöhnlichen Bilder Anlaß zu der Vermutung geben, daß ein pathologischer Prozeß vorliegen kann, teils am Übergang zwischen Hals- und

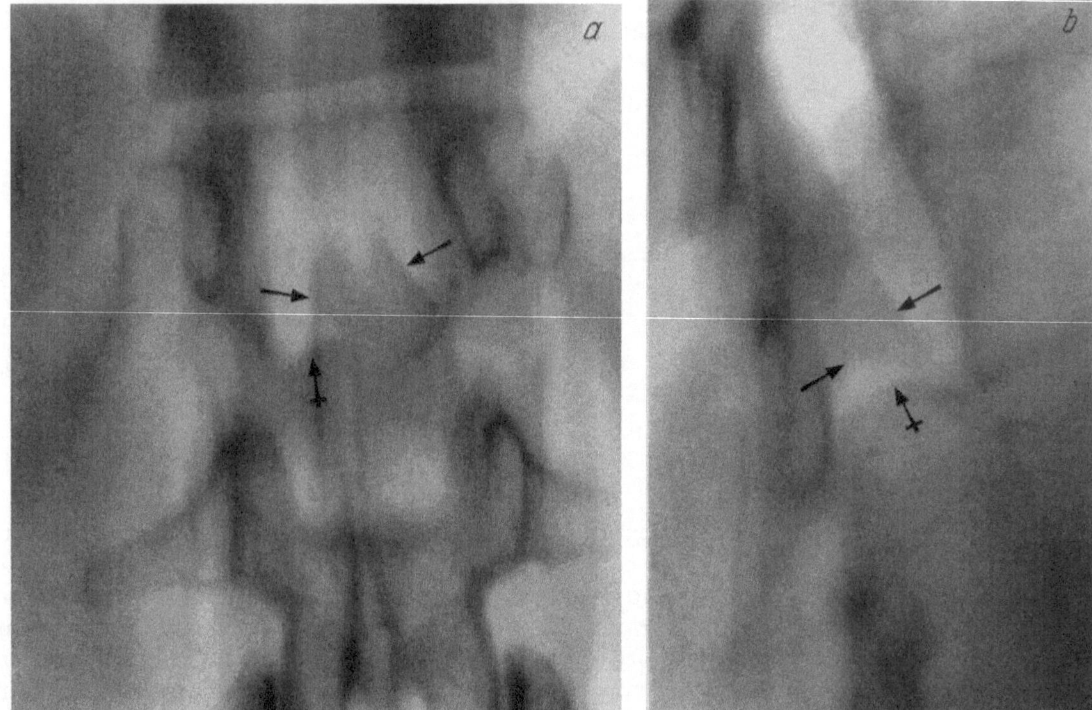

Abb. 261 a u. b. Juxtamedullares Neurinom auf der rechten Seite. Das Rückenmark ist unmittelbar über dem Tumor nach links verschoben →. Tumorpol +→ (Gasmyelographie und Tomographie).

Brustwirbelsäule, wo es sonst schwer sein kann, Rückenmark und Subarachnoidalraum zu beobachten.

Betrifft die Untersuchung ausschließlich die Lendenregion, so kann die Punktion lumbal gemacht werden. Die Nadel muß verhältnismäßig hoch eingeführt werden und in einem Niveau, in dem der Prozeß wahrscheinlich nicht liegt. Liquor wird abgelassen, während der Patient in Horizontallage liegt. Wenn kein Liquor mehr zu erhalten ist, wird der Patient in leichte Beckenhochlage gebracht und das Gas bis zu einem Überdruck von ungefähr 500 mm Wasser eingelassen. Durch lumbales Ablassen größerer Liquormengen und Anwendung von Überdruck kann nicht allein der Subarachnoidalraum des Lendenrückgrates untersucht werden, sondern in der Regel auch der der Brustregion. Wird der Überdruck zu sehr verstärkt, kann Ruptur eintreten, so daß das Gas in die Weichteile einströmt, was bei Prüfung der Bilder störend wirken kann. Bei hohem Druck kann das Gas auch durch den Stichkanal ausströmen. Ein gewisser Überdruck ist teils deswegen von Wert, weil durch ihn der Subarachnoidalraum mit Sicherheit ausgespannt wird, teils deswegen, weil der Patient bei Unterdruck leicht Kopfschmerz bekommt, was dagegen bei Überdruck nicht vorzukommen pflegt.

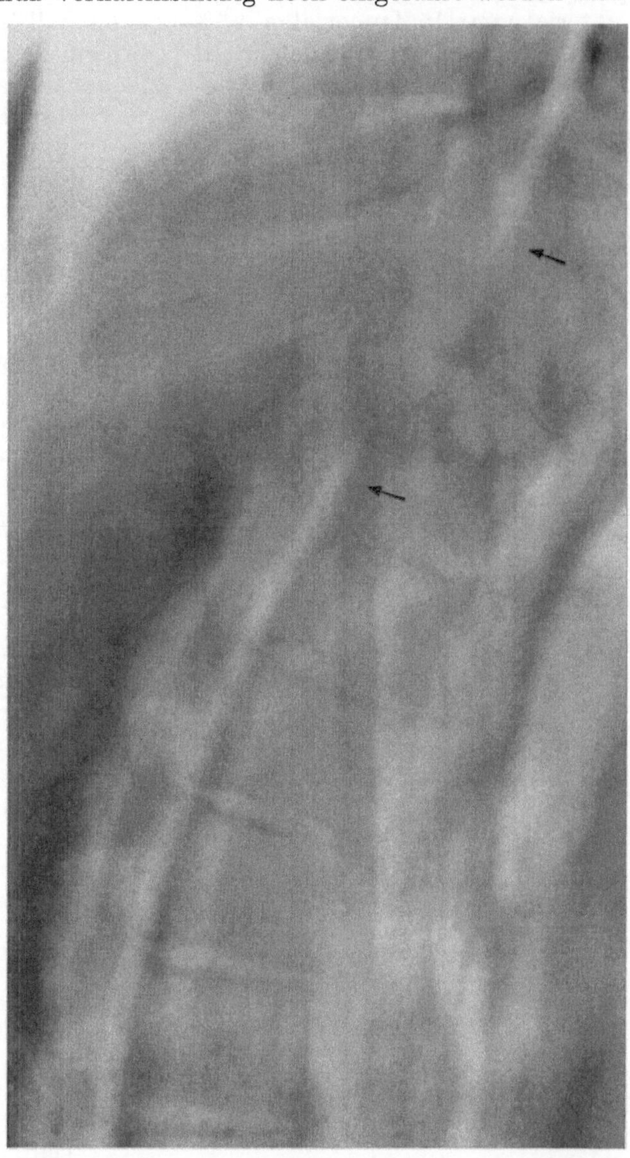

Abb. 262. Extraduraler Tumor, der zum größten Teil den Subarachnoidalraum ausfüllt, am Übergang zwischen Hals- und Brustwirbelsäule um das Rückenmark herum. Doch geht das Gas durch die Veränderung hindurch. Das Rückenmark ist nicht verdickt.

Hat die klinische Untersuchung gezeigt, daß ein absoluter Stopp vorliegt, dann kann man das Gas auch durch Lumbalpunktion einspritzen. Dann muß das Kopfende des Tisches erhöht werden, am besten so, daß der Patient in sitzende Stellung kommt, da sich ein Stopp am leichtesten bei solcher Körperhaltung nachweisen läßt. Die Erfahrung zeigt jedoch, daß einem totalen Queckenstedtblock durchaus nicht immer ein totaler Stopp bei Gasmyelographie entspricht, sondern daß das Gas das Hindernis passiert und intrakraniell aufsteigt. Darum ist es besser, die Zisternenmethode als Methode der Wahl anzuwenden. Nach Abschluß der Untersuchung soll der Patient in Beckenhochlage liegenbleiben, um zu verhindern, daß das Gas intrakraniell hochsteigt. Nach 24 Std ist das Gas zum größten Teile resorbiert. Die Zuverlässigkeit der Untersuchung hängt davon ab, ob Liquor in genügender Menge abgelassen worden ist oder nicht. Befindet sich Liquor in dem Abschnitt des Subarachnoidalraumes, der untersucht werden soll, so können pathologische Veränderungen von Liquor verdeckt werden und sich so der Erkennbarkeit entziehen.

Die Sicherheit der Gasmyelographie zum Nachweis spinaler Tumoren ist der mit positivem Kontrast gleichwertig. Unsere Erfahrung mit Gasmyelographie zeigt an einem Material von 115 Tumorfällen 95% exakt lokalisierte, d. h. die gleiche Prozentzahl, die, nach der Literatur zu urteilen, mit positivem Kontrast erhalten wurde. Der Wert einer Myelographiemethode hängt von der Möglichkeit ab, Tumoren nachzuweisen, die keinen absoluten Stopp verursachen. Ein absoluter Stopp läßt sich mit jeder Methode nachweisen. Unser Material bestand zur Hälfte aus partiellem Stopp. Leider ist eine solche Unterscheidung bei den Fällen nicht vorgenommen worden, bei denen über die Resultate von Untersuchungen mit positivem Kontrast berichtet wird.

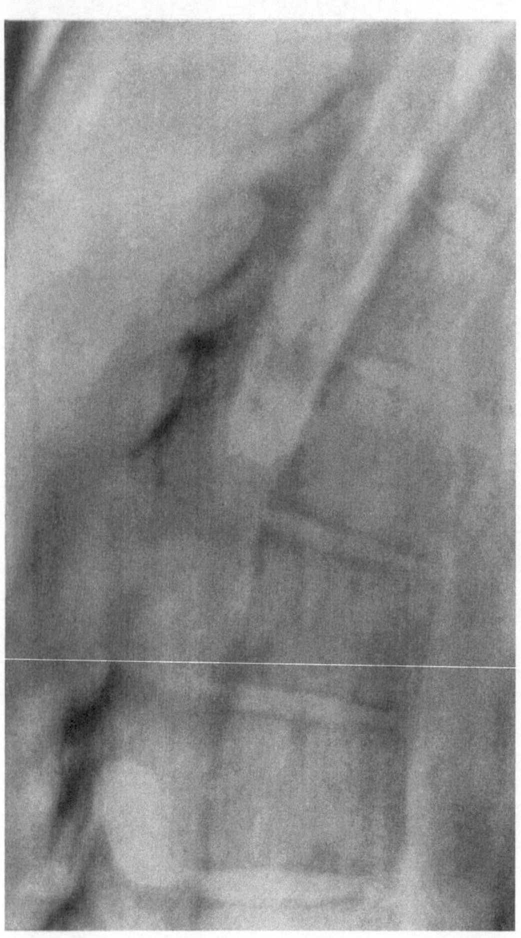

Abb. 263. Extraduraler Tumor mit Destruktion im Bogen und Druckveränderungen in der Hinterfläche des Wirbelkörpers. Absoluter Stopp. Über dem Stopp ist das Rückenmark nicht verändert.

Ein raumbeschränkender pathologischer Prozeß zeigt sich bei Gasmyelographie als ein Füllungsdefekt im gaserfüllten Raum: als eine Einbuchtung in den gaserfüllten Raum, als eine Weichteilverdickung, die den Subarachnoidalraum ausfüllt oder eventuell das Rückenmark verdrängt, oder als eine Verdickung des Rückenmarks. Wenn der Prozeß groß genug geworden ist, wird der Subarachnoidalraum vollständig abgeklemmt und man bekommt keine Gasfüllung der distal vom Prozeß gelegenen Partien. Kleine intramedulläre Tumoren, die mit jodiertem Öl sehr schwer zu sehen sein können, sind mit Gasmyelographie leichter aufzudecken. Bei juxtamedullären Tumoren erweitert sich die Gassäule auf der Tumorseite hinab zum Tumor, der in der Regel einen rundlichen oberen Pol hat (Abb. 260, 261). Ein seitlich vom Rückenmark gelegener Tumor verschiebt das Rückenmark, aber drückt es auch platt, wodurch in gewissen Projektionen Bilder zustande kommen können, die denen bei intramedullären Tumoren gleichen. Die extraduralen Tumoren (Abb. 262, 263) geben zum Teil verschiedene Bilder, die in gewissen Fällen schwer von anderen zu unterscheiden sein können, besonders von intramedullären Tumoren. Doch ist in den meisten Fällen eine Differentialdiagnose möglich. Außer reinen Tumoren können auch andere pathologische Prozesse (Abscesse, Gefäßmißbildungen, Hämatome) Füllungsdefekte oder absoluten Stopp herbeiführen. Adhärenzen und Verwachsungen sind, wenn sie ein Hindernis für die Gasfüllung gewisser Bezirke bilden, durch Gasmyelographie nachweisbar. Die Artdiagnose läßt sich in den Fällen stellen, in denen unregelmäßige gasgefüllte Partien mit gasfreien abwechseln. Einzelne Stränge und Membranen sind dagegen nicht nachweisbar, was nach Ansicht des Verfassers ein Vorteil ist. Die meisten der sog. arachnoiditischen Verwachsungen haben wahrscheinlich nicht die pathologische Bedeutung, die ihnen beigelegt wird. Sie scheinen keine Zeichen einer wirklichen Arachnoiditis zu sein, sondern Hemmungserscheinungen bei der Entwicklung der Arachnoidea und Pia mater aus ihrem gemeinsamen Mesenchym, der Meninx primitiva (HOCHSTETTER, ASK). Wirbelsäulenverkrümmungen können Anlaß zu spinalen Symptomen geben. Das ist bei lokalen Verbiegungen ohne kompensatorische Verbiegung eines anderen Teiles der Wirbelsäule der Fall. Eine mit starker Kyphose verbundene Lordose oder eine starke Kyphose allein können dazu führen, daß die Dura auf der Konvexseite der Verbiegung stark gespannt gegen das Rückenmark gedrückt wird und dies eventuell den Wirbelkörpern zu verschiebt. Hierdurch können klinische Symptome und myelographische Veränderungen eintreten. Bei solchen Wirbelsäulenverkrümmungen, in denen eine starke Verbiegung durch eine ungefähr gleich große nach der entgegengesetzten

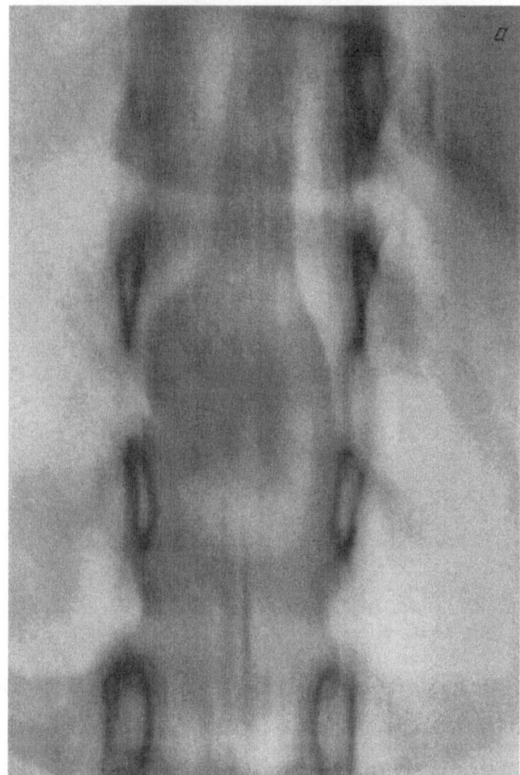

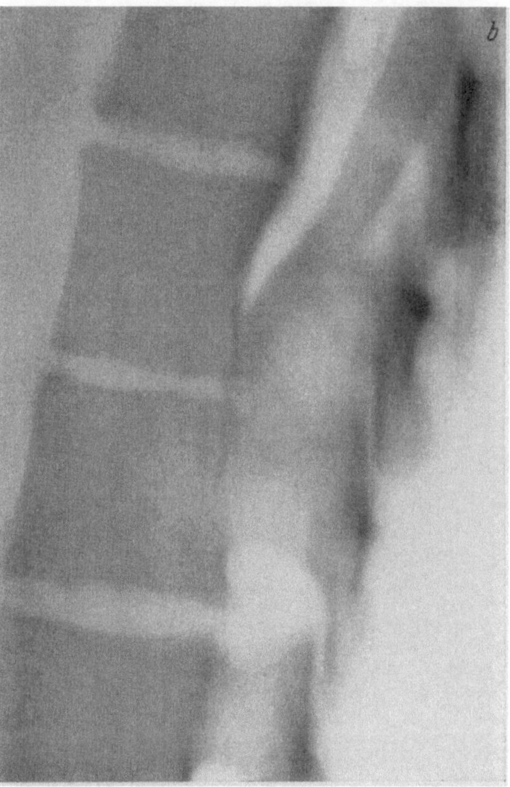

Abb. 264 a u. b. Intramedullare Dermoidcyste im untersten Teil des Rückenmarks. Der Vertebralkanal ist sowohl in der Richtung von Seite zu Seite erweitert als auch in Höhe des Tumors von vorn nach hinten (Gasmyelographie und Tomographie).

Richtung kompensiert wird, entsteht keine derartige Spannung der Dura und somit kein Drucksymptom von seiten der Medulla spinalis. Bei Gasmyelographie, bei der der Subarachnoidalraum völlig gefüllt wird, werden die anatomischen Verhältnisse klarer dargestellt als bei Anwendung von Jodöl und das gegen den Vertex der Verbiegung gepreßte Rückenmark kann direkt beobachtet werden. Wird in solchem Fall jodiertes Öl angewendet, dann fließt dies oft an den Seitenwänden des Kanals hinab und eine klare Vorstellung der Verhältnisse läßt sich nur schwer erhalten. Bei regelmäßigen Skoliosen sieht es bei Gasmyelographie so aus, daß das Rückenmark über der konvexen Seite der Skoliose liegt. Der Subarachnoidalraum ist somit auf dieser Seite schmaler und auf der Konkavseite breiter.

Discusbrüche sind im Epiduralraum gelegen, buchten sich aber eventuell in den Subarachnoidalraum hinein. Um diese kleinen Einbuchtungen nachzuweisen, muß also der Subarachnoidalraum so stark wie möglich aufgeblasen sein. Eine kleine Einbuchtung kann schwer zu sehen und richtig zu beurteilen sein. Die Fettschicht des Spinalkanals ist im untersten Teil der Lendenwirbelsäule am dicksten. Kleine Discusbrüche können sich in ihr verbergen und sich so dem Nachweis bei Gasmyelographie entziehen. Je weiter der Subarachnoidalraum ist, desto günstiger sind die anatomischen Voraussetzungen eines Nachweises von Discusbrüchen mit dieser Methode. Schrägbilder sind durchaus notwendig und ferner muß die Röhre so gewinkelt sein, daß die Strahlrichtung in den Zwischenwirbelraum „einfällt".

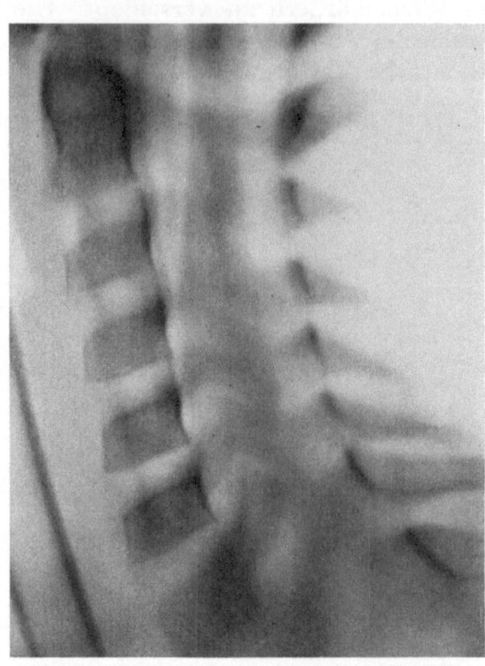

Abb. 266. Intramedullarer Tumor der Halswirbelsäule. Das Rückenmark wird allmählich dicker und im unteren Teil der Halswirbelsäule wird der Vertebralkanal ganz ausgefüllt (6 j. ♀).

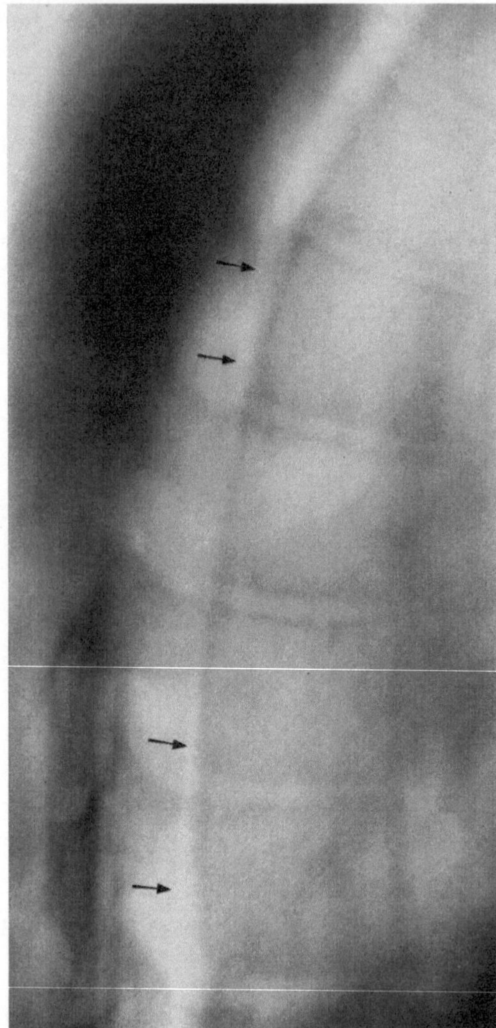

Abb. 265. Intramedullarer Tumor im mittleren Teil der Brustwirbelsäule, der den Subarachnoidalraum auf der Vorderseite des Tumors verdrängt. Kein absolutes Hindernis.

b) Myelographie mit positivem Kontrast.

α) Untersuchung mit jodiertem Öl.

Das jodierte Öl muß mittels Zisternenpunktion eingespritzt werden, wenn der ganze Subarachnoidalraum untersucht werden soll. Die Injektion soll mit „Patient auf dem Untersuchungstisch" vorgenommen werden, so daß das Öl unmittelbar unter Röntgenkontrolle steht. Die eingespritzte Menge soll so groß sein, daß der Kontrast, wenn der Patient auf dem Rücken liegt, einen zusammenhängenden Kontrastpfeiler von der Höhe einiger Zentimeter bildet und sich von der einen Seite des Subarachnoidalraumes zur anderen erstreckt. Im allgemeinen bedarf man mindestens 5 cm³. Kleine Kontrastmengen fließen entweder in Form einzelner Tropfenreihen abwärts oder längs einer Seite des Rückenmarks. Unter diesen Umständen wird die Untersuchung zeitraubend und führt, wenn kleine Veränderungen vorliegen, trotz aller Mühe zu keinem sicheren Resultat. Während der Durchleuchtung soll der Weg des Kontrastes durch den Subarachnoidalraum verfolgt werden. Die Schnelle des Kontrastes wird durch die Neigung des Tisches reguliert. Die Aufmerksamkeit muß nicht allein auf etwaige Passagehindernisse gerichtet sein, sondern in jedem Augenblick muß der Untersuchende versuchen, sich eine Auffassung von Dicke und Lage des Rückenmarks zu bilden. Kleine intramedullare Tumoren, die sich nur wie eine lokale Verdickung des Rückenmarks ausnehmen, können sich sonst dem Nachweis entziehen. Solche Tumoren sind überhaupt nicht wahrzunehmen, wenn die Kontrastmenge zu klein ist. Ist der Kontrast hinunter bis zum Ende des Durasacks geflossen, wird der Patient in Bauchlage gewendet und die Passage nach oben durch den vorderen Subarachnoidalraum wird verfolgt. Der vordere Subarachnoidalraum ist ein mehr einheitlicher Raum und der Kontrast gelangt durch ihn leichter nach oben als durch den hinteren Subarachnoidalraum. Die Kopflage soll so sein, daß das Kontrastmittel nicht durch das Foramen magnum hinausläuft. Ist der Kontrast einmal in die Schädelhöhle gelangt, so ist es schwer, ihn wieder durch das Foramen magnum herabzubekommen. Wenn Verdacht auf Discusbruch besteht, soll die Untersuchung in Bauchlage geschehen und der Kontrast gegen die verschiedenen Intervertebralscheiben gerichtet werden. Untersuchung in verschiedenen Schrägprojektionen ist absolut notwendig.

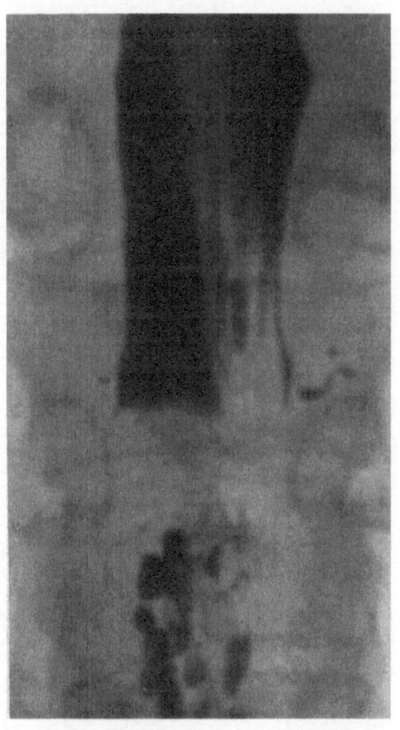

Abb. 267. Juxtamedullares Meningeom auf der rechten Seite mit nach links verschobenem Rückenmark (jodiertes Öl).

Was bisher ausgeführt wurde, bezieht sich auf die Verwendung von Lipiodol, dessen spezifisches Gewicht höher ist als das des Liquors. Dem spezifisch leichteren Lipiodol fehlt nach Ansicht des Verfassers jede Berechtigung. Wenn genügend große Mengen Kontrastmittel angewendet werden und wenn diese den Subarachnoidalraum in Form eines zusammenhängenden Kontrastpfeilers durchlaufen, beobachtet man in der Regel nicht, daß der Kontrast gelegentlich gebremst wird. Verwendet man dagegen kleinere Mengen, dann können da und dort kleinere Tropfen längere oder kürzere Zeit liegen bleiben und dann ist es sehr häufig schwer, zu beurteilen, ob es sich dabei um pathologische Befunde handelt oder nicht. In der Mehrzahl der Fälle kommen sicher pathologische Veränderungen nicht in Frage (vgl. S. 240 über arachnoiditische Verwachsungen). Kontrastmittelansammlungen in größeren Arachnoidaltaschen nehmen wegen der Schwere des Kontrastes eine nach unten konvexe Form an.

Die intramedullaren Tumoren verursachen eine Volumenzunahme des Rückenmarks. Je größer der Tumor ist, desto breiter wird die Aussparung, die der Kontrast verursacht, bis das Kontrastmittel schließlich auf beiden Seiten in Form schmaler Streifen hinabrinnt. Die Wurzeltaschen füllen sich dabei in der Regel leicht. Wenn ein Teil des Tumors mehr vorspringt, kann er ein bogenförmiges Hindernis verursachen. Große intramedullare Tumoren können zum absoluten Block führen, der nichts Charakteristisches zu haben braucht. Die juxtamedullaren Tumoren sind in der Regel am leichtesten zu diagnostizieren. Auf Grund der Rückenmarksverschiebung entsteht oberhalb des Tumors ein größerer freier Raum, der sich mit dem Kontrastmittel füllt und dessen Boden vom Tumorpol gebildet wird (Abb. 267). Ist der Tumor so groß, daß der Subarachnoidalraum auch auf der anderen Seite des Rückenmarks zugeklemmt wird, dann findet sich hier eine kleine Kontrastansammlung, deren Ende zugespitzt ist und etwas höher liegt als der Tumorpol. Ist der Tumor klein, so entsteht eventuell keine Verschiebung des Rückenmarks und der Tumor stellt sich dann mehr als ein Füllungsdefekt dar, der seitlich vom Rückenmark gelegen ist. Die extraduralen Tumoren verschieben die Dura dem Rückenmark zu. Ein erweiterter Raum oberhalb des Tumorpols, der mit Kontrast gefüllt werden könnte, entsteht somit nicht. Auch die Wurzeltaschen werden nicht so vollständig kontrastgefüllt wie bei intramedullaren Tumoren. Der vom Rückenmark verursachte Defekt im Kontrastpfeiler hat keine vermehrte Breite, abgesehen von gewissen Projektionen und den Fällen, in denen der Tumor so groß ist, daß er das Rückenmark abplattet.

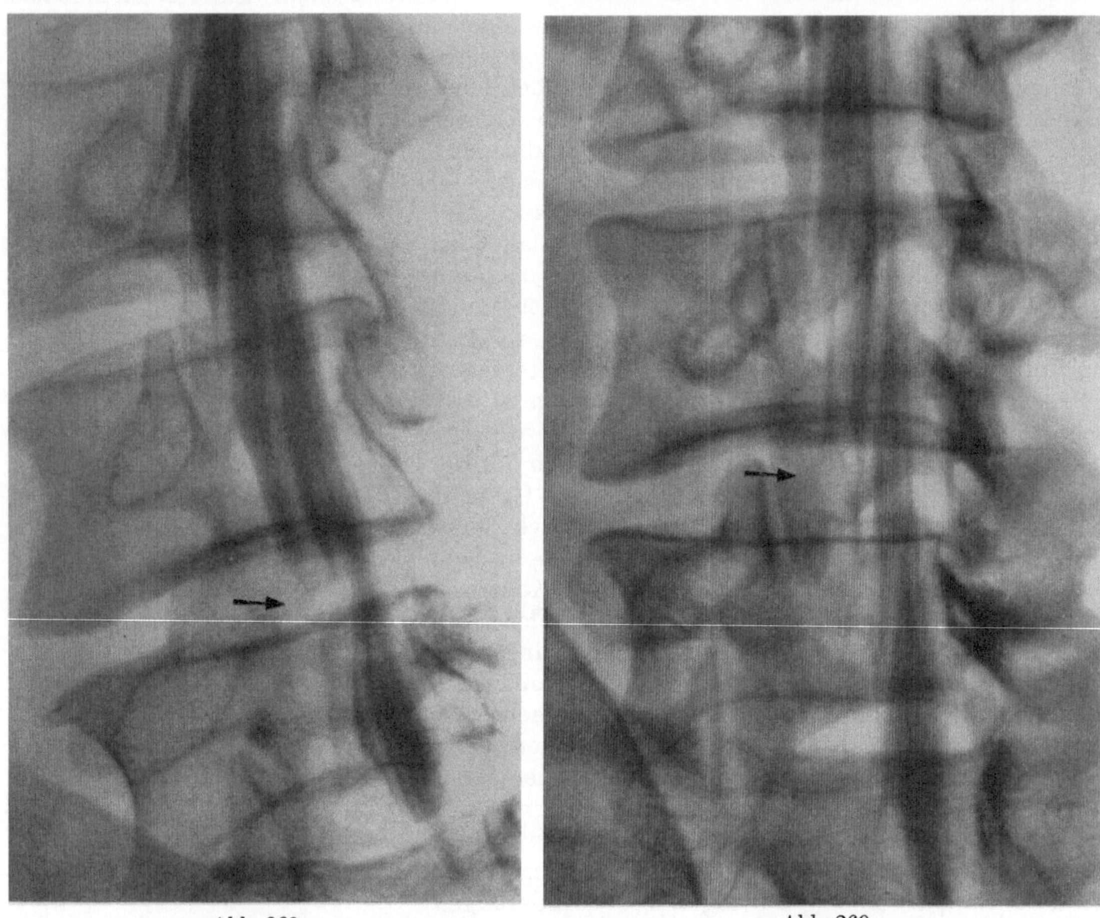

Abb. 268. Abb. 269.

Abb. 268. Myelographie mit wasserlöslichem Kontrast (Kontrast *U*). Discusbruch zwischen L. 4—5, wo die Verschiebung der Nervenwurzeln deutlich sichtbar ist, ebenso die vermehrte Dicke in der dem Discusbruch am nächsten liegenden Wurzel.

Abb. 269. Kleiner Discusbruch rechterseits zwischen L. 4—5, der nur eine Wurzel verschiebt (wasserlöslicher Kontrast).

Erweiterte Gefäße, z. B. bei arteriovenösem Aneurysma verursachen geschlängelte Aussparungen im Kontrast und eventuell sogar totalen Stopp, aber auch oberhalb der Tumoren können zuweilen ähnliche geschlängelte Gefäßerweiterungen zur Beobachtung kommen.

Discusbruch, der sich in den Subarachnoidalraum einbuchtet, stellt sich in Gestalt von rundlichen Einbuchtungen in den Kontrast dar, gewöhnlich in Höhe einer Intervertebralscheibe. Infolge der Dichte des Kontrastmittels werden die Röntgenstrahlen schon von einer sehr dünnen Schicht Kontrastmittel absorbiert. Ein kleiner Discusbruch kann sich also dem Nachweis entziehen, soweit das Bild nicht in einer solchen Projektion aufgenommen ist, daß der Kontrast aus der Strahlenrichtung verdrängt wird. Er tritt da also als ein Füllungsdefekt auf. Das jodierte Öl dringt schlecht in die Wurzeltaschen ein und füllt sie nicht immer ganz, auch wenn kein pathologischer Prozeß vorliegt. Es ist deswegen nicht anzuraten, eine mangelhaft gefüllte Tasche ohne weiteres als Zeichen eines lateral liegenden Discusbruches ohne direkte Einbuchtung in den Subarachnoidalraum anzusehen, wenn Jodöl als Kontrastmittel angewendet wird. Eine Kontrolluntersuchung muß nach einem oder mehreren Tagen vorgenommen werden. In normalen Fällen füllt dann das Kontrastmittel oft die Tasche besser aus und einer mangelhaften

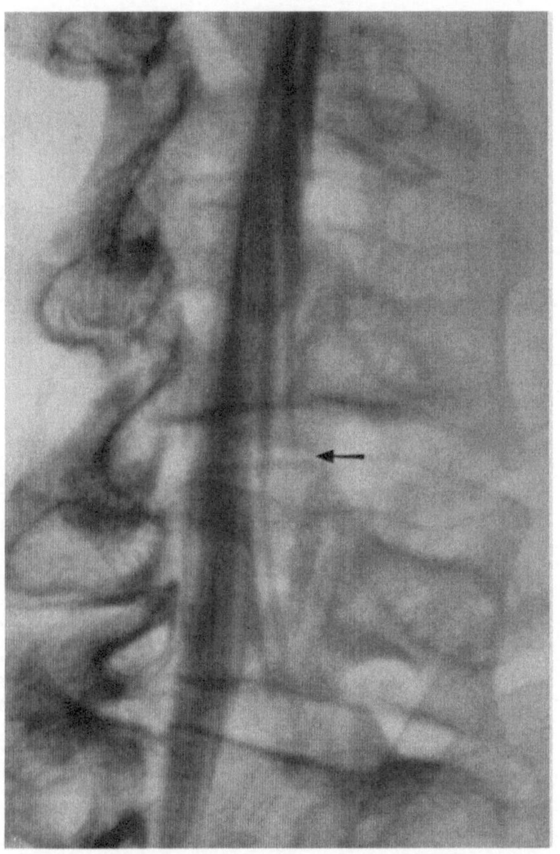

Abb. 270. Kleiner lateral liegender Discusbruch, der verhindert, daß sich die entsprechende Wurzeltasche füllt. Die Wurzel ist verdickt (wasserlöslicher Kontrast).

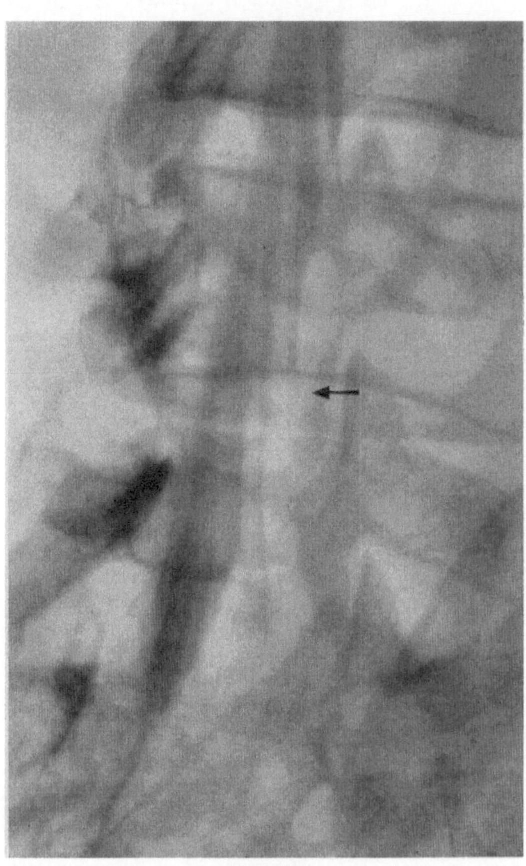

Abb. 271. Kleiner lateraler Discusbruch. Keine Ausfüllung der Wurzeltasche.

Füllung kann größere Bedeutung beigelegt werden. Die Nervenwurzeln können strangförmige Aussparungen im Kontrastmittel hinab gegen die Wurzeltaschen hin hervorrufen, aber wegen der Dichte des Kontrastes bekommt man in der Regel nur mangelhaften Aufschluß über die Dicke der Nervenwurzeln.

β) Untersuchung mit wasserlöslichen Kontrastmitteln.

Diese Kontrastmittel eignen sich vor allem zur Untersuchung von Patienten bei Verdacht auf Discusbruch in der Lendenwirbelsäule. Nach Lumbalanästhesie kann man wasserlösliche Kontrastmittel vom Typ *Abrodil*, *Kontrast U*, in den Subarachnoidalraum der Lendenregion einspritzen. Präparate vom Typ Perabrodil können dagegen nicht benutzt werden. Es sind Todesfälle beschrieben, nachdem Perabrodil unabsichtlich in den Subarachnoidalraum injiziert worden war. Lumbalanästhesie muß gemacht werden, weil sonst starke Schmerzen, Krampfzustände, auch Schock eintreten können. Die

Untersuchung wird am besten so vorgenommen, daß der Patient auf einem Untersuchungstisch liegt, dessen Kopfende etwas erhöht ist, und auf der Seite, die zunächst untersucht werden soll. Ein Anästhesiemittel, schwerer als Liquor, wird injiziert. Nach etwa 10 min läßt sich die Anästhesie beurteilen. Sie soll sich etwa bis zum Kniegelenk erstrecken. Dann kann der Kontrast eingespritzt werden. 10 cm³ einer 20%igen Lösung werden langsam injiziert. Nach der Kontrastinjektion werden sofort Bilder mit horizontaler Strahlenrichtung gemacht, eines in reiner Seitenlage und 2—3 Bilder mit verschiedener Vorwärts- und Rückwärtswinkelung des Kranken. Verf. schließt dann die Untersuchung mit Bildern des Patienten in Bauchlage und mit vertikaler Strahlenrichtung ab. Auf solchen Bildern können die Wurzeltaschen und das Aussehen der Wurzeln auf beiden Seiten miteinander verglichen werden. Sämtliche Bilder müssen schnell aufgenommen werden, da die Resorption des Kontrastmittels sich bereits nach 10—15 min bemerkbar macht.

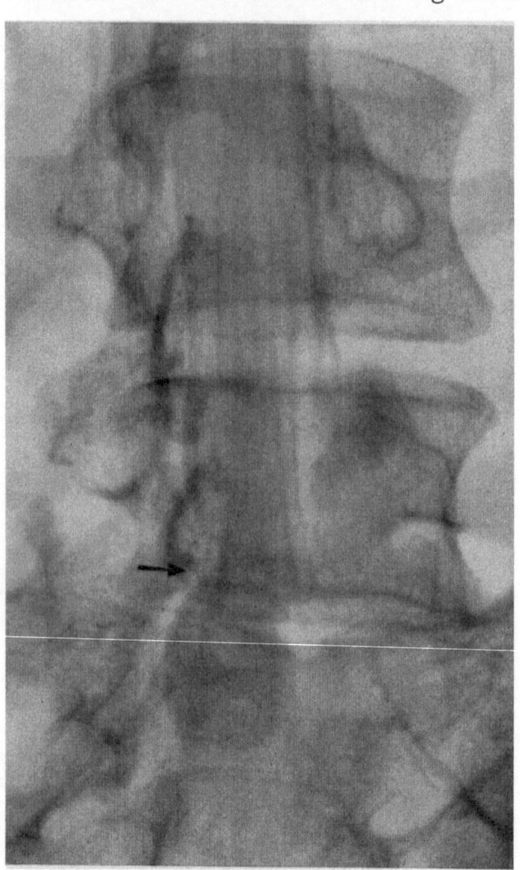

Abb. 272. Postoperative Einbuchtung. Lateral nach hinten gelegen.

Bei Anwendung von wasserlöslichen Kontrastmitteln wurden indes zahlreiche Komplikationen beobachtet, die jedoch bei richtiger Technik hätten vermieden werden können. Sie können auf mangelhafter Anästhesie, fehlerhaftem Präparat (auch die Reinheit des Präparates spielt eine Rolle) beruhen oder darauf, daß das Kontrastmittel im Subarachnoidalraum zu hoch hinaufgedrungen ist; in den meisten Fällen aber dürften sie von Überempfindlichkeit oder Abfall des Blutdrucks herkommen. Um einem Blutdruckabfall vorzubeugen, empfiehlt es sich, vor der Untersuchung prophylaktisch Ephedrin zu geben (1 cm³ 5%ige Lösung intramuskulär). Nach der Untersuchung soll der Patient nicht mit tiefgelagertem Kopf liegen wie nach gewöhnlicher Lumbalpunktion, da sich der Kontrast dabei nach oben verbreiten und das nach mehreren Stunden zu bedrohlichen Komplikationen führen kann (Krämpfe, Schock). Vorübergehende Kopfschmerzen oder eine leichte Temperatursteigerung während einiger Tage können nach der Untersuchung auftreten.

Im allgemeinen kann mit den angegebenen Kontrastmengen der größte Teil der Lendenregion untersucht werden. Der wasserlösliche Kontrast hat eine zweckmäßige Dichte und dringt unmittelbar in die Wurzeltaschen ein. Die Myelographie mit diesem Kontrastmittel ist also anderen Verfahren in den Fällen überlegen, in denen es darauf ankommt, Wurzeltaschen und Nervenwurzeln zu untersuchen. Anwendungsanzeige bildet also in erster Reihe der Verdacht auf Wurzelkompression in der Lendenregion. Wegen der geeigneten Dichte des Kontrastes können auch kleine Discusbrüche leicht beobachtet werden (Abb. 269, 270, 271). Die Anatomie der Wurzeltaschen kann im einzelnen begutachtet und Abweichungen in den Formen kann somit eine ganz andere diagnostische Bedeutung zugemessen werden als bei Anwendung von jodiertem Öl. Die Nervenwurzeln können gleichfalls ohne Schwierigkeit studiert werden. Wegen der Reizwirkung dieser Präparate können sie indessen ausschließlich in der Lendenwirbelsäule angewendet werden.

Wird diese Methode benutzt, so wird der Patient also nur Gegenstand einer unvollständigen Myelographie. Verf. hat es viele Male erlebt, daß pathologische Prozesse gleich über der Grenze vorgelegen haben, die sich mit wasserlöslichen Kontrastmitteln erreichen läßt, und daß sie sich so dem Nachweis entzogen haben. Die Methode soll also nur bei bestimmtem Verdacht eines Discusbruches gewählt werden und in erster Reihe nicht bei atypischen Fällen oder Tumorverdacht. In derartigen Fällen muß eine Methode angewendet werden, die eine vollständigere Untersuchung gestattet.

2. Epidurale Myelographie.

Kontrast kann in den Epiduralraum entweder durch den Sacralkanal oder durch direkte Punktion nach Dogliotti (Methode von Dogliotti eigentlich als Anästhesiemethode angegeben) eingespritzt werden. Ersteres ist technisch einfacher. Jodiertes Öl eignet sich nicht. Dagegen können wasserlösliche Kontrastmittel vom Typus Perabrodil benutzt werden. Werden Kontrastmittel mit einem Anästhetikum gemischt, so treten nur unbedeutende und schnell vorübergehende ausstrahlende Schmerzen auf. Bevor man den Kontrast einspritzt, muß man sich davon überzeugen, daß die Nadel nicht im Subarachnoidalraum liegt. Wird nämlich Kontrast dieser Art subarachnoidal eingespritzt, so können bedrohliche Reizerscheinungen entstehen. Soll das L. 4—S. 1-Gebiet untersucht werden, so ist es am besten, das Kontrastmittel durch den Sacralkanal einzuspritzen und die Untersuchung am sitzenden Patienten auszuführen. Liegt der Patient, dann verbreitet sich nämlich der Kontrast schnell über große Teile des Epiduralraumes. Die Discusbrüche liegen ja im Spatium epidurale und manchmal liegen sie weit lateral. A priori wäre es also denkbar, Discusbrüche wären mit epiduraler Myelographie leichter aufzuweisen. Indessen hat die Erfahrung gezeigt, daß wohl große Discusbrüche nachgewiesen werden können, jedoch kleinere nicht mit größerer Sicherheit, sondern eher in geringerem Umfang als bei subarachnoidaler Myelographie. Das Kontrastmittel verbreitet sich ganz unregelmäßig durch die Foramina interverbralia. Geht es also nicht durch ein bestimmtes Foramen hindurch, so erlaubt das nicht die Schlußfolgerung, daß sich dort ein pathologischer Prozeß befindet.

3. Subdurale Myelographie.

Auch die subdurale Myelographie kann nicht mit der subarachnoidalen konkurrieren und sie hat auch keine größere Anwendung gefunden. Liegt der Patient auf der Seite in Beckenhochlage und wird Liquor zisternal abgelassen, so sinkt der Subarachnoidalraum der Lendenregion zum Teil zusammen. Dabei wird der Subduralraum etwas weiter und kann direkt mittels einer stumpfgeschliffenen Lumbalnadel punktiert werden. Als Kontrastmittel ist nur Gas verwendbar. Das Gas strömt ohne Schwierigkeit in den Subduralraum hinein, aber es geht nicht intrakraniell über, auch wenn der Patient sich in sitzender Stellung befindet. Der Methode haften also nicht subjektive Beschwerden irgendwelcher Art an. Das Gas legt sich in den vorderen Teil des Subarachnoidalraumes hinein und die Hinterflächen der Wirbel und Intervertebralscheiben treten deutlich hervor. Weiter lateral sind die Gassäulen in der Regel schmal, was für den Nachweis hier gelegener Discusbrüche ungünstig ist. Nach unserer Erfahrung können größere und medial gelegene Discusbrüche aufgedeckt werden, nicht aber kleine oder mehr lateral liegende.

V. Nucleographie (Discographie).

Bei anatomischen Untersuchungen hat man Farbstoffe in den Nucleus pulposus eingespritzt. Die Ausbreitung der Farblösung hält sich streng an das Gewebe des Nucleus pulposus. Dieser Sachverhalt bildet den Ausgangspunkt für ein röntgenologisches Untersuchungsverfahren, bei dem wasserlöslicher Kontrast (statt Farbstoffes) eingespritzt wird.

Der Vorteil dieses Verfahrens ist, daß sich eventuell Rupturen und Discusbrüche direkt beobachten lassen. Die Discuspunktion kann auf verschiedene Weise gemacht werden. PH. ERLACHER hat eine extradurale Punktionsmethode angegeben. Nach Lokalanästhesie wird eine dünne Lumbalnadel, eventuell mit Doppelkanüle, in Höhe des oberen Randes des kaudal folgenden Dornfortsatzes einen Querfinger seitlich desselben eingeführt. Die Nadel erhält eine leichte kranial-mediale Richtung. Sie geht durch das Foramen interarcuale in seiner lateralen Ecke und geht paramedian in die Bandscheibe. Die Spitze wird ungefähr $1^1/_2$ cm in die Scheibe eingeführt. Die Lage der Nadelspitze wird durch Röntgenbilder in zwei Ebenen kontrolliert. Die Spitze soll in der Mitte der Scheibe liegen. 30—50 % wasserlöslicher Kontrast wird eingebracht. In einen normalen Nucleus pulposus kann ungefähr 1 cm^3 injiziert werden. Bei Discusdegenerationen können mehrere Kubikzentimeter eingespritzt werden. Die schräge Richtung der Nadel macht, daß sie nicht in sagittaler Richtung durch die Intervertebralscheibe hindurchgeht, sondern daß sie, wenn sie zu weit eingeführt wird, gegen die Unterfläche des darüberliegenden Wirbelkörpers stößt. LINDBLOM benutzt statt dessen eine transdurale Punktionsmethode (und nennt die Untersuchung Discographie). Der Patient liegt in Bauchlage und auf einem Seitenbild wird der Abstand von der Haut bis zum Mittelpunkt der Intervertebralscheibe bestimmt. Bei der Punktion wird eine Doppelnadel verwendet. Die äußere Nadel wird in den Spinalkanal eingeführt und die innere, feinere Nadel durch diese Nadel hindurch in die Intervertebralscheibe hinein. Die Punktion erfolgt unter Durchleuchtungskontrolle und der Einstichpunkt auf der Haut wird so gewählt, daß die Nadel in vertikaler Richtung direkt in die Intervertebralscheibe hineingeführt werden kann. LINDBLOM gebraucht nur 35 % Kontrast mit 5 % Novocain gemischt. DE SÈZE und LEVERNIEUX schließlich wenden eine schräge Punktionsrichtung an: Einstichstelle ungefähr 5 Querfinger lateral der Mittellinie und Punktionsrichtung ungefähr 45^0 gegen die Mittellinie, bis die Spitze im Zentrum der Scheibe liegt.

Liegt die Nadelspitze nicht im Nucleus pulposus sondern im Annulus fibrosus, so ist der Widerstand so groß, daß der Kontrast in der Regel nicht injiziert werden kann, während die Injektion leicht ist, wenn sie im Nucleus liegt. Bei einem normalen Nucleus pulposus erhält man eine runde Kontrastansammlung in der Intervertebralscheibe. Bei Ruptur des Annulus fibrosus rinnt der Kontrast in längeren oder kürzeren Ausläufern in verschiedenen Richtungen aus, und ist die Ruptur total, dann läuft er aus der Intervertebralscheibe hinaus. Der Discusbruch wird also mit dieser Methode direkt sichtbar. Sie gibt auch über das rein Anatomische hinaus Aufschlüsse. Bei Einbringung einer Flüssigkeit in die Scheibe erfolgt eine Drucksteigerung und diese Drucksteigerung verursacht Schmerz. Ist also der richtige Discus getroffen, dann tritt eine Betonung des gewöhnlichen Lumbago- oder Ischiasschmerzes beim Patienten ein.

Die Literatur enthält mehrere Angaben, daß durch zufällige Discuspunktion, z. B. bei Lumbalpunktion, Discusdegeneration entstanden sein solle, so ist Auftreten von Discusbruch nach Lumbalpunktion von BAKER, REISCHAUER, WISCH beschrieben. Es wäre auch denkbar, daß der Stichkanal nach diagnostischer Discuspunktion ein locus minoris resistentiae bliebe. ERLACHER hat bei Versuchen an Leichenmaterial nach Punktion indes keine Stütze dieser Ansicht finden zu können geglaubt. Die Beobachtung, daß Discuspunktionen während der Operation keine Prolapse durch den Stichkanal verursacht hätten und daß bei Reoperationen von Ischiasfällen mit früheren Incisionen und Punktionen keine sekundären Discusbrüche zur Beobachtung gekommen seien, war der Anlaß, daß LINDBLOM zu der Nucleographie als Methode auch für klinische Zwecke griff. Jüngst haben indessen DE SÈZE und LEVERNIEUX eine Nachuntersuchung von 59 Patienten vorgenommen, die vor mehr als einem Jahr einer Nucleographie unterzogen worden waren, und sie glauben, in 13 Fällen zweifellos Zeichen von „discites nécrosantes“ nachgewiesen zu haben, die sich in stark verminderter Höhe der Intervertebralscheibe bei der Nachuntersuchung äußerten. Die Discographie kann ohne Zweifel sowohl theoretisch wie praktisch wertvolle Aufschlüsse geben, sie darf aber nach Ansicht des Verfassers noch nicht als klinische Untersuchungsmethode in der Routinearbeit angewendet werden wegen der Möglichkeit von Spätschäden, die, wie es scheint, trotz entgegengesetzter

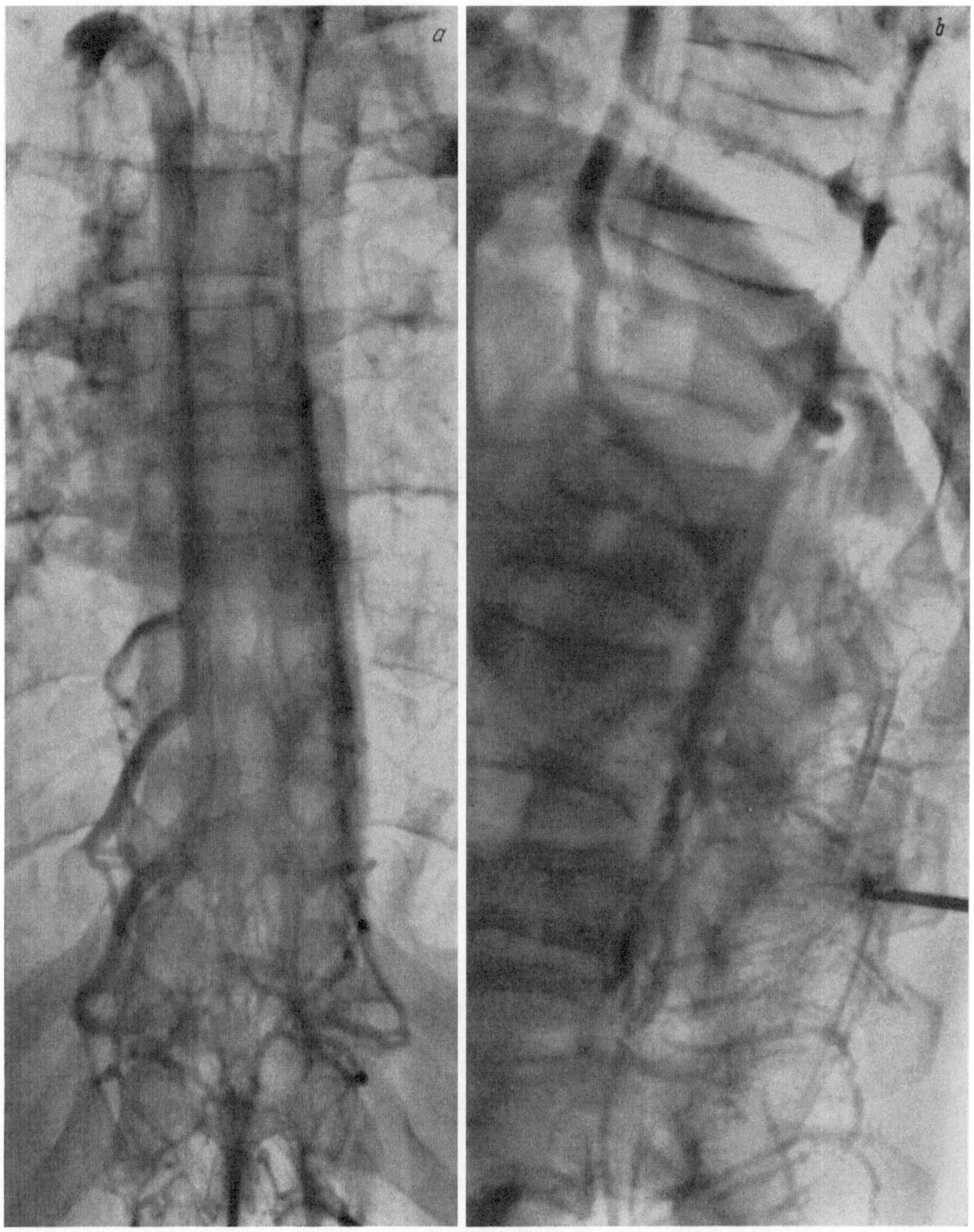

Abb. 273 a u. b.
Spinale Phlebographie mit Kontrastinjektion in den Dornfortsatz von L. 2. Die spinalen Venen entleeren sich in die Vena azygos und hemiazygos.

Behauptungen vorkommen können. Infolge der verfeinerten myelographischen Discusbruchdiagnostik, die nunmehr, besonders bei Anwendung gewisser wasserlöslicher

Kontrastmittel, möglich ist, ist es in der Tat nun ungewöhnlich, daß ein Discusbruch durch subarachnoidale Myelographie nicht nachgewiesen werden kann, wenn klinische Zeichen von Wurzelkompression vorliegen.

VI. Vertebrale Phlebographie.

Die Plexus venosi vertebrales interni mit den zwei Sinus vertebrales longitudinales und mit V. basivertebralis kann man nach Injektion in den Dornfortsatz kontrastgefüllt erhalten. In Lokalanästhesie wird eine große Kanüle in einen Dornfortsatz eingeführt.

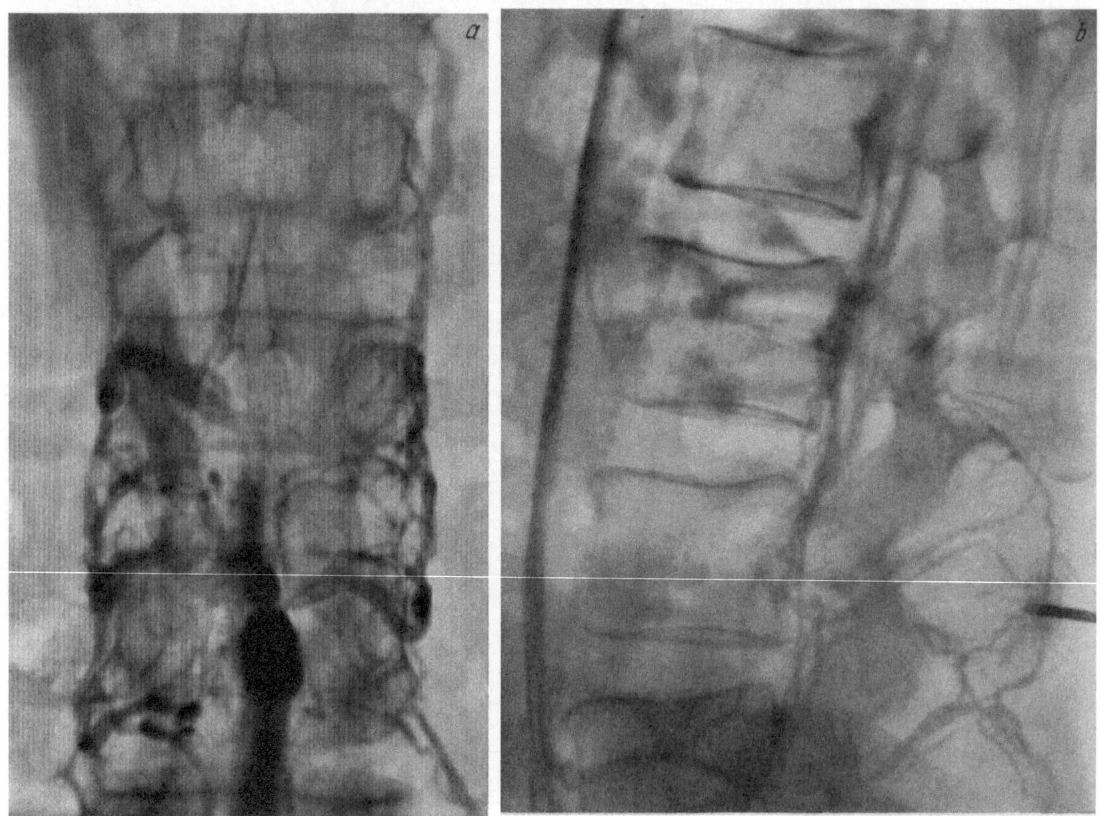

Abb. 274 a u. b. Kontrastinjektion in den unteren Teil der Lendenwirbelsäule (L 4). Die spinalen Venen entleeren sich in die Vena cava inferior.

Dies kann ohne Schwierigkeit in der Lendenwirbelsäule und im untersten Teil des Brustrückgrats geschehen, aber es ist schwer, wenn nicht unmöglich, im oberen Teil der Brust- oder Halswirbelsäule. Am besten ist eine Kanüle der Art, wie man sie zur Sternalpunktion benutzt. Als Kontrastmittel kann ein 35 % wasserlösliches Kontrastmittel dienen, vom Typ Perabrodil, Umbradil usw. Liegt die Kanüle richtig in der Spongiosa, so läuft der Kontrast ohne Schwierigkeit hinein. Die Injektion soll relativ schnell gemacht werden und das erste Bild wird aufgenommen, nachdem 8—10 cm^3 Kontrast injiziert sind, und während fortgesetzter Injektion von bis zu 20 cm^3. Der Kontrast geht nämlich ziemlich schnell in die Venen über. Bei wiederholten Kontrastinjektionen wird zwischen den Kontrastinjektionen Kochsalzlösung injiziert. Wo eine Apparatur zur gleichzeitigen Exposition von Frontal- und Seitenbildern fehlt, müssen zwei Kontrastinjektionen gemacht werden. Bei Injektion in Th. 12 oder L. 1 bekommt man gewöhnlich den Venenplexus in der unteren Hälfte der Thoraxregion gefüllt (Abb. 273). Diese Venen entleeren sich in die V. azygos und V. hemiazygos. Bei Injektion unterhalb L. 2 bekommt man den Plexus im untersten Teil der Lendenwirbelsäule gefüllt (Abb. 274). Diese Venen entleeren sich gewöhnlich in die V. cava inferior. Die Methode kann somit teils zur Untersuchung der vertebralen Venen angewendet werden, tels zur Untersuchung der genannten ableitenden Venen. Die Methode eignet sich zur Entscheidung darüber, ob ein expansiver Prozeß gefäßreich ist oder ob er eventuell aus einem arteriovenösen Aneurysma besteht, aber nicht zur Entscheidung darüber, ob ein expansiver Prozeß vorhanden ist oder nicht, da ein Tumor vorhanden sein kann, ohne daß eine Gefäßdislokation in dieser Weise nachweisbar ist.

Literatur.

A. Schädel.

ABBOTT, K. H., J. R. GAY and R. J. GOODALL: Clinical complications of cerebral angiography. J. of Neurosurg. **9**, 259 (1952). — ADAMS, R. D., R. SCHATZKI and W. B. SCOVILLE: Arnold-Chiari malformation; diagnosis, demonstration by intraspinal lipiodol and successful surgical treatment. New England J. Med. **225**, 125 (1941). — ADSON, A. W.: Evaluation of pneumoventriculography and encephalography. Amer. J. Roentgenol. **27**, 657 (1932). — ADSON, A. W., W. O. OTT and A. S. CRAWFORD: A study of ventriculography. Radiology **2**, 65 (1924). — AIRD, R. B.: Experimental encephalography with anesthetic gases. Proc. Soc. Exper. Biol. a. Med. **31**, 715 (1934). — Encephalography with anasthetic gases. Arch. Surg. **34**, 853 (1937). —The absorption of ethylene gas following encephalography, with a clinical correlation in 164 cases. Radiology **30**, 320 (1938).— ALAJOUANINE, T., T. DE MARTEL, C. OBERLING et J. GUILLAUME: Chordome de la région sellaire. Considérations anatomiques et cliniques. Rev. neur. **1**, 1221 (1930). — ALBL, H.: Aneurysma der carotis interna, einen Hypophysentumor vortäuschend. Ein Beitrag zur Diagnose intrakranieller Aneurysmen. Fortsch. Röntgenstr. **39**, 890 (1929). — ALBRECHT, K.: Gefäßzeichnung am Röntgenbild des Schädels. Zbl. Neur. **53**, 670 (1929). — ALBRECHT, K., u. W. DRESSLER: Die Darstellung der Hirngefäße mit viscösem Per-Abrodil M (35%). Fortschr. Röntgenstr. **74**, 689 (1951). —ALBRIGHT, F., and E. C. REIFENSTEIN: The parathyroid glands and metabolic bone disease. London: Williams & Wilkins Company 1948. — ALEXANDER, L., and S. POOL: Intracranial arteriography with diodrast. N. Y. State J. Med. **43**, 1429 (1943).— ALGYOGI, H.: Ein Fall von radiologisch nachgewiesenem Tumor der Hirnbasis. Fortschr. Röntgenstr. **14**, 257 (1909). — ALLEN, E. P.: Pineal localization: rapid direct method. Brit. J. Radiol. **13**, 102 (1940). — ALPERS, B. J., and F. M. FORSTER: Arteriovenous aneurysm of great cerebral vein and arteries of the circle of Willis. Arch. of Neur. **54**, 181 (1945). — ALPERS, B. J., and J. J. RYAN: Verified cerebral aneurysms with negative arteriogram. J. Nerv. Dis. **109**, 220 (1949). — ALPERS, B. J., and N. S. SCHLEZINGER: Aneurysm of the posterior communicating artery. Arch. of Ophthalm. **42**, 353 (1949). — ANDERSON, F. M.: Pneumoencephalography in children. A review of 400 cases. Bull. Los Angeles Neur. Soc. **16**, 125 (1951). — ANDERSSON, T.: Pneumographic diagnosis of meningiomata of the falx. Acta radiol. (Stockh.) **40**, 185 (1953).—ANTOINE, E., et B. BAILLY-MASSON: L'osteome réactionnel des méningiomes en plaque des ailes sphénoïdales. J. Radiol. et Électrol. **32**, 851 (1951). — ANTON, G.: Über die Bedeutung der Synostose des ersten Halswirbels mit dem Hinterhaupte bei Epilepsien. Dtsch. Z. Nervenheilk. **89**, 2 (1926). — APLEY, J.: Familial tuberose sclerosis with calcification. Brain **67**, 258 (1944). — ARANA, R., and A. ASENJO: Ventriculographic diagnosis of cysticercosis of the posterior fossa. J. of Neurosurg. **2**, 181 (1943). — ARCÉ, J.: Iodo-ventricolographie cérébrale. Bull. Soc. nat. Chir. Paris **58**, 786 (1932).— ARCELIN, F.: Les altérations de la sella turcique consécutives aux anévrismes arteriosoveneux du sinus caverneux. J. belge Radiol. **13**, 125 (1924). — Recherche radiographique des fractures du rocher. Bull. Soc. électro-radiol. méd. France **26**, 368 (1938). — ARENDT, J.: Bone rarefaction after skull injuries. Radiology **45**, 608 (1945). — ARNELL, S.: Myelography with skiodan. Amer. J. Roentgenol. **66**, 241 (1951). — ARNOLD, J.: Myelocyster Transposition von Gewebskeimen und Sympodie. Beitr. path. Anat. **16**, 1 (1894). — ARNULF, G., et A. HANTZ: Étude artériographique des effets des ligatures carotidiennes. Presse méd. **58**, 1456 (1950). — ASK-UPMARK, E.: Experiences on encephalography, with special regard to insufflation of air by cisternal (suboccipital) puncture. Acta psychiatr. (København.) **7**, 21 (1932). — The carotid sinus and cerebral circulation. Acta psychiatr. (København.) Suppl. **6** (1935). — ATKINSON, W. J.: The anterior inferior cerebellar artery. Its variations, pontine distribution and significance in the surgery of cerebellopontine angle tumors. J. Neur., Neurosurg. a. Psychiatr. 12, 137 (1949).

BAILEY, P.: Further observations on pearly tumors. Arch. Surg. 8, 524 (1924). — Variation in the shape of the lateral cerebral ventricles due to differences in the shape of the head. Arch. of Neur. **35**, 932 (1936). — Intracranial tumors. Springfield: Ch. C. Thomas 1948. — BALDREY, E.: Pathology of brain tumors and its relationship to roentgenologic diagnosis. Radiology **41**, 106 (1943). — BALL, S.: Ossifying fibroma of the frontal sinus. Arch. of Otolaryng. **53**, 460 (1951). — BARDEN, R. P.:

Traumatic pneumocranium; a report of 2 cases. Amer. J. Roentgenol. 43, 514 (1940). — BARTELHEIMER, H.: Die Hyperostosis frontalis interna als Symptom des hypophysären Diabetes. Dtsch. med. Wschr. 1939, 1129. — BARTH, E. E., and G. E. IRWIN jr.: Traumatic pneumocephalus. Radiology 54, 424 (1950). — BASSETT, R. C.: Multiple cerebral aneurysms. J. of Neurosurg. 1, 132 (1951). — BATTS jr., M.: Multiple myeloma: review of 40 cases. Arch. Surg. 39, 807 (1939). — BAUER, K. H.: Der Bruch der Schädelbasis. Arch. klin. Chir. 196, 16, 460 (1939). — Über Thorotrastschäden und Thorotrastsarkomgefahr. Chirurg 19, 387 (1948). — BECK, C. S., C. F. MCKHANN and W. D. BELNAP: Revascularization of the brain through establishment of a cervical arteriovenous fistula. J. Pediatry 35, 317 (1949). — BECKER, F.: Röntgenologisch nachgewiesene Hirncysticercen bei epileptischen Anfällen. Fortschr. Röntgenstr. 49, 587 (1934). — BECKER, H.: Eine klinisch und anatomisch ungewöhnliche Beobachtung einer Atlasassimilation mit basaler Impression; ihre Bedeutung für die Zuordnung dieser Umbildung. Arch. f. Psychiatr. 111, 139 (1940). — BECKER, H., u. F. RADTKE: Eine Methode zur willkürlich steuerbaren Luftfüllung der Ventrikel bzw. peripheren Liquorräume. Zugleich ein Beitrag zur Kenntnis des Ausbreitungsweges der Luft bei der Encephalographie, sowie der durch sie ausgelösten Reizerscheinungen. Nervenarzt 20, 442 (1949). — Über eine neue encephalographische Methode, Hirnkammern und erweiterte periphere Spalträume isoliert zur Darstellung zu bringen. Fortschr. Röntgenstr. 72, 160 (1949). — BECKMAN, J. W., and L. S. KUBIE: Twenty-one cases of tumour of the hypophyseal stalk. Brain 52, 127 (1929). — BÉCLÈRE, M. A.: De l'importance d'un signe radiograviques, les taches suprasellaires, pour le diagnostic différentiel des tumeurs de la poche de Rathke et des tumeurs cérébelleuses. Rev. neur. 1, 698 (1928). — Le radiodiagnostic et la radiothérapie des tumeurs de l'encéphale. J. Radiol. et Électrol. 12, 570 (1928). — BELANGER, W. G., and C. G. DYKE: Roentgen diagnosis of malignant nasopharyngeal tumors. Amer. J. Roentgenol. 50, 9 (1943). — BELZ, F. L.: Ein Beitrag zur Bedeutung der Luftmyelographie, insbesondere für die Diagnostik des Bandscheibenprolapses. Nervenarzt 21, 300 (1950). — BENEDEK, L., u. TH. HÜTTLE: Über den diagnostischen Wert der cerebralen Stereoangiographie, hauptsächlich bei intrakraniellen Tumoren. Basel u. Leipzig: S. Karger 1938. — BERCZELLER, A., u. H. KUGLER: Freilegung der Arteria vertebralis am Sulcus atlantis, Beitrag zur Arteriographie des Stromgebietes der Arteria vertebralis-basilaris. Arch. klin. Chir. 190, 810 (1937). — BERDAL, P., and L. EMBLEM: Percutaneous carotid angiography. Local complications in the throat with special reference to the larynx and pharynx. Acta psychiatr. (København.) 26, 1 (1951). — BERGERHOFF, W., u. W. HÖBLER: Messungen von Winkeln und Strecken am Röntgenbild des Schädels von Kindern und Jugendlichen. Fortschr. Röntgenstr. 78, 190 (1953). — BERGSTRAND, H.: On the classification of the haemangiomatous tumours and malformations of the central nervous system. Acta path. (Københ.) scand. Suppl. 26 (1936). — BERGSTRAND, H., H. OLIVECRONA u. W. TÖNNIS: Gefäßmißbildungen und Gefäßgeschwülste des Gehirns. Leipzig: Georg Thieme 1936. — BERKWITZ, N. J.: Non-communicating cyst of the septum pellucidum; with recovery following ventriculography. Minnesota Med. 22, 402 (1939). — BERKWITZ, N. J., and L. G. RIGLER: Tuberous sclerosis diagnosed with cerebral peumography. Arch. of Neur. 34, 833 (1935). — BERNSTEIN, L., and G. I. PITEGOFF: Tuberous sclerosis: two cases of subtentorial calcification. Connecticut Med. J. 15, 1051 (1951). — BESSMAN, A. N., G. J. HAYES, R. W. ALMAN and J. F. FAZEKAS: Cerebral hemodynamics in cerebral arteriovenous vascular anomalies. Med. Ann. Distr. Columbia 21, 422 (1952). — BEUTEL, A.: Ergebnisse der röntgenologischen Schädeldiagnostik. Med. Klin. 29, 581 (1933). — Pathologische Veränderungen am Canalis opticus. Fortschr. Röntgenstr. 48, 576 (1933). — BEZI, I.: Assimilation of atlas and compression of medulla. The clinical significance of torticollis and localised chronic arthritis deformans of spine. Arch. of Path. 12, 333 (1931). — BICKERSTAFF, E. R., P. C. P. CLOAKE, B. HUGHES and W. T. SMITH: The resemose form of cerebral cysticercosis. Brain 75, 1 (1952). — BILLING, L., and N. RINGERTZ: Fibro-osteoma. Acta radiol. (Stockh.) 27, 129 (1946). — BINGEL, A.: Intralumbare Lufteinblasung zur Hohendiagnose intraduraler extramedullärer Prozesse und zur Differentialdiagnose gegenüber intramedullären Prozessen. Dtsch. Z. Nervenheilk. 72, 358 (1921). — Encephalographie, eine Methode zur röntgenographischen Darstellung des Gehirns. Fortschr. Röntgenstr. 28, 205 (1921). — Über Encephalographie. Klin. Wschr. 7, 2393 (1928). — Encephalographische Erfahrungen. Z. Neur. 114, 323 (1928). — BINKHORST, C. D.: Toxoplasmosis; report of four cases, with demonstration of parasites in one case. Ophthalmologica (Basel) 115, 65 (1948). — BLOOR, B. M., F. R. WRENN jr. and G. J. HAYES: An experimental method for the evaluation of contrast media used in cerebral angiography. J. of Neurosurg. 8, 435 (1951). — BODECHTEL, G., u. F. W. WICHMANN: Cerebrale Kreislaufstörungen nach der Arteriographie. Z. Neur. 151, 673 (1934). — BODENREIDER, P. L., et P. NEVEU: Aspect radiologique d'une nouvelle dysostose cranienne. J. Radiol. et Électrol. 32, 841 (1951). — Fracture circulaire de la voûte cranienne. (Aspect en oeuf à la coque.) J. Radiol. et Électrol. 32, 844 (1951). — BOEMKE, F., u. W. JOEST: Chordome im Bereich des Schädels. Virchows Arch. 297, 351 (1936). — BOGIN, M., T. G. HOLZSAGER and B. KRAMER: Encephalography in children. Amer. J. Dis. Childr. 42, 526 (1931). — BOLDREY, E.: The pathology of brain tumors and its relationship to roentgenologic diagnosis. Radiology 41, 107 (1943). — BOLDREY, F., and E. R. MILLER: Calcified ependymoblastoma of the fourth ventricle in a 4 year old girl; roentgen demonstration. Radiology 38, 495 (1942). — BONKALO, A.: Filling of subarachnoid spaces over convexity in encephalograms of normal and tumor cases. Acta psychiatr. (København.) 25, 323 (1950). — BONNAL, J., et F. SANTAMARIA: L'angiographie carotidienne. (Notes à propos du diagnostic topographique et histologique des tumerus cérébrales). J. Radiol. et Électrol. 33, 136 (1952). — Bogaert, L. van: Le diagnostic des tumerus suprasellaires et en particulier des tumerus de la poche pharyngienne de Rathke. Tr. XIII Concilium Ophthalmologicum. Hollandia 3, 1 (1929). — Branch, C. D., E. Cutler and R. Zollinger:' Experiences with encephalography. New England J. Med. 207, 963 (1932). — Brauns, W. H.: Hyperostosis frontalis interna. Bull. New England Med. Center 6, 267 (1944). — Bremer, J. L.: Congenital aneurysms of the cerebral arteries, an embryologic study. Arch. of Path. 35, 819 (1943). — Brenner, W.: Zur Encephalographie im Kindesalter. Z. Kinderheilk. 60, 595 (1939). — Brew, J. D., and V. Dill: Rate of blood flow through standard gage needles under pressure. J. Amer. Med. Assoc. 140, 1145 (1949). — Brobeil, A.: Praktische Bedeutung der cerebralen Arteriographie in der Neurologie und Psychiatrie. Nervenarzt 21, 210 (1950). — Hirndurchblutungsstörungen, ihre Klinik und arteriographische Diagnose. Stuttgart: Georg Thieme 1950. — Die Tumordiagnostik im Arteriogramm Fortschr. Neur. 21, 284 (1953). — Brock, S.: Injuries of the skull, brain and spinal cord. Baltimore: Williams & Wilkins Company 1940. — Brock, S., and C. G. Dyke: Venous and arteriovenous angiomas of brain: clinical and roentgenographic study of 8 cases. Bull. Neur. Inst. New York 2, 247 (1932). — Broman, T., B. Forssman and O. Olsson: Further experimental investigations of injuries from contrast media in cerebral angiography: summation of various injurious factors. Acta radiol. 34, 135 (1950). Broman, T., and O. Olsson: The tolerance of cerabral bloodvessels to a contrast medium of the diodrast group. Acta radiol. (Stockh.) 30, 326 (1948). — Experimental study of contrast media for cerebral angiography with reference to possible injurious effects on the cerebral vessels. Acta radiol. (Stockh.) 31, 321 (1949). — Bromer, R. S.: Osteogenesis imperfecta. Amer. J. Roentgenol. 30, 631 (1933). — Bronisch, F. W.: Über das 24 Stunden-Encephalogramm. Dtsch. Z. Nervenheilk. 166, 65 (1951). — Über das 24 Stunden-Encephalogramm. Weitere Ergebnisse. Nervenarzt 23, 188 (1952). — Browder, J., and N. R. Hollister: Air encephalography and ventriculography as diagnostic aids in craniocerebral trauma. Chapter 16, "Trauma of the central nervous system". Proceedings of the Association for Research in Nervous and Mental Disease, Bd. 24. Baltimore: Williams & Wilkins Company 1945. — Browne, K. M., W. E. Stern and A. E. Walker: Cerebral arterial shunt. Arch. of Neur. 68, 58 (1952). — Brunner, H.: Zur Diagnose der Acusticustumoren. Mschr. Ohrenheilk. 69, 549 (1935). — Zur Differentialdiagnose der Kleinhirnbrückenwinkeltumoren. Mschr. Ohrenheilk. 69, 708 (1935). — Bull, J. W. D.: Radiological diagnosis of chronic subdural haematoma. Proc. Roy. Soc. Med. 33, 203 (1940). — Paget's disease of the skull with platybasia. Proc. Roy. Soc. Med. 40, 85 (1946/47). — A review of cerebral angiography. Proc. Roy. Soc. Med. 42, 880 (1949). — Positive contrast ventriculography. Acta radiol. (Stockh.) 34, 253 (1950). — Diagnostic neuroradiology. In Modern Trends in Neurology, herausgeg. von A. Feiling, London: Butterworth 1951. — The radiological diagnosis of spinal meningiomas and neurofibromas. Acta radiol. (Stockh.) 1953. — Bull, J. W. D., and D. Sutton: Diagnosis of paraphyseal cysts. Brain 72, 487 (1949). — Bunner, R.: Angiographic studies of cerebral vessels in arteriovenous aneurysms. Acta radiol. (Stockh.) 31, 233 (1949). — Busch, E., and E. Christensen: The three types of glioblastoma. J. of Neurosurg. 4, 200 (1947). — Busse, O.: Aneurysmen und Bildungsfehler der Arteria communicans anterior. Virchows Arch. 299, 178 (1921). — Bystrow, A. P.: Morphologische Untersuchungen über die Occipitalregion und die ersten Halswirbel der Säugetiere und des Menschen. II. Mitt. Die Assimilation des Atlas und deren phylogenetische Bedeutung. Z. angew. Anat. 102, 307 (1933).

Caffey, J.: Pediatric x-ray diagnosis. Chicago: The Year Book Publishers 1945. — Cairns, H.: The vascular aspects of head injuries. Lisboa méd. 19, 375 (1942). — Cairns, H. and M. H. Jupe: In A text-book of x-ray diagnosis by British authors, Bd. I. London: H. K. Lewis 1951. — Callahan jr., W. P., W. D. Russel and M. C. Smith: Human toxoplasmosis. Medicine 25, 343 (1946). — Camp, J. D.: Normal and pathologic anatomy of sella turcica as revealed at necropsy. Radiology 1, 65 (1923). — Normal and pathologic anatomy of sella turcica as revealed by roentgenograms. Amer. J. Roentgenol. 12, 143 (1942. — Intracranial calcification and its roentgenologic significance. Amer. J. Roentgenol. 23, 615 (1930). — Roentgenologic observations in meningiomas of olfactory groove and meningiomas arising from tuberculum sellae. Proc. Staff Meet. Mayo Clin. 6, 221 (1931). — Osseous changes in hyperparathyroidism: roentgenologic study. J. Amer. Med. Assoc. 99, 1913 (1932). — Tumors of scalp and skull and their significance as revealed by roentgenograms. Med. Clin. N. Amer. 25, 1103 (1941). — Symmetrical calcification of cerebral basal ganglia: its roentgenological significance in diagnosis of parathyroid insufficiency. Radiology 49, 568 (1947). — Roentgenologic observations concerning erosion of sella turcica. Radiology 53, 666 (1949). — Significance of intracranial calcification in roentgenologic diagnosis of intracranial neoplasms. Radiology 55, 659 (1950). — Cerebral angiography: roentgenologic aspects. Proc. Staff Meet. Mayo Clin. 26, 140 (1951). — Camp, J. D., and E. I. L. Cilley: The significance of asymmetry of the pori acoustici as an aid in the diagnosis of eighth nerve tumors. Amer. J. Roentgenol. 41, 713 (1939). — Camp, J. D., and R. D. Moreton: Radiation necrosis of the calvarium. Report of five cases. Radiology 45, 213 (1945). — Camp, J. D., and L. A. Nash: Developmental thinness of parietal bones. Radiology 42, 42 (1944). — Campbell jr., E. H., and R. B. Gottschalk: Osteoma of the frontal sinus and penetration of lateral ventricle with intermittent pneumocephalus. J. Amer. Med. Assoc. 111, 239

(1938). — CAPUA, A.: Encephalography with subarachnoidal injection of thorotrast. Radiol. med. **20**, 1376 (1933). — CARPENTER, E. R.: Pneumoventriculography in the localization of brain absceß. Arch. of Otolaryng. **1**, 392 (1925). — CARR, A. D.: Neuropsychiatric syndromes associated with hyperostosis frontalis interna. Arch. of Neur. **35**, 982 (1936). — CARRILLO, R.: Yodoventriculografia (fosa posterior). Buenos Aires: Frascoli y Bindi 1937. — CARTER, R. A.: Coccidioidal granuloma: roentgen diagnosis. Amer. J. Roentgenol. **25**, 715 (1931). — CASATI, A.: Die senilen Schädelveränderungen im Roentgenbild. Fortschr. Röntgenstr. **34**, 335 (1926). — CASTELLANO, F., y G. RUGGIERO: El aneurisma carotideo-cavernoso. Fol. clin. internac. **1**, 1 (1951). — CAUGHEY, J. E.: Radiological changes in the skull in dystrophie myotonica. Brit. Med. J. **1952**, No 4750, 137. — CHAMBERLAIN, W. E.: Basilar impression (platybasia); bizarre developmental anomaly of the occipital bone and upper cervical spine with striking and misleading neurologic manifestations. Yale J. Biol. a. Med. **11**, 487 (1939). — CHAUSSÉ, C.: Applications of the steroradiographie centring apparatus in otology and general surgery. I. Radiographic analysis in otology. Brit. J. Radiol. **12**, 76 (1939). —Directives pour le radiodiagnostic des fractures du labyrinthe. J. belge Radiol. **28**, 305 (1939). — CHILDE, A. E.: Calcification of the choroid plexus and its displacement by expanding intracranial lesions. Amer. J. Roentgenol. **45**, 523 (1941). — CHILDE, A. E., and F. L. MCNAUGHTON: Diverticula of the lateral ventricles extending into the cerebellar fossa. Arch. of Neur. **47**, 768 (1942). — CHILDE, A. E., D. PARKINSON and J. HOOGSTRATEN: Ventriculographic examination of the aqueduct of Sylvius and fourth ventricle Acta radiol. (Stockh.) **40**, 211 (1953). — CHILDE, A. E., and W. PENFIELD: Anatomic and pneumographic studies of temporal horn. Arch. of Neur. **37**, 1021 (1937). — The role of x-ray in the study of local atrophic lesions of the brain. Amer. J. Psychiatr. **10**, 30 (1944). — CHILDE, A. F., and A. W. YOUNG: Pneumographic diagnosis of intraventricular dermoid; report of a case. Radiology **48**, 56 (1947). — CHOROBSKI, J., and L. DAVIS: Cyst formations of skull. Surg. etc. **58**, 12 (1934). — CHRISTIAN, H. A.: Defects in membranous bones, exophthalmos and diabetes insipidus: an unusual syndrome of dyspituitarism; a clinical study. Contributions to Medical and Biological Research. Bd. I. New York: Paul B. Hoeber 1919. — CHRISTOPHE, L.: Radiologie des anévrysmes cérébraux. Acta neurol. et psychiatr. belg. **50**, 465 (1950). — CHUSID, J. G., F. ROBINSON and M. P. MARGULES-LAVERGNE: Transient hemiplegia associated with cerebral angiography (diodrast). J. of Neurosurg. **6**, 466 (1949). — CLEVELAND, D., and E. END: Helium in encephalography. Surg. etc. **74**, 760 (1942). — COBLENTZ, R. G.: Cerebellar subdural hematoma in an infant 2 weeks old with secondary hydrocephalus. Surgery **8**, 771 (1940). — COHEN, E.: Tumors involving the Gasserian ganglion. J. Nerv. Dis. **78**, 492 (1933). — COLEMAN, F. C., J. R. SCHENKEN and W. D. ABBOTT: Air embolism as a complication of lumbar pneumoencephalography. Report of two cases with necropsy findings. Amer. J. Path. **25**, 787 (1949). — Air embolism during pneumoencephalography. Amer. J. Clin. Path. **20**, 966 (1950). — COLEMAN, F. C., and C. E. TROLAND: Congenital atresia of the foramina of Luschka and Magendie, with report of 2 cases of surgical cure. J. of Neurosurg. **5**, 84 (1948). — CONLEY, T. M.: Adamantinoma of the craniopharyngeal duct. Amer. J. Dis. Childr. **61**, 1275 (1941). — COURVILLE, C. B., and L. J. ADELSTEIN: Intracranial calcification, with particular reference to that occuring in gliomas. Arch. Surg. **21**, 801 (1930). — COURVILLE, C. B., and P. M. ROCOVICH: A contribution to the study of sinus pericranii. Bull. Los Angeles Neur. Soc. **11**, 3 (1946). — COWEN, D., A. WOLF and B. H. PAIGE: Toxoplasmic encephalomyelitis; clinical diagnosis of infantile or congenital toxoplasmosis; survival beyond infancy. Arch. of Neur. **48**, 689 (1942). — CRAIG, W. M., M. N. WALSH and J. D. CAMP: Basilar invagination of the skullso-called platybasia; report of three cases in which opertion was done. Surg. etc. **74**, 751 (1942). — CRAWFORD, A. S.: Method of ventricular puncture and studies in cerebral pneumography. Yale J. Biol. a. Med. **11**, 473 (1939). — CRITCHLEY, M., and S. P. MEADOWS: Calcified subdural hematoma. Proc. Roy. Soc. Med. **26**, 306 (1933). — CROTHERS, B., and G. M. WYATT: Mechanism of displacement of the ventricular system in children with atrophic lesions. Arch. of Neur. **45**, 246 (1941). — CULBRETH, G. C., A. E. WALKER and R. W. CURRY: Cerebral angiography in "Brain Tumor suspects". J. of Neurosurg. **7**, 127 (1950). — CURRY, R. W., and G. C. CULBRETH: The normal angiogram. Amer. J. Roentgenol. **65**, 345 (1951). — CURTIS, J. B.: Rapid serial angiography: preliminary report. J. Neur., Neurosurg. a. Psychiatr. **12**, 167 (1949). — Cerebral angiography. Brit. J. Surg. **38**, 295 (1951). — CURTISS, D. L., and A. VERBRUGGEN: Basilar impression resembling cerebellar tumour. Arch. of Neur. **52**, 412 (1944). — CUSHING, H.: The pituitary body and its dissrdsrs. Philadelphia: J. B. Lippincott Company 1912. — The cranial hyperostises produced by meningeal endotheliomas. Arch. of Neur. 8, 139 (1922). — The intracranial tumours of preadolescence. Amer. J. Dis. Childr. **33**, 551 (1927). — The chiasmal syndrome of primary optic atrophy and bitemporal field defects in adult patients with a normal sella turcica. Arch. Ophth. **3**, 505 (1930). — CUSHING, H., and L. EISENHARDT: Meningiomas arising from the tuberculum sellae, with the syndrome of primary optic atrophy and bitemporal field defects combined with a normal sella turcica in a middle-aged person. Arch. of Ophthalm. **1**, 168 (1929). — Meningiomas, their classification, regional behavior, life history and surgical end results. Springfield, Ill.: Ch. C. Thomas 1938.

DANDY, W. E.: Ventriculography following the injection of air into the cerebral ventricles. Ann. Surg. **68**, 5 (1918). — Roentgenography of the brain after injection of air into the spinal canal. Ann. Surg. **69**, 397 (1919). — Ventriculography following the injection of air into the cerebral ventricles.

Amer. J. Roentgenol. **6**, 26 (1919). — Fluoroscopy of the cerebral ventricles. Bull. Hopkins Hosp. **30**, 29 (1919). — Localization or elimination of cerebral tumors by ventriculography. Surg. etc. **30**, 329 (1920). — Localization of brain tumors by cerebral pneumography. Amer. J. Roentgenol. **10**, 610 (1923). — Pneumocephalus (intracranial pneumatocele or aerocele). Arch. Surg. **12**, 949 (1926). — Arteriovenous aneurysms of scalp and face. Arch. Surg. **52**, 1 (1946). — Intracranial arterial aneurysms. Ithaca, N. Y.: Comstock 1944. — Dariaux, A., et H. Hartman: Radiographies de canaux optiques élargis dans deux cas de maladies de Recklinghausen. Bull. Soc. Radiol. méd. France **17**, 227 (1929). — David, M., D. Mahoudeau, H. Askenasy et M. Brun: Sur le diagnostic des tumeurs de la région épiphysaire ne se manifestant que par des signes d'hypertension intracranienne. De l'importance de la ventriculographie en pareils cas. Interprétation délicate de certains ventriculogrammes. Revue neur. **63**, 571 (1935). — David, M., et L. Stuhl: Les méningiomes de la petite aile du sphénoide; étude radiologique. J. Radiol. et Électrol. **17**, 193 (1933). — Davidoff, L. M.: Convolutional digitations seen in the roentgenograms of immature human skulls. Bull. Neur. Inst. New York **5**, 61 (1936). — Davidoff, L. M., and C. G. Dyke: Agenesis of the corpus callosum, diagnosis by encephalography; report of 3 cases. Amer. J. Roentgenol. **32**, 1 (1934). — Relapsing juvenile subdural hematoma. Bull. Neur. Inst. New York **7**, 95 (1938). — The normal encephalogram, 2. Aufl. Philadelphia: Lea a. Febiger 1946. — Davidoff, L. M., and B. S. Epstein: The abnormal pneumoencephalogram. Philadelphia: Lea a. Febiger 1950. — Davidoff, L. M., and H. Gass: Convolutional markings in the skull roentgenograms of patients with headache. Amer. J. Roentgenol. **61**, 317 (1949). — Davies, H.: Cerebral arteriography. Brit. J. Radiol. **10**, 871 (1937). — Report on a series of head injury investigated by encephalography. Brit. J. Radiol. **15**, 238 (1942). — Discussion on myelography. Proc. Roy. Soc. Med. **44**, 881 (1951). — Davies, H., and M. A. Falconer: Ventricular changes after closed head injury. J. of Neur. **6**, 52 (1943). — Decker, K.: Technik und diagnostische Möglichkeiten der percutanen Vertebralis-Arteriographie. Acta neurochir. (Wien) **2**, 74 (1951). — Zur Klinik und Röntgendiagnostik basaler Aneurysmen. Dtsch. Z. Nervenheilk. **165**, 1 (1951). — Percutane Vertebralis-Arteriographie. Nervenarzt **22**, 32 (1951). — The displacement of the posterior cerebral artery in vertebral angiograms. Acta radiol. (Stockh.) **40**, 91 (1953). — Deery, E. M.: Note on calcification in pituitary adenomas. Endocrinology **13**, 455 (1929). — Syndromes of tumours in the chiasmal region. J. Nerv. Dis. **71**, 383 (1930). — Delmas, A., B. Pertuiset et G. Bertrand: Les veines du lobe temporal. Rev. d'Otol. etc. **23**, 224 (1951). — Delmas-Marsalet, P.: Le radiodiagnostic des tumeurs cérébrales. (Encéphalographie simple et craniografie). Arch. Électric. méd. **41**, 1 (1933). — Denk, W.: Die Bedeutung der Pneumoventrikulographie (Encephalographie für die Hirndiagnostik. Mitt. Grenzgeb. Med. u. Chir. **36**, 9 (1923). — Dereux, J., et H. Monnier: Une technique radiographique simple et d'interprétation facile pour le diagnostic des tumeurs de l'acoustique (position fronto-sous-occipitale). J. Radiol. et Électrol. **23**, 73 (1939). — D'Erico, A.: Meningiomas of cerebellar fossa. J. of Neurosurg. **7**, 227 (1950). — Dessel, A. van: Calcification dans les gliomes du cerveau. Arch. franco-belg. Chir. **28**, 845 (1925). — Dibbern, H.: Ein Beitrag zur Röntgendiagnostik der Tumoren des Gehirnes und seiner Hüllen unter besonderer Berücksichtung der Wertigkeit der einzelnen Symptome im unkomplizierten Röntgenogramm. Fortschr. Röntgenstr. **52**, 425 (1935). — di Chiro, G. and E. Lindgren: Radiographic findings in 14 cases of Sturge-Weber syndrome. Acta radiol. (Stockh.) **35**, 387 (1951). — Di Chiro, G.: Cordomi intracranii. Studio radiografico Radiologia **9**, 29 (1953). — Dickerson, W. W.: Characteristic roentgenographic changes associated with tuberous sclerosis. Arch. of Neur. **53**, 199 (1945). — Dickson, D. D., J. D. Camp and R. K. Ghormley: Ostetitis deformans Paget's disease of bone. Radiology **44**, 449 (1945). — Dixon, H. H., and F. G. Ebaugh: Encephalography. Arch. of Neur. **28**, 1326 (1932). — Dolan, L. P.: Allergic death due to intravenous use of diodrast; suggestions for possible prevention. J. Amer. Med. Soc. **114**, 138 (1940). — Dombrovsky, A. I.: Roentgen diagnosis of cysticercus. Amer. J. Roentgenol. **45**, 558 (1941). — Domnick, O.: Zur Technik der perkutanen Arteriographie. Zbl. Neurochir. **5**, 184 (1940). — Donald, D. C., K. F. Kesmodel, St. L. Rollins and R. M. Paddison: Improved technic for percutaneous cerebral angiography. Arch. of Neur. **65**, 508 (1951). — Dorsey, J. F., and P. J. Centner: Pantopaque-gelfoam method for the roentgen visualization of the plane of lobotomy. Amer. J. Roentgenol. **65**, 277 (1951). — Dott, N. M.: Intracranial aneurysm. Tr. Med. Chir. Soc. Edinburgh **40**, 219 (1933). — Dressler, R.: Über die Hyperostosen des Stirnbeins. Beitr. path. Anat. **78**, 332 (1927). — Drewes, H. G.: Die Lageveränderung der verkalkten Zirbeldrüse auf dem Röntgenbild bei gerichteter intrakranieller Schrumpfung nach offenen Gehirnverletzungen. Fortschr. Röntgenstr. **77**, 77 (1952). — Droguet, P.: Les craniopharyngiomes. Paris: Thèse-Verlag 1942. — Duffy, W. C.: Hypophyseal duct tumours. A report of three cases and a fourth case of cyst of Rathke's pouch. Ann. Surg. **72**, 537 (1920). — Dunsmore, R., W. B. Scoville and B. B. Whitcomb: Complications of angiography. J. of Neurosurg. **8**, 110 (1951). — Duus, P., u. W. Behrmann: Die perkutane Arteriographie. Nervenarzt **13**, 350 (1940). — Duus, P., u. K. Speckmann: Über die Grenzen der Encephalographie und Arteriographie in der Diagnostik von Hirntumoren. Zbl. Neurochir. **7**, 122 (1942). — Dyes, O.: Das Röntgenbild der 3. und 4. Hirnkammer. Fortschr. Röntgenstr. **50**, 230 (1934). — Die Hirnkammerformen bei Hirntumoren. Fortschr. Röntgenstr. **52**, 79 (1937). — Gleichzeitige Röntgenaufnahmen mit gekreuzten Strahlenkegeln. Röntgenprax. **10**, 252 (1938). — Angiographie. Fortschr. Röntgenstr. **63**, 63 (1941). — Dyke, C. G.: Indirect signs of brain tumor as noted in routine roentgen examination;

displacement of the pineal shadow. Amer. J. Roentgenol. **23**, 598 (1930). — Pathognomonic encephalographic sign. of subdural hematoma. Bull. Neur. Inst. New York **5**, 135 (1936). — Section on roentgen diagnosis. In J. M. McKinney, T. Acree and S. E. Soltz: Syndrome of unruptured aneurysm of intracranial portion of the internal carotid artery. Bull. Neur. Inst. New York **5**, 247 (1936). — The roentgen-ray diagnosis of the skull and intracranial contents. Nelson's Loose-leaf Radiology. New York: Nelson a. Sons 1941. — Acquired subtentorial pressure diverticulum of a cerebral lateral ventricle. Radiology **39**, 167 (1942). — Dyke, C. G., and L. M. Davidoff: The demonstration of normal cerebral structures by means of encephalography. I. The choroid plexuses. Bull. Neur. Inst. New York **2**, 331 (1932). — The demonstration of normal cerebral structures by means of encephalography. IV.: The subarachnoidal cisterns and their contents. Bull. Neur. Inst. New York **3**, 418 (1934). — The significance of abnormally shaped subarachnoid cisterns as seen in the encephalogram. Amer. J. Roentgenol. **32**, 743 (1935). — Congenital abscence of the septum pellucidum. Amer. J. Roentgenol. **34**, 573 (1935). — The pneumoencephalographic diagnosis of tumors of the corpus callosum. Bull. Neur. Inst. New York **4**, 602 (1936). — Encephalographic appearance of intraventricular epidermoid. Bull. Neur. Inst. New York **6**, 489 (1937). — Chronic subdural hematoma. Bull. Neur. Inst. New York **7**, 112 (1938). — An explanation for the ribbing seen in the walls of dilated cerebral ventricles. Yale J. Biol. a. Med. **11**, 485 (1939). — The pneumoencephalographic appearance of hemangioblastoma of the cerebellum. Amer. J. Roentgenol. **44**, 1 (1940). — Dyke, C. G., L. M. Davidoff and C. B. Masson: Cerebral hemiatrophy with homolateral hypertrophy of the skull and sinuses. Surg. etc. **57**, 588 (1933). — Dyke, C. G., C. A. Elsberg and L. M. Davidoff: Enlargement of the defect in the air shadow normally produced by the choroid plexus. Amer. J. Roentgenol. **33**, 736 (1935). — Dyke, C. G., A. Wolf, D. Cowen, B. H. Paige and J. Caffey: Toxoplasmic encephalomyelitis. Amer. J. Roentgenol. **47**, 830 (1942).

Eaglesham, D. C.: Radiological aspects of intracranial pneumocephalus. Brit. J. Radiol. **18**, 335 (1945). — Nonsignificant ventricular shift in pneumoencephalograms: with particular reference to bowing of septum pellucidum. Radiology **55**, 1 (1950). — Eaton, L. M., J. D. Camp and J. G. Love: Symmetric cerebral calcification, particularly of the basal ganglia, demonstrable roentgenographically. Calcification of the finer cerebral blood vessels. Arch. of Neur. **41**, 921 (1939). — Eaton, L. M., and F. S. Haines: Parathyroid insufficiency with symmetrical cerebral calcification. J. Amer. Med. Assoc. **113**, 749 (1939). — Ebenius, B.: The results of examination of the petrous bone in auditory nerve tumors. Acta radiol. (Stockh.) **15**, 284 (1934). — The roentgen appearance in four cases of basilar impression. Acta radiol. (Stockh.) **15**, 652 (1934). — Echols, D. H.: Giant cell tumor of the sphenoid bone. Report of a case. J. of Neurosurg. **2**, 16 (1945). — Echternacht, A. P., and J. A. Campbell: Midline anomalies of the brain; their diagnosis by pneumoencephalography. Radiology **46**, 119 (1946). — Ecker, A. D.: Upward transtentorial herniation of the brain stem and cerebellum due to tumor of the posterior fossa. With speczial note on tumors of the acoustic nerve. J. of Neurosurg. **5**, 51 (1948). — The normal cerebral angiogram. Springfield, Ill.: Ch. C. Thomas 1951. — Ecker, A. D., and R. H. Chamberlain: An additional approach to the internal carotid artery for cerebral angiography. J. of Neurosurg. **4**, 444 (1947). — Eckstein, A.: Die encephalographische Darstellung der Ventrikel im Kindesalter. Erg. inn. Med. **32**, 531 (1927). — Ehni, G., and A. W. Adson: Lipoma of the brain, report of cases. Arch. of Neur. **53**, 299 (1945). — Eichhorn, O., u. N. Moschik de Reya: Erfahrungen über die subdurale Pneumographie. Med. Mschr. **5**, 26 (1951). — Eisenstein, V. W., and H. K. Taylor: Porencephalic cyst; report of a case with arteriographic studies. Arch. of Neur. **45**, 1009 (1941). — Ekström, G.: Cerebral injuries after arteriography of brain with thorotrast. Acta chir. scand. (Stockh.) **82**, 291 (1939). — Ekström, G., u. Å. Lindgren: Gehirnschädigungen nach cerebraler Angiographie mit Thorotrast. Zbl. Neurochir. **3**, 227 (1938). — Ellis, R. W. B.: Internal hydrocephalus following cerebral thrombosis in an infant. Proc. Roy. Soc. Med. **30**, 768 (1937). — Elsberg, C. A.: Meningeal fibroblastomas. Bull. Neur. Inst. New York **1**, 3 (1931). — The meningeal fibroblastomas of the under surface of the temporal lobe, and their surgical treatment. Bull. Neur. Inst. New York **2**, 95 (1932). — The blood supply of the gliomas. Bull. Neur. Inst. New York **2**, 210 (1932). — Elsberg, C. A., and C. G. Dyke: Meningiomas attached to mesial part of sphenoid ridge with syndrome of unilateral optic atrophy, defect in visual dield of same eye and changes in sella turcica and in shape of intrapeduncular cistern after encephalography. Arch. of Ophthalm **12**, 644 (1934). — Elsberg, C. A., and Ch. W. Schwartz: Increased cranial vascularity in its relation to intracranial disease. Arch. of Neur. **11**, 292 (1924). — Elvidge, A. R.: The cerebral vessels studied by angiography. J. Nerv. Dis. **18**, 110 (1938). — Engeset, A.: Cerebral angiography with perabrodil. Acta radiol. (Stockh.) Suppl. **56**, (1944). — On roentgen examination in head trauma. Acta radiol. (Stockh.) **27**, 481 (1946). — About the angiographic visualization of the posterior cerebral artery, especially by intracarotid injection of contrast. Acta radiol. (Stockh.) **30**, 152 (1948). — On roentgen examination in head trauma: preliminary report form past five years. Acta radiol. (Stockh.) **34**, 288 (1950). — Engeset, A., and K. Kristiansen: Cerebral angiography in Modern trends in diagnostic radiology by J. W. McLaren. London 1948. — Engeset, A., and H. Kvadsheim: Technical improvement in cerebral angiography. Acta radiol. (Stockh.) **29**, 83 (1948). — Engeset, A., and A. Torkildsen: On changes of the optic canal in cases of intracranial tumor. Acta radiol. (Stockh.) **29**, 57 (1948). — Engstler, G.: Über den Lückenschädel Neugeborener und eine Beziehung zur Spina bifida. Arch. Kinderheilk. **40**, 322 (1904). — EPPLE, S., u. E. RUCKENSTEINER: Die Röntgendiagnose des Clivuschordoms. Schweiz. med. Wschr. **1946**, 764. — EPSTEIN, B. S.: Laminagraphy of the sphenoid bone. Amer. J. Roentgenol. **48**, 625 (1942). — Skull laminagraphy. Radiology **38**, 22 (1942). — Pantopaque myelography in the diagnosis of the Arnold-Chiari malformation without concomitant skeletal or central nervous system defects. Amer. J. Roentgenol. **59**, 359 (1948). — Pneumoencephalographic study of normal third and fourth cerebral ventricles and aqueduct of Sylvius. Amer. J. Roentgenol. **63**, 204 (1950). — Shortening of the posterior wall of sella turcica caused by dilatation of third ventricle or certain suprasellar tumors. Amer. J. Roentgenol. **65**, 49 (1951). — Angiographic demonstration of an anatomic variation in the position of the transverse dural sinuses. Radiology **57**, 407 (1951). — Separation of the blood vessels from the walls of a lateral ventricle in rapidly progressing hydrocephalus. Amer. J. Roentgenol. **67**, 929 (1952). — EPSTEIN, B. S., and L. M. DAVIDOFF: Use of laminagraphy with encephalography in diagnosis of midline and subtentorial brain tumors. Amer. J. Roentgenol. **55**, 675 (1946). — Advanced atrophy and enlargement of sella turcica with destruction of sphenoid. Amer. J. Roentgenol. **66**, 884 (1951). — An atlas of skull roentgenograms. Philadelphia: Lea a. Febiger 1953. — ERDÉLYI, J.: Diagnostische Verwertung der mit Hypophysengeschwülsten zusammenhängenden Röntgenveränderungen. Fortschr. Röntgenstr. **38**, 280 (1928). — Schädelveränderungen bei gesteigertem Hirndruck. Fortschr. Röntgenstr. **42**, 153 (1930). — Die Röntgendiagnostik der Hypophysengeschwülste. Fortschr. Röntgenstr. **51**, 125 (1935). — ERDHEIM, J.: Über Hypophysenganggeschwülste und Hirncholesteatome. Sitzgs.ber. Akad. Wiss. Wien, Math.-naturwiss. Kl. **1**, 113, 537 (1904). — ERIKSON, S.: Die Röntgendiagnostik der Meningeome des Keilbeinflügels. Nervenarzt **9**, 161 (1936). — Über Arteriographie bei Thrombose in der Carotis interna. Acta radiol. (Stockh.) **24**, 392 (1943). — ETHELBERG, S.: On changes in circulation through the anterior cerebral artery: a clinico-angiographical study. Acta psychiatr. (Københ.) Suppl. **75**, (1951). — EVANS, H. S., and C. B. COURVILLE: Calcification and ossification in tuberculoma of the brain: review of the literature and report of 3 cases. Arch. Surg. **36**, 637 (1938). — EVANS, W. A.: Encephalographic ratio for estimating size of ventricles. Amer. J. Dis. Childr. **64**, 820 (1942).

FALK, B.: Calcifications in track of needle following ventricular puncture. Acta radiol. (Stockh.) **35**, 304 (1951). — Encephalography in cases of intracranial tumour. Acta radiol. (Stockh.) **40**, 220 (1953). — FALLS, H. F., R. C. BASSETT and A. E. LAMBERTS: Ocular complications encountered in intracranial arteriography. Arch. of Ophthalm. **45**, 623 (1951). — FARBEROW, B. J.: Röntgendiagnostik der Tumoren der Gegend der Sella turcica. Fortschr. Röntgenstr. **50**, 445 (1934). — FARQUAHAR, H. G., and W. M. L. TURNER: Congenital toxoplasmosis. Report of 2 cases. Arch. Dis. Childh. **24**, 137 (1949). — FINEMAN, S.: A practical serialograph for intracranial angiography. Amer. J. Roentgenol. **61**, 324 (1949). — FISCHER, E.: Lageabweichungen der vorderen Hirnarterie im Gefäßbild. Zbl. Neurochir. **3**, 300 (1938). — Die arteriographische Diagnostik der Stirnhirn- und oralen Stammgangliengeschwülste. Zbl. Neurochir. **4**, 72 (1939). — Lokalisation von raumbeengenden Prozessen durch Angiographie. Dtsch. Z. Nervenheilk. **162**, 23 (1950). — FISCHER, S. H., and D. WILSON: Toxoplasmosis, report of a case with roentgen demonstration of unusual intracranial calcifications. Amer. J. Roentgenol. **59**, 816 (1948). — FISCHGOLD, H., J. C. CLÉMENT, J. TALAIRACH, et J. ÉCOIEFFIER: Opacification des systémes veineux rachidiens et craniens par voie osseuse. Presse méd. 60, 599 (1952). — FISCHGOLD, H., M. DAVID, et P. BRÉGEAT: La tomographie de la base du crane. Paris: Mason et Cie. 1952. — FISCHGOLD, H., M. DAVID, J. TALAIRACH et P. BRÉGEAT: Direct opacifying injections into the venous system of the head. Acta radiol. (Stockh.) **40**, 128 (1953). — FISCHGOLD, H., D. PROT et A. FISSORE: Altérations unilatérales de la clinoïde antérieure dans les néoformations du carrefour sphénoorbitaire. Presse méd. **59**, 400 (1951). — FLOREY, H.: Microscopical observations on the circulation of the blood in the cerebral cortex. Brain **48**, 43 (1925). — FLÜGEL, F. E.: Zur Methodik und Verwertbarkeit der Encephalographie in der Tumordiagnostik. Dtsch. Z. Nervenheilk. **112**, 251 (1930). — Die Encephalographie als neurologische Untersuchungsmethode. Erg. inn. Med. **44**, 327 (1932). — FOIX, C., et P. HILLEMAND: Les syndrômes de la cérébral antérieure. Bull. Soc. méd. Hôp. Paris **49**, 389 (1925). — FOLEY, J.: Calcification of the corpus striatum and dentate nuclei occuring in a family. J. Neur., Neurosurg. a. Psychiatr. **14**, 253 (1951). — FOLTZ, E. L., L. B. THOMAS and A. A. WARD jr.: Effects of intracarotid diodrast. J. of Neurosurg. **9**, 68 (1952). — FRAENKEL, S.: The practical aplication of encephalography. Brit. J. Radiol. **31**, 264 (1926). — FRAY, W. W.: Roentgenological study of pineal orientation. A comparison of methods used in pineal orientation. Amer. J. Roentgenol. **39**, 899 (1938). — Displacement of choroidal plexuses as an aid in the diagnosis and localization of brain tumor. Radiology **33**, 551 (1939). — FRAZIER, C. H., and B. J. ALPERS: Tumor of Rathke's cleft. Arch. of Neur. **32**, 973 (1934). — FREDZELL, G., and S. E. SJÖGREN: Apparatus for serial angiography. Acta radiol. (Stockh.) **40**, 361 (1953). — FREEDMAN, H., and F. M. FORSTER: Bone formation and destruction in hyperostosis associated with meningiomas. J. of Neurosurg. **5**, 69 (1948). — FREEMAN, W., H. H. SCHOENFELD and C. MOORE: Ventriculography with colloidal thorium dioxide. J. Amer. Med. Assoc. **106**, 96 (1936). — FREEMAN, W., H. H. SCHOENFELD, J. W. WATTS and R. H. GROH: Thorotrast in neurologic diagnosis. Trans. Amer. Neur. Assoc. **67**, 89 (1941). — FRENCH, J. D., and P. C. BUCY: Tumors of the septum pellucidum. J. of Neurosurg. **5**, 433 (1948). — FRENCH, J. D., and W. H. STRAIN: Peripheral extension of radiopaqye mediums from subarachnoid space. Surgery **22**, 380 (1947). — FRENCH, L. A., and P. S. BLAKE: Complications following the use of neo-iopax in cerebral angiography. Amer. J. Roentgenol. 64, 816 (1950). — FRIEDMAN, A. P., E. FEIRING, L. M. DAVIDOFF and H. H. MERRITT: Angiographic study of effect of drugs on intracranial vessels in patients with chronic headache. Arch. of Neur. 62, 818 (1949). — FRIEDMAN, E. D.: Further experiences with encephalography and its evaluation in clinical neurology. Internat. Clin. 1, 54 (1930). — Head injuries, effects and their appraisal. Encephalographic observations. Arch. of Neur. 27, 791 (1932). — FURLOW, L. T., M. B. BENDER and H. L. TEUBER: Movable foreign body within the cerebral ventricle; case report. J. of Neurosurg. 4, 380 (1947). — FURTADO, D.: Maladie de Krabbe. Revue neur. 65, 640 (1936).

GAÁL, A.: Zur Röntgendiagnose des Aneurysma der Arteria carotis interna. Röntgenprax. 8, 366 (1936). — GARDNER, W. J., and B. H. NICHOLS: Encephalography in surgical lesions of the brain: report of fifty consécutive cases. Amer. J. Cancer. 17, 342 (1933). — GARDNER, W. J., and E. W. SHANNON: Encephalographic appearance in two cases of pontine glioma in children. Amer. J. Roentgenol. 51, 697 (1944). — GARLAND, L. H.: Osteogenic sarcoma of skull. Radiology 45, 45 (1945). — Generalized leontiasis ossea. Amer. J. Roentgenol. 55, 37 (1946). — GASS, H., S. WEINBERG, A. CRAIG, J. J. THOMPSON and F. DREISINGER: Cerebral angiography recorded cinefluorographically. J. of. Neurosurg. 7, 139 (1950). — GÉRAUD, J., G. LAZORTHES, J. PIGASSOU et H. ANDUZE: L'angiographie cérébrale. J. Radiol. et Électrol. 31, 141 (1950). — GERBODE, F., and E. HOLMAN: Congenital arteriovenous fistula between internal maxillary artery and pterygoid plexus. Surgery 22, 209 (1947). — GESCHICKTER, C. F.: Primary tumors of the cranial bones. Amer. J. Cancer. 26, 155 (1936). — GETZ, B.: Normal variations in the size of the external carotid aperture. Acta radiol. (Stockh.) 1953. — GEYELIN, H. R., and W. PENFIELD: Cerebral calcification epilepsy; endarteritis calcificans cerebri. Arch. of Neur. 21, 1020 (1929). — GILBERT-DREYFUS, J., H. FISCHGOLD, M. ZARA et A. FISSORE: La tomographie frontale de la loge hypophysaire en endocrinologie. Presse méd. 58, 691 (1950). — GILLINGHAM, F. J.: Intracranial arteriovenous anomalies. J. Fac. Radiologists 3, 254 (1952). — GLAESMER, E.: Die Atlanto-occipital-Synostose; über ihre pathologischen oder morphologischen Ursachen auf Grund eines Weichteilpräparates. Anat. Anz. 36, 129 (1910). — GLASER, M. A.: Encephalography — its diagnostic and therapeutic value with some remarks on subdural air. West. J. Surg. 42, 587 (1934). — GLEADHILL, C. A.: Cerebral tumor causing hydrocephalus with filling defect of temporal horn. J. Neur., Neurosurg. a. Psychiatr. 12, 317 (1949). — GLENARD, R., et J. AIMARD: Aérocèle traumatique du cerveau. Presse méd. 27, 123 (1919). — GLOBUS, J. H., and K. M. GANG: Craniopharyngioma and suprasellar adamantinoma. J. Mt. Sinai Hosp. 12, 220 (1945). — GOALVIN, H. A.: One thousand optic canals. J. Amer. Med. Assoc. 89, 1745 (1927). — The profile roentgenogram of the optic canal. Amer. J. Roentgenol. 17, 573 (1927). — GOETTE, K.: Über röntgenologische Kleinhirndarstellung. Acta radiol. (Stockh.) 8, 340 (1927). — Über die Darstellung des Encephalogramms. Dtsch. Z. Nervenheilk. 110, 9 (1929). — GOLDHAMER, K.: Normale Anatomie des Kopfes im Röntgenbild. Leipzig: Georg Thieme 1930. — GOLDZIEHER, M. A.: The diagnostic significance of cranial roentgenograms in pituitary disease. Endocrinology 27, 185 (1940). — GOTTEN, N.: The incidence of brain tumors in epilepsy as revealed by routine encephalography. J. Amer. Med. Assoc. 96, 1118 (1931). — GOVONS, S. R., and F. C. GRANT: Arteriographic visualization of cerebrovascular lesions. Arch. of Neur. 55, 600 (1946). — GRANT, F. C.: Ventriculography. Review based on an analysis of 392 cases. Arch. of Neur. 14, 513 (1925). — Ventriculography and encephalography; their value in the localization and treatment of intracranial lesions. Arch. of Neur. 27, 1310 (1932). — GRANTHAM, E. G., and E. A. SMOLIK: Calcified intracerebral hematoma. Ann. Surg. 115, 465 (1942). — GRASHEY, R.: Vorgetäuschte Schädelfrakturen. Röntgenprax. 8, 247 (1936). — GREEN, J. R., and R. ARANA: Cerebral angiography. A clinical evaluation based on 107 cases. Amer. J. Roentgenol. 59, 617 (1948). — GREEN, J. R., J. FOSTER and D. L. BERENS: Encephalotrigeminal angiomatosis (Sturge-Weber syndrome). With particular reference to the roentgenological aspects before and after neuro-surgery. Amer. J. Roentgenol. 64, 391 (1950). — GREEN, W. T., and S. FARBER: „Eosinophilic or solitary granuloma" of bone. J. Bone Surg. 24, 499 (1942). — GREIG, D. M.: Hypertelorism. Edinburgh Med. J. 31, 560 (1925). — GRIFFITHS, A., and LASSMAN, L. P.: Percutaneous vertebral angiography (perliminary note); visualization of both vertebral arteries by unilateral injection. Brit. J. Radiol. 23, 172 (1950). — GRINNAN, A. G.: Roentgenologic bone changes in sickle cell and eruthroblastic anemia: report of nine cases. Amer. J. Roentgenol. 34, 297 (1935). — GRISEL, P., et E. APERT: La synostose occipito-atloidienne congénitale (d'après un cas mortel). Presse méd 41, 397 (1933). — GROS, CL., P. BÉTOULIÈRES et J. MINVIELLE: Les aspects radiologiques des tumeurs du 3e ventricule. J. Radiol. et Électrol. 33, 446 (1952). — GROSS, S. W.: Cerebral arteriography in the dog and in man with a rapidly excreted organic iodide. Proc. Soc. Exper. Biol. a. Med. 42, 258 (1939). — Cerebral arteriography by means of a rapidly excreted organic iodide. Arch. of Neur. 44, 217 (1940). — Cerebral arteriography. Its place in neurologic diagnosis. Arch. of Neur. 46, 704 (1941). — Arteriography with diodrast 50 percent. Radiology 37, 487 (1941). — Arteriography with diodrast. J. Indiana State Med. Assoc. 37, 109 (1944). — Radiographic visualization of intracerebral dermoid cyst. J. of Neurosurg. 2, 72 (1945). — Cerebral arteriography. Surg. Clin. N. Amer. 28, 405 (1948). — GROSS, P., and H. W. JACOX: Eosinophilic granuloma and certain other reticulo-endothelial hyperplasias of bone. A comparison of clinical radiologic and pathologic features. Amer. J. Med. Sci. 203, 673 (1942). — GROVE, W. E.: Skull fractures involving the ear. A clinical study of 211 cases. Laryngoscope 49, 678 (1939). — GUIL-

LAUMONT, B., et G. GUIOT: La trépano-ponction des cranio-pharyngiomes kystiques avec pneumographie ou opacification du kyste. J. Radiol. et Électrol. 29, 18 (1948). — GURDJIAN, E. S., and H. R. LISSNER: Deformations of the skull in head injury studied by the „Stresscoat". Technique: Quantitative determinations. Surg. etc. 83, 219 (1946). — Deformations of the skull in head injury as studied by the „Stresscoat" technique. Amer. J. Roentgenol. 73, 269 (1947). — GURDJIAN, E. S., H. R. LISSNER and J. E. WEBSTER: Mechanism of production of linear skull fracture by the stresscoat, technique. Surg. etc. 85, 195 (1947). — GURDJIAN, E. S., and J. E. WEBSTER: Mechanism and management of injuries of the head. J. Amer. Med. Assoc. 134, 1072 (1947). — GURDJIAN, E. S., J. E. WEBSTER and H. R. LISSNER: Mechanism of skull fracture. J. of Neurosurg. 7, 106 (1950). — Mechanism of skull fracture. Radiology 54, 313 (1950). — Observations on prediction of fracture site in head injury. Radiology 60, 226 (1953). — GUSTAFSSON, W. A., and E. OLDBERG: Neurologic significance of platybasia. Arch. of Neur. 44, 1184 (1940). — GUTMAN, A. B., P. C. SWENSON and W. B. PARSONS: Differential diagnosis of hyperparathyroidism. Amer. Med. Assoc. 103, 87 (1934). — GUTTMAN, L.: Möglichkeiten und Grenzen der Encephalographie bei zerebraler Kinderlähmung. Fortschr. Röntgenstr. 40, 965 (1929). — GVOZDANOVIĆ, V.: Some observations about the normal cerebral phlebogram and its variations. Extrait de "Rad" de l'Académie Yougoslave. Tome 291, 33 (1952). — GVOZDANOVIĆ, V., and A. RIESSNER: Angiographic studies in the problem of brain revascularisation. Acta radiol. (Stockh.) 40, 139 (1953).

HAAR, H., u. TH. TIWISINA: Die angiographische Differentialdiagnose des parasagittalen und des Falx-Meningioms. Fortschr. Röntgenstr. 77, 653 (1952). — HAAS, L. L.: Einzelheiten aus der Röntgendiagnostik der Sella turcica I und II. Fortschr. Röntgenstr. 50, 465, 468 (1934). — Roentgenological skull measurements and their diagnostic applications. Amer. J. Roentgenol. 67, 197 (1952). – HAAS, L. L., u. T. DE LEHOCZKY: Contribution to the X-ray differentiation of aqueductal obstructions. Radiol. clin. (Basel) 19, 103 (1950). — HADJU, N., and R. KAUNTZE: Cranioskeletal dysplasia. Brit. J. Radiol. 21, 42 (1948). — HÄUSSLER, G.: Über stereskopische Arteriogramme der Carotis interna. Zbl. Neurochir. 3, 313 (1938). — Über die Darstellung der Hirngefäße mit Äthyl-trijodstearat. Fortschr. Röntgenstr. 60, 171 (1939). — HÄUSSLER, G., G. DÖRUNG u. F. HÄMMERLI: Über die Arteriographie mit Äthyltrijodstearat. Zbl. Neurochir. 8, 116 (1946). — HAMBY, W. B.: Spongioblastoma bipolare in region of hypothalamus associated with infantilism and without dwarfism. Arch. of Neur. 31, 1258 (1934). — Intracranial aneurysms. Springfield: Ch. C. Thomas 1953. — HAMBY, W. B., and W. J. GARDNER: Visualization of suprasellar tumors by encephalography; report of 9 cases. Amer. J. Roentgenol. 33, 1 (1935). — HARDMAN, J.: The angioarchitecture of the gliomata. Brain 63, 91 (1940). — HAUGE, T.: Angiographia arteriae vertebralis. Mitteilung an der gemeinsamen Sitzung d. British Society of Neurological Surgeons u. d. Sociedad Luso-Espanola de Neurochirurgia, Madrid, April 1951. — HAUSER, H., and C. W. ELKINS: Intraventricular epidermoid. Characteristic pneumoencephalographic findings. Radiology 52, 69 (1949). — HAWES, L. E., and S. MEAD: Posterior displacement of calcified pineal in subtentorial brain tumors. Radiology 40, 367 (1943). — HEEP, W.: Die Röntgenuntersuchungen des Schädelbruches. Zbl. Neurochir. 11, 26 (1951). — HEIDRICH, L.: Zur Chirurgie der Hypophyse, insbesondere die Darstellung von Hypophysentumoren im Encephalogramm. Bruns' Beitr. 142, 837 (1928). — Weitere Beiträge zur Frage der Darstellung suprasellarer Hypophysentumoren im Encephalogramm. Bruns' Beitr. 145, 628 (1928). — HELLNER, H.: Die Knochengeschwülste. Berlin: Springer 1950. — HEMMINGSSON, H.: Arteriographic diagnosis of malignant glioma. Acta radiol. (Stockh.) 20, 499 (1939). — Roentgenologic investigations on the intracranial subdural spaces with a view to revealing the pressence of subdural adhesions. Acta radiol. (Stockh.) 21, 379 (1940). — HENDERSON, S. G., and L. S. SHERMAN: Roentgenanatomy of skull in newborn infant. Radiology 46, 107 (1946). — HENSCHEN, F.: Die Acusticustumoren, eine neue Gruppe radiographisch darstellbarer Hirntumoren. Fortschr. Röntgenstr. 18, 207 (1912). — Morgagnis Syndrom. Jena: Gustav Fischer 1937. — Über die klinische Bedeutung von Morgagnis Syndrom. Acta path. (Københ.) Suppl. 54, 617 (1944). — HEPPNER, F.: Über Gefahren und Komplikationen der cerebralen Angiographie. Zbl. Neurochir. 11, 89 (1951). — Neurochirurgische Diagnostik im Alltag. Chirurg 6, 268 (1952). — Air embolism eight hours after ventriculography. Acta radiol. (Stockh.) 38, 294 (1952). — HERMANN, K., S. OBRADOR e N. M. DOTT: Intracranial aneurysms and allied clinical syndromes: cerebral arteriography in their management. Lisboa méd. 14, 782 (1937). — HERREN, R. Y.: A note on the reliability of roentgenographically determined pineal gland shift in brain tumors. Surgery 8, 478 (1940). — HEUBLEIN, G. W., E. P. PENDERGRASS and B. P. WIDMANN: Roentgenographic findings in neurocutaneous syndromes. Radiology 35, 701 (1940). — HEUER, G. J., and W. E. DANDY: Roentgenography in the localization of brain tumor. Bull. Hopkins Hosp. 27, 311 (1916). — HEUSER, G., A. SCHRADER u. H. WEISE: Beitrag zur enzephalographischen Darstellung der Liquorräume im Bereich der hinteren Schädelgrube. Fortschr. Röntgenstr. 77, 173 (1952). — HEYMANN, E.: Hirntumor und Röntgenbild. Bruns' Beitr. 146, 401 (1929). — HOARE, R.: Arteriovenous aneurysm of the posterior fossa. Acta radiol. (Stockh.) 40, 96 (1953). — HOBAEK, A.: Fibrous dysplasia — fibro-osteoma. Osteoma of facial bones and skull. Acta radiol. (Stockh.) 36, 97 (1951). — HODES, P. J., E. P. PENDERGRASS and J. M. DENNIS: Cerebellopontile angle tumors: roentgenologic manifestations. Radiology 57, 395 (1951). — HODES, P. J., E. P. PENDERGRASS and B. R. YOUNG: Eighth nerve tumors: their roentgen manifestations. Radiology 53, 633 (1949). — HODES, P. J.,

C. R. PERRYMAN and R. H. CHAMBERLAIN: Cerebral angiography. Amer. J. Roentgenol. **58**, 543 (1947). — HODGES, F. J., and V. C. JOHNSON: Reliability of brain tumor localization by roentgen methods. Amer. J. Roentgenol. **33**, 744 (1935). — HOLBOURN, A. H. S.: Mechanics of head injuries. Lancet **2**, 438. 1943 — Mechanics of trauma with special reference to herniation of cerebral tissue. J. of Neurosurg. **1**, 190 (1944). — HOLM, O.: Cinematography in cerebral angiography. Acta radiol. (Stockh.) **25**, 163 (1944). — HOLMES, G. W.: Intracranial aerocele following fracture of the frontal bone, with a report of a case. Amer. J. Roentgenol. **5**, 384 (1918). — Holmgren, B.: Radiographic changes produced by intracranial arteriobenous aneurysms. Acta psychiatr. (København.) Suppl. **46**, 145 (1947). — HOLT, J. F., and W. W. DICKERSON: Osseous lesions of tuberous sclerosis. Radiology **58**, 1 (1952). — HOLTHUSEN, H.: Nachweis eines Stirnhirntumors mit Röntgenstrahlen. Z. Neur. **73**, 523 (1921). — HOLVEY, E. H., L. M. ROSENTHAL and B. J. ANSON: Tomography of the skull. Radiology **44**, 425 (1945). — HORRAX, G., and R. C. BUCKLEY: A clinical study of the differentiation of certain pontile tumors from acoustic tumors. Arch. of Neur. **24**, 1217 (1930). — HORRAX, G., M. YORSHIS and G. R. LAVINE: Calcified intradural cholesteatoma of unusal size in a patient showing manic-depressive symptoms. Arch. of Neur. **33**, 1058 (1935). — HOWARD, C.: Observations on encephalography. Amer. J. Roentgenol. **32**, 301 (1934). — Subdural pneumography. Amer. J. Roentgenol. **55**, 710 (1946). — HUBENY, M. J., and P. J. DELANO: Dysostosis multiplex. Amer. J. Roentgenol. **46**, 336 (1941). — HUNT, W. E., W. ABRAMSON and TH. A. WEAVER jr.: Cerebral schistosomiasis: report of case simulating cerebral neoplasm. J. Amer. Med. Assoc. **136**, 686 (1948). — HYNDMAN, O. R.: Cerebral pneumography: ventriculographic interpretation of tumors in and about the third ventricle, aqueduct of Sylvius and fourth ventricle. Arch. Surg. **36**, 245 (1938). — HYNDMAN, O. R., and C. VAN EPPS: Tumors of thalamus; ventriculographic entity. Arch. Surg. **39**, 792 (1939). — HYNDMAN, O. R., and W. PENFIELD: Agenesis of corpus callosum; its recognition by ventriculography. Arch. of Neur. **37**, 1251 (1937).

IDBOHRN, H.: Complication of percutaneous carotid angiography. Acta radiol. (Stockh.) **36**, 155 (1951). — INGRAHAM, F. D., and C. COBB: Cerebral angiography: a technique using dilute diodrast. J. of Neurosurg. **4**, 422 (1947). — INGRAHAM, F. D., and D. D. MATSON: Subdural hematoma in infancy. J. Pediatry **24**, 1 (1944). — INGRAHAM, F. D., and W. SCOTT: Craniopharyngiomas in children. J. Pediatry **29**, 95 (1946).

JACKSON, S. B.: Craniopharyngeal duct tumours. J. Amer. Med. Assoc. **66**, 1083 (1916). — JACOBI, W.: Zur Frage der Spätschädigungen nach Encephalographie. Dtsch. Z. Nervenh. **112**, 266 (1930). — JAEGER, R.: Irritating effect of iodized vegetable oils on the brain and spinal cord when divided into small particles. Arch. of Neur. **64**, 715 (1950). — JEFFERSON, G.: Compression of chiasma, optic nerves, and optic tracts by intracranial aneurysms. Brain **60**, 444 (1937). — Colloid cyst of 3rd ventricle. Proc. Roy. Soc. Med. **30**, 850 (1937). — Tentorial pressure cone. Arch. of Neur. **40**, 857 (1938). — On saccular aneurysms of internal carotid artery. Brit. J. Surg. **26**, 267 (1938/39). — JÖNSSON, G.: Roentgenological findings in malignant tumors of the nasopharynx. Acta radiol. (Stockh.) **15**, 1 (1934). — JOHANSSON, C.: The cerebral phlebogram by carotid angiography in cases of central tumour. Acta radiol. (Stockh.) **40**, 155 (1953). — The central veins and deap dural sinuses of the brain. An anatomical and angiographic study. Acta radiol. (Stockh.) Suppl. **107**, (1954). — JOHNSON, H. C., and A. E. WALKER: Angiographic diagnosis of spontaneous thrombosis of internal and common carotid arteries. J. of Neurosurg. **8**, 631 (1951). — JOHNSON, H. C., and C. F. LIST: Ventriculographic localization of intracranial tumors. I. Tumors involving the post. part of the third ventricle and thalamus. Amer. J. Roentgenol. **38**, 77 (1937). — Ventriculographic localization of intracranial tumors. II. Tumors of the aqueduct, pons and cerebellopontine angle. Amer. J. Roentgenol. **40**, 348 (1938). — JONG, R. N. DE: Tuberous sclerosis; encephalographic interpretation. J. Pediatry **9**, 203 (1936). — JONG, R. N. DE, and R. W. WAGGONER: The interpretation of encephalograms. J. Michigan State Med. Soc. **35**, 652 (1936). — JÜNGLING, O.: Zur Technik der Sauerstoffüllung der Hirnventrikel zum Zwecke der Röntgendiagnostik. Zbl. Chir. **49**, 835 (1922). — Fortschritte auf dem Gebiete der Lokalisation von Hirngeschwülsten durch Ventrikulographie nach DANDY. Arch. klin. Chir. **133**, 449 (1924). — Ventrikulographie bzw. Enzephalographie im Dienste der Diagnostik von Erkrankungen des Gehirns. Erg. med. Strahlenforsch. **2**, 1 (1926). — JUPE, M. H., D. RUSSEL, B. HUGHES and J. J. RICHMOND: Cerebral tumours. J. Fac. Radiologists **1**, 2 (1949).

KAHN, E. A.: Treatment of encapsulated abscess of the brain; visualization by colloidal thorium dioxide. Arch. of Neur. **41**, 158 (1939). — KAPLAN, A.: Traumatic pneumocephalus with spontaneous ventriculograms. J. of Neurosurg. **1**, 166 (1944). — KASABACH, H. H., and C. G. DYKE: Osteoporosis circumscripta of skull as a form of osteitis deformans. Amer. J. Roentgenol. **28**, 192 (1932). — KASABACH, H. H., and A. B. GUTMAN: Osteoporosis circumscripta of the skull, and Paget's disease. 15 new cases and a review of the literature. Amer. J. Roentgenol. **37**, 577 (1937). — KAUTZKY, R.: Arteriographische Diagnose intrakranieller Erkrankungen. Erg. inn. Med. **1**, 99 (1949). — KEHRER, H. E.: Zur Frage nach den Ursachen des Ausbleibens der Ventrikelfüllung bei der Encephalographie. Nervenarzt **21**, 163 (1950). — Beeinflussung der Nebenerscheinungen und Verminderung der Fehlfüllungen bei der Pneumencephalographie durch „Kreislauftonisierung". Nervenarzt **23**, 222 (1952). — KESSEL, F. K.: Orbito-ethmoidal osteomata with intra-cranial complications. Report of a case. Guy's Hosp. Rep. **89**, 337 (1939). — KING, A. B.: Demonstration of the basilar artery and its branches with thorotrast. Bull. Hopkins Hosp. **70**, 81 (1942). — King, A. B., and D. M. Gould: Symmetrical calcification in the cerebellum. A report of two cases. Amer. J. Roentgenol. **67**, 562 (1952). — King, F. M.: Arteriography of internal carotid artery. Radiography **11**, 77 (1945). — Kinley, G., H. D. Riley jr. and C. S. Beck: Subdural hematoma, hygroma and hydroma in infants. J. Pediatry **38**, 667 (1951). — Kirchhof, J. K. J.: Zur Frage der Einbeziehung des cerebralen Arteriograms in die allgemeine neurologische Diagnostik. Arch. of Neur. **186**, 238 (1951). — Kirklin, B. R., and H. W. Hefke: Roentgenologically demonstrable changes in bone in Gaucher's disease: report of case. Amer. J. Roentgenol. **24**, 258 (1930). — Kirschbaum, W. R.: Intrasellar meningioma and multiple cerebral glioblastomas. J. of Neuropath. **4**, 370 (1945). — Klingler, M.: Über Knorpelgeschwülste der Schädelbasis mit intrakranieller Ausdehnung. Acta neurochir. (Wien) **1**, 337 (1951). — Knies, Ph. T., and H. E. Le Fever: Metabolic craniopathy: Hyperostosis frontalis interna. Ann. Int. Med. **14**, 1858 (1941). — Koch, F. X.: Über Brüche der Schädelbasis und ihre Beziehungen zu Ohr und Nase. Wien. med. Wschr. **1940**, 417. — Köbcke, H.: Zur Kenntnis der Ventrikulographie in der Hirnchirurgie. Dtsch. med. Wschr. **1934**, 509. — Die Angiographie der Hirngefäße. Dtsch. med. Wschr. **1938**, 423. — Kollman, J.: Varianten am Os occipitale, besonders in der Umgebung des Foramen occipitale magnum. Anat. Anz. **30**, 545 (1907). — Kornblum, K.: Alterations in structure of sella turcica as revealed by roentgen ray. Arch. of Neur. **27**, 305 (1932). — The responsibility of the roentgenologist in the detection of intracranial tumors. Amer. J. Roentgenol. **33**, 752 (1935). — Kornblum, K., and F. C. Grant: Encephalography. Amer. J. Roentgenol. **32**, 311 (1934). — Kornblum, K., and G. R. Kennedy: Sphenoidal fissure: anatomical, roentgenological and clinical study. Amer. J. Roentgenol. **47**, 845 (1942). — Kornblum, K., and L. H. Osmond: Deformation of the sella turcica by tumors in the pituitary fossa. Ann. Surg. **101**, 201 (1935). — Koschewnikoff, A., u. S. Fraenkel: Über Encephalographie. Z. Neur. **103**, 593 (1926). — Kosic, H.: Die Tumoren der Gegend der Sella turcica. Arch. klin. Chir. **201**, 89 (1941). — Krabbe, K.: Facial and meningeal angiomatosis associated with calcifications of brain cortex. Arch. of Neur. **32**, 737 (1934). — Krabbe, K., u. O. Wissing: Calcifications de la pie-mère du cerveau (d'origine angiomateuse) démontrépar la radiographie. Acta radiol. (Stockh.) **10**, 523 (1929). — Kraus, L., u. D. J. Wirkner: Anatomische und röntgenologische Untersuchungen über das Emissarium mastoideum. Z. Hals- usw. Heilk. **25**, 270 (1929/30). — Krayenbühl, H.: Hilfsmethoden der Diagnostik raumbeschränkender intrakranieller Erkrankungen. Schweiz. med. Wschr. **1937**, 89. — Das Hirnaneurysma. Schweiz. Arch. Neur. **47**, 155 (1941). — Neurochirurgische Diagnostik und Therapie der Hemiplegie. Ein Beitrag zu Indikationsstellung der zerebralen Arteriographie. Dtsch. med. Wschr. **1950**, 1177. — Krayenbühl, H., u. Hs. R. Richter: Die zerebrale Angiographie. Stuttgart: Georg Thieme 1952. — Krayenbühl, H., u. G. Weber: Die Thrombose der Arteria carotis interna und ihre Beziehung zur Endangitis obliterans von Winiwarter-Buerger. Helvet. med. Acta **11**, 289 (1944). — Kristiansen, K., and J. Cammermeyer: An experimental investigation on the effect of arteriography with perabrodil on the brain. Acta radiol (Stockh.) **23**, 113 (1942). — Kristiansen, K., u. A. Vogt: Encephalography with small amounts of air. Acta radiol. (Stockh.) **28**, 355 (1947). — Krücke, W.: Histopathologische Befunde an den Körperorganen nach Arteriographie des Gehirns mit Thorotrast. Zbl. Neurochir. **10**, 189 (1950). — Kuhlendahl, H.: Darf das Thorotrast zur Angiographie heute noch angewandt werden? Chirurg **19**, 396 (1948). — Möglichkeiten der Röntgen-Tomographie des luftgefüllten Hirnkammersystems. Langenbecks Arch. u. Dtsch. Z. Chir. **264**, 415 (1950). — Kuntzmann, J., Ch. Gros and J. Meyer: A propos de deux cas de thorotrastome à manifestation clinique tardive. J. de Chir. **66**, 201 (1950). — Kuss, B.: Zur Röntgentechnik der cerebralen Angiographie. Röntgen-Blätter **4**, 121 (1951).

Langen, D.: Die automatisierte Durchführung der Encephalographie mit Hilfe eines Apparates (Encephalographieapparat). Nervenarzt **23**, 186 (1952). — Larsson, L. G.: Nasopharyngeal lesions in sarcoidosis. Acta radiol. (Stockh.) **36**, 361 (1951). — Laruelle, L.: La ventriculographie. J. belge Radiol. **17**, 377 (1928). — Le repérage des ventricules cérébraux par un procédé de routine. Presse méd. **39**, 1888 (1931). — Lassila, Y.: Über die Resultate der Röntgenuntersuchung bei Acusticustumoren. Nervenarzt **10**, 448 (1937). — Laymon, C. W., and J. J. Sevenants: Systemic reticuloendothelial granuloma: comparison of Letterer-Siwe's disease, Schüller-Christian's disease and eosinophilic granuloma. Arch. of Dermat. **57**, 873 (1948). — Lefevre, J., J. Guy, J. Metzger u. F. Breault: Signes radiographiques évolutifs des atrophies cérébrales unilatérales. Acta radiol. (Stockh.) **40**, 314 (1953). — Lemere, H. B.: Progressive osteomyelitis of the frontal bone. J. Amer. Med. Assoc. **30**, 956 (1923). — Lenzi, M.: Sulla diagnosi di natura dei tumori endocranici. Rass. clin. sci. Ist. biochem. ital. **27**, 362 (1951). Ref. Excerpta med. radiol. **6**, 450 (1952). — Levinson, A., and H. Hartenstein: Intracranial calcification following pneumococcic meningitis. J. Pediatry **38**, 624 (1951). — Levy, A., et L. Mansuy: A propos de deux cas de tumeurs cérébrales à calcification atypique. (Méningiome et hématome sous-dural chronique). J. Radiol. et Électrol. **32**, 821 (1951). — LeWald, L. T.: Dilatation of diploic veins and other anatomical variations in the skull. Amer. J. Roentgenol. **12**, 536 (1924). — Congenital absence of the superior orbital wall associated with pulsating exophthalmos. Report of four cases. Amer. J. Roentgenol. **30**, 756 (1933). — Lewin, W.: Rapid serial angiography. Acta radiol. (Stockh.) **34**, 319 (1950). — Liberson, F.: Use of various gases in encephalography; summary of 210 cases, using simulataneous displacement apparatus. Amer. J. Med. **185**, 478 (1933). — Lichtenstein, B. W.: Cervical syringomyelia and syringomyelia-like states associated with Arnold-

Chiari deformity of platybasia. Arch. of Neur. **49**, 881 (1943). — LICHTENSTEIN, B. W., and C. ROSENBERG: Sturge-Weber-Dimitri's Disease. J. of Neuropath. **6**, 369 (1947). — LICHTENSTEIN, L.: Polyostotic fibrous dysplasia. Arch. Surg. **36**, 874 (1938). — LICHTENSTEIN, L., and H. L. JAFFE: Fibrous dysplasia of bone. Arch. of Path. **33**, 777 (1942). — LIGHT, R. A.: Intracranial calcification: report of exceptionally large calcified tumor (oligodendroglioma). Ann. Surg. **117**, 309 (1943). — LILJA, B.: On the localization of calcified pineal bodies under normal and pathological conditions. Acta radiol. (Stockh.) **15**, 659 (1934). — Displacement of the calcified pineal body in roentgen pictures as an aid in diagnosing intracranial tumours. Acta radiol. (Stockh.) Suppl. **37**, (1939). — The tentorial pressure cone, its significance and its diagnosis through dislocation of the calcified pineal body. Acta radiol. (Stockh.) **30**, 129 (1948). — LIMA, P. A.: La technique de l'angiographie cérébrale. Revue neur. **64**, 137 (1935). — Cerebral angiography. London: Oxford 1950. — LINDAU, A.: Studien über Kleinhirncysten. Bau, Pathogenese und Beziehungen zur Angiomatosis retinae. Acta path. scand. (København.) Suppl. **1** (1926). — LINDBLOM, K.: A roentgenographic study of the vascular channels of the skull. Acta radiol. (Stockh.) Suppl. **30** (1936). — LINDEMULLER, F. G.: Subdural hematoma shown by encephalography. Amer. J. Roentgenol. **25**, 512 (1931). — LINDGREN, E.: Über corticale Verkalkungen im Gehirn. Nervenarzt **3**, 138 (1939). — Das Röntgenbild bei Tumoren des Ganglion Gasseri. Acta chir. scand. (Stockh.) **85**, 181 (1941). — Roentgenologic views on basilar impression. Acta radiol. (Stockh.) **22**, 297 (1941). — Eine enzephalographische Formvariante des Seitenventrikels. Acta radiol. (Stockh.) **22**, 722 (1941). — Über den Subduralraum von röntgenologischen Gesichtspunkten aus. Nervenarzt **14**, 193 (1941). — Zur Röntgendiagnose des Subduralhämatoms. Acta radiol. **23**, 368 (1942). — Über die pneumographische Diagnose der Schläfenlappentumoren. Nervenarzt **16**, 172 (1943). — Röntgenologische Gesichtspunkte zu Schädelfrakturen, die das Ohr betreffen. Radiol. clin. (Basel) **12**, 1 (1943). — The technique of direct (percutaneous) cerebral angiography. Brit. J. Radiol. **20**, 326 (1947). — The normal temporal horn and its deformities by tumours in the middle cerebral fossa. Proc. Roy. Soc. Med. **60**, 859 (1947). — A pneumographic study of the temporal horn. Acta radiol. (Stockh.) Suppl. **69** (1948). — Some aspects on the technique of encephalography. Acta radiol. (Stockh.) **31**, 161 (1949). — Percutaneous angiography of the vertebral artery. Acta radiol. (Stockh.) **33**, 389 (1950). — Encephalographic examination of tumours in the posterior fossa. Acta radiol. (Stockh.) **34**, 331 (1950). — Encephalography in cerebral atrophy. Acta radiol. (Stockh.) **35**, 277 (1951). — Pneumographie des Schädels in SCHINZ, BAENSCH, FRIEDL, UEHLINGER: Lehrbuch der Röntgendiagnostik, 5. Aufl. Stuttgart: Georg Thieme 1951. — LINDGREN, E., and G. DI CHIRO: Radiographic findings in 14 cases of Sturge-Weber syndrome. Acta radiol. (Stockh.) **35**, 387 (1951). — Suprasellar tumours with calcification. Acta radiol. (Stockh.) **36**, 173 (1951). — Bone changes in cases of suprasellar meningioma. Acta radiol. (Stockh.) **38**, 133 (1952). — The roentgenologic appearance of the aqueduct of Sylvius. Acta radiol. (Stockh.) **39**, 117 (1953). —LINDGREN, E., u. R. OLSSON: Über die Atlasassimilation und ihre klinische Bedeutung. Nervenarzt **9**, 369 (1943). — LINDON, L. C. E.: Ventriculography in the diagnosis of intracranial tumor. Austral. a. New Zealand J. Surg. **4**, 271 (1935). — LINTHICUM, F. H., C. W. RAND and D. L. REEVES: Mucocele of sphenoid sinus. Report of case with autopsy findings. J. of Neurosurg. **3**, 444 (1946). — LIST, C. F.: Neurologic syndromes accompanying developmental anomalies of occipital bone, atlas and axis. Arch. of Neur. **45**, 577 (1941). — Differential diagnosis of intracranial neoplasms by cerebral angiography. Radiology **48**, 493 (1947). — Cerebral angiography. Radiology **55**, 327 (1950). — LIST, C. F., C. H. BURGE and F. J. HODGES: Intracranial angiography. Radiology **45**, 1 (1945). — LIST, C. F., and F. J. HODGES: Intracranial angiography. I. Diagnosis of vascular lesions. J. of Neurosurg. **3**, 25 (1946). — Angiographic diagnosis of expanding intracranial lesions by vascular displacements. Radiology **47**, 319 (1946). — LIST, C. F., J. F. HOLT and M. EVERETT: Lipoma of corpus callosum: clinico-phatologic study. Amer. J. Roentgenol. **55**, 125 (1946). — LIST, L. R.: Roentgen manifestations of adult toxoplasmosis. Amer. J. Roentgenol. **47**, 825 (1942). — LISTWAN-SUSSER, I.: About the so-called acoustic neurinomata. Acta oto-laryng. orient. **3**, 3 (1947). — LÖFGREN, O.: Carotid angiography in the diagnosis of spontaneous intracerebral haemorrhage. Acta radiol. (Stockh.) **40**, 173 (1953). — LÖFSTEDT, S.: Intracranial aneurysms. Acta radiol. (Stockh.) **34**, 339 (1950). — LÖHR, W.: Veränderungen am Arteriogram der Gehirnarterien bei Hirngeschwülsten. Fortschr. Röntgenstr. **52**, 369 (1935). — Die Arteriographie der Hirngefäße. Dtsch. med. Wschr. **62**, 2102 (1936). — Kreislaufstörungen im Gehirn bedingt durch Gefäßkrankheiten und raumbeengende Prozesse in arteriographischer Darstellung. Fortschr. Röntgenstr. **59**, 474 (1939). — LÖHR, W., and W. JACOBI: Die kombinierte Arterio-Enzephalographie. Arch. klin. Chir. **173**, 359, 399 (1932). — Arteriographie und die kombinierte Encephalographie. Fortschr. Röntgenstr. **48**, 385 (1933). — Die kombinierte Enzephalo-Arteriographie; ihre Technik und ihre Gefahren. Chirurg **5**, 81 (1933). — Die Arteriographie und die kombinierte Enzephalarteriographie. Fortschr. Röntgenstr. **48**, 385 (1933). — Gefäßkrankheiten des Gehirns in arteriographischer Darstellung. Arch. klin. Chir. **177**, 510 (1933). — Die Arteriographie der Hirngefäße als diagnostisches Hilfsmittel bei Schädelverletzungen. Arch. f. Orthop. **4**, 516 (1933).— LÖHR, W., u. TH. RIECHERT: Schläfenlappentumoren, ihre Klinik und arteriographische Diagnostik. Zbl. Neurochir. **2**, 1 (1937). — LÖW-BEER, A.: Die Bedeutung der Varianten bei der Beurteilung des Schädelröntgenogramms. Z. Neur. **142**, 55 (1932). — Grenzen des Normalen und Pathologischen im Röntgenbilde. Fortschr. Röntgenstr. **46**, 334 (1932). — LOMAN, J., and A. MYERSON: Visualization of cerebral vessels by direct intracarotid injection of Thorium dioxide. Amer. J. Roentgenol. 35, 188 (1936). — LORENZ, K.: Verkalkungen des Plexus chorioideus der Seitenventrikel als Folge kongenitaler Toxoplasmose. Fortschr. Röntgenstr. 73, 735 (1950). — LORENZ, R.: Differentialdiagnose der arteriographisch darstellbaren, intrakraniellen Geschwülste. Glioblastom, Meningeom, Sarkom. Zbl. Neurochir. 4, 30 (1940). — Eine neue Apparatur zur automatischen Durchführung der Angiographie. Zbl. Neurochir. 6, 235 (1942). — Das Ventrikelbild der Temporaltumoren. Fortschr. Röntgenstr. 73, 199 (1950). — Die Bedeutung der Phlebographie für die Tumordiagnostik des Gehirns. Acta neurochir. (Wien) 1, 392 (1951). — Artdiagnose der Hirnmetastasen durch Angiographie. Zbl. Neurochir. 3, 171 (1951). — LOVE, J. G., J. D. CAMP and L. M. EATON: Symmetrical cerebral calcification particularly of basal ganglia demonstrable roentgenographically, associated with cyst of cavum septi pellucidi and cavum vergae. Proc. Staff Meet. Mayo Clin. 13, 225 (1938). — LOWMAN, R. M., and S. D. DOFF: Arteriography for the demonstration of intracranial aneurysms. Amer. J. Roentgenol. 53, 341 (1945). — LOWMAN, R. M., R. SHAPIRO and L. C. COLLINS: Significance of widened septum pellucidum. Amer. Roentgenol. 59, 177 (1948). — LUCE, J. C., W. LEITH and W. S. BURRAGE: Pantopaque meningitis due to hypersensitivity. Radiology 57, 878 (1951). — LUCKETT, W. H.: Air in the ventricles of the brain following a fracture of the skull. J. Nerv. Dis. 11, 326 (1913). — Air in the ventricles of the brain following a fracture of the skull. N. Y. State J. Med. 97, 953 (1913). — Air in the ventricles of the brain, following a fracture of the skull. Surg. etc. 17, 237 (1913). — Air in the ventricles of the brain. Surg. etc. 24, 362 (1917). — LUGER, A.: Zur Kenntnis der im Röntgenbild sichtbaren Hirntumoren mit besonderer Berücksichtigung der Hypophysengangsgeschwülste. Fortschr. Röntgenstr. 21, 605 (1914). — LUNDBORG, T.: Diagnostic problems concerning acoustic tumors. Acta oto-laryng. (Stockh.) Suppl. 99 (1952). — LUTZ, W., and O. TURNER: Planigraphic studies of ventricular system—fourth ventricle and adjacent structures. Yale J. Biol. a. Med. 12, 399 (1940). — LYSHOLM, E.: Contribution to the technique of projection in Röntgenological examination of pars petrosa. Acta radiol. (Stockh.) 9, 54 (1928). — Device for ventriculography. Acta radiol. (Stockh.) 12, 305 (1931). — Apparatus and technique for roentgen examination of the skull. Acta radiol. (Stockh.) Suppl. 12 (1931). — Neuere Erfahrungen mit der Ventriculographie der 3. u. 4. Hirnkammer. Nervenarzt 10, 1 (1937). — Ventriculography in tumors below the tentorium. III. Congr. neurologique internat. 132, 731 (1939). — Encephalographic experiences. Acta chir. scand. (Stockh.) 82, 169 (1939). — Ventriculography of the fourth ventricle. Amer. J. Roentgenol. 41, 18 (1939). — Skeletveränderungen bei 2 Fällen mit einem, einen Acusticustumor vortäuschenden Brückenwinkelmeningeom. Acta chir. scand. (Stockh.) 85, 195 (1941). — Das Röntgenbild bei Tentoriummeningeom. Acta radiol. (Stockh.) 22, 303 (1941). — Röntgenologische Diagnostik in der Chirurgie der Gehirnkrankheiten. In Neue Deutsche Chirurgie. Stuttgart: Ferdinand Enke 1941. — Experiences in ventriculography of tumors below tentorium. Brit. J. Radiol. 19, 437 (1946). — LYSHOLM, E., and J. W. D. BULL: Some aspects of ventriculography and encephalography. Chap. 24 in „Modern trends in diagnostic radiology". New York u. London: Hoeber 1948. — LYSHOLM, E., B. EBENIUS, K. LINDBLOM u. H. SAHLSTEDT: Das Ventrikulogramm. III. Teil. Acta radiol. (Stockh.) Suppl. 26 (1935). — LYSHOLM, E., B. EBENIUS u. H. SAHLSTEDT: Das Ventrikulogramm. I. Teil. Röntgentechnik. Acta radiol. (Stockh.) Suppl. 24 (1935). — Das Ventrikulogramm. II. Teil. Die Seitenventrikel. Acta radiol. (Stockh.) Suppl. 25 (1937). — LYSHOLM, E., and H. OLIVECRONA: Notes of the roentgentherapy of gliomas of the brain. Acta radiol. (Stockh.) 7, 259 (1926). — On changes of the optic canals in cases of intracranial tumor. Acta chir. scandinav. 72, 197 (1932).

MACALISTER, A.: The development and varieties of the second cervical vertebra. J. Anat. a. Physiol. 28, 257 (1894). — MACAULAY, D.: Digital markings in radiographs of the skull in children. Brit. J. Radiol. 24, 647 (1951). — MACKH, E.: Über die heutige Bedeutung der Arteriographie auf dem Gebiet der Neurochirurgie. Dtsch. Z. Chir. 252, 145 (1939). — MCCONNELL, L. H., and A. E. CHILDE: Pneumographic localization of tumors of the brain. Arch. of Neur. 37, 56 (1937). — MCCONNELL, L. H., and G. JEFFERSON: Ventriculography as an aid in the localization of intracranial tumors. Brit. Med. J. 79, 796 (1923). — MCGREGOR, M.: The significance of certain measurements of the skull in the diagnosis of basilar impression. Brit. J. Radiol. 21, 171 (1948). — MCKENZIE, K. G., and M. C. SOSMAN: The roentgenological diagnosis of craniopharyngeal pouch tumors. Amer. J. Roentgenol. 11, 171 (1924). — MCRAE, D. L.: Focal epilepsy: correlation of pathologic and radiologic findings. Radiology 50, 439 (1948). — Congenital abnormalities in the region of the foramen magnum: correlation of the anatomical and clinical findings. Acta radiol. (Stockh.) 40, 335 (1953). — MALIS, L. J., J. HOHEN and S. W. GROSS: Arnold-Chiari malformation. Arch. Surg. 63, 783 (1951). — MALMROS, R.: A simple method of producing a special picture of the posterior part of the third ventricle. Acta psychiatr. (København.) 24, 587 (1949). — MARCOVICH, A. W., A. E. WALKER and C. M. JESSICO: Immediate and late effects of intrathecal injection of iodized oil. J. Amer. Med. Assoc. 116, 2247 (1941). — MAROSKE, F.: Typhöse Osteomyelitis der Schädelknochen. Zbl. Chir. 75, 1148 (1950). — MARTEL, TH. DE, et J. GUILLAUME: Les tumeurs de la loge cérébelleuse. Paris: Gaston Doin & Cie. 1934. — MARTIN, P. L., and H. CUSHING: Primary gliomas of the chiasm and optic nerves in their intracranial portion. Arch. of Ophthalm. 52, 209 (1923). — MARTIN, P. L., et J. DUHAMEL: Quelques applications de la tomographie de crâne. J. Radiol. et Électrol. 33, 190 (1952). — MARX, F.: An angiographic demonstration of collateral betweens internal and external carotid arteries. Acta radiol.

(Stockh.) 31, 155 (1949). — MASCHERPA, F., u. G. LOMBARDI: Il quadro radiologico dell'epidermoide intraventricolare. Ref. Zbl. Radiol. 39, 119 (1952). — MASSON, C. B.: The occurrence of calcification in gliomas. Bull. Neur. Inst. New York 1, 314 (1931). — MASY, S.: Expérience personnelle avec le di-iodostearate d'éthyl dans l'artériographie. Acta radiol. (Stockh.) 34, 350 (1950). — MAYERZKY, C.: Platybasia: with case report. J. Neur., Neurosurg. a. Psychiatr. 12, 61 (1949). — MAYR, F., u. P. N. MOSCHIK DE REYA: Die subdurale Pneumographie und ihre Möglichkeiten. Neue Methoden zur röntgenologischen Darstellung endocranieller Erkrankungen. Wien. Z. Nervenheilk. 3, 101 (1950). — MEADOWS, S. P.: Intracranial aneurysms in A. FEILING „Modern trends in Neurology". London: Butterworth 1951. — MEDILL, E. V.: Bilateral symmetrical calcification of the basal ganglia associated with parathyroid insufficiency. Brit. J. Radiol. 24, 685 (1951). — MELIN, C. H.: EEG-Veränderungen nach Angiographie. Internat. Kongr. für Paediatr., Zürich 1950. — MELLINGER, W. J.: Base of skull, with particular reference to fractures. Ann. of Otol. 47, 291 (1938). — MENNELL, J. McM.: The importance of air encephalography in investigation of epilepsy of late onset. Brit. J. Radiol. 17, 286 (1944). — MEREDITH, J. M.: A consideration of the value and indications for encephalo-ventriculography, with especial reference to its use in borderline neurosurgical conditions. Surgery 7, 95 (1940). — MERRITT, H. H., and C. BRENNER: Normal air encephalograms in patients with convulsive seizures and tumors. New England J. Med. 230, 224 (1944). — MERWARTH, H. R., and I. S. FREIMAN: Hydrocephalus following subarachnoid hemorrhage. Brooklyn Hosp. J. 1, 149 (1939). — MESCHAN, I., and J. B. SCRUGGS jr.: A study of pneumoencephalograms before and after prefrontal lobotomy (Freeman-Watts technic). Radiology 56, 222 (1951). — MEYER-BORSTEL, H.: Die circumscripte Osteoporose des Schädels als Frühsymptom der PAGETschen Knochenerkrankung. Fortschr. Röntgenstr. 42, 589 (1930). — MILLETTI, M.: Die Differentialdiagnose der Gehirngeschwülste durch die Arteriographie. Acta neurochir. (Wien) Suppl. 1 (1950). — MONIZ, E.: L'encéphalographie artérielle, son importance dans la localisation des tumeurs cérébrales. Rev. neur. 2, 72 (1927). — Diagnostic des tumeurs cérébrales et epreuve de l'encéphalographie artérielle. Paris: Masson 1931. — Tronch basilaire et artères dérivées. Encéphale 28, 705 (1933). — L'angiographie cérébrale. Paris: Masson & Cie. 1934. — Déformations des sinus droit et longitudinal inférieur et des veins profondes du cerveau dans le diagnostic de néoplasies cérébrales. Zbl. Neurochir. 2, 214 (1937). — Die zerebrale Arteriographie und Phlebographie In Handbuch der Neurologie. Berlin: Springer 1940. — L'hyperostose frontale interne. (Étude angiographique d'un cas chez une jeune femme.) Schizophrenie 7, 452 (1941). — Diagnostic angiographique des méningeomes de l'arête sphénoïdale. Schweiz. med. Wschr. 73, 1169 (1943). — MONIZ, E., A. PINTO et A. ALVES: Artériographie du cervelet et des autres organes de la fosse postérieure. Bull. Acad Méd. Paris 109, 758 (1933). — MOORE, M. T.: Morgagni-Stewart Syndrome. Arch. Med. Int. 73, 7 (1944). — MOORE, R. C.: Cerebral arteriography in general hospital practice. Radiology 57, 487 (1951). — MOORE, S.: Hyperostosis frontalis interna. Surg. etc. 61, 345 (1935). — Metabolic craniopathy. Amer. J. Roentgenol. 35, 30 (1936). — Calvarial hyperostosis and accompanying symptom complex. Arch. of Neur. 35, 975 (1936). — Acromegaly and contrasting conditions: notes on roentgenography of the skull. Amer. J. Roentgenol. 68, 565 (1952). — MORETON, R. D.: Basilar invagination (so-called platybasia). Proc. Staff Meet. Mayo Clin. 18, 353 (1943). — MULLEN jr., W. H., and J. R. HANNAN: Roentgen diagnosis of lipoma of corpus callosum: report of case. Radiology 55, 508 (1950). — MURPHY, J. P.: Roentgenographic visualization of intracerebral hematomas following prefrontal lobotomy. Amer. J. Roentgenol. 64, 47 (1950). — MURPHY, J. P., and R. ARANA: Pneumoencephalogram of cerebellar atrophy. Amer. J. Roentgenol. 57, 545 (1947). — MUSCETTOLA, G.: La malattia di Sturge-Weber. Radiol. med. 33, 534 (1947).

NAFFZIGER, H. C.: A method for the localization of brain tumors — the pineal shift. Surg etc. 40, 481 (1925). — NAITO, I.: Die Hyperostosen des Schädels. Wien u. Leipzig 1924. Zig. Morel u. Greig. — NAITO, I., u. A. SCHÜLLER: Über die Hyperostosen des Schädels. Wien. klin. Wschr. 36, 792 (1923). — NEUHAUSER, E. B. D., and A. TUCKER: Roentgen changes produced by diffuse torulosis in the newborn. Amer. J. Roentgenol. 59, 805 (1948). — NEWMAN, H. W.: Encephalography with ethylene. J. Amer. Med. Assoc. 108, 461 (1937). — NICHOLS, B. H.: The roentgenologic diagnosis of tumors in the sellar region. Amer. J. Roentgenol. 33, 733 (1935). — NICHOLSON, M. J., and L. F. SISE: Pentothal sodium anesthesia for encephalography. New England J. Med. 222, 994 (1940). — NISHIKAWA, Y.: Über die röntgenographische Darstellung der Venenkanäle des Schädels. Fortschr. Röntgenstr. 31, 598 (1923/24). — NORTHFIELD, D. W. C., and D. S. RUSSEL: Fate of thorium dioxide (Thorotrast) in arteriography. Lancet 1, 377 (1937). — NOVICK, J. N.: Osteoma of frontal sinuses. Arch. of Otolaryng. 46, 655 (1947).

O'CONNELL, J. E. A.: Vascular factor in intracranial pressure and maintenance of cerebrospinal fluid circulation. Brain 66, 204 (1943). — OKONEK, G.: Zur Artdiagnose von Hirntumoren durch Arteriographie. Arch. of Neur. 158, 356 (1937). — OLDBERG, S.: Über die Bedeutung der Hyperostosis frontalis interna und einiger verwandter Skeletveränderungen unter besonderer Berücksichtigung der Verhältnisse bei Altersdiabetes. Uppsala Läk.för. Förh. 51, 1 (1945). — OLIVECRONA, H.: Die Bedeutung des Röntgenbildes für die Anzeigestellung und Behandlung der Gehirntumoren. Fortschr. Röntgenstr. 52, 355 (1935). — Bericht über arteriographische Darstellung der Art. vertebralis. Zbl. Chir. 32, 1904 (1935). — OLIVECRONA, H., u. E. LYSHOLM: Chirurgische Behandlung der Gehirntumoren. Berlin: Springer 1927. — OLSEN, A., and G. HORRAX: The symptomatology of acoustic tumors with special reference to atypical features. J. of Neurosurg. **1**, 371 (1944). — OLSSON, O.: Subdural hematoma outlined with air in encephalogram. Acta radiol. (Stockh.) **29**, 95 (1948). — Cerebral angiography: tolerance for contrast media of diodrast type. J. Neur., Neurosurg. a. Psychiatr. **12**, 312 (1949). — Tolerance of cerebral blood vessels to contrast media od the diodrast group in animal experiments and in man. Acta radiol. (Stockh.) **34**, 357 (1950). — Vertebral angiography in the diagnosis of acoustic nerve tumours. Acta radiol. (Stockh.) **39**, 265 (1953). — Vertebral angiography in cerebellar haemangioma. Acta radiol. (Stockh.) **40**, 9 (1953). — Vertebral angiography. Acta radiol. (Stockh.) **40**, 103 (1953). — ORLEY, A.: Neuroradiology. Springfield: Ch. C. Thomas 1949. — OSCHERWITZ, D., and L. M. DAVIDOFF: Midline calcified intracranial aneurysm between occipital lobes. J. of Neurosurg. **4**, 539 (1947). — OSMOND, L. H.: Correlation of disability with roentgen findings in head injuries. Radiology **41**, 1 (1943).

PANCOAST, H. K.: Significance of petrous ridge deformation in roentgen-ray diagnosis and localization of brain tumors. Amer. J. Roentgenol. **20**, 201 (1928). — Interpretation of roentgenograms of pituitary tumors, explanations of fome of the sourcies of error confusing clinical and roentgenological diagnosis. Amer. J. Roentgenol. **27**, 697 (1932). — The roentgen diagnostic significance of erosion of the optic canals in the study of intracranial tumors. Ann. Surg. **101**, 246 (1935). — PANCOAST, H. K., and T. FAY: Encephalography, roentgenological and clinical considerations for its use. Amer. J. Roentgenol. **21**, 421 (1929). — PANCOAST, H. K., E. P. PENDERGRASS and J. P. SCHAEFFER: The head and neck in roentgen diagnosis. Springfield: Ch. C. Thomas 1940. — PEDERSEN, J.: Hyperostosis cranialis interna: Morgagni and Stewart-Morel syndromes. Acta med. scand. (Stockh.) **128**, 71 (1947). — PEET, M. M., and C. F. LIST: Angiography in intracranial lesions. Trans. Amer. Neur. Assoc. **68**, 113 (1942). — PEIPER, H.: Wie hat sich die Kontrastmethode in der Neurologie bewährt? Arch. klin. Chir. **178**, 441 (1933). — PENDERGRASS, E. P.: Encephalography: an explanation of a possible error in technique. Amer. J. Roentgenol. **25**, 754 (1931). — Indications and contraindications for encephalography. J. Amer. Med. Assoc. **96**, 408 (1931). — Encephalography; value of second day examination. Radiology **26**, 146 (1936). — PENDERGRASS, E. P., and A. A. DE LORIMER: Osteolytic lesions involving the calvarium. Amer. J. Roentgenol. **35**, 9 (1936). — PENDERGRASS, E. P., and C. R. PERRYMAN: Optochiasmatic arachnoiditis. Amer. J. Roentgenol. **56**, 279 (1946). — Porencephaly. Amer. J. Roentgenol. **56**, 441 (1946). — PENFIELD, W.: Cerebral pneumography; its dangers and uses. Arch. of Neur. **13**, 580 (1925). — Cerebral pneumography; applications of ventriculography and encephalography. Bull. New York Acad. Med. **4**, 27 (1928). — PENFIELD, W., and T. C. ERICKSON: Cranial roentgenography. Springfield: Ch. C. Thomas 1941. — PENNYBACKER, J., and S. P. MEADOWS: Normal ventriculograms in tumors of the cerebral hemispheres. Lancet **1**, 186 (1938). — PENNYBACKER, J., and D. S. RUSSEL: Spontaneous ventricular rupture in hydrocephalus and subtentorial cyst formation. J. of Neur. **6**, 38 (1943). — PENZHOLZ, H.: Hirnarteriographie mit Perabrodil. Zbl. Chir. **75**, 970 (1950). — PEPPER, C. H. P., and E. P. PENDERGRASS: Hediditary occurence of enlarged parietal foramina; their diagnostic importance. Amer. J. Roentgenol. **35**, 1 (1936). — PERRYMAN, C. R., and E. P. PENDERGRASS: Herniation of cerebral ventricules. Amer. J. Roentgenol. **59**, 27 (1948). — PETIT-DUTAILLIS, D., et M. FELD: Angiomes diploïques de la voûte du crâne. Semaine Hôp. **27**, 197 (1951). — PETIT-DUTAILLIS, D., B. PERTUISET et J. ROUGERIE: Intérèt de l'angiographie cérébrale comme moyen de diagnostic et de localisation des hématomes intra-craniens de l'étage sus-tentoriel. Presse méd **60**, 712 (1952). — PEYTON, W. T., and W. O. PETERSEN: Congenital abnormalities in the region of the foramen magnum; basilar impression. Radiology **38**, 131 (1942). — PHEMISTER, D. B.: The nature of cranial hyperostosis overlying endothelioma of the meninges. Arch. Surg. **6**, 554 (1923). — PHILIPPIDES, D.: Die Technik der Arteriographie. Chirurg **14**, 585 (1942). — La valeur du remplissage encéphalographique de la cisterne chiasmatique (cisternographie) dans le diagnostic des néoformations suprasellaires. Acta neurochir. (Wien) **2**, 334 (1952). — PILCHER, C., and H. M. WILSON: A study of ventriculograms in 97 cases of verified intracranial tumors. Surg. etc. **58**, 995 (1934). — POLI, G., u. J. ZUCHA: Beiträge zur Kenntnis der Anomalien und der Erkrankungen der Arteria carotis interna. Zbl. Neurochir. **5**, 209 (1940). — POOL, J. L., and S. ALEXANDER: Intracranial arteriography with rapidly excreted iodine compound (diodrast). N. Y. State J. Med. **43**, 1429 (1943). — POPPEL, M. H.: Enlarged glomus defect contralateral to the side of ventricular puncture. Amer. J. Roentgenol. **40**, 357 (1938). — POPPEL, M. H., H. G. JACOBSON and S. B. DEWING: Value of the lateral mid-line tomogram in encephalography and ventriculography. Radiology **60**, 236 (1953). — POPPEL, M. H., and J. F. ROACH: Significance of indentures in outlines of atria of lateral ventricles after air filling. Amer. J. Roentgenol. **58**, 46 (1947). — POPPEN, J. L.: Aid of arteriograms in diagnosis and treatment of intracranial aneurysms. Radiology **52**, 347 (1949). — Cerebral arteriography. Surg. etc. **90**, 248 (1950). — Specific treatment of intracranial aneurysms. J. of Neurosurg. **8**, 75 (1951). — POPPEN, J. L., and W. G. PEACHER: Brain tumors in presence of normal air studies. Surg. Clin. N. Amer. **23**, 803 (1943). — PSENNER, L.: Die anatomischen Varianten des Hirnschädels. Fortschr. Röntgenstr. **75**, 197 (1951). — Ein Beitrag zur Diagnose und Differentialdiagnose der Meningeome. Fortschr. Röntgenstr. **76**, 567 (1952). — Beitrag zur Klinik und zur Röntgendiagnostik der Chordoms der Schädelbasis. Fortschr. Röntgenstr. **77**, 425 (1952). — PUECH, P., et G. LOISEL: Méningiome de la petite aile du sphénoide. Rev. Neur. São Paulo **2**, 864 (1933). — PUECH, P., J. MORICE, M. BRUN et J. CLEMENT: Cisternographie:

Indications dans les syndromes hypophysochiasmatiques et dans les blocages de la circulation céphalo-rachidienne. Cisternotomie: Indications et resultats. Semaine Hôp. **26**, 4831 (1950). — PUECH, P., et L. STUHL: La selle turcique: étude radiologique dans les tumeurs de l'hypophyse et de la région hypophysaire. Rev. neur. **1**, 100 (1934). — PUGH, D. G.: Fibrous dysplasia of skull: probable explanationfor leontiasis ossea. Radiology **44**, 548 (1945).

RADNER, S.: Intracranial angiography via the vertebral artery. Acta radiol. (Stockh.) **28**, 838 (1947). — Technical equipment for vasal catheterization. Acta radiol. (Stockh.) **31**, 152 (1949). — Vertebral angiography by catheterization. Acta radiol. (Stockh.) Suppl. **87** (1951). — RADOVICI, A., et O. MELLER: Encéphalographic liquidienne par le thorotrast sous-arachnoidien. Rev. Neur. São Paulo **1**, 479 (1932). — Essai de liquidographie céphalo-rachidienne. Encéphalo-myélographie par le thorotrast sous-arachnoïdien. Bull. Acad. Méd. Paris **107**, 314 (1932). — Encéphalo-myélographie par le thorotrast sous-arachnoïdien et epidural. Recherches expérimentales. C. r. Soc. Biol. Paris **109**, 1382 (1932). — Encéphalo-myélographie liquidienne. Presse méd. **40**, 1933 (1932). — RAIDER, L.: Spontaneous pneumocephalus: report of case occuring in course of carcinoma of nasopharynx. Amer. J. Roentgenol. **66**, 231 (1951). — RAND, C. W., and D. L. REEVES: Dermoid and epidermoid tumors (cholesteatomas) of the central nervous system. Arch. Surg. **46**, 350 (1943). — RANEY, R., A. A. RANEY and J. M. SANCHEZ-PEREZ: The role of complete cerebral angiography in neurosurgery. J. of Neurosurg. **6**, 216 (1949). — RAY, B. S.: Platybasia with involvement of the central nervous system. Ann. Surg. **116**,231 (1942). — New methods in the diagnosis of intracranial tumors. An evaluation. Surg. Clin. N. Amer. **32**, 491 (1952). — RAY, B. S., and H. S. DUNBAR: Thrombosis of dural venous sinuses as cause of "Pseudotumor cerebri". Ann. Surg. **134**, 376 (1951). — RAY, B. S., H. S. DUNBAR and C. T. DOTTER: Dural sinus venography. Radiology **57**, 477 (1951). — Dural sinus venography as an aid to diagnosis in intracranial disease. J. of. Neurosurg. **8**, 23 (1951). — REHWALD, E.: Enzephalographie mit Luft. Med. Klin. **38**, 1191 (1942). — RENARD, G., M. DAVID, H. FISCHGOLD et A. FISSORE: Radiotomographie d'un cas de méningiome olfactif opéré avec exophthalmie résiduelle. Arch. d'Ophthalm. **12**, 258 (1952). — RENDICH, R. A., and B. EHRENPREIS: The roentgen diagnosis of fracture of the skull. A review of 1.135 cases so diagnosed. Radiology **31**, 214 (1938). — RENNERT, H.: Grundsätzliches zur Planimetrie des Encephalogramms sowie zur einfachen Betrachtung von Schädelröntgenbildern. Arch. f. Psychiatr. u. Z. Neur. **188**, 390 (1952). — RICHTER, Hs.: Collaterals between the external carotid and the vertebral artery in cases of thrombosis of the internal carotid artery. Acta radiol. (Stockh.) **40**, 108 (1953). — Phlebography in brainstem tumours. Acta radiol. (Stockh.) **40**, 182 (1953). — RICHTER, L.: Hyperostosis frontalis. Röntgenprax. **12**, 651 (1939). — RIDLEY, H.: Toxoplasmosis, summary of disease with report of case. Brit. J. Ophthalm. **33**, 397 (1949). — RIECHERT, T.: Die Arteriographie der Hinrgefäße bei einseitigem Verschluß der Carotis interna. Nervenarzt **11**, 290 (1938). — Kreislaufstörungen im Hirn im arteriographischen Bild. Z. Neur. **161**, 426 (1938). — Über Hirnaneurysmen. Zbl. Neurochir. **4**, 111 (1939). — Zur Phlebographie der Hirngefäße. Zbl. Chir. **12**, 662 (1939). — Die Arteriographie der Hirngefäße, 2. Aufl. Berlin u. München: Urban & Schwarzenberg 1949. — Anzeigestellung und Grenzen der operativ-diagnostischen Methoden der Neurochir. Dtsch. Z. Nervenheilk. **162**, 8 (1950). — ROACH, J. F.: Cerebral angiography. Amer. J. Med. Sci. **219**, 559 (1950). — ROBERT, S.: Congenital absence of the odontoid process resulting in dislocation of the atlas on the axis. J. Bone Surg. **15**, 988 (1933). — ROBERTSON, E. G.: Encephalography. Melbourne: Macmillan 1941. — Further studies in encephalography. Melbourne: Macmillan 1946. — Roentgenographic appearance of falx cerebri. Amer. J. Roentgenol. **56**, 320 (1946). — ROBERTSON, J. S.: Toxoplasmic encephal-myelitis with report of 2 cases. Med. J. Austral. **2**, 449 (1946). — Some physical aspects of encephalography. Brain **70**, 59 (1947). — ROBERTSON, J. S., and A. E. CHILDE: Relation of ventricular asymmetry to contracting intracranial lesions. Arch. of Neur. **43**, 80 (1940). — ROBINSON, L. J.: Intravenous paraldehyde narcosis for pneumoencephalography. New England J. Med. **219**, 114 (1938). — ROSE, G.: Entwicklungsstörungen am Knochen und am Zentralnervensystem in der Gegend des Atlanto-occipitalgelenks. Virchows Arch. **241**, 428 (1923). — ROSENBERG, L. S., and J. R. SIMPSON: A simple serialographic technic for cerebral angiography. Radiology **54**, 869 (1950). — ROSS, A. T.: Cerebral hemiatrophy with compensatory homolateral hypertrophy of the skull and sinuses, and diminution of cranial volume. Amer. J. Roentgenol. **45**, 332 (1941). — ROSS, A. T., and W. W. DICKERSON: Tuberous sclerosis. Arch. of Neur. **50**, 233 (1943). — ROTH, I., u. R. LEMKE: Das Röntgenbild des Schädels bei gesteigertem Hirndruck. Klin. Wschr. **22**, 949 (1932). — ROUSSEAUX, R., M. ANTOINE, J. MIDON et J. LEPOIRE: La visualisation radiographique des abcès cérébraux chroniques. J. Radiol. et Électrol. **33**, 612 (1952). — ROUSSY, G., CH. OBERLING u. M. GUÉRIN: Über Sarkomerzeugung durch kolloidales Thoriumdioxyd bei der Ratte. Strahlenther. **56**, 160 (1936). — RUCKENSTEINER, E., u. R. v. SALIS-SAMADEN: Röntgenologische Erfahrungen zur Artdiagnose des Meningeoms. Radiologia austriaca **2**, 73 (1949). — RUGGIERO, G.: Quelques aspects de l'indication et de la technique de l'encéphalographie. Revue neur. **83**, 1 (1950). — Factors influencing the filling of the anterior cerebral artery in arteriography. Acta radiol. (Stockh.) **37**, 87 (1952). — RUGGIERO, G., and F. CASTELLANO: Carotid-cavernous aneurysm. Acta radiol. (Stockh.) **37**, 121 (1952). — Diagnostic radiologique des méningiomes de la fosse postérieure. Revue neur. **86**, 700 (1952). — Upward displacement of the posterior part of the third ventricle. Acta radiol. (Stockh.) **39**, 377 (1953). — Meningiomas of the posterior fossa. Acta radiol. (Stockh.) Suppl. **104** (1953). —

RUSSEK, H. I., and B. L. ZOHMAN: Papaverine in cerebral angiospasm (vascular encephalopathy). J. Amer. Med. Assoc. **136**, 930 (1948). — RUSSEL, D. S.: Observations on the pathology of hydrocephalus. Med. Res. Council Spec. Rep., Ser. No 265, **1949**.

SAI, G.: Angiografie cerebrale. Collona otol. ecc. Rom. **15**, 1 (1933). — Aneurismi ed angiomi (aneurysmi arteriovenosi) endocranici in visione angiografica. Riv. ital. Endocrin. e Neurochir. **5**, 103 (1939). — SALOTTI, A.: Importanza e sviluppo della cisternografia gassosa. Riv. Radiol. clin. **1**, 3 (1951). Ref. Excerpta med. radiol. **6**, 119 (1952). — SANCHEZ-PEREZ, J. M.: Angiography. Surgery **10**, 535 (1941). — The cranial seriograph and its utility in neurologic radiology for cerebral angiography. Surgery **13**, 661 (1943). — SANCHEZ-PEREZ, J. M., and R. A. CARTER: Time factor in cerebral angiography and automatic seriograph. Amer. J. Roentgenol. **62**, 509 (1949). — SARGENT, P.: Some points in the Anatomy of the intracranial blood-sinuses. J. Anat. a. Physiol. **45**, 69 (1911). — SAUNDERS, W. M.: Basilar impression; the position of the normal odontoid. Radiology **41**, 589 (1943). — SAVITSKY, N., and M. B. BENDER: Tumor of brain with normal encephalogram. Amer. J. Med. Sci. **194**, 96 (1937). — SCHATZKI, R., D. H. BAXTER and C. E. TROLAND: Second day encephalography with particular reference to size of ventricles. New England J. Med. **236**, 419 (1947). — SCHENK, P.: Encephalographische Erfahrungen. Dtsch. Gesundheitswesen **4**, 330 (1949). — SCHEUERMANN, H.: On the size and form of the sella turcica in the various pituitary adenomas. Acta psychiatr. (København.) **19**, 347 (1944). — SCHIFFER, K. H.: Zur Auswertung von Ventrikelbildern am Encephalogramm. Fortschr. Röntgenstr. **75**, 50 (1951). — Cerebrale Frühschädigung und Schädelbasisdysplasie. Fortschr. Röntgenstr. **75**, 54 (1951). — SCHINZ, H. R.: Variationen der Halswirbelsäule und der angrenzenden Gebiete. Fortschr. Röntgenstr. **31**, 583 (1923/24). — SCHLESINGER, B.: Zur Technik und diagnostischen Auswertung des Enzephalo- und Ventrikulogramms. Fortschr. Röntgenstr. **51**, 221 (1935). — Einführung in die Ventrikulographie; eine Diagnostik der Hirngeschwülste. Berlin u. Wien: Urban & Schwazenberg 1937. — Gliomas involving the splenium of the corpus callosum. A roentgenologic study. J. Neurosurg. **7**, 357 (1950). — SCHLESINGER, N. S., and J. G. TEPLICK: The diagnosis of suprasellar tumors by pneumoencephalography. Amer. J. Roentgenol. **60**, 213 (1948). — SCHMIDT, W., A. SCHULTE and H. LAPP: Klinischer und pathologisch-anatomischer Beitrag zur Frage der Schädigung durch Thorotrast. (Panmyelopathie nach Thorotrastinjektion vor 10 Jahren). Strahlenther. **81**, 93 (1950). — SCHNEIDER, B.: Ein Gerät zur Anfertigung stereoskopischer Röntgenaufnahmen des Schädels. Röntgenprax. **8**, 328 (1936). — SCHÜLLER: A.: Die röntgenographische Darstellung der diploeischen Venenkanäle des Schädels. Fortschr. Röntgenstr. **12**, 232 (1908). — Zur Röntgendiagnostik der basalen Impression des Schädels. Wien. med. Wschr. **61**, 2594 (1911). — Zur Röntgendiagnostik der intrakraniellen Affektionen mit Hilfe des DANDYschen Verfahrens. Wien. klin. Wschr. **35**, 709 (1922). — Röntgendiagnostik der Erkrankungen des Kopfes. In Lehrbuch der Röntgendiagnostik, herausgeg. von A. SCHITTENHELM. Berlin: Springer 1924. — The sella turcica. Amer. J. Roentgenol. **16**, 336 (1926). — Schädelhyperostosen. Fortschr. Röntgenstr. **38**, 911 (1928). — Die Frakturen des Os petrosum im Röntgenbilde. Erg. med. Strahlenforsch. **3**, 101 (1928). — Über circumscripte Osteoporose des Schädels. Med. klin. **25**, 631 (1929). — Kurze Darstellung der Röntgendiagnostik craniozerebraler Affektionen. Röntgenprax. **2**, 625 (1930). — Pathologische Veränderungen der die Gehirnkonvexität bedeckenden Liquorräume. Fortschr. Röntgenstr. **44**, 256 (1931). — Hematoma durae matris ossificans. Fortschr. Röntgenstr. **51**, 119 (1935). — The diagnosis of basilar impression. Radiology **34**, 214 (1940). — SCHÜLLER, A., u. I. NAITO: Über die Hyperostosen des Schädels. Wien. klin. Wschr. **36**, 792 (1923). — SCHÜLLER, J.: Zweijährige Erfahrung mit der Arteriographie. Arch. orthop. Unfall-Chir. **30**, 233 (1931). — SCHURR, P. H.: Angiography of normal opththalmic artery and choroid plexus of eye. Brit. J. Ophthalm. **35**, 473 (1951). — Cerebral angiography of the temporal lobe. Brit. J. Surg. **39**, 156 (1951). — SCHURR, P. H., and I. WICKBOM: Rapid serial angiography: further experience. J. Neur., Neurosurg. a. Psychiatr. **15**, 110 (1952). — SCHUSTER, J.: Über das Entstehen von Trugbildern bei der encephalographischen Untersuchung des Gehirn. Klin. Wschr. **4**, 552 (1925). — Ventrikulographie mit Lipoidol ascend. u. desc. Klin. Wschr. **4**, 2064 (1925). — SCHWAB, R. S., J. FINE and W. J. MIXTER: Reduction of postencephalographic symptoms by inhalation of 95 per cent oxygen. Arch. of Neur. **37**, 1271 (1937). — SCHWARTZ, C. W.: Some evidences of intracranial diseases revealed by roentgen ray. Amer. J. Roentgenol. **29**, 182 (1933). — The gliomas roentgenologically considered. Radiology **27**, 419 (1936). — The normal skull: from a roentgenologic viewpoint. Amer. J. Roentgenol. **39**, 32 (1938). — The meningiomas: from a roentgenological viewpoint. Amer. J. Roentgenol. **39**, 698 (1928). — Tumors of the hypophysis cerebri from a roentgenologic viewpoint. Amer. J. Roentgenol. **40**, 548 (1938). — Vascular tumors and anomalies of skull and brain, from roentgenologic viewpoint. Amer. J. Roentgenol. **41**, 881 (1939). — Anomalies and variations in the normal skull from a roentgenological viewpoint. Amer. J. Roentgenol. **42**, 367 (1939). — Cranial osteomas from a roentgenologic viewpoint. Amer. J. Roentgenol. **44**, 188 (1940). — The cranial and intracranial epidermoidomas from a roentgenologic viewpoint. Amer. J. Roentgenol. **45**, 18 (1941). —Leptomeningeal cysts; from a roentgenological viewpoint. Amer. J. Roentgenol, **46**, 160 (1941). — Tumors of the acoustic nerve from a roentgenological viewpoint. Amer. J. Roentgenol. **47**, 703 (1942). — SCHWARTZ, C. W., and L. C. COLLINS: The skull and brain, roentgenologically considered. Springfield: Ch. C. Thomas 1951. — SCOTT, M.: Dural venous sinography. A method of visualization of the sagittal dural sinus and its tributaries by direct injection of diodrast. Amer. J. Roentgenol. **65**, 619 (1951). — SCOTT, W. G., and W. B. SEAMAN: Developments in cerebral angiography with rapid serialized x-ray exposures on roll film $9^1/_2$ inches wide. Radiology **56**, 15 (1951). — SEAMAN, W. B., W. R. PAGE and W. J. GERMAN: Arteriographic findings in brain arterial occlusion. Tr. Amer. Neur. Assoc. **74**, 55 (1949). — SELBIE, F. R.: Experimental production of sarcoma with thorotrast. Lancet **2**, 847 (1936) — SHAPIRO, R.: Intraventricular glioblastoma multiforme with the pneumographic characteristics of intraventricular epidermoids. A case report with a critical analysis. Radiology **55**, 852 (1950). — SHEARER, W. S.: Cerebral angiography in intracranial vascular anomalies. J. Fac. Radiologists **3**, 248 (1952). — SHELDEN, C. H., R. H. PUDENZ and L. E. BRANNON: Intracranial aneurysms. Arch. Surg. **61**, 294 (1950). — SHERMAN, R. S., and W. C. A. STERNBERGH: Roentgen appearance of ossifying fibroma of bone. Radiology **50**, 595 (1948). — SHIMIDZU, K.: Beiträge zur Arteriographie des Gehirns, einfache percutane Methode. Arch. klin. Chir. **188**, 295 (1937). — SIGLIN, I. S., L. M. EATON, J. D. CAMP and S. F. HAINES: Symmetric cerebral calcification which followed postoperative parathyroid insufficiency. J. Clin. Endocrin. **7**, 433 (1947). — SIMONSEN, H.: A new needle for cerebral angiography. J. of Neurosurg. **5**, 502 (1948). — SINGEN jr., A. G.: Comparison of intradermal and ocular methods of testing for sensitivity to diodrast. Amer. J. Roentgenol. **59**, 727 (1948). — SINZ, P.: Unterentwicklung des Hinterhaupt- und Keilbeinkörpers mit gleichzeitiger knöcherner Verbindung zwischen Atlas und Schädel als Todesursache. Virchows Arch. **287**, 641 (1933). — SJÖGREN, S. E.: Percutaneous vertebral angiography. A review of 250 cases. Acta radiol. (Stockh.) **40**, 113 (1953). — SJÖQVIST, O.: Über intracranielle Aneurysmen der Arteria carotis und deren Beziehungen zur ophthalmologischen Migräne. Nervenarzt **9**, 223 (1936). — Arteriographische Darstellung der Gefäße der hinteren Schädelgrube. Chirurg **10**, 377 (1938). — SKOOG, T.: Studies of a material of headinjuries from the surgical clinic in Lund, with special reference to the temporal bone involvment. Acta chir. scand. (Stockh.) **77**, 383 (1936). — SMITH, H. V.: Subdural fluid as consequence of pneumoencephalography. Pediatrics **5**, 375 (1950). — SOLOMON, H. C., and S. H. EPSTEIN: Encephalography under narcosis produced by nonvolatile anesthetics. J. Amer. Med. Assoc. **98**, 1794 (1932). — SORGE, F., u. F. STERN: Beiträge zur Pathologie des Schädelröntgenogramms (mit besonderer Berücksichtigung der Kopfverletzungen). Beitr. klin. Chir. **159**, 29 (1934). — SORGO, W.: Über den durch Gefäßprozesse bedingten Verschluß der Arteria carotis interna. Zbl. Neurochir. **4**, 161 (1939). — Über die Röntgendiagnostik cerebraler Erkrankungen. Zbl. Chir. **44**, 2073 (1940). — Einführung in die Kontrastmitteldiagnostik cerebraler Erkrankungen. Wien: Franz Deuticke 1941. — SOSMAN, M. C.: A consideration of aneurysm of the internal carotid artery and tumours at the base of the brain. Brit. J. Radiol. **30**, 468 (1925). — Aneurysms of the internal carotid artery and the circle of Willis, from a roentgenological viewpoint. Amer. J. Roentgenol. **15**, 122 (1926). — Radiology as aid in diagnosis of skull and intracranial lesions. Radiology **9**, 396 (1927). — Xanthomatosis (Schüller's disease: Christian's syndrome). Report of three cases treated with roentgen ray. Amer. J. Roentgenol. **23**, 581 (1930). — The reliability of the roentgenographic signs of intracranial tumor. Amer. J. Roentgenol. **36**, 737 (1936). — SOSMAN, M. C., and T. J. PUTMAN: Roentgenological aspects of brain tumors — meningiomas. Amer. J. Roentgenol. **13**, 1 (1925). — SOSMAN, M. C., and E. C. VOGT: Aneurysms of the internal carotid artery and circle of Willis from the roentgenological viewpoint. Amer. J. Roentgenol. **15**, 122 (1926).— SOULE jr., A. B.: Mutational dysostosis (cleidocranial dysostosis). J. Bone Surg. **28**, 8 (1946). — STANKIEWICZ, R., et M. KOWALEWSKI: L'encéphalographie et la ventriculographie chez les enfants d'après des observations personelles. Rev. franc. Pédiatr. **14**, 321 (1938). — STEEN, R. R., A. P. EVANS and M. R. MATTHEWS: Encephalography. Psychiatr. Quart. **11**, 34 (1937). — STENDER, A.: Über das Meningiom des Keilbeinrückens. Z. Neur. **147**, 244 (1933). — STENVERS, H. W.: Röntgenologie des Felsenbeines und des bitemporalen Schädelbildes. Berlin: Springer 1928. — STERN, F., u. F. SORGE: Über das Schädelröntgenogramm bei Kopfverletzten. Nervenarzt **6**, 513 (1933). — STEWART, W. H.: Skull fractures. New York: Hoeber 1925. — STONE, R. S., and F. J. SCHULZE: Ventricular changes caused by proved tumors of the brain. Amer. J. Roentgenol. **39**, 523 (1938). — STORCH, T. J. C. v., and D. MUNRO: Encephalography in the diagnosis of subdural hematomas, analysis of 35 cases. New England J. Med. **218**, 6 (1938). — STRAUS, D. C.: Tuberculosis of the flat bones of the skull. Surg. etc. **57**, 384 (1933). — STRÖM, S.: Über die Röntgendiagnostik intrakranieller Verkalkungen. Fortschr. Röntgenstr. **27**, 577 (1921). — STUCK, R. M., and D. L. REEVES: Dangerous effects of thorotrast used intracranially. Arch. of Neur. **40**, 86 (1938). — STUHL, L.: Aspects radiologiques de quelques méningiomes "à cheval" sur les étages antérieur et moyen du crâne. Bull. Soc. Radiol. méd. France **20**, 546 (1932). — STUHL, L., M. DAVID et P. PUECH: Les méningiomes de la convexité du cerveau. Étude radiologique. J. Radiol. et Électrol. **16**, 5 (1932). — SUGAR, O.: Pathological anatomy and angiography of intracranial vascular anomalies. J. of Neurosurg. 8, 3 (1951). — SUGAR, O., L. B. HOLDEN and C. B. POWELL: Vertebral angiography. Amer. J. Roentgenol. **61**, 166 (1949). — SUGAR, O., and M. TINSLEY: Aneurysm of terminal portion of anterior cerebral artery. Arch. of Neur. **60**, 81 (1948). — SUNDER-PLASSMANN, P.: Über die zerebrale Arteriographie und ihre Bedeutung für die Hirntumoren und Gefäßdiagnostik. Chirurg **20**, 249 (1949). — SUSSMAN, M. L., and B. COPLEMAN: Roentgenographic appearance of bones in Cushing's syndrome. Radiology **39**, 288 (1942). — SUTTON, D.: The radiological diagnosis of lipoma of the corpus callosum. Brit. J. Radiol. **22**, 534

(1949). — Radiologic assessment of normal aqueduct and fourth ventricle. Brit. J. Radiol. **23**, 208 (1950). — Intracranial calcification in toxoplasmosis. Brit. J. Radiol. **24**, 31 (1951). — Radiologic aspects of pontine gliomata. Acta radiol. (Stockh.) **40**, 234 (1953). — SUTTON, D., and R. D. HOARE: Percutaneous vertebral arteriography. Brit. J. Radiol. **24**, 589 (1951). — SUTTON, D., and L. A. LIVERSEDGE: Radiological and pathological aspects of tuberous sclerosis. With special reference to hydrocephalus. J. Fac. Radiologists **2**, 224 (1951). — SWEET, W. H.: Spontaneous cerebral ventriculostium. Arch. of Neur. **44**, 532 (1940). — SWETSCHNIKOW, B.: Über die Assimilation des Atlas und die Manifestation des Occipitalwirbels beim Menschen. Arch. path. Anat. **30**, 155 (1906). — SYMONDS, C. P.: Otitic hydrocephalus. Brain **54**, 55 (1931). — SYMONDS, CH.: Les troubles vasculaires cérébraux chez les jeunes. Revue neur. **80**, 401 (1948).

TAGGART, J. K., and A. E. WALKER: Congenital atresia of the foramens of Luschka and Magendie. Arch. of Neur. **48**, 583 (1942). — TAKAHASHI, K.: Die percutane Arteriographie der Arteria vertebralis und ihrer Versorgungsgebiete. Arch. f. Psychiatr. **111**, 373 (1940). — TAKAHASHI, S., S. ANZAI and J. OBARA: Rotatory crossgraphy (rotatory cross section radiography) of ventricles and subarachnoid cisterns. (Studies on rotatography. 6. Report.) Tohoku J. Exper. Med. **56**, 161 (1952). Ref. Zbl. Radiol. **7**, 377 (1953). — TALAIRACH, J., M. DAVID et H. FISCHGOLD: Falcotentoriography et sinusographie basale (Note préliminaire). Bull. Acad. Nat. Méd. **135**, 202 (1951). — TALAIRACH, J., M. DAVID, H. FISCHGOLD et H. ABOULKER: Falco-tentoriographie et phlébographie basale. Presse méd. **35**, 724 (1951). — TALAIRACH, J., J. DE AJURIAGUERRA et H. GÉCAEN: Étude topographique des images ventriculaires en fonction des noyaux gris centraux. Ann. Méd. **51**, 83 (1950). — TARLOW, I. M., D. BERMAN and J. EPSTEIN: Experimental neurography. Amer. J. Roentgenol. **64**, 974 (1950).— TENNENT, W.: Leontiasis ossea. Brit. J. Radiol. **19**, 388 (1946). — TEPLICK, J. G., and P. DORSEY: Roentgen findings in intracranial mass lesions. Amer. J. Roentgenol. **61**, 762 (1949). — TERRY, T. L., and P. MYSEL: Pulsating exophthalmos due to internal carotid-jugular aneurysm. The use of thorium dioxide solution in localization. J. Amer. Med. Assoc. **103**, 1037 (1934). — THOMPSON, R. H.: Focal enlargement of the temporal bone as a sign of brain tumor. J. Amer. Med. Assoc. **99**, 379 (1932). — TIMINS, T.: Radiographic technic in angiography. Radiography **9**, 30 (1943). — TIWISINA, TH.: Die Vertebralis-Angiographie und ihre diagnostische Bedeutung. Fortschr. Röntgenstr. **77**, 663 (1952). — TÖNNIS, W.: Die Bedeutung der „Angiographie cérébrale" für die Indikationsstellung zur Operation von Hirngeschwülsten. Lisboa méd. **14**, 773 (1937). — Artdiagnose der Hirngeschwülste durch Arteriographie. 61. Wanderverslg. Südwestdtsch. Neur. u. Psych. Baden-Baden 1937. — Anzeigestellung zur Arteriographie und Ventrikulographie bei raumbeengenden intrakraniellen Prozessen. Dtsch. med. Wschr. **65**, 246 (1939). — TORKILDSEN, A.: The gross anatomy of the lateral ventricles. J. of Anat **68**, 480 (1933/34). — An analysis of shadows seen in pneumograms of cerebral ventricles. Acta psychiatr. (Københ.) **9**, 465 (1934). — Spontaneous rupture of the cerebral ventricles. J. of Neurosurg. **5**, 327 (1948). — Carotid angiography, with special reference to the diagnosis of cerebral gliomas. Acta psychiatr. (København.) Suppl. **55** (1949). — TORKILDSEN, A., and K. KOPPANG: Notes on collateral cerebral circulation as demonstrated by carotid angiography. J. of Neurosurg. **8**, 269 (1951). — TORKILDSEN, A., and W. PENFIELD: Ventriculographic interpretation. Arch. Neur. **30**, 1011 (1933). — TORKILDSEN, A., and A. H. PIRIE: Interpretation of ventriculograms with special reference to tumours of the temporal lobe. Amer. J. Roentgenol. **32**, 145 (1934). — TOWNE, E. B.: The value of ventriculograms in the localisation of intracranial lesions. Arch. Surg. **5**, 144 (1922). — Erosion of the petrous bone by acoustic nerve tumor. Demonstration by roentgen ray. Arch. of Otolaryng. **4**, 515 (1926). — TOWSON, CH. E.: Monostotic fibrous dysplasia of mastoid and temporal bone. Arch. of Otolaryng. **52**, 709 (1950). — TREVANO, Q.: Sul valore dell'arteriografia cerebrale per la localizzazione dei tumori del lobo temporale. Radiol. med. **29**, 205 (1942). — Radiol. med. **29**, 205 (1945). — TROLAND, C. E., D. H. BAXTER and R. SCHATZKI: Observations on encephalographic findings in cerebral trauma. J. of Neurosurg. **3**, 390 (1946). — TRUFANT, S. A., and W. B. SEAMAN: Unilateral calcification of the basal ganglia. Radiology **59**, 521 (1952). — TSCHERNYSCHEFF, A., u. I. GRIGOROWSKY: Über die arterielle Versorgung des Kleinhirns. Arch. f. Psychiatr. **89**, 482 (1930). — Über die arterielle Versorgung des Kleinhirns; pathologisch-anatomisches Studium beim Menschen. Arch. f. Psychiatr. **92**, 8 (1930). — TURNBULL, F.: Cerebral angiography by direct injection of common carotid artery. Amer. J. Roentgenol. **41**, 166 (1939). — TURNER, O., and W. LUTZ: Planographic studies of fourth ventricle; preliminary report with illustrative case. Yale J. Biol. a. Med. **12**, 251; 399 (1940). — TWINING, E. W.: Radiology of the third and fourth ventricles. Brit. J. Radiol. **12**, 385 (1939).

UEHLINGER, E.: Experimentelle Geschwulsterzeugung mit radioaktiven Strahlen. Schweiz. Z. Path. u. Bakter. **1**, 444 (1938). — Radiol. clin. (Basel) **11**, 53 (1942). — UMBACH, W.: Zur Vertebralis-Angiographie; Gefäßdarstellung eines Kleinhirn-Brückenwinkeltumors. Arch. f. Psychiatr. u. Z. Neur. **186**, 406 (1951). — Untersuchungen zur Phlebographie der Hirngefäße. Fortschr. Röntgenstr. **77**, 179 (1952). — USINGER, F.: Zur Frage der posttraumatischen Spaltbildungen am Schädel. Fortschr. Röntgenstr. **75**, 712 (1951). — UTHLEIN, A.: Cerebral angiography. Proc. Staff Meet. Mayo Clin. **26**, 133 (1951).

VASTINE, J. H., and K. K. KINNEY: The pineal shadow as an aid in the localization of brain tumors. Amer. J. Roentgenol. **17**, 320 (1927). — VERBIEST, H.: Le remplissage isolé d'air de la partie postérieure du troisième ventricule dans les obstructions de l'aqueduc de Sylvius. Acta radiol. (Stockh.) **34**, 380 (1950). — VILVANDRÉ, G. E.: Osteoporosis circumscripta cranii. Proc. Roy. Soc. Med. **44**, 154 (1951). — VINCENT, C., P. COSSA et M. DAVID: Diagnostic des tumeurs cérébrales par la ventriculographie. Presse méd. **36**, 612 (1928). — VOGT, E. C., and G. M. WYATT: Craniolacunia (Lückenschädel). A report of 54 cases. Radiology **36**, 147 (1941). — VYCISS, H.: Platybasia (basilar impression) secondary to advanced osteitis deformans (Paget's disease) with severe neurologic manifestations. Report of a case. Arch. of Neur. **54**, 68 (1945).

WACHSMUTH, W.: Untersuchungen über die gewebeschädigende Wirkung des Thorotrast. Chirurg **19**, 390 (1948). — WAGGONER, R. W., and L. E. HIMLER: Encephalography under nitrous oxide anesthesia. Amer. J. Roentgenol. **31**, 784 (1934). — WAKELEY, C. P. G., and A. ORLEY: A text-book of neuroradiology. London: Baillière, Tindahll & Co. 1938. — WARTENBERG, R.: Encephalographische Erfahrungen. Z. Neur. **94**, 585 (1924—25). — Beitrag zur Encephalographie und Myelographie. Arch. f. Psychiatr. **77**, 507 (1926). — WEBER, F. P.: Right-sided hemi-hypotrophy resulting from right-sided congenital spastic hemiplegia, with a morbid condition of the left side of the brain, revealed by radiograms. J. of Neur. **3**, 134 (1922). — WEBER, G.: Zur Diagnose und Behandlung der arteriovenösen Aneurysmen im Bereich der Großhirnhemisphären. Schweiz. med. Wschr. **78**, 629 (1948). — WEBSTER, J. E., R. DAWSON and E. S. GURDJIAN: The diagnosis of traumatic intracranial hemorrhage by angiography. J. of Neurosurg. **8**, 368 (1951). — WECHSLER, I. S., and S. W. GROSS: Cerebral arteriography in subarachnoid hemorrhage. J. Amer. Med. Assoc. **136**, 517 (1948). — WECHSLER, I. S., S. W. GROSS and I. COHEN: Arteriography and carotid artery ligation in intracranial aneurysms and vascular malformation. J. Neur., Neurosurg. a. Psychiatr. **14**, 25 (1951). — WEINBERGER, L. M.: Intracerebral epidermoid tumors — a characteristic encephalographic finding. J. Mt. Sinai Hosp. **5**, 565 (1938). — WERNER, A., et H. R. RICHTER: Technique de l'angiographie cérébrale. Schweiz. med. Wschr. **80**, 256 (1950). — WHITCOMB, B. B., and W. B. SCOVILLE: Methods of marking the plane of section in the open lobotomy operation. Radiology **54**, 741 (1950). — WHITTIER, J. R.: Deaths related to pneumo-encephalography during a 6-year period. Arch. of Neur. **65**, 463 (1951). — WICKBOM, I.: Cerebral angiography. A comparative study. Acta psychiatr. (Københ.) **46**, 337 (1947). — Angiography of the carotid artery. Acta radiol. (Stockh.) Suppl. **72** (1948). — Angiography in posttraumatic intracranial hemorrhage. Acta radiol. (Stockh.) **32**, 249 (1949). — Angiographic examination of intracranial arterio-venous aneurysms. Acta radiol. (Stockh.) **34**, 385 (1950). — Angiographic determination of tumour pathology. Acta radiol. (Stockh.) **40**, 529 (1953). — WICKBOM, J., u. P. SHELDON: Some aspects of the radiologic diagnosis of posterior fossa and suprasellar tumours. Acta radiol. (Stockh.) **40**, 249 (1953). — WIGH, R.: Mucoceles of fronto ethmoidal sinuses: analysis of roentgen criteria; relation of frontal bone mucoceles to ethmoidal sinuses. Radiology **54**, 579 (1950). — WILKINSON, M., J. B. TANTON, D. P. JONES and J. M. K. SPALDING: Percutaneous carotid angiography: a team technique with a report of the results in 70 cases. J. Neur. Neurosurg. a. Psychiatr. **12**, 183 (1949). — WILLIAMS, D. J.: The origin of the posterior cerebral artery. Brain **59**, 175 (1936). — WILSON, A. K.: Roentgen findings in bilateral symmetrical thinness of parietal bones (senile atrophy). Amer. J. Roentgenol. **51**, 685 (1944). — WILSON, B. R. D., and J. SMITH: Case of congenital toxoplasmosis. St. Thomas's Rep. **5**, 123 (1949). — WILSON, H. M., and W. G. LUTZ: Lesions of aqueduct of Sylvius. Radiology **46**, 132 (1946). — WINDHOLZ, F.: Cranial manifestation of fibrous dysplasia of bone: their relation to leontiasis ossea and to simple bone cysts of vault. Amer. J. Roentgenol. **58**, 51 (1947). — WINKELBAUER, A.: Zur Ventrikulographie der Hirntumoren. Arch. klin. Chir. **150**, 301 (1928). — WINKLER, H.: Beiträge zur Hirnanatomie im Enzephalogramm. Dtsch. Z. Nervenheilk. **99**, 277 (1927). — WISE, R. E., C. R. HUGHES and J. R. HANNAN: Cerebral arteriography. Amer. J. Roentgenol. **64**, 239 (1950). — WITTKOWSKI, L.: Ein seltenes arteriographisches Bild bei einem Meningeom der hinteren Schädelgrube. Arch. of Neur. **185**, 414 (1950). — WOLF, A., D. COWEN and B. H. PAIGE: Human toxoplasmosis: occurrence in infants as encephalomyelitis; verification by transmission to animals. Science (Lancaster, Pa.) **89**, 226 (1939). — Toxoplasmic encephalo-myelitis. Tr. Amer. Neur. Assoc. **64**, 205 (1938). — WOLFF, H., Zur Indikation und Technik der Lachgas-Encephalographie. Nervenarzt **23**, 187 (1952). — WOLFF, H., u. G. SCHALTENBRAND: Die percutane Arteriographie der Gehirngefäße. Zbl. Neurochir. **4**, 233 (1939). — WOLFF, H., u. B. SCHMID: Das Arteriogramm des pulsierenden Exophthalmus. Zbl. Neurochir. **4**, 241, 310 (1939). — WOLFSON, L. E.: Rupture of a left temporosphenoidal brain abscess into the ventricle; report of a case with recovery. New England J. Med. **230**, 171 (1944). — WOOD jr., E. H.: Some roentgenological and pathological aspects of calcification of the choroid plexus. Amer. J. Roentgenol. **52**, 388 (1944). — Diagnostic significance of change in position of metallic foreign bodies in brain abscess. Amer. J. Roentgenol. **59**, 52 (1948). — The roentgenologic diagnosis and treatment of chordoma. Tr. Amer. Neur. Assoc. **75**, 17 (1950). — WORINGER, E., et A. GERNEZ: L'artériogramme cérébral. Presse méd. **56**, 881 (1948). — WYCIS, H. T.: Basilar impression (platybasia): case secondary to advanced Paget's disease with severe neurological manifestations; successful surgical result. J. of Neurosurg. **1**, 299 (1944). — Subdural hygroma: report of seven cases. J. of Neurosurg. **2**, 340 (1945). — WYLLIE, W. G., H. J. W. FISHER and I. A. B. CATHIE: Congenital toxoplasmosis. Quart. J. Med. **19**, 57 (1950).

YAGDJOGLOU, B.: Un nouvel appareil de pneumoencéphalographie. Acta psychiatr. (Københ.) **25**, 433 (1950). — YAKOVLEV, P. I.: Roentgenographic sign in cases of tuberous sclerosis of brain. Arch. of Neur. **42**, 1030 (1939).

ZEHNDER, M.: Zur Technik der Arteriographie. Zbl. Neurochir. **2**, 181 (1937). — Die Vasocymographie als Versuch zur Darstellung des Gefäßdurchflusses. Schweiz. med. Wschr. **76**, 29 (1946). — ZEITLIN, H.: Adamantinomas of the hypophyseal stalk and sphenoid bone. Amer. J. Canc. **23**, 729 (1935). — ZIEDSES DES PLANTES, B. G.: Examen du troisième ventricule au moyen de petites quantités d'air. Acta radiol. (Stockh.) **34**, 399 (1950). — A special device for encephalography. Acta radiol. (Stockh.) **34**, 408 (1950). — Cerebral stereography. Acta radiol. (Stockh.) **34**, 411 (1950). — Ventriculography with small amounts of air. Acta radiol. (Stockh.) **40**, 261 (1953).

B. Wirbelsäule.

ABBOT, W. D.: Compression of cauda equina by the ligamentum flavum. J. Amer. Med. Assoc. **106**, 2129 (1936). —ABEL, W.: Scheinbar solitäres Myelom. Röntgenprax. **13**, 224 (1941). —ADSON, A. W.: Bandscheibenzerreißung mit Prolaps des Nucleus pulposus in dem Wirbelkanal als Ursache rezividierender Ischias. Chirurg **12**, 501 (1940). — ALAJOUANINE, T., et D. PETIT-DUTAILLIS: La nodule fibro-cartilagineux de la face postérieure des disques inter-vertébraux. Presse méd. **38**, 1657 (1930). — ALBRECHT, K., u. W. DRESSLER: Die Kontrastdarstellung des Periduralraumes (Periduro-graphie). Eine Möglichkeit zur Erkennung krankhafter Veränderungen der Wirbelkörper und Band-scheiben. Fortschr. Röntgenstr. **72**, 703 (1950). — ALPERS, L., F. C. GRANT and J. C. YASKIN: Chondroma of the intervertebral discs. Ann. Surg. **97**, 10 (1933). — ANDERSEN, T.: Frequency of prolapsus disci intervertebralis as cause of sciatica. Acta med. scand. (Stockh.) **104**, 427 (1940). — ANDRAE, R.: Über Knorpelknötchen am hinteren Ende der Wirbelbandscheiben im Bereich des Spinalkanals. Beitr. path. Anat. **82**, 464 (1929). — ANTONI, N.: Tumoren der Wirbelsäule einschließlich epiduralen Spinalraums. In Handbuch der Neurologie von BUMKE und FOERSTER. Berlin: Springer 1936. — ARBUCKLE, R. K., C. H. SHELDEN and R. H. PUDENZ: Pantopaque myelography; correlation of roentgenologic and neurologic findings. Radiology **45**, 356 (1945). — ARNELL, S.: Weitere Erfahrungen über Myelographie mit Abrodil. Acta radiol. (Stockh.) **25**, 408 (1944). — Myelography with water-soluble contrast. Acta radiol. (Stockh.) Suppl. **75** (1948). — ARNELL, S., and F. LIDSTRÖM: Myelography with sciodan (abrodil). Acta radiol. (Stockh.) **12**, 287 (1931). — ASK, O.: Studien über die embryologische Entwicklung des menschlichen Rückgrats und seines Inhaltes unter normalen Verhältnissen und bei gewissen Formen von Spina Bifida. Uppsala Läk. för. Förh. **46**, 243 (1941).

BABAIANTZ, L., et A. PERROT: Le disque intervertébral en radiologie. Rev. méd. Suisse rom. **54**, 742 (1934). — BADGLEY, C. E.: Clinical and roentgenological study of low back pain with sciatic radiation; clinical aspects. Amer. J. Roentgenol. **37**, 454 (1937). — BAILY, P., and P. BUCY: Cavernous Haemangioma of the vertebrae. J. Amer. Med. Assoc. **92**, 1748 (1929). — BAKER, A.: Lesion of intervertebral disk caused by lumbar puncture. Brit. J. Surg. **34**, 385 (1946). — BARNARD, L., and R. G. VAN NUYS: Primary haemangioma of the spine. Ann. Surg. **97**, 19 (1933). — BARR, J. S.: Ruptured intervertebral disc and sciatic pain. J. Bone Surg. **29**, 429 (1947). — Discussion. Evaluation of myelography in diagnosis of intervertebral disc lesions in low back. J. Bone Surg. A. **32**, 266 (1950). — BARR, J. S., and W. J. MIXTER: Posterior protrusion of lumbar intervertebral discs. J. Bone Surg. **23**, 444 (1941). — BATTS jr., M.: Rupture of nucleus pulposus; anatomical study. J. Bone Surg. **21**, 121 (1939). — BEGG, A. C., and M. A. FALCONER: Plain radiography in intraspinal protrusion of lumbar intervertebral disks: a correlation with operative findings. Brit. J. Surg. **36**, 225 (1949). — BELL, A. L. L., H. O. WUNDERLICH, H. C. FETT and C. C. POOL: An erect method of myelography. Amer. J. Surg. **79**, 259 (1950). — BELL, J. C.: Present status of myelography in study of low back and sciatic pain. Amer. Acad. Orthop. Surgeons, Lect. S. 427. 1944. — BENEDEK, L., and A. JUBA: „Spätblockade" bei Lipiodolographie. Dtsch. Z. Nervenheilk. **151**, 55 (1940). — BERING jr., E. A.: Notes on the retention of pantopaque in the subarachnoid space. Amer. J. Surg. **80**, 455 (1950). — BLUM, W.: Rückenmarksläsion bei SCHEUERMANNscher Krankheit (Kyphosis dorsalis adolescentium). Schweiz. med. Wschr. **66**, 283 (1936). — BÖHME, R.: Über die Röntgendiagnostik des luftgefüllten lumbalen Durasackes im sagittalen Strahlengang. Nervenarzt **23**, 342 (1952). — BÖHMIG, R., u. R. PREVOT: Vergleichende Untersuchungen zur Pathologie und Röntgenologie der Wirbelsäule. Fortschr. Röntgenstr. **43**, 541 (1931). — BOULT, G., M. KIERNAN and A. E. CHILDE: The importance of minor myelographie deformities in the diagnosis of posterior protrusion of the lumbar intervertebral disc. Amer. J. Roentgenol. **66**, 752 (1951). — BOWEN, A., and C. L. MCGEHEE: Typhoid spine. Radiology **27**, 357 (1936). — BRADFORD, F., and R. SPURLING: The intervertebral disc. Springfield: Ch. C. Thomas 1945. — BRAILSFORD, J.: Radiographic intervestigation of lumbar and sciatic pain. Brit. Med. J. **2**, 827 (1932). — Lumbago or sciatica. Brit. J. Radiol. **5**, 648 (1932). — BRANDT, M.: Über Jodöl-Ablagerungen am Großhirn. Fortschr. Röntgenstr. **47**, 463 (1933). — BRIESEN, H. v.: Removal of lipiodol after myelography. Amer. J. Roentgenol. **42**, 525 (1939). — BROBECK, O.: Haemangioma of vertebra associated with compression of the spinal cord. Acta radiol. (Stockh.) **34**, 235 (1950). — BROCHER, I.: Die Myelographie in der Lumbago- und Ischiasforschung.

Fortschr. Röntgenstr. **65**, 1 (1942). — BROMLEY, L. L., J. DONALDSON DRAIG and A. W. LIPMANN KESSEL: Intervertebral disk after lumbarpuncture. Brit. Med. J. **1**, 132 (1949). — BRÜTT, H.: Echinococcus der Wirbelsäule. Dtsch. med. Wschr. **23**, 476 (1931). — Über einen erfolgreich operierten Fall von Rückenmarksechinococcus. Zbl. Chir. **58**, 2066 (1931). — BRUSKIN, J., and N. POPPER: Experimentelle Myelo-Encephalographie an Hunden und über den Einfluß von Jodipin und Lipojodol auf das Rückenmark, Gehirn und dessen Häute. Z. exper. Med. **75**, 34 (1931). — BUCY, P. C.: Chondroma of Intervertebral disc. J. Amer. Med. Assoc. **94**, 1552 (1930). — BUCY, P. C., and C. S. CAPP: Primary hemangioma of bone, with special reference to roentgenologic diagnosis. Amer. J. Roentgenol. **23**, 1 (1930). — BUCY, P. C., and J. J. SPEIGEL: Unusual complication of intraspinal use of iodized oil. J. Amer. Med. Assoc. **122**, 367 (1943). — BÜCKER, I.. Luftmyelographie bei Bandscheibenprolaps. Fortschr. Röntgenstr. **72**, 493 (1950). — BULL, J. W. D.: Spinal meningiomas and neurofibromas. Acta radiol. (Stockh.) **40**, 283 (1953). — BURFARD, P., et J. ECOIFFIER: La discographie (méthode de LINDBLOM) dans le diagnostic des hernies discales. J. Radiol. et Électrol. **32**, 756 (1951). — BURGERS, E., and R. ANDERSSON: Nonoperative removal of intraspinal lipiodol and thorotrast. Northwest Med. **41**, 158 (1942). — BUSCH, E.: Luftmyelographie zur Diagnose des lumbalen Diskusprolapses und der ligamentären Wurzelkompression. Acta radiol. (Stockh.) **22**, 556 (1941). — BUSCH, E., u. E. CHRISTENSEN: Die lumbalen Pulposushernien. Zbl. Neurochir. **1**, 53 (1936). — BUSCH, E., u. H. SCHEUERMANN: Die Röntgendiagnose der Rückenmarksgeschwülste. Fortschr. Röntgenstr. **53**, 107 (1936).

CAIRNS, H., and M. H. JUPE: Central nervous system. In „A text-book of X-ray diagnosis, by British authors", Bd. 1. London: Lewis & Co. 1951. — CALVÉ, J., and M. GALLAND: Intervertebral nucleus pulposus, its anatomy, its physiology, its pathology. J. Bone Surg. **12**, 555 (1930). — CAMP, J. D.: The significance of osseous changes in the roentgenographic diagnosis of the spinal cord and associated soft tissues. Radiology **22**, 295 (1934). — Multiple tumors within the spinal canal; diagnosis by means of lipiodol injected into the subarachnoid space (myelography). Amer. J. Roentgenol. **36**, 775 (1936). — Roentgenological findings in cases of protruded intervertebral disks. Proc. Staff Meet. Mayo Clin. **12**, 373 (1937). — The roentgenologic localization of tumors affecting the spinal cord. Amer. J. Roentgenol. **40**, 540 (1939). — Roentgenologic diagnosis of intraspinal protrusion of intervertebral disks by means of radiopaque oil. J. Amer. Med. Assoc. **113**, 2024 (1939). — Contrast myelography. Med. Clin. N. Amer. **25**, 1067 (1941). — Contrast myelography, past and present. Radiology **54**, 477 (1950). — CAMP, J. D., and E. A. ADDINGTON: Intraspinal lesions associated with low back pain and their localization by means of lipiodol in the subarachnoid space. Radiology **33**, 701 (1939). — CAMP, J. D., A. W. ADSON and J. J. SHUGRUE: Roentgenographic findings associated with tumors of the spinal column, spinal cord, and associated tissues. Amer. J. Canc. **17**, 348 (1933). — Roentgenologic study of osseous changes with neurofibroma of spinal cord and associated nerves. Proc. Staff Meet. Mayo Clin. **8**, 230 (1933). — CARMAN, R. D., and K. S. DAVIS: Roentgenologic evidence of spinal cord tumours: report of three cases. Radiology **3**, 185 (1924). — CHAMBERLAIN, W. E., and B. R. YOUNG: The diagnosis of intervertebral disk protrusion by intraspinal injection of air. J. Amer. Med. Assoc. **113**, 2022 (1939). — Air myelography in the diagnosis of intraspinal lesions producing low back pain and sciatic pain. Radiology **33**, 695 (1939). — CHASIN, A.: Die Dimensionen der destruktiven Veränderungen in den Wirbelkörpern, die röntgenologisch bestimmt werden können. Fortschr. Röntgenstr. **37**, 529 (1928). — CHILDE, A. E.: Role of x-ray in diagnosis of posterior herniation of intervertebral disc. Canad. Med. Assoc. J. **52**, 458 (1945). — CLAVELIN, C., et G. GAUTHIER: Un cas d'angiome vertébral. Rev. Chir. orthopéd. **51**, 308 (1932). — CLOWARD, R. B.: Anterior herniation of ruptured lumbar intervertebral disk: comments on diagnostic value of the discogram. Arch. Surg. **64**, 457 (1952). -- CLOWARD, R. B., and L. L. BUZAID: Discography; technique, indications and evaluation of the normal and abnormal intervertebral disc. Amer. J. Roentgenol. **68**, 552 (1952). — COGGESHALL, H. C., and T. J. C. v. STORCH: Diagnostic value of myelographic studies of caudal dural sac. Arch. of Neur. **31**, 611 (1934). — COLCLOUGH, J.: Compression of the spinal cord by osteitis deformans. Surgery **25**, 760 (1949). — COOMBS, W. H. J.: Myelography. Radiography **8**, 60 (1942). — COPELAND, M.: Skeletal metastasis arising from carcinoma and from carcoma. Arch. Surg. **23**, 581 (1931). — COPLEMAN, B.: Pantopaque myelography; indications and technic. J. Med. Soc. New Jersey **43**, 460 (1946). — COVENTRY, M. B., R. K. GHORMLEY and J. G. KERNOHAN: The intervertebral disc: its microscopic anatomy and pathology. I. Anatomy, development and physiology. J. Bone Surg. **27**, 105 (1945). — The intervertebral disc: its microscopic anatomy and pathology. II. Pathological changes in the intervertebral disc. J. Bone Surg. **27**, 460 (1945). — CRAMER, H. I.: Beitrag zur Kontrastfüllung des Periduralraumes mit 35%igem visk. Perabrodil M durch den Sacralkanal, insbesondere zur Darstellung von Bandscheiben im lleosacralbereich. Vorläufige Mitteilung. Dtsch. med. Wschr. **75**, 769 (1950).

DANDY, W. E.: Roentgenography of the brain after the injection of air into the spinal canal. Ann. Surg. **70**, 397 (1919). — The diagnosis and localization of spinal cord tumors. Ann. Surg. 81, 223 (1925). — DANFORTH, M. S., and P. D. WILSON: The anatomy of the lumbosacral region in relation to sciatic pain. J. Bone Surg. **7**, 109 (1925). — DAVIES, H.: Lateral prolapse of the cervical intervertebral disk. Brit. J. Radiol. **18**, 1 (1945). — DAVIES, H., R. G. REID, G. K. TUTTON and I. WICKBOM: Discussion on myelography. Proc. Roy. Soc. Med. **44**, 881 (1950). — DENK, W.: Der Echinococcus der Wirbelsäule unter dem Bilde eines Rückenmarktumors. Wien. med. Wschr. **73**, 1978 (1929). — DEUCHER, W. G.: Myeloskopische und myelographische Befunde bei Ischias verursachenden hinteren Bandscheibenprolapsen. Acta radiol. (Stockh.) **21**, 164 (1940). — Die Röntgenuntersuchung des Spinalkanals bei Ischias verursachenden hinteren Bandscheibenprolapsen. Radiol. clin. (Basel) **9**, 337 (1940). — DITTMAR, O.: Die sagittal- und lateralflexorische Bewegung der menschlichen Lendenwirbelsäule im Röntgenbild. Zur Mechanologie der Wirbelsäule. Z. Anat. **92**, 644 (1930). — Röntgenstudium zur Mechanologie der Wirbelsäule. Z. Orthop. **55**, 321 (1931). — DONAT, R.: Schäden des Rückenmarks nach diagnostischen Eingriffen. Dtsch. Z. gericht. Med. **29**, 34 (1937). — DUMONT, A.: Images normales et images d'arrêt du lipoidol injecté dans l'espace épidural. J. Chir. et Ann. Soc. belge Chir. **37**, 355 (1938). — DUNCAR, W., and T. I. HOEN: New approach to the diagnosis of herniation of intervertebral disc. Surg. etc. **75**, 257 (1942). — DUTTMAN, G.: Die röntgenologische Darstellung des Periduralraumes und ihre diagnostische Bedeutung. Langenbecks Arch. u. Dtsch. Z. Chir. **264**, 450 (1950). — DYKE, C. G.: Diagnosis of spinal cord tumors. Diagnostic Roentgenology. Golden Ross. Nelson & Son 1941. — DYKE, C. G., and E. M. DEERY: Observation on relationship of subarachnoidal and perineural spaces. Bull. Neur. Inst. New York **1**, 593 (1931).

EAGLESHAM, D. C.: Observations on opaque myelography of lumbar disk herniations. Brit. J. Radiol. **17**, 343 (1944). — EHNI, G.: Roentgenographic abnormalities of cervical intervertebral disks: report on 23 patients with compressions of the cervical root. Texas J. Med. **47**, 689 (1951). — ELLMER, G.: Rückenmarksschädigungen durch Erkrankungen von Zwischenwirbelscheiben. Chirurg **4**, 805 (1932). — ELSBERG, C. A.: Tumors of spinal cord; problems in their diagnosis and localization; procedures for their exposure and removal. Arch. of Neur. **22**, 949 (1929). — Concerning the clinical features and the diagnosis of extramedullary meningeal and perineurial fibromablastoma of the spinal cord. Bull. Neur. Inst. New York **3**, 124 (1934). — ELSBERG, C. A., and C. G. DYKE: Diagnosis and localization of tumors of spinal cord by means of measurements made on x-ray films of vertebrae, and correlation of clinical and x-ray findings. Bull. Neur. Inst. New York **3**, 359 (1934). — ENDERLE, C.: Meningocele intrasacrale occulto (rivelato con la mielografia). Riv. Neur. **5**, 418 (1942). — EPPLE, S.: Das Chordom im Bereiche der Halswirbelsäule. Zbl. Chir. **72**, 1159 (1947). — EPSTEIN, B. S.: The roentgenological diagnosis of dilatations of the spinal cord veins. Amer. J. Roentgenol. **49**, 476 (1943). — Effect of increased intraspinal pressure on movement of iodized oil within spinal canal. Amer. J. Roentgenol. **52**, 196 (1944). — Low back pain associated with varices of epidural veins simulating herniation of nucleus pulposus. Amer. J. Roentgenol. **57**, 736 (1947). — Pantopaque myelography in diagnosis of Arnold-Chiari malformation without concomitant skeletal or central nervous system defects. Amer. J. Roentgenol. **59**, 359 (1948). — EPSTEIN, B. S., and L. DAVIDOFF: Iodized oil myelography of cervical spine, observations on normal persons. Amer. J. Roentgenol. **52**, 253 (1944). — ERB, K., u. C. MONTAG: Ein Beitrag zur Differentialdiagnose entzündlicher Wirbelsäulenerkrankungen. Fortschr. Röntgenstr. **71**, 462 (1949). — ERLACHER, PH.: Klinische und diagnostische Bedeutung der Nucleographie. Z. Orthop. **79**, 40 (1949/50). — Direkte Kontrastdarstellung des Nucleus pulposus, zugleich ein Beitrag zur Pathologie der Bandscheibe. Z. Orthop. **80**, 40 (1950/51). — ERNST jr., E. C., and N. HEILBRUN: The diagnosis of intraspinal haemangiomas by myelography. Radiology **54**, 417 (1950).

FALCONER, M. A., M. MCGEORGE and A. C. BEGG: Observations on cause and mechanism of symptom-production in sciatica and low back pain. J. Neur., Neurosurg. a. Psychiatr. **11**, 13 (1948). — FARR, CH.: Sarcoma of cervical vertebra. Ann. Surg. **95**, 936 (1952). — FISCHER, K.: Neue Methoden zur Darstellung von Bandscheibenveränderungen bei Lumbago und Ischias. Schweiz. med. Wschr. **30**, 213 (1949). — FISCHGOLD, H., C. J. CLÉMENT, J. TALAIRACH et J. ECOIEFFIER: Opacification des systémes veineux rachidiens et craniens par voie osseuse. Presse méd. **60**, 599 (1952). — FLEICHER, F.: Angiome der Wirbelsäule. Mitt. Ges. inn. Med. Wien **33**, 46 (1934). — FLETCHER, E. M., H. W. WOLTMANN and A. W. ADSON: Sacrococcygeal-chordomas. Arch. of Neur. **33**, 283 (1935). — FORD, L. T., and J. A. KEY: Evaluation of myelography in diagnosis of intervertebral-disc lesions in low back. J. Bone Surg. A. **32**, 257 (1950). — FREEDMAN, E.: The behavior of the intervertebral disc in certain spine lesions. Radiology **22**, 219 (1934). — FRENCH, J. D., and W. H. STRAIN: Peripheral extension of radiopaque media from subarachnoid space. Surgery **22**, 380 (1947). — FRIBERG, S.: Protruding disks in the lumbar region. Acta orthop. scand. (København.) **11**, 138 (1941). — FRIBERG, S., and L. HULT: Comparative study abrodil myelogram and operative findings in low back pain sciatica. Acta orthop. scand. (København.) **20**, 303 (1951). — FRIEDL, E.: Dilatation of spinal canal in tumors of spinal cord, spinal nerve roots and meninges of spinal cord. Radiol. clin. (Basel) **15**, 275 (1946). — FULLENLOVE, T. M.: Factors in globule formation with pantopaque myelography. Amer. J. Roentgenol. **63**, 378 (1950). — FUMAROLA, G., e C. ENDERLE: Pericoli, inconvenienti e danni della mielografia con gli olii jodati. Radiol. med. **19**. 1271 (1932). — Haemangioma vertebrale. Z. Neur. **150**, 411 (1934).

GAÁL, A.: Zur Diagnose des Wirbelhämangioms. Röntgenprax. **6**, 195 (1934). — GALBRAITH, E. M.: Air myelography. Radiography **10**, 14 (1944). — GARDNER, W. J., R. E. WISE, C. R. HUGHES, F. B. O'CONNELL jr. and E. C. WEIFORD: X-ray visualization of the intervertebral disk: with consideration of morbidity of disk puncture. Arch. Surg. **64**, 355 (1952). — GARLAND, L. H.: Effect of iodized oil on meninges of spinal cord and brain. Radiology **35**, 467 (1940). — GARLAND, L. H., and

E. J. MORRISEY: Intracranial collections of iodized oil following lumbar myelography. Surg. etc. 70, 196 (1940). — GENTIL, A., and B. L. COLEY: Sacrococcygeal chordoma. Ann. Surg. 127, 432 (1948). — GILLESPIE, H. W.: Radiological diagnosis of lumbar intervertebral disk lesions. Brit. J. Radiol. 19, 420 (1946). — Further observations on the radiological diagnosis of lumbar intervertebral disk lesions. Brit. J. Radiol. 20, 37 (1947). — GLOBUS, J. H.: Contribution made by roentgenographic evidence after injection of iodized oil. Arch. of Neur. 37, 1077 (1937). — GLOBUS, J. H., and L. J. DOSHAY: Venous dilatations and other intraspinal vessel alterations, including true angiomata with signs and symptoms of cord compression. Surg. etc. 48, 348 (1929). — GLORIEUX, P.: La hernie postérieure du ménisque intervertébral. Paris: Masson & Cie. 1937. — Considérations au sujet du diagnostique de la hernie postérieure du ménisque intervertébral. Acta radiol. (Stockh.) 34, 299 (1950). — GROBELSKI, M.: Kompressionslähmung des Rückenmarks bei Skoliose. Z. Orthop. 57, 220 (1932). — GREENBERG, I.: Simple device for position determination during myelography. J. of Neurosurg. 9, 108 (1952). — GRÜNWALD, K.: Xanthom der Wirbelsäule. Zbl. Nervenheilk. 46, 243 (1933). — GUIZETTI, H. U.: Eigenartiges Myelogramm mit Austritt des Jodipins in die Nervenscheiden. Röntgenprax. 4, 878 (1932). — GULEKE, M.: Über eine zu den Sanduhrgeschwülsten der Wirbelsäule gehörige Gruppe von Wirbelsarkomen. Arch. klin. Chir. 119, 833 (1922). — Zur Diagnose der Sanduhrgeschwülste der Wirbelsäule nebst Bemerkungen über deren Entstehung. Arch. klin. Chir. 161, 710 (1930).

HADLEY, L.: Roentgenographic studies of cervical spine. Amer. J. Roentgenol. 52, 173 (1944). — Intervertebral foramen studies. I. Foramen encroachment associated with disc herniation. J. of Neurosurg. 7, 347 (1950). — HÄUSSLER, G.: Über die Indikation zur Kontrastdarstellung bei raumfordernden Prozessen im Wirbelkanal. Fortschr. Röntgenstr. 74, 525 (1951). — HAGLUND, F.: Die Bedeutung der zervikalen Diskusdegeneration für die Entstehung von Verengerungen der Foramina intervertebralia. Acta radiol. (Stockh.) 23, 568 (1942). — HAGUENAU, J.: Le lipiodiagnostic sousarachnoïdien est-il dangereux? Monde méd. 46, 825 (1936). — HAMBY, W. B.: Misplaced lipiodol, analysis of 104 lipiodol spinograms. Radiology 37, 343 (1941). — HAMPTON, A. O.: Iodized oil myelography. Arch. Surg. 40, 444 (1940). — HAMPTON, A. O., and J. M. ROBINSON: Roentgenographic demonstration of rupture of intervertebral disc into spinal canal after injection of lipiodol; with special reference to unilateral lumbar lesions accompanied by low back pain with „sciatic" radiation. Amer. J. Roentgenol. 36, 782 (1936). — HARKINS, H. N.: Use of iodized poppy seed oil in differential diagnosis between tumors of conus medullaris and of cauda equina. Arch. of Neur. 31, 483 (1934). — HEADLEY-BLYTHE, J., and C. ANDERSON: Lipiodomania. Medical Press. 205, 122 (1941). — HERBERT, J. J., J. PAILLOT et P. FAIDHERBE: L'exploration lipiodolée de l'espace épidural dans les sciatiques et les lombalgies. Mém. Acad. Chir. 76, 584 (1950). — HINCKLE, C. L.: Entrance of pantopaque into venous system due to myelography. Amer. J. Roentgenol. 54, 230 (1945). — HOCHSTETTER, F.: Über die Entwicklung und Differenzierung der Hüllen des Rückenmarkes beim Menschen. Morph. Jb. 74, 1 (1934). — HODGES, F. J., and W. S. PECK: Clinical and roentgenological study of low back pain with sciatic radiation; roentgenological aspects. Amer. J. Roentgenol. 37, 461 (1937). — HOFMAN, A.: Die Bedeutung der Röntgendiagnostik für die operative Behandlung des Bandscheiben-Prolapses. Fortschr. Röntgenstr. 73, 442 (1950). — HOGGART, J., F. ALBERS and O. ZINTL: Introduction and removal of lipiodol for spinal studies. Surg. Clin. N. Amer. 22, 857 (1942). — HOLTA, O.: Hemangioma of the cervical vertebra with fracture and compression myelomalacia. Acta radiol. (Stockh.) 23, 423 (1942). — HORWITZ, T.: Diagnosis of posterior protrusion of intervertebral disc, with special reference to its differentiation from certain degenerative lesions of disc and its related structures and interpretation of contrast myelography. Amer. J. Roentgenol. 49, 199 (1943). — HORWITZ, T., and R. M. SMITH: Anatomical, pathological and roentgenological study of intervertebral joints of the lumbar spine and sacroiliacal joints. Amer. J. Roentgenol. 43, 173 (1940). — HSIEH, C. K., and H. H. HSIEH: Roentgenologic study of sacrococcygeal chordoma. Radiology 27, 101 (1936).

INMAN, V. T., and J. B. de C. M. SAUNDERS: Anatomicophysiological aspects of injuries to the intervertebral disc. J. Bone Surg. 29, 461 (1947). — IRELAND, J.: Haemangioma of the vertebra. Amer. J. Roentgenol. 28, 372 (1932).

JAROSCHY, W.: Über Spätschädigungen des Rückenmarks (Kompressions-Myelitis) bei schweren Skoliosen. Beitr. klin. Chir. 142, 597 (1928). — JUERS, E. H., and H. O. PETERSEN: Simple method for removal of iodized oil from subarachnoidal space. Minnesota Med. 25, 270 (1942). — JUNGE, H.: Über diagnostische Befunde bei Peridurographie mit Ausnahme hinterer Bandscheibenvorfälle. Fortschr. Röntgenstr. 77, 187 (1952). — Zwischenfälle und Gefahren bei periduraler Kontrastdarstellung. Nervenarzt 23, 345 (1952). — JUNGHANNS, H.: Hämangiom des 3. Brustwirbelkörpers mit Rückenmarkkompression. Laminectomie. Heilung. Arch. klin. Chir. 169, 321 (1932). — Mitbeteiligung der Wirbelkörper bei Erkrankungen der Zwischenwirbelscheiben. Arch. klin. Chir. 173, 75 (1932). — Die „funktionelle" Röntgenuntersuchung der Halswirbelsäule. Fortschr. Röntgenstr. 76, 591 (1952).

KAPLAN, A., and A. L. UMANSKY: Myelographic defects of herniated intervertebral disks simulating cauda equina neoplasms. Amer. J. Surg. 81, 262 (1951). — KARLÉN, A.: Komplikationen bei intraduraler Perabrodil-Myelographie. Acta chir. scand. (Stockh.) 87, 182 (1942). — Death from bone marrows and fat embolism and ureamia following intradural diodrast myelography. Acta chir. scand. (Stockh.) 87, 497 (1942). — KAUMAN, G. R., and J. P. MEDELMAN: Removal of iodized oil after roentgendiagnosis. Minnesota Med. 25, 273 (1942). — KEHRER, H.: Die Myelographie mit Sauerstoff zur Diagnosestellung des Bandscheibenvorfalles. Dtsch. med. Wschr. 74, 700 (1949). — KEYES, D. C., and E. J. COMPERE: Normal and pathological physiology of the nucleus pulposus of the intervertebral disc. J. Bone Surg. 14, 897 (1932). — KNUTSSON, F.: Sedimentation of oil in myelography and its diagnostic significance. Acta radiol. (Stockh.) 20, 537 (1939). — Epidurale Kontrastfüllung des Lumbosacralkanals bei Diskusprolaps (Perabrodil). Acta radiol. (Stockh.) 22, 694 (1941). — Epidurale Kontrastuntersuchung bei Bandscheibenprotrusion im Lendenteil. Acta chir. scand. (Stockh.) 87, 214 (1942). — Volym- und Formvariationen des Wirbelkanals bei Lordosierung bzw. Kyphosierung und ihre Bedeutung für die myelographische Diagnostik. Acta radiol. (Stockh.) 23, 431 (1942). — The instability associated with disk degeneration in the lumbar spine. Acta radiol. (Stockh.) 25, 593 (1944). — KOCHS, A. G.: Hämangiom der Wirbelkörper. Verh. dtsch. orthop. Ges. 80, 231 (1951). — KÖVES, S.: Primäres Eving-Sarkom der Wirbelsäule. Schweiz. med. Wschr. 68, 348 (1948). — KOPELMAN, B.: Pantopaque myelography; indications and technic. J. Med. Soc. New Jersey 43, 460 (1946). — KRÖKER, P.: Sichtbare Rißbildungen in den Bandscheiben der Wirbelsäule. Fortschr. Röntgenstr. 72, 1 (1949). — KRUCHEN, C.: Jodipin in den Lymphwegen nach Myelographie. Fortschr. Röntgenstr. 49, 155 (1941). — KUBIK, C. S., and A. O. HAMPTON: Removal of iodized oil by lumbar puncture. New England J. Med. 124, 455 (1941).

LAZAREWA, A.: Die Knochenform der Xanthomatose. Fortschr. Röntgenstr. 45, 692 (1932). — LEADER, S. A., and M. J. RASELL: The value of pantopaque myelography in the diagnosis of herniation of the nucleus pulposus in the lumbosacral spine. Amer. J. Roentgenol. 69, 231 (1953). — LIECHTI, A.: Die Röntgendiagnostik der Wirbelsäule und ihre Grundlagen, 2. Aufl. Wien: Springer 1948. — LINDBLOM, A. F.: Effects of various iodized oils on meninges. Acta med. scand. (Stockh.) 76, 295 (1931). — LINDBLOM, K.: Eine anatomische Studie über lumbale Zwischenwirbelprotrusionen und Zwischenwirbelscheibenbrüche in die Foramina intervertebralia hinein. Acta radiol. (Stockh.) 22, 711 (1941). — Protrusions of disks and nerve compression in the lumbar region. Acta radiol. (Stockh.) 25, 195 (1944). — Lumbar myelography by abrodil. Acta radiol. (Stockh.) 27, 1 (1946). — Complications of myelography by abrodil. Acta radiol. (Stockh.) 28, 69 (1947). — Diagnostic puncture of intervertebral disks in sciatica. Acta orthop. scand. (Københ.) 17, 231 (1948). — The subarachnoid spaces of the root sheaths in the lumbar region. Acta radiol. (Stockh.) 30, 419 (1948). — Technique and results in myelography and disc puncture. Acta radiol. (Stockh.) 34, 322 (1950). — Technique and results of diagnostic disc puncture and injection (discography) in the lumbar region. Acta orthop. scand. (Københ.) 20, 315 (1951). — Discography of dissecting transosseous ruptures of intervertebral discs in the lumbar region. Acta radiol. (Stockh.) 36, 12 (1951). — Discusrupturen und Lumbago-ischias. Eine anatomische und röntgenologische Studie. Erg. inn. Med. N. F. 2, 281 (1951). — Backache and its relation to ruptures of the intervertebral disks. Radiology 57, 710 (1951). — Experimental ruptures of intervertebral disc in Rat's tails. J. Bone Surg. 34, 123 (1952). — LINDBLOM, K., and G. HULTQVIST: Absorption of protruded disc tissue. J. Bone Surg. 32, 557 (1950). — LINDBLOM, K., and B. REXED: Spinal nerve injury in dorso-lateral protrusions of lumbar discs. J. of Neurosurg. 5, 413 (1948). — LINDGREN, E.: Über Skeletveränderungen bei Rückenmarkstumoren. Nervenarzt 10, 240 (1937). — On the diagnosis of tumours of the spinal cord by the aid of gas myelography. Acta chir. scand. (Stockh.) 82, 303 (1939). — Myelography with air. Acta psychiatr. (Københ.) 14, 385 (1939). — Myelographie mit Luft. Nervenarzt 12, 57 (1939). — Myelographic changes in Kyphosis dorsalis juvenilis. Acta radiol. (Stockh.) 22, 461 (1941). — Über die Röntgendiagnose des Bandscheibenprolapses. Radiol. clin. (Basel) 10, 337 (1941). — Myelographie. In H. R. SCHINZ, W. E. BAENSCH, E. FRIEDL und E. UEHLINGER, Lehrbuch der Röntgendiagnostik, 5. Aufl. Stuttgart: Georg Thieme 1951. — LÖNNERBLAD, L.: Eine Komplikation bei Myelographie. Acta radiol. (Stockh.) 14, 56 (1935). — LOMBARDI, G.: Studio radiologico degli angiomi spinali. Radiol. med. 37, 716 (1951). Ref. Exc. med. radiol. 6, 452 (1952). — LOSSEN, H.: Chorda dorsalis im Röntgenbild. Anat. Anz. 73, 113 (1931). — LOVE, J. G.: Protruded intervertebral discs, with note regarding hypertrophy of ligamentum flavum. J. Amer. Med. Assoc. 113, 2029 (1939). — The disc factor in low-back pain with or without sciatica. J. Bone Surg. 29, 438 (1947). — LOVE, J. G., and J. D. CAMP: Root pain resulting from intraspinal protrusion of intervertebral discs; diagnosis and surgical treatment. J. Bone Surg. 19, 776 (1937). — LUCHERINI, T.: Radiculomyelography with thorotrast. Riv. Ostetr. 24, 475 (1934). — LYON, E.: Leukämie und Wirbelsäule. Acta radiol. (Stockh.) 27, 506 (1936). — Multiple Myelome und Wirbelsäule. Fortschr. Röntgenstr. 46, 174 (1932).

MALTY, G. L., and R. C. PENDERGRASS: Pantopaque myelography; diagnostic errors and review of cases. Radiology 47, 35 (1946). — MARBREY, R.: Chordoma. A study of 150 cases. Amer. J. Canc. 25, 501 (1935). — MILCH, W.: Giant cell tumor of the spine. Amer. J. Canc. 21, 363 (1934). — MORETZ, H., and W. D. HANKINS: Discrepancies in myelography: statistical survey of 200 operative cases undergoing pantopaque myelography. Surg. etc. 86, 559 (1948). — MÜLLER, W.: Pathologische Physiologie der Wirbelsäule. Leipzig: Johann Ambrosius Barth 1932. — MUNRO, D., and C. W. ELKINS: Two-needle oxygen myelography, new technic for visualization of subarachnoidal space. Surg. etc. 75, 729 (1942).

NICHOLS, B. H., and W. A. NOSIK: Myelography with the use of thorium dioxid solution (thorotrast) as a contrast medium. Radiology **35**, 459 (1940). — NORLÉN, G.: On the value of the neurological symptoms in sciatica for the localization of a lumbar disc herniation. Acta chir. scand. (Stockh.) Suppl. **95**, (1944). — NOSIK, W. A.: Clinical application of thorotrast myelography and subsequent forced drainage. Cleveland Clin. Quart. **5**, 262 (1938). — Thorotrast myelography. M. Physics **1944**, 1323. — Contrast myelography with emulsified pantopaque. Amer. J. Roentgenol. **65**, 374 (1951). — NOSIK, W. A., and O. A. MORTENSEN: Myelography with thorotrast and subsequent removal by forced drainage, experimental study; preliminary report. Amer. J. Roentgenol. **39**, 727 (1938).

ODÉN, S.: Diagnosis of spinal tumours by means of gas myelography. A review of 800 cases. Acta radiol. (Stockh.) **40**, 301 (1953). — ODIN, M., G. RUNSTRÖM and A. LINDBLOM: Iodized oil as an aid to the diagnosis of lesions of the spinal cord and a contribution to the knowledge of adhesive circumscript meningitis. Acta radiol. (Stockh.) Suppl. **7** (1929). — ØDEGAARD, H.: The absorption of myelotrast (abrodil) from the spinal canal. Acta radiol. (Stockh.) **30**, 464 (1948). — OKONEK, G.: Spätschädigungen des Rückenmarks bei angeborenen Kypho-skoliosen. Zbl. Neurochir. **2**, 39 (1937). — OLSSON, O.: Roentgendiagnostic points of view on spinal tumours in children. Acta radiol. (Stockh.) **29**, 280 (1948). — OPPENHEIMER, A.: Discogenetic disease of the cervical spine with segmental neuritis. Amer. J. Roentgenol. **37**, 484 (1937). — Diseases affecting the intervertebral foramina. Radiology **28**, 582 (1937). — The diseases of the vertebral column. Amer. J. Roentgenol. **53**, 348 (1945).

PADBERG, F. T.: Myelography with pantopaque. Quart. Bull. Northwestern Univ. Med. School **25**, 320 (1951). — PAILLAS, J. E., J. BONNAL et R. VIGOUROUX: Angiomes vertébraux et angiomes médullaires. Marseille méd. **87**, 73 (1950). — PEACHER, W. G., and R. C. L. ROBERTSON: Pantopaque myelography: results, comparison of contrast media and spinal fluid reaction. J. of Neurosurg. **2**, 220 (1945). — Absorption of pantopaque following myelography. Radiology **47**, 186 (1946). — PEASE, C. N.: Injuries to vertebrae and intervertebral disk following lumbar puncture. Amer. J. Dis. Childr. **49**, 849 (1935). — PEIPER, H.: Die Myelographie im Dienste der Diagnostik von Erkrankungen des Rückenmarks. Erg. med. Strahlenforsch. **2**, 107 (1926). — Untersuchungen zu einer Reliefdiagnostik des erkrankten Rückenmarkes und seiner Häute. Fortschr. Röntgenstr. **40**, 1 (1928). — PEIPER, H., u. O. JÜNGLING: Ventrikulographie und Myelographie in der Diagnostik des Zentralnervensystem. Leipzig: Georg Thieme 1935. — PODKAMINSKI, N.: Röntgendiagnostik der Erkrankungen der Zwischenwirbelscheiben. Arch. klin. Chir. **182**, 352 (1935). — POSSATI, A.: Immagine radiografica del linfogranuloma vertebrale. Perugia **9**, 20 (1934). Ref. Zbl. Radiol. **23**, 495 (1936).

RADOVICI, A., and O. MELLER: Siehe unter A. Schädel. — RAMSEY, G. H.: Myelography with ethyliodophenylundecylate (pantopaque). N.Y. State J. Med. **45**, 1209 (1945). — RAMSEY, G. H., J. D. FRENCH and W. F. STRAIN: Iodinated organic compounds as contrast media for radiographic diagnosis. IV. Pantopaque myelography. Radiology **43**, 236 (1944). — RAMSEY, G. H., and W. F. STRAIN: Pantopaque: new contrast media for myelography. Radiogr. a. Clin. Photogr. **20**, 25 (1944). — RASMUSSEN, T. B., J. W. KERNOHAN and A. W. ADSON: Pathological classification, with surgical consideration, of intraspinal tumours. Ann. Surg. **111**, 513 (1940). — REICHERT, T. L.: Injection of air for localization of lesions in spinal canal-pneumomyelography. West. J. Surg. **47**, 297 (1939). — REISCHAUER, F.: Untersuchungen über den lumbalen und cervicalen Bandscheibenvorfall. Stuttgart: Georg Thieme 1949. — Bandscheibenvorfall oder ossale Zwischenwirbellochstenose (Duus). Biopsie contra Nekropsie. Bruns' Beitr. **181**, 370 (1950). — Lumbago, Ischialgie und Brachialgie in ihrer Beziehung zur Bandscheibe. Langenbecks Arch. u. Dtsch. Z. Chir. **267**, 418 (1951). — REITAN, H.: Movement of fluid inside cerebrospinal space. Acta radiol. (Stockh.) **22**, 762 (1941). — REXED, B.: Arachnoidal proliferations with cyst formation in human spinal nerve roots at their entry into the intervertebral foramina. J. of Neurosurg. **4**, 414 (1947). — RITTER, U.: Gefahren und Fehldeutungen der Myelografie bei Verdacht auf Bandscheibenvorfall. Fortschr. Röntgenstr. **75**, 339 (1951). — Fehldeutungen und Gefahren der Peridurografie. Fortschr. Röntgenstr. **75**, 346 (1951). — ROBERTSON, R. C. L.: Absorption of pantopaque following myelography. Radiology **47**, 186 (1946). — ROCCA, E. D., J. FRANCO y F. ALAYZA: Hidatidosis vertebral (dos casos clinicos). Rev. Neuropsiquiatr. **13**, 643 (1950). Ref. Exc. med. radiol. **7**, 30 (1953). — ROHDE, J.: Seltene Röntgenbefunde an der oberen Wirbelsäule und ihre Abgrenzung gegen Verletzungsfolgen. Arch. klin. Chir. **186**, 123 (1936). — ROHRHIRSCH, O.: Primäres Sarkom der Wirbelsäule. Röntgenprax. **3**, 208 (1931). — ROSENFELD, W.: Die röntgenologische Darstellung des Periduralraumes und ihre diagnostische Bedeutung. Nervenarzt **21**, 304 (1950). — ROSH, R.: Vertebral involvement in Hodgkin's disease. Radiology **26**, 454 (1936). — RUBIN, S., and E. H. STRATEMEYER: Intrathoracic meningocele. A case report. Radiology **58**, 552 (1952).

SÄKER, G.: Röntgenologische Darstellungsmethoden und -indikationen der hinteren Bandscheibenprolapse. Nervenarzt **21**, 20 (1950). — SASHIN, D.: Intervertebral discextensions into vertebral bodies and spinal canal. Arch. Surg. **22**, 527 (1931). — SAUNDERS, J. B. DE C. M., and V. T. INMAN: Pathology of intervertebral disc. Arch. Surg. **40**, 389 (1940). — SCHACHTSCHNEIDER, H.: Der hintere Bandscheibenprolaps in seinen klinischen Auswirkungen. Fortschr. Röntgenstr. **54**, 107 (1936). — SCHATZKI, R.: Myelography; air versus iodized oil. New England J. Med. **224**, 1101 (1941). — SCHEUERMANN, H.: Röntgenologic studies of the origin and development of juvenile kyphosis, together with some investigations concerning the vertebral spine in man and in animals. Acta orthop. scand. (Københ.) **5**, 161 (1934). — Kyphosis juvenilis (Scheuermanns Krankheit). Fortschr. Röntgenstr. **53**, 1 (1936). — SCHMORL, G.: Über Knorpelknoten an der Hinterfläche der Wirbelbandscheiben. Fortschr. Röntgenstr. **40**, 629 (1929). — SCHMORL, G., u. H. JUNGHANNS: Die gesunde und kranke Wirbelsäule im Röntgenbild. Pathologisch-anatomische Untersuchungen. Leipzig: Georg Thieme 1932. — Die gesunde und die kranke Wirbelsäule in Röntgenbild und Klinik, 3. Aufl. Stuttgart: Georg Thieme 1953. — SCHNITKER, M. T., and G. T. BOOTH: Pantopaque myelography for protruded disks of lumbar spine. Radiology **45**, 370 (1945). — SCOTT, W. G., and L. T. FURLOW: Myelography with pantopaque and new technic for its removal. Radiology **43**, 241 (1944). — SCOTT, M., and B. R. YOUNG: Visualization of intraspinal lesions causing sciatic pain by injection of air. Confinia neur. **2**, 219 (1938). — SCOVILLE, W. B., W. H. MORETZ and W. D. HANKINS: Discrepancies in myelography: statistical survey of 200 operative cases undergoing pantopaque myelography. Surg. etc. **86**, 559 (1948). — SEVERIN, E.: Degeneration of the intervertebral discs in the lumbar region. Acta chir. scand. (Stockh.) **89**, 353 (1943). — SÈZE, S. DE, A. DJIAN et M. ABDELMONTA: Etude radiologique de la dynamique cervicale dans le plan sagittal; une contribution radiophysiologique à l'étude pathogénique des arthroses cervicales. Rev. rhum. **18**, 111 (1951). — SÈZE, S., DE, et J. LEVERNIEUX: La disco-radiculographie avec retrait du liquide opaque. Semaine Hôp. **24**, 1451 (1948). — Réflexions sur la disco-radiculographie. J. Radiol. Électrol. **31**, 448 (1950). — L'injection directe du nucleus pulposus par voie paravertébrale. Semaine Hôp. **27**, 1230 (1951). — Les accidents de la discographie. Rev. rhum. **19**, 1027 (1952). — SGALITZER, M.: Myelography with descending and ascending lipiodol. Acta radiol. (Stockh.) **9**, 136 (1928). — SICARD, J. A., et J. E. FORESTIER: Méthode radiographique d'exploration de la cavité epidurale par le lipiodol. Revue neur. **28** 1264 (1921). — L'huile iodée en clinique; applications therapeutiques et diagnostiques. Bull. Soc. méd. Hôp. Paris **38**, 463 (1922). — Method generale d'exploration radiologique par l'huile et mém. iodee (Lipiodol). Bull. Soc. méd. Hôp. Paris **46**, 463 (1922). — SIEBNER, M.: Pachymeningitis cervicalis hypertrophica und akute Schädigung durch Myelographie. Chirurg **7**, 177 (1935). — SIKL, H.: Zur Frage der Schädigung durch Myelographie. Z. Neur. **171**, 615 (1941). — SIMONS, B.: Röntgendiagnostik der Wirbelsäule, 2. Aufl. Jena: Gustav Fischer 1951. — SOULE, A., B. J. GROSS, W. SIDNY and J. IRVING: Myelography by use of pantopaque in the diagnosis of herniations of the intervertebral discs. Amer. J. Roentgenol. **53**, 319 (1945). — STEINBACH, H. L., and W. B. HILL: Pantopaque pulmonary embolism during myelography. Radiology **56**, 735 (1951). — STEINHAUSER, T. B., C. E. DUNGAN, J. B. FURST, J. T. PLATI, W. SMITH, A. P. DARLING and E. C. WOLCOTT jr. with S. L. WARREN and W. H. STRAIN: Iodinated organic compounds as contrast media for radiographic diagnosis. III. Experimental and clinical myelography with ethyliodophenylundecylate (pantopaque). Radiology **43**, 230 (1944). — STENSTRÖM, R.: Widening of the root defect in lumbar myelogram by abrodil. Acta radiol. (Stockh.) **29**, 303 (1948). — STRAIN, W. H., J. D. FRENCH and G. E. JONES: Iodinated organic compounds as contrast media for diagnoses, escape of pantopaque from intracranial subarachnoid space of dogs. Radiology **47**, 47 (1946). — STRAIN, W. H., J. D. FRENCH and G. H. S. RAMSEY: Myelography with ethyliodophenylundecylate (pantopaque). New York J. Med. **45**, 1209 (1945). — STRAIN, W. H., J. T. PLATI and S. L. WARREN: Iodinated organic compounds as contrast media for radiographic diagnosis. I. Iodinated aracyl esters. J. Amer. Chem. Soc. **64**, 1436 (1942). — STUHL, L., J. A. SICARD, J. E. FORESTIER et J. MERLE: Contribution au diagnostic topographique des hernies discales par injection épidurale de lipiodol. J. Radiol. et Électrol. **31**, 535 (1950).

TABB, J. L., and J. T. TUCKER: Actinomycosis of the spine. Amer. J. Roentgenol. **29**, 628 (1933).— TARLOW, J. M.: Perineural cyst of the spinal nerve roots. Arch. of Neur. **40**, 1067 (1938). — Pantopaque meningitis disclosed at operation. J. Amer. Med. Assoc. **129**, 1014 (1945). — THEMEL, K.: Jodipinschäden nach Myelographie. Zbl. Chir. **77**, 1508 (1952). — THOMA, E.: Die Zwischenwirbellöcher im Röntgenbild, ihre normale und pathologische Anatomie. Z. Orthop. **55**, 115 (1931). — TIWISINA, T.: Kontrastdarstellung des Periduralraumes mit Per-Abrodil zum Nachweis des hinteren Bandscheibenvorfalles (Peridurographie). Chirurg **22**, 247 (1951). — TOTH, J.: Der diagnostische Wert der Myelographie. Röntgenprax. **13**, 285 (1941). — TOUMEY, J. W., J. L. POPPEN and M. T. HURLEY: Cauda equina tumors as cause of lowback syndrome. J. Bone Surg. **32**, 249 (1950).

UTHGENANNT, H.: Die Bedeutung der Abrodil-Myelographie in der Ischiasdiagnostik. Fortschr. Röntgenstr. **73**, 726 (1950).

VEGH, J.: Über die Riesenzellengeschwulst gelegentlich der Beobachtung eines Falles mit dem Sitz in dem Dornfortsatz des 6. Halswirbels. Fortschr. Röntgenstr. **55**, 595 (1937). — VERBRUGGHEN, A.: Deleterious effect of lipiodol and alcohol injections on tissues of central nervous system. Surg. Clin. N. Amer. **26**, 255 (1942).

WALSH, M. N.: Clinical and neurological aspects of low back and sciatic pain. Radiology **33**, 681 (1939). — WALSH, M. N., and J. G. LOVE: Meningeal responce following subarachnoidal injection of iodized oil. Proc. Staff Meet. Mayo Clin. **13**, 792 (1938). — WEAR, J. E., G. J. BAYLIN and TH. L. MARTIN: Pyogenic osteomyelitis of the spine. Amer. J. Roentgenol. **67**, 90 (1952). — WEBER, H. M.: Epidural air injection in diagnosis of spinal canal masses. California Med. **54**, 27 (1941). — Present status of contrast myelography. Amer. J. Med. Sci. **206**, 687 (1943). — WIDERÖE, S.: Über die diagnostische Bedeutung der intraspinalen Luftinjektionen bei Rückenmarksleiden. Zbl. Chir. **48**, 394

(1921). — WILD, H., u. I. LEHMANN: Erfahrungen mit der Pantopaque-Myelographie. Fortschr. Röntgenstr. 73, 213 (1950). — WILLARD, DE F. P., and J. T. NICHOLSON: Giant cell tumor of the cervical spine. Ann. Surg. 107, 298 (1938). — WILLIAMS, P. C.: Reduced lumbosacral joint space; its relation to sciatic irritation. J. Amer. Med. Assoc. 99, 1667 (1932). — WILSON, J. N.: Prolapsed intervertebral disk after lumbar puncture. Brit. Med. J. 2, 1334 (1949). — WITCOMB, B., and G. M. WYATT: Technic of pantopaque myelography. J. of Neurosurg. 3, 95 (1946). — WITT, A.: Praktische Erfahrungen mit der Nucleographie. Z. Orthop. 80, 57 (1950). — WOOD jr., E. H.: An atlas of myelography. Washington: Registry Press 1948. — WOOD jr., E. H., J. M. TAVERAS and J. L. POOL: Myelographic demonstration of spinal cord metastases from primary brain tumors. Amer. J. Roentgenol. 69, 221 (1953). — WOODHALL, B.: Aspiration of lipiodol injected for diagnosis and localization of ruptured intervertebral discs. North Carolina Med. J. 2, 655 (1941). — WORINGER, E., et A. LAGNS: La myélographie au Kontrast U Léo, moyen de diagnostic de la sciatique discale. J. Radiol. et Électrol. 31, 450 (1950). — WRETBLAD, G.: Spätschädigungen des Rückenmarks bei Wirbelsäulenverkrümmungen, besonders solchen vom Typus der juvenilen Kyphose Scheuermann. Acta psychiatr. (Københ.) 14, 617 (1939). — WYATT, G. M., and R. G. SPURLING: Pantopaque: absorption following myelography. Surgery 16, 561 (1944). — WYCIS, H.: Contralateral recurrent herniated disks. Arch. Surg. 60, 274 (1950).

YOUNG, B. R., and M. SCOTT: Air myelography, substitution of air for lipiodol in roentgen visualization of tumors and other structures in spinal canal. Amer. J. Roentgenol. 39, 187 (1938).

ZAAIJER, J. H.: Extradural discography in disclesions. Arch. chir. neerl. 3, 157 (1951).

Namenverzeichnis.

Sachverzeichnis.

(Die halbfett gedruckten Ziffern bedeuten Haupthinweise.)